Daniela Schlosser

Die Praxisanleitung in der Pflegeausbildung gestalten

Eine qualitativ-empirische Studie zur Rollenklarheit und Rollendiffusität

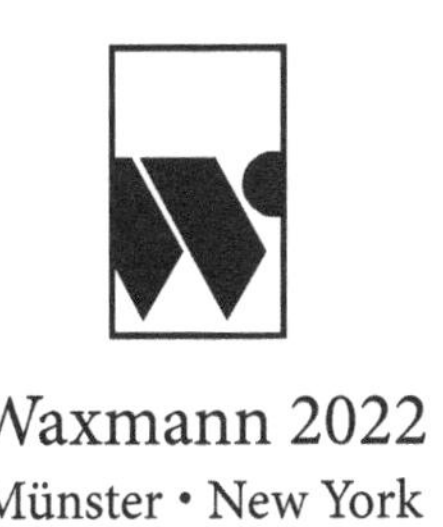

Waxmann 2022
Münster • New York

Diese Arbeit wurde im Jahr 2021 von der Fakultät Pflegewissenschaft der Philosophisch Theologischen Hochschule Vallendar unter dem Titel „Praxisanleitung gestalten. Eine empirische Studie zur Gestaltung von Praxisanleitung im Rahmen von Rollenklarheit und Rollendiffusität" als Dissertation angenommen, Prüfungsdatum 30.09.2021.

Bibliografische Informationen der Deutschen Nationalbibliothek
Die Deutsche Nationalbibliothek verzeichnet diese Publikation in der Deutschen Nationalbibliografie; detaillierte bibliografische Daten sind im Internet über http://dnb.dnb.de abrufbar.

Internationale Hochschulschriften, Band 697

Die Reihe für Habilitationen und sehr gute und ausgezeichnete Dissertationen

ISSN 0932-4763
Print-ISBN 978-3-8309-4500-0
E-Book-ISBN 978-3-8309-9500-5

Steinfurter Straße 555, 48159 Münster

www.waxmann.com
info@waxmann.com

Umschlaggestaltung: Anne Breitenbach, Münster
Umschlagfoto: © ALPA PROD | shutterstock.com
Satz: Roger Stoddart, Münster
Druck: CPI Books GmbH, Leck

Gedruckt auf alterungsbeständigem Papier, säurefrei gemäß ISO 9706

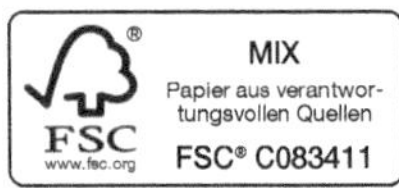

Printed in Germany

Danksagung

Meinen ersten Dank möchte ich Frau Professorin Dr. Susanne Schewior-Popp aussprechen, die mich als Doktorandin aufgenommen hat, obwohl sie mich vorher als Studentin nicht kannte. Ohne ihre Unterstützung, Beratung und oftmals auch pragmatischen und zuversichtlichen Hinweise wäre die Arbeit nicht beendet worden. Mein weiterer Dank geht an Univ. Prof. Dr. Frank Weidner, der sich sofort bereit erklärte, als Zweitgutachter zu fungieren, und sich mit meiner Arbeit, auch innerhalb kritischer Diskussionen, auseinandersetzte.

Ohne die Mitarbeit der Lernenden, Praxisanleitenden und Patienten hätte diese Arbeit niemals entstehen können. Ihnen danke ich für die Offenheit und das mir entgegengebrachte Vertrauen, an meiner Studie mitzuwirken. Den praktischen Ausbildungsträgern danke ich ebenfalls für die Möglichkeit, meine Vorhaben in ihren Einrichtungen umsetzen zu können. Sie begegneten mir mit viel Interesse an meiner Arbeit.

Ich danke zwei Wegbereitern, die an mich geglaubt haben: Ich danke Carsten Drude für die (berufspolitischen) Diskussionen und auch für sein Vertrauen in meine Kompetenz, das mich oftmals bestärkt hat. Dann möchte Prof. Dr. Marcellus Bonato einen Dank aussprechen, der sich in den Anfängen meiner Promotion sehr für mich einsetzte und durch seine Anregung: „In Ihnen steckt ein Forschergeist. Nutzen Sie das doch weiter", überhaupt auf die Idee brachte, eine derartige Qualifikationsarbeit anzufertigen.

Ich danke meinen lieben Kollegen Prof. Dr. Susanne Kreutzer, Prof. Dr. Peter Kostorz und Prof. Dr. Nadin Dütthorn für die Beratung und die vielen hilfreichen Hinweise. Eure (fachliche) Begleitung hat mir sehr weitergeholfen.

Vor allem in der heißen Endphase meiner Arbeit haben mir meine lieb gewonnenen Kolleginnen – eher Freundinnen – Dr. Jette Lange und Dorothe Wiening mentale Unterstützung geleistet. Euch danke ich für das offene Ohr, für die unterstützenden Worte und für eure Hinweise. Ohne euch wäre ich nicht durch diese verrückte Zeit gekommen.

Meike Schwermann danke ich für ihre Zuversicht und für das „Rückenfreihalten" während der letzten Meter dieser Arbeit – du hast viel aufgefangen – vielen Dank dafür. Danken möchte ich auch Prof. Dr. Rüdiger Ostermann für die flexible Arbeitsplatzgestaltung, welche mir die Promotion zusätzlich zu meiner Arbeit ermöglichte.

Daneben gab es noch viele Menschen, die mit mir gemeinsam in mein Datenmaterial eintauchten und mir mit tollen Ratschlägen weiterhalfen: Claudia, Doris, Meike, Maria, Tim, Ailina, Katrin, Juliana und Alexander – euch danke ich für die gemeinsamen Interpretationsabende und Schreibtage. Marius, dir danke ich für viele hilfreiche und unterstützende Telefonate während unserer gemeinsamen Zeit im Doktorandenkolloquium. Mein weiterer Dank geht an Sebastian und Marvin für die guten Ratschläge im Kolloquium.

Ich danke meinen Freundinnen und Freunden, die häufig auf mich verzichten mussten und mir mit Nachsicht begegneten.

Mein weiterer Dank gebührt meinen Eltern und Geschwistern, die sich oftmals Zeit für unsere Kinder (v. a. während der Corona-Pandemie) nahmen, während ich meine Zeit mit dem Schreiben verbrachte. Vielen Dank für die Umarmungen sowie die ermutigenden und zuversichtlichen Worte. Es ist schön, dass es euch gibt.

Vor allem möchte ich meinem wunderbaren Ehemann Tobias Schlosser danken, der immer an mich glaubte, mich begleitete und mir jederzeit mit einem offenen Ohr begegnete. Ohne deine Kraft, deine Zuversicht und deinen Rückhalt hätte ich das nie geschafft. Ich danke meinen wunderbaren Kindern. Ihr zeigt mir jeden Tag, wie bunt, fröhlich, unberechenbar, herzlich und liebevoll das Leben ist, was mir v. a. in den letzten Wochen so unheimlich viel Kraft gegeben hat. Ihr seid das Allergrößte und Beste. „Für immer“ für euch. Ich liebe euch unendlich! (Und endlich sind die Smileys alle ausgemalt ☺)!

Inhalt

1. Einleitung

Die Berufsausbildung soll Menschen zu einem finanziell unabhängigen Leben verhelfen, sie soll die Lust am Lernen fördern, in ein lebenslanges Lernen münden und sie soll Auszubildende[1,2] zu einer beruflichen Handlungskompetenz für den ausgewählten Beruf führen.

Wenn sich Lernende nach dem Schulabschluss für eine pflegerische Ausbildung entscheiden, so gehen sie eine duale Ausbildung ein, geprägt von einer Vielzahl verschiedener praktischer Einsätze im Wechsel mit theoretischem und fachpraktischem Unterricht an einer Pflegeschule. Innerhalb der praktischen Ausbildungszeit lernen die Auszubildenden unterschiedliche zu Pflegende kennen, welche mit mannigfaltigen Lebensgeschichten, Erfahrungen und Bedürfnissen ihre pflegerische Versorgung mitgestalten mögen bzw. beeinflussen. Die Lernenden stehen vor der Aufgabe, einerseits dem zu Pflegenden gerecht zu werden und andererseits das Pflegen zu lernen. Um sich dieser Herausforderung zu stellen, werden die Auszubildenden von Praxisanleitenden innerhalb ihres praktischen (pflegerischen) Lernens unterstützt. Die Bedingungen, unter denen Praxisanleitende ihre Aufgaben wahrnehmen, sind dabei zu unterscheiden. So haben sogenannte freigestellte Praxisanleitende den Fokus auf diese eine Aufgabe: Sie leiten die Lernenden an. Stationsgebundene Anleitende hingegen übernehmen die ihnen anvertraute Aufgabe zusätzlich zu ihrer täglichen pflegerischen Arbeit.

Während meiner[3] Laufbahn als Studierende der Berufspädagogik mit dem Schwerpunkt Pflege, meiner mehrjährigen Erfahrungen am Lernort Pflegeschule und Hochschule sowie vor allem durch mein berufspolitisches Engagement erlebte ich eine Vielzahl an Diskussionen, wie Praxisanleitung zu gestalten sei und welche Rahmenbedingungen es benötige, um diese Gestaltung zu ermöglichen. Dabei fiel mir auf, dass die Praxisanleitung durch freigestellte Praxisanleitende propagiert

---

1 Hinweis zur geschlechtergerechten Sprache: In der vorliegenden Dissertation wird versucht, möglichst geschlechtsneutrale Formulierungen zu verwenden (z. B. Lernende, Auszubildende, Praxisanleitende). Sofern nicht explizit ausgewiesen, sind damit alle Geschlechteridentitäten (männlich, weiblich, divers) gemeint. An einigen Stellen wurde sich zur Sicherstellung einer besseren Lesbarkeit für das maskuline Geschlecht entschieden. Weibliche und anderweitige Geschlechteridentitäten sind dabei ausdrücklich eingenommen.

2 Die Begriffe Lernende, Auszubildende sowie Schülerin/Schüler werden in der vorliegenden Studie unter dem Verständnis genutzt, als dass alle Begrifflichkeiten gleichermaßen Auszubildende in der Gesundheits- und (Kinder-)Krankenpflege meinen.

3 Die Ich-Form wird bei Darstellungen genutzt, um die eigene Umsetzung des Forschungsprozesses zu verdeutlichen. Auch in weiteren Kapiteln findet diese Formulierung ihre Anwendung, wenn es beispielsweise um das Anlegen von Memos, die eigene Arbeit in interpretativen Forschungsgemeinschaften oder die Subjektivität und Selbstreflexivität geht. Eine ähnliche Vorgehensweise findet sich auch in den Arbeiten von Dütthorn (2014), Bohrer (2013) oder Fichtmüller & Walter (2007). Zugleich wurde diese Darstellung während eines Workshops zur RGTM mit Franz Breuer im Juli 2018 in Berlin empfohlen. Zusätzlich empfehlen unterschiedliche Arbeiten wie z. B. Massmünster (2014) oder Steinhoff (2007) das Arbeiten mit der ersten Person Singular. Aus diesem Grunde entschied ich mich dafür, diese Formulierung zu nutzen.

wird (Müller 2010; Quernheim & Keller 2013), da sie mit dem zeitlichen Kontingent für die Anleiteraufgabe einhergeht. Der Blick auf die Praxisanleitung im pflegerischen Alltag geht einher mit Forderungen für die Freistellung. Was mir jedoch fehlte, war eine empirische Grundlage, die sich diesem Thema stellt – die es zum einen möglich macht, das Erleben der Praxisanleitung aus der Perspektive der Beteiligten heraus erfahrbar zu machen und andererseits die Herausarbeitung von Merkmalen einer gelungenen Praxisanleitung erlaubt. Eine solche empirische Grundlage schaffe ich mit der vorliegenden Studie. Dabei soll sowohl die Praxisanleitung durch freigestellte als auch durch stationsgebundene Praxisanleitende in den Blick genommen werden. Kann eine gelungene Praxisanleitung tatsächlich nur von freigestellten Praxisanleitenden ermöglicht werden, so wie es innerhalb berufspolitischer Diskussionen und Artikel lanciert wird? Diese Frage stellt den Ausgangspunkt für die vorliegende Forschungsarbeit dar. Zunächst werden die maßgeblichen Artikel beschrieben, die mich zu dieser Forschungsarbeit veranlassten.

So ist zunächst der Artikel von Quernheim & Keller (2013) von Relevanz. Dieser nimmt Bezug zur geltenden Gesetzeslage von 2013, zur Situation der Freistellung und zum Umfang und Finanzierung der Praxisanleitung und beschreibt anschließend die Ausbildungsrealität im praktischen Feld. Dabei fordern sie einen „Ausbau des Praxisanleitersystems durch freigestellte Praxisanleiter" (Quernheim & Keller 2013, S. 295). Auch Müller (2010, S. 84) führt an, dass eine „verbindliche Freistellung [der praxisanleitenden Pflegekräfte] von ihren regulären Arbeitsaufgaben" notwendig sei. Überdies fordert Unger (2015, S. 67) ein, „endlich flächendeckend verbindliche Regelungen zur ausreichenden Freistellung von Praxisanleiter/innen" zu schaffen. Die hier genannten Artikel befassen sich dabei vornehmlich mit der Forderung, entsprechende Zeitkontingente für Praxisanleitende zu ermöglichen und verbleiben auf dieser strukturellen Ebene.

Eine differenzierte Betrachtung, wann Praxisanleitung von den Beteiligten als gelungen erlebt wird, bleibt aus und soll in der vorliegenden Forschungsarbeit näher betrachtet werden. Somit folge ich der Aufforderung der Deutschen Gesellschaft für Pflegewissenschaft, welche sich für weitere pflegebildungswissenschaftliche Forschungen ausspricht (Dütthorn, Walter & Arens 2013, S. 174). Die vorliegende Forschungsarbeit soll einen dezidierteren Blick auf die Praxisanleitung werfen. Dabei stehen die Perspektiven der Praxisanleitenden und Lernenden im Zentrum dieser Erhebung.

1.1 Problemstellung und Ziel der Arbeit

Ein weiterführender vertiefender Blick in das Feld der Praxisanleitung scheint vor dem Hintergrund einer hochwertigen, pflegerischen Versorgung im Hinblick auf die demografische Entwicklung unabdingbar. Eine angemessene Ausbildungsqualität ist nur zu erreichen, wenn es Praxisanleitende gibt, die über ihr pädagogisches und berufliches Handeln zur Entwicklung der beruflichen Handlungskompetenz bei den zukünftig Pflegenden beitragen. „Qualität zahlt sich aus und gute Ausbildung bringt auch gute Fachkräfte hervor, die den steigenden Anforderungen an Pflegequalität gut begegnen können" (Knoch 2020, S. 76).

Zur Situation der Praxisanleitung in den pflegerischen Berufen wurden bereits einige empirische Erkenntnisse veröffentlicht (genauer Kap. 3). Diesbezüglich haben sich Baumann & Lehmann (2014), Kraft & Lehmann (2015) sowie Zimmermann & Lehmann (2014) in studentischen Abschlussarbeiten beschäftigt. Weitere Arbeiten fokussieren eher quantitativ die Situation der Praxisanleitung aus Sicht der Lernenden (Blum, Isfort, Schilz & Weidner 2006; ver.di 2012, 2015) und legen ihren Schwerpunkt auf die vorherrschenden Rahmenbedingungen. Zum Lernen in der Pflegepraxis liegen ebenfalls Erkenntnisse vor. Vor allem die Arbeiten von Lauber (2017), Bohrer (2013) und Fichtmüller & Walter (2007) bieten einen umfangreichen Einblick in die Lehr-/Lernprozesse von Auszubildenden und praktisch Lehrenden, fokussieren aber – wie bereits erwähnt – das Lernen. Diese Arbeit hingegen möchte weniger das Lernen in den Mittelpunkt stellen. Vielmehr soll sie einen Einblick in die Lebenswelt der Praxisanleitung – auch vor dem Hintergrund der institutionellen Rahmenbedingungen – liefern. Die vorliegende Studie greift somit ein Forschungsdesiderat innerhalb der pflegerischen Bildungsforschung auf.

Folgende Fragen leiten die vorliegende Forschungsarbeit:
1. Wie erleben Praxisanleitende und Auszubildende die Praxisanleitung?
2. Wie wird Praxisanleitung gestaltet?
3. Welche Zusammenhänge bezüglich der institutionellen Rahmenbedingungen der Praxisanleitenden und des Erlebens der Praxisanleitung lassen sich beschreiben?
4. Welche Zusammenhänge bezüglich der institutionellen Rahmenbedingungen des Praxisanleitenden und der Gestaltung der Praxisanleitung lassen sich beschreiben?

Aus den Ergebnissen sind Aussagen zu folgenden Fragen möglich:
1. Wann wird Praxisanleitung als gelungen bzw. weniger gelungen erlebt?
2. Welche Empfehlungen lassen sich für die Praxisanleitung ableiten?

Damit vor dem Hintergrund einer einheitlichen Gesetzeslage geforscht werden kann, liegt der Forschungsschwerpunkt dieser Arbeit auf Auszubildenden und Praxisanleitenden der dreijährigen Ausbildung der Gesundheits- und (Kinder-)Krankenpflege.[4] Zur Beantwortung dieser Fragen sollen die institutionellen Rahmenbedingungen des Praxisanleitenden Einzug in die Arbeit finden. Der Kontext dieses Forschungsvorhabens ist die Praxisanleitung innerhalb der akutstationären Versorgung in einem Krankenhaus, da vornehmlich innerhalb dieses Settings die praktische Ausbildung

4 Die Erhebungen haben im Zeitraum zwischen 2018 und 2020 stattgefunden. Alle Probanden orientierten sich hier nach den entsprechenden rechtlichen Grundlagen des KrPflG und des KrPflAPrV. Es ist darauf hinzuweisen, dass die Pflegeausbildung reformiert wurde und aktuell das PflBG und die PflAPrV rechtskräftig sind (hierzu genauer Kap. 2.1).

der Gesundheits- und (Kinder-)Krankenpflege stattfindet.[5] Eine empirische Untersuchung von akademisch auszubildenden Lernenden und deren Anleitenden findet nicht statt.[6] Diese Eingrenzung wird ebenfalls vor dem Hintergrund vollzogen, dass der Wissenschaftsrat lediglich eine Akademisierungsquote von 10–20 % (Wissenschaftsrat 2012, S. 81–87) der Pflegenden empfiehlt.

1.2 Methodische Vorbemerkung

Das Forschungsvorgehen wird explorativ und qualitativ im Sinne der Grounded-Theory-Methodologie (GTM) und Ethnografie aufgebaut. Eine Untersuchung auf diese Weise ermöglicht dem Forschenden, ein Phänomen ausführlich aus der Perspektive der Menschen – in diesem Fall der Praxisanleitenden und Lernenden – und ihrer Wirklichkeit zu beschreiben (Schoppmann & Pohlmann 2000, S. 361). Die Anwendung der Phänomenologie „läuft (…) auf das Bemühen hinaus, die soziale Wirklichkeit möglichst vorurteilsfrei zu erfassen“ (Lamnek 2010, S. 44).

Demzufolge werden im Vorhinein der Untersuchung lediglich die normativen Grundlagen der Praxisanleitung sowie bereits vorhandene empirische Erträge geklärt. Dies dient sowohl der Entwicklung des Erkenntnisinteresses als auch der Konkretisierung der zu entwickelnden Erhebungsinstrumente. Eine Gegenüberstellung oder Erklärung mittels Theorien oder Modelle findet an geeigneten Stellen erst innerhalb der Ergebnisdarstellung statt. Auf diese Weise wird eine stetige Vertiefung der theoretischen Sensibilität durch relevante Theorien und Literaturbeiträge im weiteren Forschungsverlauf gewährleistet. „Das Literaturstudium bekommt stärker einen *begleitenden* Stellenwert im Prozess der Themenfokussierung und -ausarbeitung. Ein bilanzierender Abgleich […] erfolgt mitunter erst in späteren Forschungsphasen“ (Breuer 2010, S. 56). Der Forschungsprozess wird durch den Stil und die Haltung der konstruktivistischen GTM geleitet und fordert den Forschenden dazu auf, eine kontinuierliche methodologische und methodische Reflexion durchzuführen (Breuer 2010; Charmaz 2011). Aufgrund des iterativen Forschungsprozesses bleibt eine flexible und stetig reflexive Forschungsweise – im Sinne der Exploration – erhalten (Lamnek 2010, S. 36). Diese Forschungsweise bedarf eines fortwährenden Wechsels zwischen empirischen und theoriegeleiteten Analyseschritten. Das offene und flexible Vorgehen soll den Erhalt weiterführender und tiefgründiger Erkenntnisse zu einer Fragestellung ermöglichen, ohne dabei bereits vorhandenes Wissen zu vernachlässigen (Breuer 2010, S. 39–114).

---

5 Einen Einblick in die Praxisanleitung in der Altenpflege bietet u. a. ein Evaluationsbericht bezüglich eines Modellprojekts „einer gestuften und modularisierten Altenpflegequalifizierung“ (Demal et al. 2013).

6 Einen Einblick in die Praxisanleitung von Studierenden liefern u. a. die Arbeiten von Böggemann et al. (2019), Jakob et al. (2019), Leibig & Sahmel (2019) und Quernheim (2019).

1.3 Aufbau der Dissertation

Im folgenden Kapitel (Kap. 2) werden zunächst die normativen Bedingungen geklärt, unter denen sich Praxisanleitung vollzieht. Diese könnten sich zum einen auf die institutionelle Gestaltung der Praxisanleitung auswirken. Zum anderen beeinflussen sie möglicherweise auch die Ausgestaltung der Praxisanleitung. Dabei werden zunächst die Rechtsquellen zur pflegerischen Ausbildung dargelegt und sowohl die aktuellen rechtlichen Grundlagen als auch die zum Zeitpunkt der Erhebung geltenden Rechtsquellen konstatiert (Kap. 2.1). Anschließend erfolgt ein Einblick in die vorherrschenden, berufspolitischen Diskussionen zur Praxisanleitung (Kap. 2.2). Um sich der Vielfalt zugrundeliegender Rahmenbedingungen zu nähern, werden mit dem Kapitel abschließend die Vielfalt der institutionellen Rahmenbedingungen, in denen Praxisanleitung stattfindet, konstatiert (Kap. 2.3).

Im dritten Kapitel wird der aktuelle Forschungsstand sowohl zum Erleben und Lernen in der Pflegepraxis als auch bezüglich der empirischen Erträge zu den Rahmenbedingungen der Praxisanleitung beleuchtet.

Daran knüpft die Beschreibung und Begründung des Forschungsdesigns an. Innerhalb dieses Kapitels werden auch die Methoden zur Datenerhebung und Datenauswertung expliziert. Verbunden ist damit auch die Erläuterung der Gütekriterien qualitativer Forschung und der forschungsethischen Arbeitsweise (Kap. 4).

Das Kapitel 5 beinhaltet die Ergebnisse dieser Forschungsarbeit. Zielführend werden theoretische Exkurse vorgenommen, um das eruierte Phänomen nochmals aus theoretischer Perspektive zu analysieren bzw. zu erklären. Da auf eine Formulierung von theoretischen Vorverständnissen – dem Prinzip der Offenheit folgend – verzichtet wurde,[7] ergab sich daraus, innerhalb des Ergebnisteils auf konkrete theoretische Bezüge einzugehen und diese mit dem Datenmaterial zu verschränken bzw. sie zur Erklärung von Kategorien und Subkategorien zu nutzen. Dabei beginnt dieses Kapitel mit einem Überblick zur entwickelten Theorie, um danach die umliegenden Kategorien des zentralen Phänomens zu beleuchten.

In Kapitel 6 werden die eruierten Ergebnisse zusammengefasst und mit den bereits vorhandenen, empirischen Erträgen diskutiert. Anschließend erfolgt ein Rückblick auf den zugrundeliegenden Forschungsprozess, um daran anknüpfend einen Ausblick auf weitere Forschungsdesiderata vorzunehmen. Abgeschlossen wird die vorliegende Dissertation mit Empfehlungen für die Praxisanleitung (Kap. 7) auf der Mikro-, Meso- und Makroebene.

7 Bezüglich des Verzichts auf eine Formulierung des theoretischen Vorverständnisses sind Theorien mit großer Reichweite gemeint. Eigene Vorrannahmen bzw. subjektive Theorien könnten zwar auch als theoretisches Vorverständnis verstanden werden, sind im Rahmen dieser Studie jedoch nicht als Solches definiert. Vielmehr spiegeln sie den Erfahrungsschatz der Forscherin wider, welcher eingangs bereits expliziert wurde.

2. Normative Aspekte der Praxisanleitung

Im Folgenden werden die Rechtsquellen der pflegerischen Ausbildung näher beleuchtet. Dabei werden zunächst die rechtlichen Grundlagen seit 2020 konstatiert, um anschließend auf die geltenden Rechtsquellen vor Inkrafttreten dieser Gesetze und Verordnungen einzugehen. Es sei darauf hingewiesen, dass die Datenerhebung von Februar 2018 bis Juni 2020 durchgeführt wurde. Innerhalb dieser Zeitspanne absolvierten alle Auszubildenden ihre Ausbildung nach den gesetzlichen Grundlagen von 2003, sodass die hier vorliegende Studie ausschließlich mit Lernenden und Praxisanleitenden stattfand, welche nach dieser Rechtslage Praxisanleitung gestalteten. Die Darstellung der Rechtsquellen von sowohl 2020 als auch von 2003 soll vor dem Hintergrund einer vollständigen Ausführung geschehen.

2.1 Rechtsquellen zur pflegerischen Ausbildung

Rechtsquellen seit 2020

Seit Beginn des Jahres 2020 ist das Pflegeberufegesetz (PflBG), welches die Pflegeausbildung regelt, in Kraft. Dieses wurde im Jahre 2017 im Rahmen des Pflegeberufereformgesetzes in Art. 1 verkündet (BGBl I S. 2581). Ergänzt wird das PflBG u. a. durch die Ausbildungs- und Prüfungsverordnung für die Pflegeberufe (PflAPrV).[8] Das Pflegeberufegesetz regelt dabei u. a. die Zulassung zum Pflegeberuf, z. B. durch die Erlaubnis zur Führung der Berufsbezeichnung (§§ 1 und 58 PflBG) durch eine entsprechende Ausbildung. Diese Ausbildung wird durch die PflAPrV strukturiert (siehe hierzu auch die Anlagen 1–7 der PflAPrV). Zugleich legt sie die Prüfungsmodalitäten der Abschlussprüfung fest (§§ 9–24 PflAPrV) (hierzu Kostorz 2019a, S. 21, 2019b, S. 15). Das Ziel des PflBrefG liegt darin,

> „die Pflegeberufe zukunftsgerecht weiterzuentwickeln, attraktiver zu machen und inhaltliche Qualitätsverbesserungen vorzunehmen, damit künftige Pflegefachkräfte den Anforderungen an sich wandelnde Versorgungsstrukturen und Pflegebedarfe gerecht werden. (...) Die bisherigen Ausbildungen in der Altenpflege, der Gesundheits- und Krankenpflege sowie in der Gesundheits- und Kinderkrankenpflege sollen zu einem einheitlichen Ausbildungsberuf zusammengeführt werden. Dadurch sollen die künftigen Pflegefachkräfte universell in allen Arbeitsbereichen der Pflege eingesetzt werden können“ (BT-Drucksache 18/7823, S. 1).

---

8 Eine weitere Ergänzung wird durch die Pflegeberufe-Ausbildungsfinanzierungsverordnung (PflAFinV) vorgenommen, welche die in den §§ 26–36 PflBG geforderte Finanzierung der pflegerischen Ausbildung näher ausführt (Kostorz 2019b, S. 16). Zentraler Bestandteil sind dabei die Einzahlungen von Krankenhäusern, Pflegeeinrichtungen und Pflegeversicherungen in einen sogenannten Ausgleichsfonds (§§ 26–36 PflBG). Innerhalb der PflAFinV hingegen wird geregelt, welche Ausbildungskosten die Ausbildungseinrichtungen (sowohl theoretische als auch praktische Einrichtungen) geltend machen können (Kostorz 2019b, S. 19).

Die Zusammenführung dieser drei Berufszweige wird auch als Generalistik bzw. als generalistische Pflegeausbildung bezeichnet (Sahmel 2020, S. 16).

Nach Maßgabe des PflBG dauert die Ausbildung in der Pflege in Vollzeitform drei Jahre, in Teilzeitform höchstens fünf Jahre. Der Anteil der praktischen Ausbildung überwiegt (§ 6 Abs. 1 PflBG). Dabei findet die praktische Ausbildung bei einem Träger statt. Nach § 8 Abs. 1 PflBG ist dieser verantwortlich für die Durchführung und Organisation der praktischen Ausbildung und schließt mit den Auszubildenden einen Ausbildungsvertrag ab. Träger der praktischen Ausbildung können Krankenhäuser sowie stationäre und ambulante Pflegeeinrichtungen sein (§ 8 Abs. 2 mit Verweis auf § 7 Abs. 1 PflBG).

Voraussetzung für die Trägerschaft ist dabei, dass die Einrichtungen selbst eine Pflegeschule betreiben oder mit „mindestens einer Pflegeschule einen Vertrag über die Durchführung des theoretischen und praktischen Unterrichts geschlossen“ haben (§ 8 Abs. 2 PflBG). Weiterhin muss der Träger der praktischen Ausbildung gewährleisten, dass die vorgeschriebenen Einsätze in „weiteren an der Ausbildung beteiligten Einrichtungen durchgeführt werden können“ (§ 8 Abs. 3 PflBG), insofern „nicht alle vorgegebenen Einsätze der praktischen Ausbildung beim Träger der praktischen Ausbildung durchgeführt werden“ können (BT-Drucksache 18/ 7823, S. 79).

Ebenso ist er dafür verantwortlich, einen zeitlich und sachlich gegliederten Ausbildungsplan aufzustellen, sodass das Ausbildungsziel in der vorgegebenen Zeit erreicht werden kann (§ 8 Abs. 3 PflBG). Einige Aufgaben des Trägers „können von einer Pflegeschule wahrgenommen werden, wenn Trägeridentität besteht“ oder wenn der Träger diese Aufgaben durch eine Vereinbarung auf die Pflegeschule übertragen hat. Dies betrifft die Aufgaben bezüglich der „Vereinbarungen mit den weiteren an der praktischen Ausbildung beteiligten Einrichtungen“ bezüglich der vorgeschriebenen Einsätze sowie der Erstellung des Ausbildungsplans (§ 8 Abs, 3 PflBG). Zusätzlich kann die Pflegeschule auch zum Abschluss des Ausbildungsvertrags bevollmächtigt werden (§ 8 Abs. 4 PflBG).[9]

Das Ausbildungsziel ist in § 5 PflBG fixiert. So soll die Ausbildung die:

> „für die selbstständige, umfassende und prozessorientierte Pflege von Menschen aller Altersstufen in akut und dauerhaft stationären sowie ambulanten Pflegesituationen erforderlichen fachlichen und personalen Kompetenzen einschließlich der zugrunde liegenden methodischen, sozialen, interkulturellen und kommunikativen Kompetenzen und der zugrunde liegenden Lernkompetenzen sowie der Fähigkeit zum Wissenstransfer und zur Selbstreflexion“ (§ 5 Abs. 1 PflBG) anbahnen.

Weiterhin regelt § 5 Abs. 2 PflBG, dass diese Pflege

> „präventive, kurative, rehabilitative, palliative und sozialpflegerische Maßnahmen zur Erhaltung, Förderung, Wiedererlangung oder Verbesserung der physischen und psychischen Situation der zu pflegenden Menschen,

9 Es ist jedoch darauf hinzuweisen, dass das Ausbildungsverhältnis zwischen der Trägereinrichtung und den Auszubildenden davon unberührt bleibt (Igl 2019, S. 124).

> ihre Beratung sowie ihre Begleitung in allen Lebensphasen und die Begleitung Sterbender“

einschließen soll.

Mit dem Ablegen der Prüfung sollen die Pflegefachkräfte, neben der Entwicklung eines pflegerischen Selbstverständnisses, folgende Aufgaben selbstständig übernehmen (§ 5 Abs. 3 und 4 PflBG):

- Erhebung und Feststellung des Pflegebedarfs
- Organisation, Gestaltung und Steuerung des Pflegeprozesses
- Durchführung und Dokumentation der Pflege
- Entwicklung und Sicherung der Pflegequalität
- Erhebung und Durchführung von präventiven und gesundheitsfördernden Maßnahmen
- Anleitung und Beratung von Pflegebedürftigen und ihren Angehörigen
- Unterstützung bei der Aktivierung bzw. Wiedererlangung individueller Ressourcen von zu pflegenden Menschen
- Einleitung von Erstmaßnahmen im Falle eines Notfalls
- Zusammenarbeit mit anderen Berufsgruppen bzw. Mitarbeit im interdisziplinären Team

Ausführliche Darstellungen zum Ausbildungsziel bietet Igl (2019, S. 98–109). Er stellt heraus, dass die Kompetenzen (wie in § 1 Abs. 1 PflBG formuliert) dem Deutschen Qualifikationsrahmen (DQR[10]) folgen (Arbeitskreis Deutscher Qualifikationsrahmen 2011) und sich die generalistische Pflegeausbildung auf die Pflege von Menschen aller Altersstufen beziehe. „Eine Unterscheidung zwischen Altenpflege und Kinderkrankenpflege […] findet erst wieder in der […] gesonderten Ausrichtung auf die Gesundheits- und Kinderkrankenpflege bzw. die Altenpflege Eingang (§§ 60 Abs. 1, 61 Abs. 1 PflBG)“[11] (Igl 2019, S. 99).

Die in § 5 Abs. 3 PflBG geforderte selbstständige Ausführung von Tätigkeiten greift erneut auf den DQR zurück – verweist doch die BT-Drucksache 18/7823 (S. 67) auf den Begriff der Selbstständigkeit innerhalb des DQR. So bedeutet Selbstständigkeit: „die Fähigkeit und Bereitschaft, eigenständig und verantwortlich zu handeln, eigenes und das Handeln anderer zu reflektieren und die eigene Handlungsfähigkeit weiterzuentwickeln“ (Arbeitskreis DQR 2011, S. 9). Igl (2019, S. 103) weist

10 „Der DQR ist ein Instrument zur Einordnung der Qualifikationen des deutschen Bildungssystems. Er soll zum einen die Orientierung im deutschen Bildungssystem erleichtern und zum anderen zur Vergleichbarkeit deutscher Qualifikationen in Europa beitragen. Um transparenter zu machen, welche Kompetenzen im deutschen Bildungssystem erworben werden, definiert er acht Niveaus, die den acht Niveaus des Europäischen Qualifikationsrahmens (EQR) entsprechen. Der EQR dient als Übersetzungsinstrument, das hilft, nationale Qualifikationen europaweit besser verständlich zu machen“ (Bundesministerium für Bildung und Forschung (BMBF) 2020).

11 Das PflBG berücksichtigt weiterhin die Ausbildungszweige der Gesundheits- und Kinderkrankenpflege sowie der Altenpflege. So ist in § 59 Abs. 2 und 3 PflBG die Möglichkeit eines Wahlrechts für den Auszubildenden festgelegt, insofern die Vertiefungseinsätze innerhalb der Pädiatrie bzw. innerhalb der ambulanten Langzeitpflege vereinbart wurden.

darauf hin, dass sich diese „selbstständige Aufgabenausführung" vor allem auf die in § 4 Abs. 2 PflBG vorbehaltenen Tätigkeiten beziehen solle.[12]

Das PflBG regelt weiterhin die Praxisanleitung in § 6 Abs. 3 folgendermaßen:

> „Wesentlicher Bestandteil der praktischen Ausbildung ist die von den Einrichtungen zu gewährleistende Praxisanleitung im Umfang von mindestens 10 Prozent der während eines Einsatzes zu leistenden praktischen Ausbildungszeit. Die Pflegeschule unterstützt die praktische Ausbildung durch die von ihr in angemessenem Umfang zu gewährleistende Praxisbegleitung."

Die hier erwähnte zu gewährleistende Praxisbegleitung ist von den Lehrkräften der zugehörigen Pflegeschule (§ 5 PflAPrV) zu übernehmen.

Die Praxisanleitungszeit von 10 % wird dabei innerhalb des PflBG (§ 6 Abs. 3) und der PflAPrV (§ 4 Abs. 1) *erstmalig* bundeseinheitlich gesetzlich geregelt. Neu festgesetzt wurde überdies, dass die Praxisanleitung strukturiert und geplant erfolgen soll (§ 4 Abs. 2 PflAPrV). Wie diese Planung und Strukturierung auszusehen haben, bleibt unklar.

Dabei sind die Ausbildungsträger für die Sicherstellung der Praxisanleitung verantwortlich (§ 4 Abs. 1 PflAPrV).

> „Aufgabe der Praxisanleitung ist es, die Auszubildenden schrittweise an die Wahrnehmung der beruflichen Aufgaben als Pflegefachfrau oder Pflegefachmann heranzuführen, zum Führen des Ausbildungsnachweises nach § 3 Absatz 5 anzuhalten und die Verbindung mit der Pflegeschule zu halten" (§ 4 Abs. 1 PflAPrV).

Der Ausbildungsnachweis soll dabei als ausbildungsbegleitendes Dokument fungieren, welches den Umfang der durchgeführten Praxisanleitung festhält. Zugleich soll die Einhaltung des Ausbildungsplanes durch das Führen des Ausbildungsnachweises sichergestellt werden (BT-Drucksache 19/2707, S. 91, Igl 2019, S. 429).

Die Praxisanleitung erfolgt innerhalb der gesamten praktischen Ausbildung und wird von Praxisanleitenden durchgeführt.[13] Voraussetzung für die Person des Praxisanleitenden ist „eine Berufserlaubnis nach dem Pflegeberufe-, dem Kranken- oder dem Altenpflegegesetz" (§ 4 Abs. 3 PflAPrV; Kostorz 2018, S. 145). Weiterhin müssen die anleitenden Personen ein Jahr Berufserfahrung „im jeweiligen Einsatzbereich" innerhalb der letzten fünf Jahre (§ 4 Abs. 2 PflAPrV) vorweisen. Voraussetzung für die praxisanleitenden Pflegekräfte ist nach § 4 Abs. 3 PflAPrV eine

---

12 Einen weiteren Überblick zu den Ausbildungszielen der Pflegeausbildung bieten auch Kostorz & Hatziliadis (2016).

13 Die Praxisanleitung durch die Praxisanleitenden soll nach § 4 Abs. 2 PflAPrV und Anlage 7 PflAPrV im Orientierungseinsatz zu Beginn der Ausbildung, in den drei Pflichteinsätzen der akuten pflegerischen Versorgung, der Langzeitversorgung und der ambulanten pflegerischen Versorgung sowie abschließend im Vertiefungseinsatz sichergestellt werden. Damit ist eine Anleitung sowohl im pädiatrischen als auch im psychiatrischen Pflichteinsatz (je 120 Stunden) und in den weiteren Einsätzen bzw. den zur freien Verfügung stehenden Stunden (insgesamt 80 Stunden) durch „entsprechend qualifizierte Fachkräfte" (§ 4 Abs. 2 PflAPrV) zu gewährleisten. Qualifizierte Fachkräfte sind hierbei berufserfahrene Pflegekräfte, welche über die Erlaubnis über die Ausführung des Pflegeberufs verfügen (BT-Drucksache 19/2707, S. 92).

300-stündige berufspädagogische Zusatzqualifikation, die sie jährlich mit weiteren 24 Stunden berufspädagogischer Weiterbildung ergänzen. „Gestaltung und Inhalt der berufspädagogischen Zusatzqualifikation werden dabei nicht näher definiert" (Kostorz 2019a, S. 71). Überdies haben die Bundesländer die Möglichkeit, weitere landesrechtliche Schritte einzuleiten, die hier unberücksichtigt bleiben, da die Erhebung nicht im Rahmen dieser Rechtsgrundlagen stattfand.

Bezüglich der Praxisanleiterweiterbildung existieren unterschiedliche Curricula bzw. Empfehlungen zur Konzeption der 300-stündigen Weiterbildung zum/zur Praxisanleitenden, wobei in keinem Fall eine Verbindlichkeit vorliegt. Der Deutsche Bildungsrat für Pflegeberufe hat diesbezüglich eine Musterweiterbildungsordnung entwickelt, welche „eine Rahmenempfehlung (…) für die Entwicklung konkreter Weiterbildungskonzepte der Profession Pflege erforderlichen Grundsätze und Standards regelt" (Deutscher Bildungsrat für Pflegeberufe (DBR) 2020, S. 4). „Die Musterweiterbildungsordnung soll als Rahmenempfehlung für rechtlich verbindliche Weiterbildungsordnungen der Bundesländer bzw. der Landespflegeberufekammern dienen" (DBR 2020, S. 3). Dennoch sind bereits vor Veröffentlichung dieser Musterweiterbildungsordnung einige curriculare Konzeptionen entstanden, wovon einige nachfolgend skizziert werden.

Als bundesweite Empfehlung können zunächst die Vorschläge der Deutschen Krankenhausgesellschaft (2019) sowie die Ausführungen von Gügel, Maile, Mayer & Schirsching (2019) benannt werden. Dabei werden im ersten Dokument die Prüfungsmodalitäten geregelt, während Gügel et al. (2019) eine Modulübersicht mit Stundenverteilungen, Kompetenzzielen und Inhaltsvorschlägen bezüglich der Weiterbildung zum Praxisanleiter vornehmen.

Das Bundesland Niedersachsen legt durch die Niedersächsische Landesschulbehörde (2019) ebenfalls eine modularisierte Empfehlung vor, wobei „berufsübergreifende Module im Umfang von 200 Stunden für die Qualifizierung von Praxisanleiter*innen in allen Gesundheitsfachberufen beschrieben [werden]. Darüber hinaus werden *berufsbezogene Module Pflegeberufe* im Umfang von 100 Stunden für die Qualifizierung nach PflBG ergänzt" (Niedersächsische Landesschulbehörde 2019, S. 3, Hervorh. im Original). Innerhalb dieses Vorschlags werden Zeitrichtwerte, anzubahnende Kompetenzen und Inhaltsvorschläge angeboten.

Für das Bundesland Rheinland-Pfalz legt die Landespflegekammer Rheinland-Pfalz (2019) die Weiterbildungsordnung vor. Innerhalb dieser Weiterbildungsordnung werden in einem ersten Teil die Prüfungsmodalitäten unterschiedlicher pflegerischer Weiterbildungen (u.a. die Weiterbildung zum Praxisanleitenden oder die Fachweiterbildungen für den intensivpflegerischen Bereich) festgesetzt. Vorgegeben wird auch hier eine modularisierte Weiterbildung, in der ebenfalls Kompetenzziele und Lernergebnisse (in Form von Wissen, Können, Einstellungen angelehnt an den DQR (Bundesministerium für Bildung und Forschung 2020)) sowie didaktische Kommentierungen vorgelegt werden.

Die Arbeitsgruppe um das Projekt NEKSA[14] hat ein Modellcurriculum für die berufspädagogische Zusatzqualifikation zum Praxisanleitenden für das Land Brandenburg entwickelt (Neksa-Arbeitsgruppe 2020). Hervorzuheben ist dabei, dass sowohl ein umfangreicher, modularisierter Aufbau (inklusive Kompetenzzielen, Inhaltsvorschlägen, Zeitrichtwerten) als auch eine didaktische Kommentierung und empfohlene Prüfungsleistungen erarbeitet wurden, welche begründet und (pflege)didaktisch eingebettet werden.

Abschließend bleibt zu erwähnen, dass sowohl innerhalb des PflBG als auch der PflAPrV unklar ist, wie viele Auszubildende ein Praxisanleitender anzuleiten hat. Ebenso bleibt ungeklärt, ob und in welchem Umfang die Anleitenden Zeit für ihre Aufgabe von den Trägern (der praktischen Ausbildung) erhalten, um die 10 % Anleitungszeit sicherzustellen bzw. anbieten zu können. Diese Aufgabe obliegt der Personalwirtschaft der praktischen Einrichtungen.

Rechtsquellen vor 2020

Bis zum Jahre 2019 wurden die Pflegeberufe durch das Krankenpflegegesetz (KrpflG), und die Ausbildungs- und Prüfungsverordnung für die Berufe der Krankenpflege (KrPflAPrV) bzw. durch das Altenpflegegesetz (AltPflG) und die Ausbildungs- und Prüfungsverordnung für den Beruf der Altenpflegerin und des Altenpflegers (AltPflAPrV) geregelt.

Nach diesen Maßgaben dauerte die Ausbildung in den pflegerischen Berufen der Gesundheits- und Krankenpflege, der Gesundheits- und Kinderkrankenpflege (§ 4 Abs. 1 KrPflG) sowie der Altenpflege (§ 4 Abs. 1 AltPflG) ebenfalls drei Jahre in Vollzeit. Eine Teilzeitvariante von höchstens fünf Jahren war nach geltender Rechtslage nur für die Gesundheits- und (Kinder-) Krankenpflege vorgesehen (§ 4 Abs. 1 KrPflG).

Alle drei Ausbildungsberufe wurden untergliedert in eine praktische und eine theoretische Ausbildung. Die theoretische Ausbildung umfasste sowohl in der Gesundheits- und (Kinder-) Krankenpflege als auch in der Altenpflege 2100 Stunden. Die praktische Ausbildung beinhaltete in allen pflegerischen Berufen 2500 Stunden (§ 1 Abs. 1 KrPflAPrV, § 1 Abs. 1 AltPflAPrV). Diese Regelungen werden auch in § 1 Abs. 2 der aktuellen PflAPrV vorgenommen.

Obwohl sich die Strukturen der drei Berufszweige sehr ähnelten, waren sie unterschiedlichen Ministerien unterstellt: Die Ausbildung in der Gesundheits- und (Kinder) Krankenpflege war dem Bundesministerium für Gesundheit (BMG) und die der Altenpflege dem Bundesministerium für Familie, Senioren, Frauen und Jugend (BMSFSJ) zugeordnet. Folglich existierten unterschiedliche Finanzierungs- und Organisationsstrukturen für die an der Ausbildung beteiligten Personen und Einrichtungen (Bund-Länder-Arbeitsgruppe Weiterentwicklung der Pflegeberufe 01.03.2012, S. 12): Während die Finanzierung der Ausbildung in der Gesundheits-

14 NEKSA ist ein Projekt der Brandenburgischen Technischen Universität Cottbus – Senftenberg unter der Leitung von Frau Prof. Dr. Anja Walter und Frau Prof. Dr. Heidrun Herzberg. NEKSA steht für „Neu kreieren statt addieren – die neue Pflegausbildung im Land Brandenburg curricular gestalten."

und (Kinder-) Krankenpflege hauptsächlich durch das Krankenhausfinanzierungsgesetz (KHG) geregelt wurde, erfolgte sie in der Altenpflege primär durch die Maßgaben des elften Sozialgesetzbuches (SGB XI).

Mit dem Ziel der Vergleichbarkeit bezüglich des Erlebens der Praxisanleitung wurde in der vorliegenden Arbeit der Fokus auf die Ausbildungszweige gelegt, denen identische gesetzliche und finanzielle Strukturen (bis zum Inkrafttreten des PflBG und der PflAPrV 2020) zugrunde lagen. Somit wurde das Erleben der Praxisanleitung innerhalb der Ausbildung der Gesundheits- und (Kinder-) Krankenpflege bzw. der Einrichtungen der akuten, stationären Pflege in den Mittelpunkt der Untersuchung gestellt. Aufgrund dessen beziehen sich alle weiteren Ausführungen zur Praxisanleitung auf die Ausbildung in der Gesundheits- und (Kinder) Krankenpflege nach den gesetzlichen Grundlagen von 2003.

Die Ausbildung der Gesundheits- und (Kinder-) Krankenpflege wurde, wie bereits erwähnt, durch das KrPflG und die KrPflAPrV geregelt. Neben dem Unterricht an staatlich anerkannten Schulen (vgl. § 4 KrPflG) fand eine praktische Ausbildung statt (vgl. § 4 KrPflG). Die Gesamtverantwortung für die Organisation und Koordination des Unterrichts und der praktischen Ausbildung trug die Schule[15] (§ 4 KrPflG). Die Lernortkooperation zwischen dem Lernort Schule und dem Lernort Betrieb sollte (und soll weiterhin) durch Praxis*begleitung* und Praxis*anleitung* (§ 4 Abs. 5 KrPflG) sichergestellt werden. Die Praxis*anleitung* unterstützt während der praktischen Ausbildung „die Schülerinnen und Schüler schrittweise an die eigenständige Wahrnehmung der beruflichen Aufgaben" (§ 2 Abs. 2 PflAPrV) und soll den Erwerb der professionellen Handlungskompetenz fördern (Denzel 2007, S. 5).

Weitere Aufgaben der Praxisanleitung nach § 2 Abs. 2 und § 15 Abs. 3 KrPflAPrV sind die Gewährleistung der Verbindung zur Schule und die Abnahme der praktischen Abschlussprüfung. Voraussetzung für die praxisanleitende Tätigkeit war eine abgeschlossene Ausbildung in der Gesundheits- und (Kinder-) Krankenpflege, eine zweijährige Berufserfahrung und eine 200-stündige berufspädagogische Zusatzqualifikation (§ 2 Abs. 2 KrPflAPrV). Einen vergleichenden Überblick über die rechtlichen Grundlagen bezüglich der Praxisanleitung und ihrer Unterschiede zwischen den entsprechend geltenden Rechtsquellen bietet Tabelle 1.

Die Praxisanleitung wurde im Krankenpflegegesetz erstmalig bundeseinheitlich fixiert. Unklar blieb hingegen, in welchem Umfang Praxisanleitung stattfinden solle. Folglich ließen die damaligen gesetzlichen Grundlagen Gestaltungsspielräume zu. Es existierten verschiedene Empfehlungen zum Umfang und zur (inhaltlichen) Ausgestaltung der Praxisanleitung, die meist nicht verbindlich einzuhalten waren. Ausgewählte, meist länderspezifische Vorgaben seien folglich kurz skizziert.

Die Deutsche Krankenhausgesellschaft (DKG) (2006, S. 4) empfahl „den Krankenhäusern, dass als angemessener Bedarf qualifizierter praktischer Anleitungstätigkeit mindestens 10 % von der Anwesenheitszeit angesetzt werden sollte." Das wären

15 An dieser Stelle ist anzumerken, dass sich genau diese Verantwortung mit dem Inkrafttreten des Pflegeberufegesetzes geändert hat: Seit 2020 ist der Träger der praktischen Ausbildung für die Organisation der praktischen Ausbildung verantwortlich.

bei 2500 gesetzlich verankerten Stunden[16] mindestens 250 Stunden Praxisanleitungszeit. Aufgrund des fehlenden verbindlichen Charakters dieser Empfehlung gestalteten die Bundesländer den Umfang der Praxisanleitung autonom und somit zum Teil abweichend. Folgend werden einige ausgewählte unterschiedliche Empfehlungen bzw. gesetzlichen Verordnungen skizziert. Ebenso dargestellt werden besondere Abweichungen von der ehemals gesetzlich fixierten 200-stündigen (§ 2 Abs. 2 KrPflAPrV) berufspädagogischen Weiterbildung zum/zur Praxisanleitenden. Die inhaltliche und didaktische Ausgestaltung dieser 200 Stunden blieb dabei den Anbietern der Weiterbildung überlassen. Viele orientierten sich inhaltlich an den Empfehlungen der DKG (2015). Jedoch gab es auch länderspezifische Vorgaben, von denen einige folgend beispielhaft genannt werden, um die Vielfalt der rechtlichen Grundlagen zur Umsetzung der Praxisanleitung zu veranschaulichen:

Das Norddeutsche Zentrum zur Weiterentwicklung der Pflege (NDZ) vertritt die Bundesländer Schleswig-Holstein, Hamburg, Mecklenburg-Vorpommern, Bremen und Niedersachsen und hat seinen Sitz im Ministerium für Soziales, Gesundheit, Jugend, Familie und Senioren des Landes Schleswig-Holstein (Norddeutsches Zentrum zur Weiterentwicklung der Pflege 2017). Das NDZ (2004, S. 35) sprach sich z.B. für einen Anleitungsumfang von 25% der praktischen Ausbildungszeit aus. Die Handreichung des NDZ hatte lediglich empfehlenden Charakter, sodass die beteiligten Bundesländer eigenständige Regelungen vorgenommen haben. So forderte z.B. Niedersachsen, abweichend der Empfehlungen des NDZ, in § 17 Abs. 2 der Niedersächsischen Verordnung über Anforderungen an Schulen für Gesundheitsfachberufe und an Einrichtungen für die praktische Ausbildung[17] (NSchGesVo), einen Mindestumfang von 10% Praxisanleitung. Die Weiterbildung zum Praxisanleitenden wird in § 17 Abs. 3 NSchGesVo dahingehend festgelegt, dass mindestens die vorgegebenen 160 Stunden aus Anlage 1 Abschnitt 1 Nr. 3.1 (Allgemeine und Pflegerelevante Kenntnisse) des NSchGesVo absolviert sein müssen. Zusätzlich sei ein Umfang von 40 Stunden Erfahrung in der Praxisanleitung nachzuweisen.

Das Bundesland Nordrhein-Westfalen hingegen legte in seiner Verordnung zur Durchführung des Krankenpflegegesetzes einen Umfang der Praxisanleitung von 10% fest (§ 4 Abs. 2 DVO-KrPflG NRW).[18] Die gleiche Verordnung legte in § 4 Abs.

---

16 An dieser Stelle sei darauf hingewiesen, dass die 2500 praktischen Stunden gesetzlich festgeschrieben sind und auch bei Fehlzeiten des Lernenden (Erkrankungen, Schwangerschaft, o.ä.) erreicht werden sollten. Aus diesem Grund bieten die meisten Einrichtungen eine höhere Anzahl an praktischen Ausbildungsstunden an, sodass sich bei einer prozentualen Angabe der Anleitungszeit eigentlich auch immer die Anzahl der Praxisanleitungsstunden erhöhen müsste. Beispiel: Die Einrichtung bietet 2650 Stunden praktische Ausbildung an, also müsste sie bei 10% Anleitungszeit auch 265 Stunden Anleitung anbieten. Gleichwohl ist § 7 KrPflG und in § 13 PflBG festgelegt, dass Fehlzeiten angerechnet werden. Dabei werden Urlaube entsprechend eingeplant. Krankheitsbedingte Fehlzeiten bis zu 10% der theoretischen und praktischen Ausbildung werden ebenfalls angerechnet – dies würde bedeuten, dass 225 Stunden Anleitungszeit vorzuhalten wären (250 Stunden abzüglich 10% bedingt durch Fehlzeiten).

17 § 17 dieser Verordnung ist aufgrund der aktuellen Rechtslage (PflBG und PflAPrV) aufgehoben.

18 Diese Verordnung wurde mit der neuen Gesetzgebung durch die Verordnung zur Durchführung des Pflegeberufegesetzes in Nordrhein-Westfalen (Durchführungsverordnung Pflegeberufegesetz – DVO-PflBG NRW) abgelöst.

2 fest, dass es sich um eine mindestens 200-stündige Weiterbildung handeln soll. Bezüglich inhaltlicher Vorgaben orientierten sich die Bildungseinrichtungen entweder an die bereits bekannte DKG-Empfehlung (2015) oder an den Standard zur berufspädagogischen Weiterbildung zur Praxisanleitung in der Altenpflege in Nordrhein-Westfalen (Mischke, Makowsky, Ahrend, Berger, Haas, Knorr, Kugelmann, Machleit, Nürnberger, Schäfer & Wienbeck 2006).

In Hessen ist die Weiterbildung der Praxisanleitung innerhalb der Hessische Weiterbildungs- und Prüfungsordnung für die Pflege und Entbindungspflege (WPO-Pflege) geregelt (§ 15 Abs. 1 Nr. 4). Hier wurde ein wesentlich höherer Weiterbildungsumfang (im Gegensatz zu allen anderen Bundesländern in Deutschland) in Höhe von 370 Unterrichtsstunden (210 theoretische und 160 berufspraktische Stunden) in der WPO Pflege[19] geregelt. Ein Runderlass des Regierungspräsidium Darmstadt (2007), forderte ebenfalls eine 10%ige Praxisanleitung.

Thüringen orientierte sich an den Vorgaben der DKG und stellt klar, dass es sich um eine „qualifizierte, praktische Anleitungstätigkeit von mindestens 10 % der Anwesenheitszeit des Lernenden handeln sollte“ (Thüringer Kultusministerium 2007, S. 16). Weiterhin wurde in § 12 der Thüringer Pflegefachberufe – Weiterbildungsverordnung[20] sowohl der 224-stündige Umfang der Weiterbildung für Praxisanleitende als auch ihre inhaltliche Ausgestaltung geregelt.

Das Bundesland Rheinland-Pfalz korrigierte in seinem Rahmenlehrplan und Ausbildungsrahmenplan für die Ausbildung in der Gesundheits- und (Kinder-) Krankenpflege in der ersten aktualisierten Form von September 2013 die ursprüngliche Festlegung von 300 Stunden „strukturierter und dokumentierter Praxisanleitung pro Schülerin bzw. Schüler in drei Jahren Ausbildung“ auf 250 Stunden. Diese Veränderung fand im Nachgang eines Schreibens des Ministeriums für Arbeit, Soziales, Gesundheit, Familie und Frauen an die Krankenhausgesellschaft Rheinland-Pfalz und an die in Rheinland-Pfalz tätigen Krankenkassen statt (Schewior-Popp & Lauber 2005, IV). Die gleiche Stundenvorgabe ist dem achten Teil der Anlage 1 Punkt 3.1 der Landesverordnung zur Durchführung des Landesgesetzes über die Weiterbildung in den Gesundheitsfachberufen[21] zu entnehmen.

Es wird deutlich, dass die Bundesländer eine Vielzahl an eigenen Regelungen vorgenommen haben, welche aufgrund der aktuellen Rechtslage entweder ihre Gültigkeiten verloren haben oder (um der aktuellen Rechtslage gerecht zu werden) überarbeitet wurden.

Gemeinsamkeiten und Unterschiede der geltenden Rechtsquellen

Sowohl nach der Gesetzgebung von 2003 als auch nach den Vorgaben von 2020 lassen sich folgende Rechtsverhältnisse und Kooperationsaufgaben für die Ausbildung innerhalb der Pflege beschreiben (siehe Abbildung 1):

---

19 Diese ist bis heute aktuell, wurde jedoch mit dem 03.12.2020 geändert.
20 Diese ist bis heute aktuell, wurde jedoch mit dem 18.11.2020 geändert.
21 Diese Verordnung wurde abgelöst durch die bereits erwähnte Weiterbildungsordnung der Landespflegekammer.

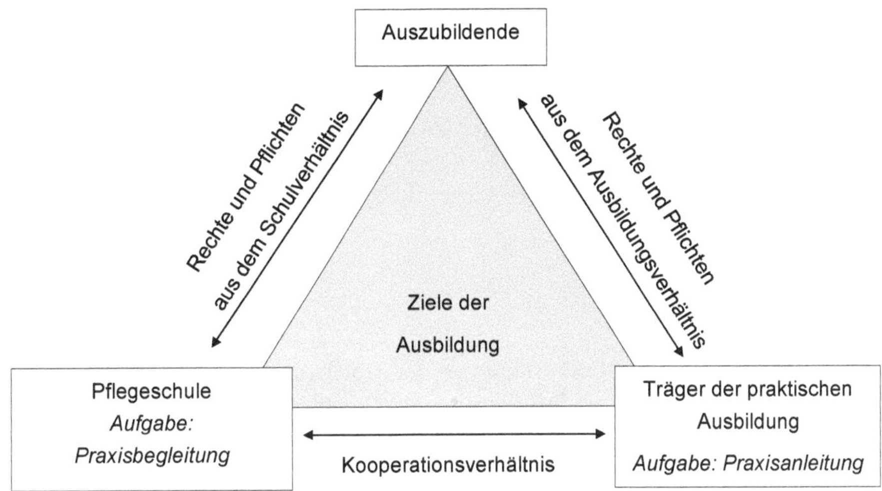

Abbildung 1: Rechtsverhältnisse und Kooperationsaufgaben der an der Pflegeausbildung beteiligten Akteure (erweiterte Darstellung in Anlehnung an Kostorz 2018, S. 142)

Zusätzlich soll folgende Tabelle einen Überblick bezüglich der geltenden Rechtsquellen zum Zeitpunkt der Erhebung und der nun aktuellen Gesetzgebung hinsichtlich der Praxisanleitung bieten (Tabelle 1). Ausgenommen werden hier die jeweils geltenden (aktuellen) landesrechtlichen Vorgaben, deren Vielfalt bereits im vorherigen Kapitel deutlich wurde.

Tabelle 1: Unterschiede in der Praxisanleitung innerhalb der Bundesgesetze von 2003 und 2020 (eigene Darstellung)

	Gesetzgebung von 2003–2019	**Gesetzgebung ab 2020**
Art der Anleitung	Nicht geregelt	Geplante und strukturierte Praxisanleitung (§ 4 Abs. 1 PflAPrV)
Umfang der Anleitung	Nicht geregelt – möglicherweise in Form von länderspezifischen Vorgaben	10 % eines Einsatzes (§ 4 Abs. 1 PflAPrV)
Berufspädagogische Zusatzqualifikation	200 Stunden (§ 2 Abs. 2 KrPflAPrV)	300 Stunden (§ 4 Abs. 3 PflAPrV)
Pflegerische Berufserfahrung	2 Jahre (§ 2 Abs. 2 KrPflAPrV)	1 Jahr (§ 4 Abs. 2 PflAPrV)
Kontinuierliche Weiterbildung	Nicht geregelt	24 Stunden berufspädagogische Weiterbildung jährlich (§ 4 Abs. 3 PflAPrV)

Abschließend bleibt anzumerken, dass die Praxisanleitung ein Alleinstellungsmerkmal der praktischen Ausbildung in pflegerischen Berufen ist. Vergleichbar mit dem sogenannten „Ausbilder" aus der allgemeinen beruflichen Bildung sind die Praxisanleitenden für die praktische Ausbildung von Auszubildenden zuständig. Die gesetzlich festgeschriebene berufspädagogische Weiterbildung genießen die „Ausbilder" aus der allgemeinen beruflichen Bildung jedoch nicht.[22] Somit ist dies in der pflegerischen, praktischen Ausbildung als fortschrittlich zu bezeichnen.

2.2 Berufspolitische Diskussion

Sowohl durch die vorherige Diskussion zur Reformierung der Pflegeberufe als auch durch die Verabschiedung der derzeit geltenden Rechtsgrundlagen, sind eine Vielzahl an berufspolitischen Diskursen entfacht, die hier skizziert werden sollen. Diese Diskussionen bilden die Schnittstelle zwischen der Gesetzgebung zum Zeitpunkt der Erhebung (KrPflG und KrPflAPrV) und der aktuellen Rechtslage (PflBG und PflAPrV). Der Schwerpunkt liegt dabei auf der Praxisanleitung und nicht auf den Diskussionen, die im Zusammenhang mit der Veröffentlichung des Referentenentwurfs zur Reform der Pflegeberufe stehen. Einbezogen in diese Analyse werden ausgewählte Veröffentlichungen von beruflichen Interessenvertretungen sowie einschlägige, berufspolitische Fachartikel zur Praxisanleitung. Dabei wird zunächst auf die Diskussion eingegangen, welche zwischen 2003 und 2019 stattgefunden hat. Danach sollen Stellungnahmen berufspolitischer Interessenvertretungen nach Veröffentlichung des Referentenentwurfs der PflAPrV thematisiert werden. Dieser Referentenentwurf beinhaltet wesentliche Änderungen bezüglich der Praxisanleitung, welche hier näher beleuchtet werden. Das Kapitel schließt mit einer Darlegung von jüngsten Publikationen ab, welche nach Verabschiedung der PflAPrV veröffentlicht wurden. Ziel dieses Kapitel ist es, die Diskussion bezüglich der Praxisanleitung zu veranschaulichen, wobei sie ein Fundament der vorliegenden Forschungsfragen bildet (hierzu Kap. 1.1).

Diskussionen vor Veröffentlichung der PflAPrV/PflBG

Bereits vor Veröffentlichung der ersten Gesetzesentwürfe zum PflBG oder zu PflAPrV sind Publikationen entstanden, welche die Praxisanleitung und ihre Aufgaben fokussieren. Bereits innerhalb dieser Veröffentlichungen lassen sich erste Ansätze für die aktuelle Gesetzgebung finden. Vor allem der Deutsche Bildungsrat für Pflegeberufe (DBR) hat sich mit den Aufgaben und der Gestaltung von Praxisanleitung näher befasst.

Bereits im Jahre 2004 veröffentlichte der DBR (2004) erste Empfehlungen zur „Vernetzung von theoretischer und praktischer Pflegeausbildung". Dies war 2004 insofern erforderlich, als die Gesetzgebung zum damaligen Zeitpunkt neu war. Neben

22 Jedoch ist darauf hinzuweisen, dass auch Ausbilder und Ausbilderinnen auf ihre Eignung überprüft werden. Näheres regelt die Ausbilder-Eignungsverordnung (AEVO).

der Beschreibung des Aufgabenfeldes der praxisanleitenden Pflegekräfte wird die Sicherstellung der Anleitung in der Praxis den praktischen Ausbildungsstätten zugeschrieben. Bereits hier wird eine aus dem Dienstplan ersichtliche Praxisanleitung gefordert, die so aufgebaut sein sollte, dass innerhalb der ersten Einsatzwoche vollständig gemeinsam gearbeitet wird/werden kann und im weiteren Verlauf des Einsatzes eine Zusammenarbeit von Lernenden und Praxisanleitenden zu mindestens 60 % erfolgen solle. Überdies schlägt der DBR eine wöchentliche, einstündige, geplante Anleitungssequenz vor. Abschließend legt der DBR Ziele und Inhalte für die damalige 200-stündige berufspädagogische Zusatzqualifikation vor, die laut Meinung der Autoren ausschließlich berufspädagogische Inhalte (und keine berufswissenschaftlichen) beinhalten solle, da 200 Stunden für eine „berufspädagogische und wissenschaftlich basierte Praxis" nicht ausreichend seien (DBR 2004, S. 13).

Die DKG stellt innerhalb ihres Positionspapieres die eher vagen Aussagen der Gesetzgebung von 2003 heraus (z. B. die Frage nach dem Umfang der Praxisanleitung oder die Frage nach der Anzahl an Lernenden, die von einem/einer Praxisanleitenden betreut werden) und spricht sich im weiteren Verlauf für eine „qualifizierte, praktische Anleitungstätigkeit" von 10 % aus (DKG 2006, S. 4).

Im Jahr 2017 veröffentlichte der DBR die Broschüre „Pflegeausbildung vernetzend gestalten", welche sich v. a. mit den Lernorten und den damit verbundenen unterschiedlichen Akteuren beschäftigt. Bereits hier wird angeführt, dass die Rahmenbedingungen für die Praxisanleitung eher ungünstig seien und „dass die Bewältigung pflegerischer Arbeit Vorrang vor der Praxisanleitung hat und die Lernenden keine ausreichende zielgerichtete und strukturierte praktische Ausbildung erhalten" würden (DBR 2017, S. 5). Empfohlen wird das Anleiten in konkreten Lernsituationen unter Berücksichtigung der Ausbildungsziele (DBR 2017, S. 11–13). Bereits hier fordert der DBR (2017) zum einen, dass entsprechende Rahmenbedingungen für eine „geplante und strukturierte Praxisanleitung sicherzustellen" seien, zum anderen schlägt er eine akademische Ausbildung für Praxisanleitende vor (DBR 2017, S. 14). Vor allem der Aspekt der geplanten und strukturierten Anleitung hat Einzug in die PflAPrV gefunden (§ 4 Abs 1 PflAPrV).

Diskussionen nach Veröffentlichung des Referentenentwurfs der PflAPrV

Mit Bekanntmachung des Referentenentwurfs der PflAPrV[23] im Jahr 2018 ist eine Vielzahl an Stellungnahmen von unterschiedlichen Interessenvertretungen veröffentlicht (siehe hierzu Bundeministerium für Gesundheit 2020) worden, die u. a. auch eine Position zu dem für die Praxisanleitung betreffenden § 4 PflAPrV vornehmen. Ausgewählte Positionen sollen nachfolgend skizziert werden. Der Fokus wird auf die Interessenvertretungen der Pflegeberufe bzw. Pflegebildung und folglich weniger auf die medizinisch ausgerichteten Vertretungen gelegt. Ebenso ist zu erwähnen, dass sich diese Auseinandersetzung auf die Praxisanleitung in der Ausbildung (und nicht auf die hochschulische Qualifizierung) bezieht.

23 Innerhalb des Referentenentwurfs der PflAPrV wurde eine zweijährige Berufserfahrung von Praxisanleitenden vorgelegt. In der endgültigen Fassung des PflAPrV wird eine einjährige Berufserfahrung für die Person des Praxisanleitenden verlangt.

Zur Zusatzqualifikation der Praxisanleitung

In vielen Stellungnahmen wird die 300-stündige, berufspädagogische Zusatzqualifikation unterstützt (Arbeitsgemeinschaft christlicher Schwesternverbände und Pflegeorganisationen in Deutschland e.V. (ADS) 2018; Arbeitsgemeinschaft Privater Heime und Ambulanter Dienste Bundesverband e.V (BPA). 2018; Deutsche Krankenhausgesellschaft (DKG) 2018).

Von einigen Interessenvertretungen hingegen wird eine berufspädagogische Zusatzqualifikation in einem höheren Ausmaß, z.B. mit 720 Stunden (Bundesverband Lehrende Gesundheits- und Sozialberufe e.V. (BLGS) 2018; Deutscher Gewerkschaftsbund 2018; Deutscher Pflegerat e.V. (DPR) 2018; ver.di 2018), angelehnt an andere weiterbildende Abschlüsse, wie z.B. die Weiterbildung der Intensivpflege und Anästhesie, gefordert.

Hervorzuheben ist an dieser Stelle, dass besonders die Vertretenden der Pflegebildung eine akademische Ausbildung zum Praxisanleitenden fordern (BLGS 2018; Deutscher Berufsverband für Pflegeberufe e.V. 2018; DBR 2018; Deutscher Gewerkschaftsbund 2018; DPR 2018).

Dem gegenüber steht die Meinung des Bundesverbandes privater Anbieter sozialer Dienste e.V. (2018), welcher konstatiert, dass die bisherige Qualifikation ausreiche und eine Erhöhung der berufspädagogischen Weiterqualifizierung nicht notwendig sei.

Zur Umsetzung der Praxisanleitung

Bezüglich des Umfangs der Praxisanleitung in der pflegerischen Praxis wird der verpflichtende Anteil von 10% strukturierter und geplanter Anleitung von vielen Interessenvertretungen begrüßt (Arbeitsgemeinschaft christlicher Schwesternverbände und Pflegeorganisationen in Deutschland e.V. (ADS) 2018; Arbeitsgemeinschaft Privater Heime und Ambulanter Dienste Bundesverband e.V. (APH) 2018; Bundesverband privater Anbieter sozialer Dienste e.V. (BPA). 2018; DKG 2018; Deutscher Gewerkschaftsbund 2018; DPR. 2018).

Um dieser Forderung nachzukommen, sei jedoch eine entsprechende Freistellung der Praxisanleitenden vom pflegerischen Alltag notwendig (Arbeitgeberverband Pflege 2018; Deutscher Gewerkschaftsbund 2018; ver.di 2018).

Potenzielle Folgen für den Pflegealltag aufgrund der Regelungen

Bezüglich der Umsetzung von geplanter und strukturierter Anleitung oder der 300-stündigen berufspädagogischen Weiterbildung wird mehrfach darauf hingewiesen, dass die Praxisanleitenden während dieser Zeit nicht als Pflegekraft zur Verfügung stehen können und dies zu einem Personalmangel innerhalb des pflegerischen Alltags führe. Diese personellen Engpässe müssten kompensiert werden. Es wird darauf aufmerksam gemacht, dass v.a. diese Kompensationsmöglichkeiten für kleinere oder mittlere stationäre Einrichtungen oder ambulante Dienste begrenzt seien (Arbeitgeberverband Pflege 2018; APH 2018; Arbeitskreis Ausbildungsstätten für Altenpflege in der BRD 2018; BPA e.V. 2018).

Diskussion nach Veröffentlichung des PflAPrV

Besonders in den jüngsten Veröffentlichungen wird deutlich, dass vorwiegend die Umsetzung der Praxisanleitung nach der aktuellen Gesetzgebung inhaltlich in den Fokus geraten ist.

Knoch (2020, S. 72) stellt in ihrer Veröffentlichung klar, dass „die praktische Ausbildung nicht allein Angelegenheit der Praxisanleitungen ist." Sie verdeutlicht, dass diese Aufgabe nur mit Unterstützung der Leitungsebene ausgeführt werden könne. Knoch führt an, dass eine „übergeordnete Praxisanleitung" möglicherweise mit der Ausbildungsplanung oder als koordinierendes Bindeglied zwischen Pflegeschule und dem Träger der praktischen Ausbildung fungieren könne (Knoch 2020, S. 72 & 73).

Im Zentrum des Artikels von Quernheim (2020) stehen Verbesserungsvorschläge bezüglich der strukturellen Rahmenbedingungen für Praxisanleitende. So werden beispielsweise Büroarbeitsplätze für administrative Tätigkeiten oder eine in den Stationsablauf integrierte Praxisanleitungszeit gefordert. Ferner beschreibt Quernheim (2020, S. 64 & 65) mögliche Inhalte, die innerhalb des geforderten Ausbildungsnachweises (u. a. § 10 Abs. 3 PflAPrV) dokumentiert werden sollten. Zusätzlich stellt er klar, dass die geforderte jährliche Weiterbildung mit dem Umfang von 24 Stunden berufspädagogische Inhalte vermitteln solle und nicht mit anderen Themen versehen werden dürfe (Quernheim 2020, S. 65).

Das Positionspapier der Praxisanleitenden des BLGS – Landesverbandes Hessen verdeutlicht die aus Sicht der Anleitenden prekären Arbeitsbedingungen. Sie stellen klar, dass „in Zeiten von Fachkräftemangel, steigender Arbeitsverdichtung und zunehmender Heterogenität der Auszubildenden" (Schumann, Schroeder, Enders, Lortz, Fischer, Dux, Akal, Vamberg, Leitsch & Schmitt 2019) eine Schwierigkeit darin bestehe, der Aufgabe der Praxisanleitung nachzukommen, „ohne dass ihnen die hierfür erforderlichen Ressourcen zur Verfügung gestellt werden" (Schumann et al. 2019). Mit Verweis auf die Gewerkschaft ver.di (2015) würden die Auszubildenden hingegen häufig auf andere Arbeitsbereiche versetzt, um personelle Engpässe auszugleichen, was nicht der Kompetenzförderung dienen würde.

Der BLGS (2019) vertritt auch bezüglich einer möglichen Neuordnung der Gesundheitsfachberufe (wie z. B. bezüglich der Therapieberufe) seine Position aus seiner Profession heraus. So wird auch für die nicht pflegerischen Berufe eine Praxisanleitung und Praxisbegleitung für eine verbindliche Lernortkooperation empfohlen. Der Bundesverband begründet dies damit, dass Anleitende als Vorbilder fungieren können und ebenso mitverantwortlich für die Ausbildung und deren erfolgreicher Abschluss sind. Aus diesem Grunde müsse auch für andere Berufsgruppen des Gesundheitswesens eine berufspädagogische Weiterqualifizierung zur Praxisanleitung vorzuhalten sein.

Die Lenkungsgruppe der Jungen Pflege des Deutschen Berufsverbandes für Pflegeberufe e.V. (2019) unterstreicht u. a. anhand der Publikationen von ver.di (2015) und Demal, Knigge-Demal, Kluwe & Schürmann (2013) die Situation der Praxisanleitung in der Pflegepraxis. Die Lernenden würden sich wenig bzw. nicht gut angeleitet fühlen. Zusätzlich hätten die Praxisanleitenden zu wenig zeitliche Ressourcen, um Praxisanleitungen anzubieten.

In nahezu allen Veröffentlichungen werden die prekären Zeit- und Personalressourcen propagiert, welche eine geplante und strukturierte Praxisanleitung im beruflichen Alltag konterkarieren würden (BLGS 2019; Knoch 2020; Quernheim 2020; Schumann et al. 2019). Die Publikationen schließen meist mit konkreten Forderungen für die Praxisanleitung ab, die sich in ihren Ausführungen sehr ähneln: So wird (wie bereits beschrieben) häufig eine Freistellung der Praxisanleitenden von mehr als 10 % gefordert, um neben der in § 4 Abs. 1 PflAPrV gesetzlich fixierten, geforderten, geplanten, strukturierten Anleitung auch administrative Tätigkeiten durchführen zu können. Ebenso sei eine verbindlichere, gemeinsame Dienstplangestaltung mit Festlegung von Anleitungszeiten erforderlich, die sowohl gemeinsam mit dem Stationsteam als auch mit der Leitungsebene entwickelt werden soll (BLGS 2019; Knoch 2020; Quernheim 2020; Schumann et al. 2019).

2.3 Institutionelle Rahmenbedingungen

Im Folgenden soll nun dargestellt werden, inwiefern v. a. Krankenhäuser die Praxisanleitung institutionell verankern.

Die bis zum Jahre 2020 kaum vorhanden Vorgaben zur Praxisanleitung führten zu heterogenen Strukturen, aus denen unterschiedliche Gestaltungsmöglichkeiten und Verortungen für die Person des Praxisanleitenden resultierten. Auch wenn mit der Verabschiedung des PflBG und der PflAPrV eine zeitliche Vorgabe der Praxisanleitung im Umfang von 10 % festgesetzt wird, bleibt unklar, wie die Träger der pflegerischen Einrichtungen diese nun in die Pflegepraxis übertragen. Zugleich ist fraglich, auf welchem Wege die strukturierte, geplante Anleitung sichergestellt werden soll.

Bisher haben sich unterschiedliche Möglichkeiten entwickelt, Praxisanleitung institutionell zu verankern. Derzeit wird zwischen zentraler bzw. hauptamtlicher Praxisanleitung von der dezentralen bzw. stationsgebundenen Praxisanleitung (Baumann & Lehmann 2014, S. 237; Salis 2017, S. 498; Zimmermann & Lehmann 2014, S. 292 & 293) unterschieden. Bei der erstgenannten Möglichkeit sind die Praxisanleitenden für ihre anleitende Aufgabe von ihren Arbeitgebern freigestellt. Diese Freistellungen finden in einem Rahmen zwischen 50 % und 100 % statt (Baumann & Lehmann 2014, S. 239). Dezentrale, hauptamtliche Praxisanleitende besuchen die Lernenden in regelmäßigen Abständen bzw. festgelegten Terminen innerhalb ihrer Einsätze und führen dort geplante und strukturierte Anleitungen durch (Salis 2017, S. 498).

Dezentrale Praxisanleitende hingegen sind in den Stationsdienst integrierte Praxisanleitende, die ihre anleitende Aufgabe häufig zusätzlich zur alltäglichen Arbeit in der Pflege wahrnehmen. In seltenen Fällen werden stationsgebundene Praxisanleitende freigestellt. Somit ist ein offizielles Zeitkontingent für die Praxisanleitung innerhalb des Praxisalltags meistens nicht vorgesehen (Salis 2017, S. 498).

„Eine dritte Variante besteht im gleichzeitigen Tätigsein von dezentralen und zentralen Anleiter(inne)n“ (Baumann & Lehmann 2014, S. 237) innerhalb einer pflegerischen Ausbildung. In diesem Falle sind stationsgebundene, dezentrale Anleitende innerhalb des pflegerischen Alltags zugegen und werden punktuell von freigestellten, zentralen Anleitenden unterstützt (Salis 2017, 498 & 499).

Aus diesen Angaben sollen für die vorliegende Forschungsarbeit folgende Begrifflichkeiten bezüglich der Rahmenbedingungen der Praxisanleitenden abgeleitet werden:

- *Dezentrale bzw. stationsgebundene* Praxisanleitende, die im Arbeitsbereich tätig sind und (meist) keine Freistellung für die praktische Anleitungstätigkeit erhalten.
- *Zentrale bzw. hauptamtliche oder freigestellte Praxisanleitende,* die NICHT im Stationsdienst eingebunden sind und ausschließlich (evtl. auch nur anteilig) für die Praxisanleitung freigestellt sind.

3. Erkenntnisstand empirischer Forschung

Mit der Frage zur Umsetzung der Praxisanleitung sowohl aus Sicht der Lernenden als auch aus der Perspektive der Anleitenden haben sich in den letzten Jahren einige Autoren in empirischen Arbeiten befasst. Dabei sind viele der Forschungsarbeiten mit Inkrafttreten des KrPflG 2003 und des AltPflG 2003 entstanden. Im erstgenannten Gesetz wurde die Praxisanleitung in § 4 Abs. 5 erstmalig gesetzlich gefordert, während für die Altenpflege im § 4 Abs. 4 die Sicherstellung der Praxisanleitung gesetzlich festgelegt wurde. Da die vorliegende Studie nicht vor dem Hintergrund eines theoretischen Rahmens entstanden ist, fiel es zunächst schwer, eine Einordnung der bisherigen empirischen Erträge vorzunehmen. Schließlich wurden Arbeiten ausgewählt, welche sich mit dem Erleben der Pflegepraxis bzw. der pflegerischen Ausbildung sowie mit Praxisanleitung bzw. ihren Rahmenbedingungen beschäftigen. Überdies wurden Arbeiten hinzugezogen, die sich mit einer Identitätsbildung der Pflegenden bzw. der Auszubildenden beschäftigen, da diese ebenfalls Einblicke in die Aufgaben von Praxisanleitenden und Lernenden (auch bezogen auf die Identitätsbildung) ermöglichen. Am Ende wird der Schwerpunkt auf das Lernen in der Pflegepraxis gelegt. Eine besondere Nähe zur vorliegenden Studie weisen dabei die Arbeiten von Körner-Nohe (2020), Dütthorn (2014), Lauber (2017), Bohrer (2013) und Fichtmüller & Walter (2007) auf, welche auch im Rahmen dieses Kapitels genauer in den Blick genommen werden. Alle Forschungsarbeiten grenzen an die vorliegende Studie an. Eine Übersicht dieser empirischen Arbeiten und ihrer Einordnung ist Tabelle 2 zu entnehmen.

Tabelle 2: Erkenntnisstand empirischer Forschung (eigene Darstellung)

Schwerpunkte der Studien	Autoren der Studie
Erleben der Pflegepraxis bzw. der Pflegeausbildung	Schweibert & Heil (2020) Lautenschläger & Behrens (2012) Balzer & Kühme (2009) Regitschnig (2003) Cambio-Störzel, Estermann, Fiertz-Baumann & Räz (1998)
Rahmenbedingungen der praktischen Pflegeausbildung	Baumann & Lehmann (2014) Zimmermann & Lehmann (2014) ver.di (2012, 2015) Blum et al. (2006) Görres (2006)
Identität von Pflegenden/Praxisanleitenden	Busalt (2020) Kersting (2002, 2016) Kühme (2019) Fischer (2013)
Lernen in der Pflegepraxis	Körner-Nohe (2020) Dütthorn (2014) Lauber (2017) Bohrer (2013) Fichtmüller & Walter (2007)

3.1 Studien zum Erleben der Pflegepraxis bzw. der Pflegeausbildung

Schweibert & Heil (2020, S 32) gingen innerhalb ihrer Bachelorarbeit der Frage nach, „wie nicht pädagogisch qualifizierte Pflegefachkräfte die praktische Gesundheits- und Krankenpflege sowie Altenpflegeausbildung erleben". Dazu interviewten sie neun Probanden, von denen fünf Angehörige der Gesundheits- und Krankenpflege waren. Im Ergebnis wurde deutlich, dass im Krankenhaus unterschiedliche Ausbildungskulturen vorherrschen: eine schülerorientierte (angelehnt an Mensdorf 2014, S. 53), eine vorgabenorientierte oder eine ablauforientierte Ausbildungskultur (Schweibert & Heil 2020, S. 33). Eine schülerorientierte Ablaufkultur zeigt sich im Krankenhaus u.a. durch das Vorhandensein von pädagogisch qualifizierten Praxisanleitenden, welche vornehmlich für die Planung, Durchführung und Evaluation von Praxisanleitung zuständig sind und sich vor allem durch eine „kontinuierliche Betreuung" (Schweibert & Heil 2020, S. 35), z.B. durch gemeinsame Dienste, offeriert. Eine „vorgabenorientierte Ausbildungskultur" (Schweibert & Heil 2020, S. 36) hingegen fokussiert lediglich die „Umsetzung der rechtlichen und schulischen Mindestvorgaben" (Schweibert & Heil 2020, S. 36) und weniger den Lernprozess bzw. den Lernerfolg der Auszubildenden. In der Pflegepraxis wird dies durch wenige gemeinsame Dienste mit dem Praxisanleitenden deutlich. Dieser indes fühlt sich vornehmlich für die Erfüllung der Vorgaben, wie z.B. Gespräche führen und Beurteilungsbögen ausfüllen, verantwortlich. Eine ablauforientierte Schüleranleitung ist „gekennzeichnet durch das Fehlen von berufspädagogisch qualifiziertem Personal. Die Schülerbetreuung weist keine Kontinuität auf, da Ansprechpersonen schichtbezogen zugeteilt wurden" (Schweibert & Heil 2020, S. 37). Innerhalb der Altenpflege konnte hingegen vornehmlich eine eher schülerorientierte Ausbildungskultur eruiert werden. Schweibert & Heil (2020, S. 55) führen dies u.a. auf eine längere Einsatzlänge der Auszubildenden zurück, welche eine Integration in das entsprechende Pflegeteam begünstigen und folglich auch Kontinuität gewährleisten kann.

Innerhalb dieser Forschungsarbeit konnte ein Vorhandensein unterschiedlicher Ausbildungskulturen festgestellt werden, welche auch durch die vorherrschenden Rahmenbedingungen beeinflusst werden. Wenngleich hier die Frage nach der Gestaltung von Praxisanleitung unberücksichtigt bleibt, so lassen sich v.a. die Erkenntnisse bezüglich einer schülerorientierten Ausbildungskultur zur Bestätigung der eigenen Forschungsergebnisse hinzuziehen.

Lautenschläger & Behrens (2012) haben in ihrer Studie die Perspektiven der Auszubildenden, Praxisanleitenden und Stationsleitungen integriert und gingen mittels narrativer Interviews der Frage nach, wie die zuvor Benannten die praktische Ausbildung erleben. Die Untersuchung wurde dabei im Setting der Allgemeinchirurgie und Orthopädie angesiedelt (Lautenschläger & Behrens 2012, S. 94). Als Ergebnis können z.B. Aussagen zu den Lernzielen der Auszubildenden und den Rahmenbedingungen der praktischen Ausbildung gemacht werden. So rücken die im Erstgespräch festgelegten Lernziele der Auszubildenden innerhalb des pflegerischen Alltags oftmals in den Hintergrund, da die Praxisanleitenden auf den Stationen dazu angehalten sind, „für die Patienten da zu sein und ihre Aufgaben situationsgerecht in der vorgegebenen Dienstzeit zu erfüllen" (Lautenschläger & Behrens 2012, S. 95). Folglich sind auch komplexe Anleitungssituationen schwer einzuplanen und durchzuführen. Auch führte ein Praxisanleitender an, sich vermehrt Informationen zu „Pädagogik, Didaktik und Methodik" zu wünschen, da die 200-stündige Weiterbildung hier nicht ausreiche (Lautenschläger & Behrens 2012, S. 96). Um die Anleitung besser zu verankern, zeigt sich der Wunsch nach einem einheitlichen und verbindlichen Anleitungskonzept einhergehend mit innovativen Konzepten, wie z. B. der Implementierung einer Schulstation (Lautenschläger & Behrens 2012, S. 96).

Die vorliegenden Resultate erlauben einen Einblick in die vielfältigen Herausforderungen von stationsgebundenen Praxisanleitenden. Jedoch ging es bei dieser Studie nicht um die Gestaltung von Praxisanleitung im Kontext dieser Herausforderungen, vielmehr spiegelte sie defizitorientiert die Rahmenbedingungen, unter denen Praxisanleitung stattfindet, wider. Dennoch können diese erlebten Herausforderungen in den Ergebnissen der vorliegenden Forschungsarbeit eingebettet werden.

Balzer (2009) beschreibt in ihrer Studie das Erleben der praktischen Pflegeausbildung der Lernenden. Dazu interviewte sie problemzentriert und leitfadengestützt (Balzer 2009, S. 64) acht Lernende und einen Praxisanleitenden bezüglich der zentralen Forschungsfrage: *„Wie erleben SchülerInnen die praktische Ausbildungssituation im stationären und ambulanten Bereich während der dreijährigen Ausbildung zur Gesundheits- und KrankenpflegerIn?"* (Balzer 2009, S. 52, Hervorh. im Original). Von den neun Interviews ist lediglich Datenmaterial aus fünf Interviews mit Lernenden in die Studie eingeflossen (Balzer 2009, S. 74). Zur Auswertung nutzte Balzer (2009, S. 85–90) die qualitative Inhaltsanalyse nach Mayring und arbeitete insgesamt sieben Kategorien heraus, welche das Erleben der Auszubildenden beschreiben (Balzer 2009, S. 89 & 90). Sie legt u. a. in der zweiten Kategorie: „Praxisanleitung zwischen Anspruch und Wirklichkeit" dar, dass die Lernenden die Praxisanleitung „grundsätzlich positiv" wahrnehmen, jedoch diese oftmals eher „unprofessionell strukturiert" ist und sogar den „Lernprozess" negativ beeinflussen kann (Balzer 2009, S. 89). Zugleich führt sie an, dass „kurzfristig angesetzte Praxisanleitungen" (Balzer 2009, S. 89) das Lernen der Auszubildenden eher konterkariert.

Bohrer (2013, S. 76) führt bezüglich dieser Forschungsarbeit kritisch an, dass Balzer „eine stark einseitig abwertende Perspektive auf die in der Praxis ausbildenden Pflegenden richtet und durchgängig in dieser Perspektive verbleibt." Die Perspektive der Praxisanleitenden bleibt folglich innerhalb dieser Studie unberücksichtigt und stellt somit ein Forschungsdesiderat dar, dem mit der vorliegenden Studie empirisch begegnet werden soll.

Kühme (2009) behandelt in seiner qualitativen Interviewstudie „Selbstbestimmung und Fremdbestimmung – Eine Diskussion der Pflegewirklichkeit von Pflegeschülerinnen zwischen Teamarbeit und Konkurrenz" das Erleben der Pflegewirklichkeit aus Sicht der Auszubildenden. Dazu wurden neun narrative Interviews von Lernenden mithilfe der zusammenfassenden Inhaltsanalyse nach Mayring ausgewertet (Kühme 2009, S. 171 & 185) und unter „dem dialektischen Spannungsbogen von *Selbstbestimmung* und *Fremdbestimmung* im Strukturgitter Grebs (2003)"[24] (Kühme

24 Zum Strukturgitter Grebs siehe Greb 2003: „Identitätskritik und Lehrerbildung".

2009, S. 194, Hervorh. im Original) analysiert und didaktisch reflektiert. Dabei ermittelte Kühme (2009, S. 195–246) fünf Kategorien, welche das Erleben der Pflegewirklichkeit aus Sicht der Auszubildenden abbilden. Hier wird u. a. deutlich, dass die Persönlichkeit der Auszubildenden oftmals von der „Teamkultur" (Kühme 2009, S. 197) beeinflusst wird. Sie werden dazu aufgefordert, sich den „stationsgebundenen Hierarchien und Ordnungen" (Kühme 2009, S. 198) anzupassen. Ferner erleben die Auszubildenden u. a. die Lehr-/Lernsituation innerhalb der Pflegepraxis als asymmetrisches Moment, welches v. a. im Rahmen der Kommunikation deutlich wird, indem bspw. persönlichkeitsverletzende Kritik geäußert oder wenig lernförderliche Arbeitsaufträge vergeben werden (Kühme 2009, S. 219). Die Praxisanleitenden oder Pflegekräfte nutzen ihre ausbildende Rolle als „Instrument der Macht" (Kühme 2009, S. 224).

Wenngleich auch innerhalb der Arbeit Kühmes die Perspektive der Praxisanleitenden nicht in den Blick genommen wird, so geben sie doch einen Einblick über das Erleben der Lernenden bezüglich der praktischen Pflegeausbildung.

In Österreich hat sich **Regitschnig** (2003) mit der Motivation von Auszubildenden bezüglich der Berufswahl befasst. Sie befragte 106 Auszubildende der Gesundheits- und Krankenpflege im Hinblick auf ihre Berufswahlmotive zu Beginn und am Ende ihrer Ausbildung. Dazu verwendete sie ein quantitatives Studiendesign mit einer 7-stufigen Skala zu Selbsteinschätzung. In den Ergebnissen wird deutlich, dass im Laufe der Ausbildungszeit die anfänglichen Berufswahlmotive dem Realismus weichen. „Das Interesse an der Pflege, die helfende altruistische Grundhaltung und die Kontaktfreudigkeit verlieren sehr deutlich an Stellenwert" (Regitschnig 2003, S. 343). Überdies erhält die Interaktion mit dem zu Pflegenden einen anderen, geringeren Stellenwert als zu Beginn der Ausbildung. Zusätzlich empfinden die Auszubildenden den Personalmangel verbunden mit hohem Zeitdruck als unbefriedigend. Dies führt dazu, dass die Lernenden häufig personelle Engpässe kompensieren müssen, sodass sie nur unzureichend Praxisanleitung erhalten. Regitschnig (2003, S. 344) propagiert abschließend, dass ein „Mittelweg zwischen Humanität, Ausbildungsqualität und vernünftiger Ökonomie gefunden werden (müsse), um auch in Zukunft ausreichend motiviertes Pflegepersonal unter funktionierenden wohlfahrts- und sozialökonomischen Rahmenbedingungen zur Verfügung zu haben".

Regitschnig hat sich mit dem Phänomen der Motivation von Pflegekräften beschäftigt, welche möglicherweise auch durch Praxisanleitung beeinflusst werden kann.

Eine weitere Studie stammt von **Cambio-Störzel et al.** (1998), welche sich bereits in den 90er Jahren mit dem Erleben der Pflegeausbildung im Krankenhaus in der deutschsprachigen Schweiz auseinandersetzten. Innerhalb dieser Forschungsarbeit lag das Ziel darin, „die Situation der Ausbilderinnen auf den Stationen zu beschreiben und gleichzeitig die Ausbildungsqualität zu analysieren" (Cambio-Störzel et al. 1998, S. 9). Im Ergebnis beschreiben Cambio-Störzel et al. (1998, S. 13–71) sechs verschiedene Ausbildungstypen und geben Auskünfte über deren Ausbildungsqualität. Hier wird z. B. deutlich, dass die Motivation der Ausbilderinnen sowie eine gemeinsame Dienstplangestaltung die Ausbildungsqualität positiv beeinflussen. Fehlende Räumlichkeiten und Hektik hingegen werden als eher negativ empfunden (Cambio-Störzel et al. 1998, S. 17, 28 & 29).

Diese Studie verweist auf mögliche Chancen und Grenzen der Praxisanleitung vor dem Hintergrund der Ausbildungsqualität, sodass diese Ergebnisse auch für die vorliegende Untersuchung von Interesse sind.

3.2 Studien zu den Rahmenbedingungen der praktischen Pflegeausbildung

Baumann & Lehmann (2014) konstatieren in ihrer Querschnittsstudie mittels quantitativer, schriftlicher Befragung Rahmenbedingungen und Aufgaben der Praxisanleitertätigkeit sowie die Zufriedenheit und Wünsche in Bezug auf die zentrale Praxisanleitung in Krankenhäusern Sachsen-Anhalts. Innerhalb einer akademischen Qualifikationsarbeit (Diplomarbeit) wurden 29 zentrale Praxisanleitende mittels eines Fragebogens befragt. An dieser Stelle wird die Vielfalt der Rahmenbedingungen deutlich: „Von den 29 Befragten, die alle bestätigten als „zentrale" bzw. „hauptamtliche" Anleitende tätig zu sein, können 18 ihren vollen Beschäftigungsumfang dafür nutzen. Die anderen sind mindestens zur Hälfte dafür freigestellt." (Baumann & Lehmann 2014, S. 239). Interessant ist auch die Stellenzuordnung der zentralen bzw. hauptamtlichen Praxisanleitenden. So konstatieren Baumann & Lehmann (2014, S. 239), dass es freigestellte Anleitende gibt, die dem Stellenplan des Pflegedienstes zugeordnet sind. Gleichwohl existierten auch Modelle, in denen die praktisch Lehrenden der Bildungseinrichtung angehören.

In einer weiteren Diplomarbeit beschäftigen sich **Zimmermann & Lehmann** (2014) mit einer ähnlichen Thematik. Mithilfe eines halboffenen Fragebogens wurden die Rahmenbedingungen, die Motivation und die Zufriedenheit von dezentralen (stationsgebundenen) Anleitenden eruiert. Hierzu wurden 26 Anleitende aus drei Krankenhäusern in Berlin und Brandenburg befragt. „Nur 10 der 26 Befragten gaben an, offiziell im Dienstplan deklarierte Zeit für ihre Anleitungstätigkeit eingeräumt zu bekommen. Mehr als der [*sic*] Hälfte der Befragten (15) hingegen müssen versuchen, ihren Lehrauftrag selbst in ihre Arbeitszeit im Stationspflegedienst zu integrieren" (Zimmermann & Lehmann 2014, S. 294). Ähnlich verhält es sich mit geplanten Anleitungssituationen für Lernende. Diese belaufen sich auf keine bis zu fünf geplanten Anleitungssituationen innerhalb eines vierwöchigen, praktischen Schülereinsatzes. Teilweise hängt dies mit der zur Verfügung stehenden Zeit für die Anleitung zusammen (Zimmermann & Lehmann 2014, S. 294).

Nur in wenigen Fällen sind die Studien größer angelegt und geben Ergebnisse von mehreren Befragten wieder (Blum et al. 2006; ver.di 2012, 2015). Diese Studien sind quantitativ aufgebaut und nehmen die institutionellen Rahmenbedingungen von Bildungseinrichtungen oder Krankenhäusern in den Fokus.

Im Jahr 2015 veröffentlichte **ver.di** den **Ausbildungsreport Pflegeberufe**. Innerhalb dieser Studie wurden insgesamt 3410 Auszubildende der Pflegeberufe zu unterschiedliche Aspekten, wie z. B. zur Ausbildungsplanung, zur praktischen Ausbildung oder auch zu Belastungen befragt (ver.di 2015, S. 6). Bezüglich der Praxisanleitung wurde deutlich, dass 63,7 % der Praxisanleitenden stationsgebunden sind, während 27,4 % angeben, dass die praxisanleitenden Pflegekräfte als hauptamtliche Anleitende fungierten. Weiterhin fühlten sich 42,6 % der Lernenden überwiegend nicht oder nicht gut angeleitet (ver.di 2015, S. 11). Im Vergleich zum Ausbildungsreport Pflegeberufe aus dem Jahr 2012 war dies eine Steigerung um nahezu sieben Prozentpunkte – hier antworteten 35,3 % der Befragten dementsprechend (ver.di 2012, S. 27), wobei die Qualifikation der Praxisanleitenden von 77,9 % als „insgesamt zufriedenstellend" (ver.di 2015, S. 11) von den Lernenden bewertet wurde. Im Jahr 2012 wurde dies von 80,8 % der Befragten angegeben (ver.di 2012, S. 10).

Es ist davon auszugehen, dass regelmäßige, strukturierte Praxisanleitung zur Gesamtzufriedenheit der Auszubildenden beiträgt. So gaben 84,7 % der Befragten, die regelmäßig strukturierte Anleitungen erhalten haben, an, dass sie mit ihrer Ausbildung zufrieden sind. Diese Zufriedenheit ist gefährdet, insofern die Lernenden keine Anleitung erhalten. In dem Fall gaben lediglich 29.6 % der Befragten an, mit der Ausbildung zufrieden zu sein. Ein Viertel der Lernenden (24,5 %) war sogar eher unzufrieden mit der Ausbildung, insofern keine strukturierte Praxisanleitung angeboten wurde (ver.di 2015, S. 17). Im Bereich der Gesundheits- und (Kinder-) Krankenpflege wurde deutlich, dass sich 33,7 % der Auszubildenden „auf die Frage, ob sie während ihres praktischen Einsatzes … an ihre beruflichen Aufgaben herangeführt werden mit nein oder überwiegend nein" (ver.di 2015, S. 31) positionierten. Auf die Frage, ob die Praxisanleitenden über ausreichend zeitliche Ressourcen für ihre Aufgaben verfügen, antworteten 60,1 % der Lernenden, dass dies nicht der Fall ist (ver.di 2015, S. 32). Dies führt dazu, dass eher weniger strukturierte Anleitungen angeboten werden können. So gaben 10,5 % der Auszubildenden an, „dass sie noch nie eine strukturierte Anleitung" (ver.di 2015, S. 33) erhalten haben. Circa die Hälfte der Lernenden (53,8 %) erhält diese Form der Anleitung „selten oder manchmal", während 35,7 % der Befragten äußerten, „immer oder häufig" eine strukturierte Anleitung zu erhalten (ver.di 2015, S. 33). Zusätzlich wünschten sich 88,6 % der Gesundheits- und (Kinder-)Krankenpflegeauszubildenden und 75,7 % der Lernenden aus der Altenpflege mehr Praxisanleitende (ver.di 2015, 33 & 34).

Eine weitere, größer angelegte, quantitative Studie zur Situation der Praxisanleitenden stellt die **Pflegeausbildungsstudie Deutschland (PABiS)** dar (Blum et al. 2006). In einem Teil dieser Untersuchung werden u. a. Ergebnisse zur Situation der praktischen Ausbildung aufgeführt. Auch hier wird die Vielfalt der Arbeitssituation der Anleitenden deutlich. So verfügten im Jahre 2005 61,1 % der befragten praktisch ausbildenden Krankenhäuser (n= 501) über keinen hauptamtlichen, zentralen Praxisanleiter. 23 % hatten einen hauptamtlichen, zentralen Praxisanleitenden angestellt. Knapp 16 % der 501 befragten Häuser wiesen zwei oder mehr hauptamtliche Anleitende nach (Blum et al. 2006, S. 136). Die Frage nach einem Stundenkontingent für Praxisanleitung wurde von nahezu der Hälfte der Krankenhäuser verneint bzw. es fiel ihnen schwer, dies zu taxieren. Fast ein Viertel machte diesbezüglich gar keine Angaben. Daraus folgt, dass die „Mehrzahl der Krankenhäuser sich nicht in der Lage sieht, ihre Stundenkontingente zu quantifizieren". Gleichwohl gaben ca. 28 % der ausbildenden Krankenhäuser an, über ein Stundenkontingent zu verfügen, welches sich jedoch schwer festsetzen lässt (Blum et al. 2006, S. 137).

Mit der sogenannte **BEA-Studie** (Bundesweite Erhebung der Ausbildungsstrukturen an Altenpflegeschulen) veröffentlichte Görres (2006) „einen ersten Stand der Umsetzung des neuen Altenpflegegesetzes und der neuen Ausbildungs- und Prüfungsverordnung in den Altenpflegeschulen" (Görres 2006, S. 2). Dazu wurden 613 Bildungseinrichtungen der Altenpflege bzw. deren Leitungen „nach zentralen Strukturdaten der Altenpflegeausbildung" (Görres 2006, S. 2) befragt, wobei ca. 50% dieser Einrichtungen an der Studie teilnahmen. Weiterhin konnten „2373 Datensätze aus Fragebögen an die Träger der praktischen Ausbildung" für die Auswertung gewonnen werden. Abgerundet wurde das Forschungsdesign mit 16 Experteninterviews" (Görres 2006, S. 3). Die Datenerhebung fand im Schuljahr 2004/2005 statt (Görres 2006, S. 2). Zu diesem Zeitpunkt verfügten die meisten Praxisanleitenden der Altenpflege auch über eine entsprechende Ausbildung. Eine Fortbildung zum/zur Praxisanleitenden konnten hier jedoch erst 42,6% aller Praxisanleitenden vorweisen.[25] Dennoch gaben die Befragten an, Kooperationen zwischen Theorie und Praxis anzustreben. Dies zeigte sich u.a. durch „regelmäßige Abstimmung(en)" zwischen den Bildungseinrichtungen und den praktischen Ausbildungsstätten oder „über regelmäßig organisierte Treffen" zwischen Lehrenden und Praxisanleitenden (Görres 2006, S. 11).

Alle vorherigen Studien bieten einen vornehmlich quantitativen Einblick in die vielfältigen Rahmenbedingungen der Praxisanleitung, welche sich auf ihre Gestaltung auswirken können. Zugleich bleibt die Frage, wie Praxisanleitung im Kontext dieser Rahmenbedingungen gestaltet wird, unberücksichtigt, sodass das Forschungsdesiderat bestehen bleibt.

3.3 Erste Zusammenfassung

Da sich die Ergebnisse bezüglich der Studien zum Erleben der Pflegeausbildung mit denen bezüglich der Forschungsarbeiten hinsichtlich der Rahmenbedingungen ähneln, wird eine gemeinsame Zusammenfassung vorgenommen.

Zusammenfassend lässt sich ableiten, dass Praxisanleitung offensichtlich innerhalb der Pflegepraxis nur schwer zu planen ist (Lautenschläger & Behrens 2012, S. 96) und diese oftmals unstrukturiert verläuft (Balzer 2009, S. 89). Dies bestätigen auch 63,8% der Lernenden, welche selten bis keine strukturierte Anleitung erhalten (ver.di 2015, S. 33). Dies liegt u.a. daran, dass die Praxisanleitenden neben ihrer Aufgabe als Anleiter auch als Pflegende agieren (Lautenschläger & Behrens 2012, S. 95) und über kein Zeitkontingent für ihre Aufgabe als Praxisanleitende verfügen (Regitschnig 2003, S. 344; Zimmermann & Lehmann 2014, S. 294). Das Fehlen von Zeit wird sowohl innerhalb der Daten von ver.di als auch der PABIS-Studie deutlich. So gaben 60,1% der Lernenden innerhalb des Ausbildungsreport an, dass die Praxis-

25 Da das AltPflG 2003 in Kraft getreten ist, ist davon auszugehen, dass ein Jahr später noch nicht ausreichend Praxisanleitende qualifiziert werden konnten.

anleitenden nicht über ausreichend Zeit verfügen (ver.di 2015, S. 32). Im Jahr 2006 wurde dies lediglich von nahezu der Hälfte der ausbildenden Krankenhäuser angegeben (Blum et al. 2006, S. 137).[26] Dies führt u.a. dazu, dass die Lernenden selten über einen Ansprechpartner innerhalb der Pflegepraxis verfügen. Überdies werden wenige gemeinsame Dienste mit dem Praxisanleitenden geplant (Schweibert & Heil 2020, S. 36), obwohl sie zum Erleben einer guten Ausbildungsqualität beitragen (Cambio-Störzel et al. 1998, S. 28 & 29). Zusätzlich hängt der Grad der Zufriedenheit mit der Ausbildung von der Praxisanleitung ab. So liegt der „Anteil der Befragten, die immer strukturierte Anleitungen in der Praxis erhalten und sehr zufrieden oder zufrieden sind, […] bei 84,7 Prozent" (ver.di 2015, S. 17). Wenngleich in den vorliegenden Studien deutlich wird, dass Praxisanleitung oftmals unstrukturiert verläuft bzw. eine Planung von Anleitung von den institutionellen Rahmenbedingungen abhängt, so bleibt doch offen, wie sie trotz dieser vorherrschenden Bedingungsfaktoren umgesetzt wird. Dass sie umgesetzt wird, verdeutlicht der Grad der Zufriedenheit innerhalb der Studie von ver.di.

3.4 Studien zur Identität/zum Selbstverständnis von Auszubildenden, Pflegenden und Praxisanleitenden

Busalt (2020) stellte innerhalb von halbstrukturieren Experteninterviews die Frage nach dem Selbstverständnis von Praxisanleitenden im Kontext der strukturellen Rahmenbedingungen. Hierzu befragte sie vier Praxisanleiterinnen, von denen eine freigestellt und drei stationsgebundenen waren. Die praxisanleitenden Pflegekräften fungierten während der Interviews als Expertinnen ihrer Lebenswelt (Busalt 2020, S. 93). Dabei arbeitete die Forschende heraus, dass „zeitliche[n] Ressourcen eine sehr großen Einfluss auf das Selbstverständnis der Praxisanleiter/-innen" haben (Busalt 2020, S. 100). So böten sich für die freigestellte Praxisanleiterin viel mehr Möglichkeiten, ihre Praxisanleitung zu planen, durchzuführen und zu reflektieren, da dies die Hauptaufgabe ihres beruflichen Alltags darstellt – sie verfügt über die entsprechenden Rahmenbedingungen, welche ihr die Umsetzung von Praxisanleitung erleichtert – hierzu zählt z.B. ein Büro und ein entsprechendes Zeitkontingent. Die drei stationsgebundenen Praxisanleitenden indes gaben an, dass „Praxisanleitung für Auszubildende nur schwer zu realisieren und um(zu)setzen" (Busalt 2020, S. 100) sei. Demzufolge falle es ihnen schwer, sich selbst vornehmlich als Praxisanleiterinnen zu bezeichnen. Vielmehr sei für sie die Rolle der Pflegenden im Wesentlichen präsent. Anders hingegen formuliert die freigestellte Anleitende, dass sie sich ausschließlich als praxisanleitende Pflegekraft wahrnehme. Sodann folgert Busalt (2020, S. 100 & 101), dass die Entwicklung eines beruflichen Selbstverständnis von Praxisanleitenden vor allem von den zeitlichen Ressourcen für die Durchführung

26 Hier sei darauf hingewiesen, dass innerhalb der Studie von ver.di Lernende befragt wurden, während innerhalb der PABIS Studie die auszubildenden Einrichtungen im Forschungsinteresse standen. Diese Ergebnisse lassen vermuten, dass die ausbildenden Krankenhäuser zwar eine Praxisanleitung anbieten, diese von den Lernenden jedoch nicht als solche erlebt wird.

dieser Aufgabe, abhängig ist. Sie arbeitet heraus, dass auch die Qualifikation der praxisanleitenden Pflegekräfte Auswirkungen auf das Selbstverständnis haben können. Da eine ihrer befragten Expertinnen über einen akademischen Abschluss verfügt, konnte diese Praxisanleiterin dezidiertere Angaben zur „Gestaltung ihrer Tätigkeit" (Busalt 2020, S. 101), wie z. B. zur pädagogischen Ausgestaltung von Anleitungssituationen, vornehmen als die Kolleginnen, welche ausschließlich über eine 200-stündige berufspädagogische Weiterbildung verfügen.

Busalt bietet erste Ergebnisse bezüglich des Erlebens von Praxisanleitung im Kontext der vorherrschenden Rahmenbedingungen, wenngleich die Sicht der Lernenden an dieser Stelle unberücksichtigt bleibt. Ihre Erkenntnisse sind jedoch für die Bedeutsamkeit der Rahmenbedingungen zur Gestaltung von Praxisanleitung für die hier vorliegende Studie relevant.

Bereits 2002 befasste sich **Kersting** mit der „Berufsbildung zwischen Anspruch und Wirklichkeit". In ihrer Studie beschäftigt sie sich mit der „Moralentwicklung in Pflegeberufen" (2002, S. 43). Die Ergebnisse beruhen auf Interviews mit Pflegeschülern unterschiedlicher Ausbildungsjahrgänge, welche ca. eineinhalb Jahre nach erfolgter Abschlussprüfung ein zweites Mal befragt wurden, um mögliche Veränderungen bezüglich ihrer individuellen Reaktionsmuster eruieren zu können. Reaktionsmuster sind Strategien, mit denen Pflegende versuchen, einerseits die sorgfältige Versorgung der Pflegeempfänger leisten zu können und andererseits den ökonomischen Ansprüchen des Krankenhauses zu genügen.

Eingangs konstatiert Kersting diesbezüglich das Spannungsfeld, in denen Pflegende sich alltäglich befinden: „Patientenorientierung und Systemrationalität" (Kersting 2002, S. 34). Diesen Widerspruch nutzt sie, um daraus resultierend „Kälte verursachende Strukturen" (Kersting 2002, S. 43) der Pflegenden aufzudecken. Dabei orientiert Kersting sich an den Kältebegriff von Gruschka (1994) und stellt klar, dass der „Preis für den Fortschritt, den die Erleichterung und ein angenehmeres Lebens [*sic*] für alle Menschen darstellt, die Entfremdung und damit die Kälte (ist)" (Kersting 2002, S. 44). Die Menschen, resp. die Pflegenden agieren folglich permanent zwischen dem Widerspruch, einerseits den Patienten und andererseits dem System des (ökonomischen) Krankenhauses gerecht zu werden. Um diese Divergenz bewältigen zu können, entwickeln die Pflegekräfte sogenannte Kältestrategien. „Im Medium des Widerspruchs ist damit Moral und auch Moralentwicklung zu beschreiben, denn die in der Pflege Tätigen stehen unaufhörlich vor dem Widerspruch zwischen dem normativ Geforderten und der empirischen Erfahrung, dass sie dem nicht folgen können" (Kersting 2002, S. 50). Dabei fand Kersting (2002, S. 131 & 132) insgesamt neun Reaktionsmuster heraus, welche von den Pflegenden genutzt werden, um mit diesem Widerspruch umzugehen, wie u. a. die „fraglose Übernahme objektiv Kälte verursachender Strukturen" oder der „Verdrängung falscher Praxis" (Kersting 2002, S. 131). Ferner konnten Muster u. a. dahingehend festgestellt werden, als dass Pflegende eine inkorrekte Pflegepraxis idealisieren oder zu kompensieren versuchen (Kersting 2002, S. 132). Sie münden in eine von Kersting (2002, S. 208–212) entwickelte „Kälteellipse", welche die Entwicklung der unterschiedlichen Kälte-Reaktionsmuster abbilden soll.

Kersting (2016) entwickelte diese Studie weiter und arbeitete die Bedeutung dieser Kälte verursachenden Situationen für die Ausbildung in den Pflegeberufen heraus. Dabei illustriert sie eingangs die Widersprüche, in denen Praxisanleitende alltäglich agieren und benennt sie folgend: „Pädagogischer Anspruch auf Vermittlung und Kompetenzförderung und Sicherung der funktionalen Arbeitsabläufe" (Kersting 2016, S. 99) bzw. „normativer pflegefachlicher Anspruch/Vorbildfunktion und Sicherung der funktionalen Arbeitsabläufe" (Kersting 2016, S. 100). Diese Widersprüche verarbeitete sie in zwei Szenarien (Kersting 2016, S. 104 & 134), um sie anschließend Praxisanleitenden vorzulegen. Diese wurden sodann zu ihrem Erleben sowie potenziellen Handlungsmöglichkeiten bezüglich der Szenarien befragt. Auch hier wurde deutlich, dass Praxisanleitende versuchen, mit entsprechenden Reaktionsmustern das Erlebte zu kompensieren. Sie nehmen das Szenario (eine Anleitungssituation wird innerhalb eines sensiblen Moments unterbrochen) fraglos oder reflektiert hin. Innerhalb eines weiteren Szenarios (Durchführung einer Anleitungssituation bei Personalknappheit mit anschließender Zurechtweisung durch die Schichtleitung) erkennen zwei von fünf Praxisanleitenden den Widerspruch nicht und nehmen ihn fraglos hin (Kersting 2016, S. 137). Je ein Praxisanleitender idealisiert eine mögliche falsche Praxis, nimmt das Geschehen reflektiert hin oder droht aufgrund seines Verständnisses für die an dem Szenario beteiligten Akteure zu dekompensieren (Kersting 2016, S. 137).

Vor allem die letzte Studie bietet einen Einblick in die Perspektive der Anleitenden, welche innerhalb der hier vorliegenden Untersuchung nicht unberücksichtigt bleiben soll. Gleichwohl fehlt auch hier eine gemeinsame Betrachtung von Lernenden und Praxisanleitenden bezogen auf das Erleben von Praxisanleitung.

Kühme (2019) fragt in seiner Arbeit nach „typischen persönlichkeitsbildenden Mustern, die sich in pflegeberuflichen Ausbildungsprozessen abzeichnen" (Kühme 2019, S. 17). Dazu nutzt er das Datenmaterial der bereits erwähnten Studie seiner Diplomarbeit, sodass ihm bezüglich seiner Fragestellung neun narrative Interviews von Auszubildenden der Gesundheits- und (Kinder-)Krankenpflege aller Ausbildungsjahre vorlagen. Dieses Interviewmaterial unterzog er zunächst einer sequenzanalytischen Einzelfallanalyse, um darauf aufbauend Generalisierungen im Sinne der Grounded Theory vorzunehmen (Kühme 2019, S. 98–133). Einen theoretischen Zugang zum Datenmaterial verschafft sich Kühme (2019, S. 18–88) erneut über das Strukturgitter Ulrike Grebs (hierzu u. a. Greb 2003, 2008) und geht folglich davon aus, dass gerade die Thematisierung von Widersprüchen „im Zentrum der Bildungsprozesse zur Entwicklung einer kritischen Haltung im Prozess beruflicher Sozialisation" stehen (Kühme 2019, S. 23). Den Schwerpunkt seiner Datenanalyse legt Kühme (2019, S. 37) „auf die *Sachebene Helfen unter der Perspektive der Interaktion*, d. h. die Kategorie 2.II *Selbstbestimmung und Fremdbestimmung*" (Hervorh. im Original) des Strukturgitters nach Greb (2003, S. 144, 2008, S. 89). Dabei greift er zusätzlich auf die Arbeiten zur Identitätsbildung von Marotzki (1984) zurück (Kühme 2019, S. 55–84) und stellt heraus, dass vor allem unbestimmte, unbekannte Situationen und Erlebnisse ein lernendes Subjekt zu einer Auseinandersetzung und folglich zu einer Weiterentwicklung, resp. Persönlichkeitsbildung veranlassen und diese oftmals nicht nur durch das Subjekt, also dem Auszubildenden selbst, „sondern auch im Austausch mit der (beruflichen) Umwelt“ (Kühme 2019, S. 63) stattfindet. Kühme (2019, S. 63) stellt dabei einen Zusammenhang zwischen Greb und Marotzki her, in dem er belegt, dass sich beide Autoren auf die negative Dialektik Adornos beziehen. Während Greb sich pflegedidaktisch mit Widersprüchen auseinandersetzt, sucht Marotzki nach Handlungsmöglichkeiten lernender Subjekte, welche mit unbestimmten Situationen konfrontiert werden. „Bildungstheoretisch geht es in den so ausgelegten Prozessen darum, das Differente (also das Unbestimmte und Uneindeutige) reflexiv anzugehen, um die bestehenden Kategorien der Welt- und Selbstauslegung zu modifizieren“ (Kühme 2019, S. 65). Folglich geht es bei der Welt- und Selbstauslegung und deren Modifikation um Veränderungsprozesse, resp. persönlichkeitsbildenden Muster von Auszubildenden, um etwas Unbestimmtes zu bewältigen oder einzuordnen. Er nimmt diesbezüglich auch Stellung zu der Coolout-Studie von Kersting (2002) und stellt klar, dass das Phänomen der Kälte innerhalb seiner Studie dezidierter untersucht werden solle. Während Kersting (2002) beschreibt, „dass es zu Prozessen der moralischen Desensibilisierung bei PflegerschülerInnen kommt“, möchte Kühme untersuchen, was mögliche Gründe dafür sein können (Kühme 2019, S. 27 & 28). Dabei arbeitet er (2019, S. 134–205) Muster zu drei „emergenten Themen“ heraus. Sodann sind Verarbeitungsweisen zur Pflegepraxis, zum Lernen in der Pflegepraxis und zur interdisziplinären Arbeitsweise erkennbar. Dabei stellt Kühme u. a. fest, dass die Lernenden u. a. ihr Pflegehandeln an Stationszwängen ausrichten oder kritisch reflektieren können. Ersteres lässt auf eine „monozentrische Sichtweise“ von Pflege schließen, welche Patientenbedürfnisse eher hintergründig miteinbeziehe und den Fokus auf einen reibungslosen Ablauf von Pflege lege (Kühme 2019, S. 142). Eine kritische Reflexion von Pflege hingegen ermöglicht bspw. vielfältige Denkweisen – sie wird von Kühme (2019, S. 152–160) als polyvalente Sichtweise betitelt. Auch das Lernen in der Pflegepraxis lässt unterschiedliche Verarbeitungsweisen zu. Insofern die Auszubildenden ihre Rolle im Sinne eines Verwertungsinteresses wahrnehmen, zeigt sich das Lernen von Pflege eher im Sinne des Lernens „institutioneller und reglementierender Vorgaben“ (Kühme 2019, S. 174) als in der patientenorientierten Pflege. Lernende können sich dennoch abgrenzen bzw. weitere Deutungen ihrer Rolle entwickeln. Voraussetzung dafür ist jedoch, dass sie Differenzen oder Konflikte erleben, die möglicherweise einen Perspektivwechsel und damit verbunden die Entdeckung mehrerer Deutungen zur Folge haben. Perspektivwechsel können dahingehend vorgenommen werden, als dass Lernende versuchen, die Situation von Praxisanleitenden zu verstehen oder die Situation des zu Pflegenden zu fokussieren, was zu einer patientenorientierten Versorgung führen kann, welche evtl. von den Vorstellungen des Anleitenden abweicht (Kühme 2019, S. 178–183). Ferner grenzen sich Lernende dadurch ab, als dass sie ihr pflegerisches Handeln in der Pflegepraxis begründen bzw. vertreten – sie verteidigen ihre fachliche Kompetenz v. a. gegenüber tradierten Wissensbeständen (Kühme 2019, S. 184–186). In Bezug auf die interdisziplinäre Zusammenarbeit lassen sich ebenfalls unterschiedliche Verarbeitungsweisen erkennen. So ist einerseits ein „monozentrisches Verständnis“ der Pflegendenrolle deutlich geworden, welches „die Zusammenarbeit zwischen Medizin und Pflege als Assistenzaufgabe für die Pflegenden" deklariert. Andererseits können aber Mehrdeutigkeiten zugelassen werden, insofern die Lernenden erleben, dass auch andere Berufsgruppen pflegerische Anteile in ihre Arbeit integrieren (Kühme 2019, S. 203). Abschließend stellt Kühme (2019, S. 206–305) curriculare Implikationen vor. Seine Forschungsergebnisse stellen dabei die Grundlage zur Bestimmung von „Bildungsinhalten und Bildungszielen" (Kühme 2019, S. 206) dar. Ziel seiner curricularen Überlegungen ist dabei die Förderung der differenztheoretischen, polyvalenten Verarbeitungsweisen der Lernenden.

Kühme widmet sich in seiner Studie ausschließlich der Perspektive der Lernenden, nicht aber der praxisanleitenden Pflegekräfte. Dennoch hat er Strategien von Auszubildenden herausgearbeitet, welche die Identitätsbildung von Lernenden zum Pflegenden verdeutlichen. Diese sind auch für die hier vorliegende Studie von Interesse.

Fischer (2013) geht in ihrer Forschungsarbeit der Frage nach „Wie … sich unter den Voraussetzungen des momentanen Ausbildungssystems und der aktuellen beruflichen Praxis berufliche Identität und berufliches Engagement im Beruf Gesundheits- und Krankenpfleger/in (entwickeln), und welche Faktoren … diese Entwicklung (beeinflussen)" kann? (Fischer 2013, S. 139). Um dieser Frage nachgehen zu können, wurde sie in vier Frageblöcke unterteilt:

1. „In welchem Zusammenhang stehen berufliche Identität, berufliches bzw. betriebliches Engagement und Arbeitsmoral bei Auszubildenden und Berufstätigen in der Gesundheits- und Krankenpflege?" (Fischer 2013, S. 139)
2. „Wie hoch ist die Ausprägung von beruflicher Identität, beruflichem bzw. betrieblichem Engagement und Arbeitsmoral bei Auszubildenden und Berufsangehörigen in der Gesundheits- und Krankenpflege?" (Fischer 2013, S. 141)
3. „Wie verläuft die Entwicklung von beruflicher Identität, beruflichem bzw. betrieblichem Engagement und Arbeitsmoral in der Gesundheits- und Krankenpflegeausbildung?" (Fischer 2013, S. 144)
4. „Welche Faktoren beeinflussen die Entwicklung von beruflicher Identität, beruflichem, bzw. betrieblichem Engagement und Arbeitsmoral vor Ausbildungsbeginn, während der Ausbildung und nach Ausbildungsabschluss?" (Fischer 2013, S. 145)

Dazu wurden zwei Erhebungsphasen in Form einer ersten quantitativen Online-Befragung und einer zweiten qualitativen Gruppendiskussion durchgeführt. Somit erfolgte eine quantitative Erhebung mit einer Stichprobe von 467 Auszubildenden der Gesundheits- und Krankenpflege aller Ausbildungsjahrgänge, 113 Pflegekräften mit ein- bis dreijähriger Berufserfahrung, zehn Pflegenden mit mindestens 20-jähriger Berufserfahrung und 36 Studierenden aus einem grundständigen Pflegestudiengang in der Schweiz aller Semestergruppen (Fischer 2013, S. 167–172). „Grundlage des Fragebogens für die quantitative Untersuchung war das Instrument von HEINEMANN und RAUNER (2008) zur berufsübergreifenden empirischen Beschreibung von beruflicher Identität, beruflichem und betrieblichem Engagement sowie von Arbeitsmoral" (Fischer 2013, S. 158, Hervorh. im Original). Ergänzend zu diesem Instrument konstruierte Fischer (2013, S. 159–164) eine Kontextbefragung, um Ergebnisse zur Motivation für die Ergreifung des Pflegeberufs, zur Lernmotivation sowie zum beruflichen Selbstverständnis und zum Pflegeverständnis zu erhalten.

Innerhalb der qualitativen Gruppendiskussion waren die oben vorgestellten Fragen handlungsleitend. Die Diskussion wurde nach dem Vorliegen der Ergebnisse aus der ersten Erhebungsphase durchgeführt, um „eine vertiefte Erkenntnis über die bis dahin ermittelten Ergebnisse, Ergänzungen und möglicherweise auch Modifikationen" (Fischer 2013, S. 174) zu erhalten. Fischer (2013, S. 176–180) entschied sich an dieser Stelle für eine Gruppe von acht Pflegekräften mit 20 Jahren oder mehr Berufserfahrung. Sie ging davon aus, dass bei den Gruppenteilnehmenden der Prozess zur Entwicklung der beruflichen Identität und dem beruflichen Engagement bis zum Zeitpunkt der Gruppendiskussion angehalten habe und somit auch thematisiert werden kann.

In ihrer Ergebnisdarstellung nutzt Fischer (2013, S. 191–273) die qualitativen Daten zur Untermauerung bzw. Vertiefung der quantitativen Analyseergebnisse. Auffällig ist, dass beispielsweise die Arbeitsmoral bei den Studierenden, den Auszubildenden und den Absolventen mit mindestens 20 Jahre Berufserfahrung sehr ausgeprägt ist, während sie bei den Absolventen, die ein bis drei Jahre im Beruf sind, eher niedrig ist (Fischer 2013, S. 195). Die berufliche Identität scheint indes mit der Berufseinmündung in den Pflegeberuf anzusteigen. Begründet wird dies mit der „Übernahme von Verantwortung und die Selbstständigkeit nach dem Krankenpflegeexamen" (Fischer 2013, S. 196).

Im weiteren Verlauf der Ergebnisdarstellung vergleicht Fischer die unterschiedlichen Schulen miteinander (2013, S. 199–201). Untersucht wurden hier die beiden Schulen, die besonders hohe bzw. niedrige Werte in den Merkmalen berufliches Engagement, Arbeitsmoral und berufliche Identität vorweisen. Dabei wurde deutlich, dass die Auszubildenden vor allem in der „Einschätzung des Lernortes Praxis", „der Bewertung der Lernortkooperation und der Beurteilung der Praxisrelevanz des Unterrichts" (Fischer 2013, S. 200) unterschiedliche Angaben machen. Weiterführend stellt Fischer den „Verlauf der Entwicklung von beruflicher Identität, beruflichem bzw. betrieblichem Engagement und Arbeitsmoral bei Auszubildenden, Absolventen und Studierenden" (2013, S. 202–205) dar. Interessant ist dabei, dass das berufliche Engagement und die berufliche Identität in allen Untersuchungsgruppen eher parallel verlaufen, während das betriebliche Engagement niedriger angesiedelt ist. Erst mit der Berufseinmündung steigt dies wieder an (Fischer 2013, S. 202). Dies liegt möglicherweise daran, dass die Auszubildenden/Studierenden sich mit ihrer beruflichen Einmündung einem Betrieb zugehörig fühlen.

In einem weiteren Kapitel stellt Fischer (2013, S. 206–260) die „Einflussfaktoren auf die Entwicklung von beruflicher Identität, beruflichem bzw. betrieblichem Engagement und Arbeitsmoral" dar. Dabei fokussiert sie drei besonders relevante Zeiträume: die Zeit vor dem Ausbildungsbeginn, die Zeit während der Ausbildung, und die Zeit nach Ausbildungsende. Relevant für diese Forschungsarbeit sind dabei die Ergebnisse des zweiten Zeitraumes. Einige interessante Ergebnisse werden folgend vorgestellt:

> „Bei der Befragung wird von 78 % der Auszubildenden angegeben, von ihren Praxisanleitern viel lernen zu können, und 75 % bestätigen, falls notwendig, Rückmeldung und fachliche Unterstützung für ihre Arbeit zu erhalten. Diese Zahlen lassen darauf schließen, dass die für die praktischen Ausbildung zuständigen Personen von den Auszubildenden als kompetent und engagiert wahrgenommen werden“ (Fischer 2013, S. 227).

Lediglich 62 % der Auszubildenden geben an, meistens oder immer einen Ansprechpartner bei Problemen zu haben. Jeder zehnte Auszubildende hat den Eindruck, keinen Ansprechpartner bei Problemen zu haben (Fischer 2013, S. 227). Ebenso bekommt über ein Drittel der Auszubildenden meist einzelne Tätigkeiten aufgetragen, als eine umfassende Patientenversorgung (Fischer 2013, S. 228 & 229). Bezüglich der Durchführung von pflegepraktischen Tätigkeiten geben 91 % der Auszubildenden des dritten Ausbildungsjahres an, diese selbstständig durchzuführen. Dies trifft aber auch auf 72 % der Auszubildenden des ersten Lehrjahres zu. Inwiefern dieses Ergebnis auf unzureichende Praxisbetreuung zutrifft oder die Lernenden bereits die entsprechenden beruflichen Kompetenzen erworben haben, bleibt unbeantwortet (Fischer 2013, S. 234). Weiterhin sind 48 % der befragten Lernenden der Ansicht, dass das Lernen in Schule mit dem Lernen in der Praxis gut abgestimmt sei. 15 % sind in diesem Punkt anderer Meinung. Die anderen 37 % stimmen diesem Statement teilweise zu (Fischer 2013, S. 237). Eine Abstimmung der Ausbildung zwischen Theorie und Praxis nehmen 55 % der Auszubildenden als gegeben wahr (Fischer 2013, S. 239).

Wenngleich die Studie eine Vielzahl an quantitativen Ergebnissen bezüglich der Praxisanleitung liefert, so bleiben umfangreiche Ergebnisse zum Erleben der Praxisanleitung aus. Vielmehr handelt es sich um den Einfluss von Praxisanleitung auf die Entwicklung einer beruflichen Identität. Gleichwohl können diese Erkenntnisse die eigenen Forschungsergebnisse untermauern.

3.5 Studien zum Lernen in der Pflegepraxis

Körner-Nohe (2020) beschäftigte sich innerhalb ihrer Qualifikationsarbeit mit der folgenden Frage: „Mit welchen Strategien werden Auszubildende der Gesundheits- und Krankenpflege in ihrem praktischen Handeln in der Praxis den schulischen Anforderungen gerecht?“ (Körner-Nohe 2020, S. 65). Dazu führte sie „zwei Round-Table-Gespräche mit insgesamt 12 Probanden“ (Körner-Nohe 2020, S. 64) durch, welche im dritten Ausbildungsjahr der Gesundheits- und Krankenpflege waren. Mit Unterstützung eines halbstrukturierten Interviewleitfadens lenkte sie diese Art der Gruppendiskussion auf Themen, welche sich besonders mit potenziellen Divergenzen zwischen praktischen Pflegehandeln und schulischen Ansprüchen beschäftigen (wie z. B. den Schwerpunkt auf das Erleben von unterschiedlich durchgeführtem Pflegehandeln). Im Ergebnis präsentiert Körner-Nohe (2020, S. 67–72) insgesamt zwölf Strategien, welche den Lernenden eine Annäherung an schulische Ansprüche ermöglichen sollen.[27] Dazu zählen u.a. das „Eingestehen von Unsicherheiten" (Körner-Nohe 2020, S. 67), die Verfolgung eigener Ziele, Reflexionen, das Einfordern von Anleitungssituationen oder auch die Suche nach Ansprechpartnern (Körner-Nohe 2020, S. 68–70). Die erhobenen Strategien veranlassen die Lernenden dazu, den schulischen Anforderungen gerecht zu werden. Vermutlich werden sie auch innerhalb der Gestaltung von Praxisanleitung deutlich, wenngleich die hier vorliegenden Ergebnisse ausschließlich die Perspektive der Lernenden und nicht der Praxisanleitenden beleuchten.

Wenngleich **Dütthorn** (2014) sich vornehmlich mit pflegespezifischen Kompetenzen beschäftigt, so lassen sich einige Ergebnisse bezüglich des Lernens in der Pflegepraxis ableiten. Ein Schwerpunkt, den Dütthorn (2014) in ihrer Dissertation verfolgt, ist die Ermittlung von pflegespezifischen Kompetenzen beruflich Handelnder[28] im Vergleich zwischen Schottland, Deutschland und der Schweiz. Sie nutzte zur Erhebung und Auswertung die qualitative Forschungsmethodologie der Grounded Theory (Dütthorn 2014, S. 25). Nachdem Dütthorn sich im theoretischen Teil mit dem Kompetenzbegriff in seinen verschiedenen Konnotationen auseinandergesetzt und dabei die Unterschiede der Kompetenzverständnisse in den angloamerikanischen und den deutschsprachigen Ländern differenziert, stellt sie weiterführend dar, wie sich diese Kompetenzverständnisse auf Widersprüche in der Darstellung des Europäischen Qualifikationsrahmens (EQR) in Bezug auf die Nationalen Qualifikationsrahmen (z.B. DQR und dem Scottish Credit and Qualification Framework (SCQF)) abbilden (Dütthorn 2014, S. 37–75). Im weiteren Verlauf der Arbeit konzentriert sich Dütthorn auf die Darstellung unterschiedlicher Konstrukte pflegeberuflicher Kompetenz. Nachfolgend werden pflegeberufliche Bedeutungszuschreibungen von Kompetenz in den Blick genommen (Benner 1984, Olbrich 1999 in Dütthorn 2014, S. 75–91). Im Rahmen der empirischen Analyse lassen sich sodann „zwei gegensätzliche Kompetenzverständnisse" verdeutlichen:

> „Zum einen gilt Kompetenz als dispositionales Konstrukt, welches situative Handlungspotenziale komplexer Konstellationen charakterisiert und folglich als personale Eigenschaft nicht direkt erfassbar wird. Zum anderen zielt Kompetenz als funktionales Konstrukt auf sachgemäße Erfüllung entsprechender Tätigkeits- und Aufgabenbereiche und ist dementsprechend als Eigenschaft des Handlungsvollzugs direkt prüfbar" (Dütthorn 2014, S. 94).

Zur Beantwortung ihrer Forschungsfragen führte sie Interviews und Falldiskussionen mit Lehrenden und Lernenden aus Deutschland, Schottland und der Schweiz durch. Insgesamt konnten 14 Lehrende und 9 Lernende interviewt werden, sodass Datenmaterial von insgesamt 23 Untersuchungsteilnehmern vorlag. „Entsprechend der leitenden Forschungsfragen [...] münden die Ergebnisse dieser Studie in zwei miteinander verschränkte Gegenstandsbereiche" (Dütthorn 2014, S. 211): dem Kompetenzverständnis und dem entwickelten Modell.

---

27 Hier lässt sich eine Nähe sowohl zu den Aufgaben der Auszubildenden (hierzu Kap. 5.5.2) als auch den Gestaltungsaktivitäten (hierzu Kap. 5.5.3) feststellen.

28 Mit beruflich Handelnder ist eine Pflegeperson mit einer abgeschlossenen mindestens dreijährigen Berufsausbildung gemeint.

Dütthorn stellt dabei zunächst den ersten Gegenstandsbereich der ermittelten drei *„Konzepte zum Verständnis pflegespezifischer Kompetenz"* (Dütthorn 2014, S. 211, Hervorh. im Original) der entsprechenden Länder dar. Dabei wird deutlich, dass Kompetenz in Schottland mit Performanz gleichgesetzt und als Ergebnis des Handelns definiert wird. In Deutschland und in der Schweiz hingegen wird Kompetenz ungleich zur Performanz verstanden. Sie zeigt sich als dispositionales Konstrukt, welches als eine Voraussetzung zum Handeln definiert wird. Kompetenz kann sich lediglich in der Performanz zeigen, muss dies aber nicht zwangsläufig, da die gesamte Kompetenz selten in der Performanz sichtbar wird.

Der zweite Gegenstandsbereich Dütthorns (2014, S. 249–429) Studie liegt in der Darstellung des entwickelten *Modells pflegespezifischer Kompetenz und Kompetenzentwicklung*. Zentrales Phänomen der Forschungsarbeit ist *Pflegerische Beziehung gestalten* (Dütthorn 2014, S. 252–260, Hervorh. im Original). Dieses Phänomen findet sich in allen drei Ländern gleichermaßen wieder und wird auch als unvermeidbar, teilweise problematisch und als Balanceakt zwischen Nähe und Distanz beschrieben. Überdies erleben Lernende diese Kernkompetenz teilweise als herausfordernd. Aus diesem Grund sollte sie pflegedidaktisch aufgearbeitet werden (Dütthorn 2014, S. 256). Innerhalb dieser Kernkategorie werden zwei Dimensionen beschrieben, welche die Herausforderungen weiter verdeutlichen: *Menschen begegnen - Mensch sein* (Dütthorn 2014, S. 257, Hervorh. im Original). Innerhalb von pflegerischer Kommunikation ist die Begegnung zwischen Pflegenden und Patienten unabdingbar und wechselseitig. Dem steht gegenüber, dass jede Begegnung Emotionen auslöst. Bei Pflegenden können diese Gefühle auch negativ behaftet sein (z.B. bei Scham, Ekel, Trauer), sodass sie der Beziehungsgestaltung konträr gegenüberstehen und folglich zu inneren Widersprüchen führen können. Die Kernkategorie „Pflegerische Beziehung gestalten" mit den Dimensionen „Menschen begegnen und Mensch sein", wird durch vier Subkategorien weiter ausgestaltet (Dütthorn 2014, S. 260–305):

1) *„Persönlichkeit einbringen"* (2014, S. 262–274; Hervorh. im Original)
2) *„Sich-Einlassen auf die Welt des Anderen"*. (2014, S. 274–284, Hervorh. im Original)
3) *„Komplexität überblicken"* (Dütthorn 2014, S. 283–295, Hervorh. im Original).
4) *„Kommunikation dialogisch ausrichten"* (2014, S. 295–305, Hervorh. im Original).

Als strukturgebende Rahmung ihres Modells stellt Dütthorn (2014, S. 306–345) drei Strukturkategorien vor:

1) Den *„Reflexiven Blick einnehmen"* (2014, S. 307–321, Hervorh. im Original).
2) Das *„Wir-Gefühl entwickeln"* (2014, S. 321–333, Hervorh. im Original)
3) Das *„Grundwissen als sichernder Rahmen"* (2014, S. 333–345, Hervorh. im Original).

Weiterführend beschreibt (Dütthorn 2014, S. 346–367, Hervorh. im Original) drei intervenierende Bedingungen, welche sowohl die Kernkategorie *Pflegerische Beziehung gestalten* als auch die Bezugskategorie *Lehr-Lernbeziehung gestalten* (im Folgenden erläutert) beeinflussen:

Zeit-Räume beeinflussen dabei zum einen die Lernenden dahingehend, als dass ihre Begrenzung in pflegerischen Situationen zu Konflikten führen kann. Gleichwohl tragen (evtl. auch vordefinierte) Zeit-Räume lernförderlich zur Kompetenzentwicklung bei (Dütthorn 2014, S. 354, Hervorh. im Original).

In *Praktischen Erfahrungsräumen* können pflegerische Situationen im Setting Schule, geübt und reflektiert werden. „Die Lernenden erfahren im reflexiven Austausch mit ihren Mentoren, Lehrenden und Mitlernenden wesentliche Deutungsoptionen und handlungsleitende Korrektive und können beispielsweise über Videoanalyse diese Empfehlungen und Kommentare selbstreflexiv nachvollziehen oder hinterfragen" (Dütthorn 2014, S. 359, Hervorh. im Original).

Als dritte intervenierende Bedingung ist die Gestaltung von *Lern-Räumen* der Kompetenzentwicklung zuträglich. Lernprozesse werden dabei in einer vertrauensvollen und offenen Atmosphäre vom Lehrenden initiiert und berücksichtigen auch eine entsprechende Gruppengröße (eher kleinere Gruppen). Dabei seien theoretisch-reflexive Aneignungsräume am Lernort Schule und praktische Ermöglichungsräume am Lernort Praxis wünschenswert (Dütthorn 2014, S. 359–367).

Innerhalb der Bezugskategorie *„Lehr-Lernbeziehung gestalten"* (Dütthorn 2014, S. 420–429, Hervorh. im Original) wird deutlich, dass die Beziehung und die Kommunikation zwischen Lehrenden und Lernenden auf die Gestaltung der pflegerischen Beziehung einwirkt. So fungiert sie in gewisser Weise als *„Modell für die Pflegebeziehung"* (Dütthorn 2014, S. 420, Hervorh. im Original). So werden Lehrende zu Vorbildern für die Lernenden. Sie bemühen sich um einen wertschätzenden, offenen und freundlichen Umgang, um einen solchen auch bei den Lernenden zu evozieren. Folglich „erwerben die Lernenden pflegespezifische Kernkompetenzen der pflegerischen Beziehungsgestaltung auch über die Ausprägungen der Lehr-Lernbeziehung im (hoch-)schulischen Setting" (Dütthorn 2014, S. 421).

Die bereits oben beschriebenen Bedingungen (Zeit-Räume, praktische Erfahrungsräume, Lern-Räume) wirken auf die Gestaltung der Lehr-Lernbeziehung ein. Wenngleich die Studie von Dütthorn mit „Pflegespezifischen Kompetenzen im europäischen Bildungsraum" betitelt ist, so handelt es sich hier doch vielmehr um das Lernen bzw. Anbahnen dieser Kompetenzen im europäischen Bildungsraum, bzw. ihrer Gemeinsamkeiten und Unterschiede im Erleben. Dabei wurden Lernende und Lehrende, jedoch nicht Praxisanleitende befragt. Dennoch ist davon auszugehen, dass sich vor allem die intervenierenden Bedingungen innerhalb dieser Studie widerspiegeln, da sie auch die Gestaltung von Praxisanleitung beeinflussen.

Lauber (2017) verfolgt in ihrer Forschungsarbeit die „Lehr-/Lernprozesse im Praxisfeld Pflege aus der Perspektive von Lehrenden und Lernenden". Dabei fokussiert sie das Handeln in Situationen bezüglich des Praxisfeldes der Pflege.

> „Die Annäherung an die lehrenden und lernenden Akteure im Praxisfeld Pflege erfolgt daher über das Konstrukt der ‚Könnerschaft im Fach', denn gerade im Lernen von und mit Expertinnen und Experten werden Perspektiven für eine fruchtbare Lehr-/Lernkultur in der Pflege vermutet" (Lauber 2017, S. 13).

Den theoretischen Zugang verschafft sich Lauber (2017, S. 15–25) über „Die Theorie des impliziten Wissens nach Michael Polany" (Lauber 2017, S. 16) und dem „Lehren und Lernen vor dem Hintergrund des Tacit Knowing View" (Lauber 2017, S. 21) von Neuweg (2001, 2015). Leitende Fragen ihrer Forschungsarbeit sind „Wie gestalten ‚Könner im Fach' Lehr-/ Lernprozesse mit Lernenden im Praxisfeld Pflege?" und „Wie gestalten Lernende in der Pflege Lehr-/ Lernprozesse mit ‚Könnern im Fach'?" (Lauber 2017, S. 37 & 38). Hierzu führt Lauber (2017, S. 40–51) teilnehmende Beobachtungen und episodische Interviews durch. Die Studienteilnehmenden sind dabei sechs Pflegekräfte aus der Pflegepraxis, die als „Könner" ausgewählt wurden und sechs Lernende aus dem zweiten oder dritten Ausbildungsjahr (Lauber 2017, S. 40–42). Könner werden in Laubers (2017, S. 41) Forschungsarbeit „über die „Könnerschaft im Blick von außenstehenden Personen", also nicht durch die Könner selbst, sondern durch geeignete Personen aus dem beruflichen Umfeld gewählt". In den meisten Fällen handelt es sich bei den genannten, geeigneten Personen um Personen aus der Leitungsebene der entsprechenden Krankenhäuser. Festgelegtes Kriterium für die Könner war eine „dreijährige Pflegeausbildung mit erfolgreich bestandener Abschlussprüfung und Berufszulassung als examinierte Pflegeperson" (Lauber 2017, S. 42). Die Erhebungen fanden in zwei unterschiedlichen Krankenhäusern auf den Stationen statt. Dabei wurden die sechs Tandems, bestehend aus einem Könner und einem Lernenden an drei aufeinanderfolgenden Tagen beobachtet und einzeln interviewt, sodass Transkripte von insgesamt zwölf Interviews (Lauber 2017, S. 55) sowie Protokolle von 72 Stunden Beobachtung (Lauber 2017, S. 53) vorlagen. Die Beobachtungsnotizen sind in Form von Beobachtungsprotokollen festgehalten und offen kodiert worden, um sie im weiteren Verlauf in Anlehnung an das Kodierparadigma von Strauss & Corbin (1996) zu abstrakteren Kategorien zu verdichten (Lauber 2017, S. 54). Die episodischen Interviews wurden transkribiert und mithilfe des „thematischen Kodierens" (Flick 2009, S. 402) analysiert. Lauber entwickelt keine gegenstandsbezogene Kernkategorie, sondern generiert „thematische Bereiche und Kategorien zunächst für den einzelnen Fall" (Flick 2009, S. 404). Auf diese Weise ist ein Kategoriensystem entstanden „welches abschließend sowohl für den Fall – als auch für den Gruppenvergleich genutzt werden" kann (Lauber 2017, S. 56). Innerhalb der Analyse der teilnehmenden Beobachtungen konnten drei übergeordnete Kategorien ausgemacht werden:

1) „*Den Fortgang des Arbeitsablaufs sicherstellen*" (Lauber 2017, S. 62–67, Hervorh. im Original), der u. a. verdeutlicht, dass praktisch Lehrende[29] Arbeitsaufträge erteilen und Lernende diese Aufträge ausführen. Meist geschehe dies, um innerhalb der weiteren pflegerischen Tätigkeiten getrennt agieren zu können. Lehrende informieren die Lernenden über arbeitsorganisatorische Bedingungen, um für eine Orientierung der Schülerinnen und Schüler im Arbeitsbereich zu sorgen. Ebenso geben Lernende Informationen an die praktisch Lehrenden weiter und wer-

29 Lauber beschreibt eigentlich „Könner" in ihrer Forschungsarbeit. Diese Bezeichnung findet kaum noch Einzug in den Ergebnisteil ihrer Dissertation. Hier werden die zuvor definierten „Könner" meist als Lehrende oder praktisch Lehrende bezeichnet. Diese Bezeichnung wird somit innerhalb der vorliegenden Dissertation übernommen.

den selbst aktiv, um sich am Arbeitsprozess zu beteiligen. Auffällig war innerhalb dieser Kategorie, dass „alle Aktivitäten der Lehrenden und Lernenden, die in der Kategorie „Den Fortgang des Arbeitsablaufs sicherstellen“ beschrieben sind, sich auf die „Aufgabenerfüllung als Pflegende“ fokussierten (Lauber 2017, S. 67).

2) „*Lehr-/Lernsituationen identifizieren und nutzen*“ (Lauber 2017, S. 67–76, Hervorh. im Original) beschreibt eine eher didaktisch ausgerichtete Kategorie. Hier wird deutlich, dass Lernangebote von Lehrenden gemacht und von Lernenden genutzt werden. In vielen Fällen können die Auszubildenden dann eine Pflegehandlung selbst in Anwesenheit des Lehrenden durchführen. Ebenso konnte beobachtet werden, wie praktisch Lehrende das Wissen der Lernenden erfragen und diese die Fragen dann beantworten. Dabei geht es einerseits um eine Art der Lerndiagnostik seitens des Lehrenden, andererseits solle dadurch sichergestellt werden, „welche Aufgaben künftig verantwortlich an die Lernende delegiert werden können“ (Lauber 2017, S. 71). Lehrchancen ergeben sich dabei meist aus alltäglichen Situationen innerhalb der Pflegepraxis, die in der Regel durch die Lehrenden angeboten werden. Die Lernenden hingegen möchten vorhandene Wissenslücken gerne schließen, indem sie ihre Interessen verdeutlichen. Meist wird dies durch Fragen an die Lehrenden deutlich. Entscheidend innerhalb dieser Kategorie ist die „Bereitschaft und Fähigkeit der Akteure, (die) potenzielle Lernhaltigkeit zu erkennen und für die Beteiligten nutzbar zu machen“ (Lauber 2017, S. 76).
3) „*Lernende handelnd beteiligen*“ (Lauber 2017, S. 76–84, Hervorh. im Original) stellt die Aktivitäten der Lehrenden dar, die Lernenden die Möglichkeit geben soll, handelnd zu lernen. Dies geschieht u. a. in der gezielten Beobachtung der Lernenden bei der Arbeit, bei der sich die Lehrenden im Hintergrund halten. Jedoch greifen sie, wenn erforderlich, auch in Pflegesituationen ein, um die Schülerinnen und Schüler auf die korrekte Handlungsdurchführung hinzuweisen. Dabei unterstützen sie einerseits durch verbale Hinweise als auch durch Handlungen, falls der Lernende an seine Grenzen gestoßen ist. Eine gänzliche Übernahme einer Pflegehandlung durch den Lehrenden findet nur in wenigen Fällen statt, z. B. wenn es zu einer fehlerhaften Durchführung durch den Auszubildenden gekommen ist. Dies erfordert u. a. eine Kontrolle des Lernenden durch den Lehrenden. Diese findet sowohl in Phasen des gemeinsamen als auch bei getrennten Arbeiten statt. Letztere Kontrolle erfolgt u. a. dadurch, dass der Lehrende sich vergewissert, ob alle (abgesprochenen) Aufgaben erledigt wurden (Lauber 2017, S. 82).

Bezüglich der Auswertung der Interviews stellt Lauber thematische Bereiche aus Lehrenden- und Lernendensicht vor.[30] Aus beiden Perspektive haben sich dabei fol-

30 Da die thematischen Bereiche bei den Lehrenden und Lernenden identisch und lediglich einige Unterschiede in der inhaltlichen Ausgestaltung aufgrund der beiden Perspektiven vorhanden sind, werden hier die thematischen Bereiche mit ihren Unterschieden dargestellt. Innerhalb der Literatur ist dies durch die Angaben der entsprechenden Seitenzahlen gekennzeichnet. Der erstgenannte Seitenbereich bezieht sich dabei immer auf die Sicht der praktisch Lehrenden, der zweitgenannte Seitenbereich auf die Perspektive der Lernenden.

gende thematische Bereiche herausgestellt, die das Lehren und Lernen im Praxisfeld Pflege näher beschreiben (Lauber 2017, S. 92–127):

Zunächst werden „*lernhaltige Situationen in der Pflegepraxis*“ und der „Zugang zu Lernsituationen“ (Lauber 2017, S. 92–96, Hervorh. im Original) konstatiert, um diese im weiteren Verlauf zu einer „*Auswahl von Lernsituationen*“ (Lauber 2017, S. 96–98, Hervorh. im Original) zu verdichten. Deutlich wird an dieser Stelle, dass die Lernenden bezüglich der Lernhaltigkeit eher ihr pflegerisches Handlungsspektrum erweitern möchten und dies meist in für sie unbekannten bzw. neuen Pflegehandlungen verankert sehen. Die Lehrenden hingegen sehen jede pflegerische Handlung als potenzielle Lernsituation an (Lauber 2017, S. 164–166).

Weiterführend identifizierte Lauber (2017) sowohl die Merkmale von „*Erfolgreiche(n) Lernende(n) im Praxisfeld Pflege*“ (S. 103–107; S. 143–146, Hervorh. im Original) als auch „*Erfolgreiche(n) Lehrende(n) im Praxisfeld Pflege*“ aus beiden Perspektiven (Lauber 2017, S. 99–102, Hervorh. im Original).

> „Eine von Lehrbereitschaft und Motivation für die Begleitung von Lernenden geprägte Haltung, Wissen und Können im Handlungsbereich und die Bereitschaft, Lernenden Zugang zu Lernsituationen und eigenständigem Handeln zu ermöglichen sowie Lernerfolge und -erfordernisse an Lernende zurückzumelden zeichnen nach übereinstimmender Ansicht von Lehrenden und Lernenden erfolgreiche Lehrende im Praxisfeld Pflege aus“ (Lauber, 2017, S. 166).

Insofern die Lehrenden Unterstützung für ihre Arbeit erfahren und Lehrsituationen störungsfrei gestalten können, erleben sie dies als „*lernförderliche Rahmenbedingungen*“ (Lauber 2017, S. 107–109, Hervorh. im Original). Die Lernenden nehmen diese Störungsfreiheit ebenfalls als lernförderlich wahr (Lauber 2017, S. 146–150).

Lernerfolge von Schülerinnen und Schüler sowie das Wohlbefinden der Patienten sind Merkmale von „*Gelungenen Lehr-/Lernsituationen aus Sicht der Lehrenden*“ (Lauber 2017, S. 109–111, Hervorh. im Original). Die Auszubildenden sehen dieses Gelingen ebenso und möchten einen „Lernerfolg verzeichnen können“ und gleichzeitig das Wohlbefinden der Patienten berücksichtigen (Lauber 2017, 150–152).

Inwiefern Auszubildende „*Handlungsbeteiligung (…) in Pflegesituationen*“ (Lauber 2017, S. 111–118, Hervorh. im Original) erfahren, hängt aus Sicht der Lehrenden von unterschiedlichen Bedingungsfaktoren, wie z. B. den Lernstand des Auszubildenden, die Zeit, das Anforderungsniveau der Tätigkeit, den Lerninteressen und -bedarfen sowie der Gewährleistung der Patientensicherheit ab. Die Lernenden hingegen beschreiben die Bereitschaft der Lehrenden, dass Handeln der Auszubildenden zuzulassen, ihren eigenen „Wissens- und Könnensstand“, Routine, das „Anforderungsniveau der Patientensituation“ sowie auch die Zeit als Bedingungsfaktoren zur Handlungsbeteiligung ihrer eigenen Person (Lauber 2017; S. 152–156)

Die praktisch Lehrenden und die Auszubildenden beschreiben in den geführten Interviews auch, wie die „*Lern-/Arbeitsbeziehung*“ (Lauber 2017, S. 118–120, Hervorh. im Original) ausgestaltet werden kann.

> „Eine gute Lern-/Arbeitsbeziehung zwischen Lehrenden und Lernenden, die insbesondere durch das Ernstnehmen von Lernenden in ihrer Rolle als lernende Berufsangehörige gekennzeichnet ist, wird von Lehrenden und Lernenden übereinstimmend als lernförderlicher Faktor betrachtet. Wesentliches Element ist hierbei, Lernenden Zugang zum gesamten pflegerischen Handlungsspektrum zu ermöglichen und sie im Rahmen ihres Ausbildungsstandes als gleichwertige Teammitglieder zu betrachten" (Lauber 2017, S. 169).

Als letzten thematischen Bereich beschreibt (Lauber 2017, S. 120–125, Hervorh. im Original) die *„Gespräche über gemeinsam bearbeitete Pflegesituationen"*. Hier wird u.a. deutlich, dass die Auszubildenden in der Regel eine Rückmeldung zu ihrem Pflegehandeln erwarten und diese meist auch erhalten sowie umgekehrt auch eine Rückmeldung an den praktisch Lehrenden geben.

Die vorangestellten Forschungsfragen: „Wie gestalten „Könner im Fach" Lehr-/Lernprozesse mit Lernenden im Praxisfeld Pflege?" und „Wie gestalten Lernende in der Pflege Lehr-/Lernprozesse mit „Könnern im Fach"?" (Lauber 2017, 37 & 38) werden von Lauber am Ende ihrer Arbeit nochmals thematisiert (Lauber 2017, S. 170–183). Aus Sicht der „Könner im Fach" können dabei alltägliche Pflegesituationen zu Lehr-/Lernsituationen werden. Jedoch hängt es „in erster Linie von der Fähigkeit und Bereitschaft der Lehrenden und Lernenden ab, von der Arbeits-/Pflegesituation ausgehende Impulse als potenzielle Lehr-/Lernanlässe aufzufassen…" (Lauber 2018, S. 172). Dabei übernehmen die „Könner im Fach" eher die identifizierende und somit handelnde Rolle, um aus einem Lernanlass auch ein Lernangebot zu machen. Diese Aufgabe wird umso wichtiger, je weniger die (Selbst-)Lernkompetenz von Auszubildenden ausgeprägt ist (Lauber 2017, S. 171–174). Sowohl die Lehrenden als auch die Lernenden weisen ein handlungsorientiertes Lehr-/Lernverständnis auf – „Lernen erfolgt…durch und im Handeln" (Lauber 2017, S. 175). Je nach Komplexitätsgrad einer Pflegehandlung und Kompetenzstand des Lernenden, werden innerhalb der Pflegesituationen unterstützende oder kontrollierende Tätigkeiten seitens des „Könners" durchgeführt, um das „Handeln lassen" zu ermöglichen (Lauber 2017, S. 176). Beide Perspektiven wünschen sich voneinander die Bereitschaft zu lernen und sehen eine positive Lehr-/Lern- bzw. Arbeitsbeziehung als Voraussetzung an, um überhaupt voneinander zu lernen (Lauber, 2017, S. 178–181).

Die Forschungsarbeit von Lauber beinhaltet eine umfassende Analyse von Lehr-/Lernprozessen im Praxisfeld Pflege. Aus diesem Grund ist sie für die vorliegende Forschungsarbeit von besonderer Bedeutung. Eine Vielzahl ihrer Ergebnisse grenzen an die vorliegende Studie an, wenngleich Lauber die Gestaltung von Praxisanleitung (unabhängig des Lernens) nicht berücksichtigt. So wird ausdrücklich darauf hingewiesen, dass die Beobachtung von „geplanten Anleitungssituationen" weniger zum Forschungsgegenstand werden soll (Lauber 2017, S. 43). Diesem Forschungsdesiderat widmet sich die vorliegende Studie.

Bohrer (2013) beschäftigt sich in ihrer Forschungsarbeit „Selbstständigwerden in der Pflegepraxis" mit „informellen Lernprozessen in der praktischen Pflegeausbildung in ihrem Vollzug und mit ihren möglichen Chancen und Grenzen". Folgende Forschungsfragen leiten ihre Arbeit:

> „1. Wie lernen Pflegeauszubildende/Pflegestudierende informell in der praktischen Pflegeausbildung?
> 2. Was lernen die Pflegeauszubildenden/Pflegestudierenden? An welchen beruflichen Situationen lernen sie dies?
> 3. Welchen Einfluss nehmen die Rahmenbedingungen im Lernumfeld auf den informellen Lernprozess?" (Bohrer 2013, S. 28)

Um diese Fragen beantworten zu können, nutzt Bohrer (2013, S. 100–140) ein qualitatives Studiendesign im Sinne der Grounded Theory bestehend aus teilnehmenden Beobachtungen und problemzentrierten Interviews. Sie beobachtet und interviewt dazu sechs Lernende. Vier Auszubildende aus dem Bereich der Altenpflege aller Ausbildungsjahre und zwei aus der Gesundheits- und Krankenpflege des dritten Ausbildungsjahres, wobei eine Teilnehmerin gleichzeitig Studierende eines dualen Studiengangs ist. Eine weitere Studienteilnehmerin aus der Gesundheits- und Krankenpflege wird lediglich interviewt. Es lässt sich vermuten, dass Bohrer hier bereits eine theoretische Sättigung ihrer Daten erfahren hat und mit diesem Interview letzte Fragen bezugnehmend auf die sich zu entwickelnde Theorie beantworten wollte (Bohrer 2013, S. 108–111). Bohrer (2013, S. 112–124) reflektiert dabei eindrucksvoll die Rolle als teilnehmende Beobachterin und stellt die Herausforderungen innerhalb ihres Forschungsdesigns dar.

Theoretisch stellt Bohrer (2013, S. 34–43) zunächst die lernpsychologischen und pädagogischen Perspektiven vor und verdeutlicht den Wandel von behavioristischen hin zum konstruktivistischen Lernverständnis (Bohrer 2013, S. 34–39). Im Anschluss beschreibt sie den Unterschied zwischen informellem und formellem Lernen. Ähnlich wie Lauber (2017) nutzt auch sie die Theorie des impliziten Wissens von Neuweg (2001), welcher auf die Erkenntnis- und Wissenstheorie von Polany zurückgreift. Das implizite Lernen führt dabei zum Aufbau vom impliziten Wissen und scheint ein unbewusster Prozess zu sein, der sich auf die Urteilsbildung und das Handeln auswirkt, während das explizite Wissen ein bewusster Prozess ist, der dazu führt, das eigene Handeln verbalisieren und begründen zu können (Neuweg 2001, S. 25).

Als „zentrales Phänomen des informellen Lernens in der Pflegepraxis" arbeitet Bohrer (2013, S. 141–218, Hervorh. im Original) das *Selbstständigwerden* mit den drei Dimensionen: *Verantwortung, (Selbst-)Vertrauen* und *Unabhängigkeit* heraus.

> „Die Lernenden übernehmen aktiv Verantwortung, benötigen dafür jedoch auch Anleitende bzw. Personen im Praxisfeld, von denen sie diese Verantwortung erhalten. Eine Voraussetzung für die Verantwortungsübernahme ist das (Selbst-)Vertrauen. Die Lernenden übernehmen Verantwortung für Pflegehandlungen, wenn sie sich diese einerseits selbst zutrauen und wenn ihnen dies andererseits von ihren Anleitenden zugetraut wird. Schließlich nutzen die Lernenden die Unabhängigkeit von anderen, um Handlung- und Entscheidungsspielräume nach eigenen Vorstellungen auszugestalten –

> auch hier wiederum insoweit, als ihnen diese Unabhängigkeit von Anleitenden zugestanden wird" (Bohrer 2013, S. 141).

Die Lernenden sind dabei mit unterschiedlichen *Lerngegenständen* konfrontiert. Bohrer (2013, S. 167–218, Hervorh. im Original) hat innerhalb ihrer Forschungen fünf Lerngegenstände erarbeitet:
1) Situationen einschätzen und Urteile bilden,
2) Pflegearbeit organisieren,
3) Pflegerische Einzelhandlungen gestalten,
4) Kontakt und Beziehungen gestalten und
5) Zusammenarbeiten und Position beziehen.

Die genannten fünf Lerngegenstände werden meist auf zwei unterschiedlichen Wegen der Erfahrung gelernt. Dabei werden unbekannte pflegerische Handlungssituationen herausfordernder und deutlicher mit dem Lernen verbunden als bereits bekannte Pflegehandlungen (Bohrer 2013, S. 157–167). Besondere Lernerfahrungen machen die Auszubildenden, wenn sie *„ins kalte Wasser geworfen (werden)"* (Bohrer 2013, S. 159; Hervorh. im Original). Ebenfalls in neuen Situationen lernen die Auszubildenden *„aus Fehlern"* (Bohrer 2013, S. 163; Hervorh. im Original) oder wenn sie innerhalb der Pflegesituation selbst emotional beteiligt sind – hier scheint besonders der Umgang mit Angst oder Unsicherheit „vorantreibend auf den Prozess des Selbstständigwerdens" (Bohrer 2013, S. 162) zu sein. Der andere Weg des informellen Lernens ist das *„Sicherwerden in bekannten Situationen"* (Bohrer 2013, S. 164–167; Hervorh. im Original). Die Auszubildenden handeln im Pflegealltag und führen dort bereits bekannte Pflegehandlungen erneut durch, welches wiederum dazu führt, dass sich Routinen entwickeln bzw. sich Sicherheit im Handeln einstellt.

Dem Selbstständigwerden in der Pflegepraxis liegen dabei unterschiedliche Ursachen zugrunde. Zum einen beschreibt Bohrer (2013, S. 219–226), dass dies ein *Wunsch* der Auszubildenden sei, selbstständig und als Teammitglied zu arbeiten. Zum anderen wird jedoch auch deutlich, dass den Auszubildenden aufgrund der derzeitigen Rahmenbedingungen in der pflegerischen Praxis, u. a. durch zu wenig Personal, kaum eine andere Möglichkeit bleibt, als selbstständig zu arbeiten, also eine „(Überlebens-)*Notwendigkeit*" (Bohrer 2013, S. 222, Hervorh. im Original) ist.

Chancen und Grenzen zum informellen Lernen sieht Bohrer (2013, S. 226–250, Hervorh. im Original) u. a. in der Arbeitsorganisation der Pflegepraxis oder der wiederholenden Anpassung an neue Gegebenheiten. Innerhalb ihrer dreijährigen Ausbildung wechseln die Lernenden mehrmals ihr praktisches Einsatzfeld und müssen sich somit erst an die dortigen Kollegen und den Arbeitsablauf gewöhnen (Bohrer 2013, S. 234–236). „Die Verfügbarkeit von Pflegefachkräften bzw. Praxisanleitenden im informellen Lernprozess stellt für die Lernenden eine lernförderliche Ressource dar, während sich das Fehlen von Modellpersonen hinderlich auf Lernen auswirkt" (Bohrer 2013, S. 236). Zusätzlich wird ein Mangel an Personal- und Zeitressourcen als Hindernis beschrieben (Bohrer 2013, S. 241), da deshalb wenig Raum zum Nachfragen oder Nachlesen vorhanden sei.

Weiterführend beschreibt Bohrer (2013, S. 251–301, Hervorh. im Original) die *Strategien der Auszubildenden und Anleitenden*. Die Strategien der Lernenden unterscheiden sich in „wahrnehmbares Lernhandeln“ und „verborgenes Lernhandeln“ (Bohrer 2013, S. 252). Zu den wahrnehmbaren Strategien zählen: „Lernziele setzen und verfolgen“, „sich informieren, „ausprobieren“, „Fragen stellen und Hilfe holen“, „beobachten“, „wiederholen“ und „zurückschauen und überprüfen“ (Bohrer 2013, S. 252–265). Die verborgenden Lernstrategien gehen mit verschiedenen Spannungsfeldern einher. Einerseits geht es um das „Allein lernen und mit Unterstützung lernen“ (Bohrer 2013, S. 265). Andererseits beschreibt Bohrer (2013, S. 265) die Gegensätze des „sich anpassen und sich behaupten“ sowie „hinterfragen und erledigen“.

Die Strategien der Anleitenden, hier aus der Sicht der Lernenden beschrieben, unterscheiden sich in „Selbstständigkeit ermöglichen“ (Bohrer 2013, S. 283–294) und „Selbstständigkeit begrenzen“ (Bohrer 2013, S. 294–299). Insofern die Anleitenden die Auszubildenden in ihrer Selbstständigkeit unterstützen, gestalten sie ggf. Anfänge bezüglich des Einsatz- oder Dienstbeginns. Weiterhin helfen sie der/dem Lernenden entsprechend ihrer/seiner Selbstständigkeit, geben u. a. (beiläufig) Tipps zur „Situationseinschätzung/Urteilsbildung“ oder zur Verbesserung des pflegerischen Handelns (Bohrer 2013, S. 286). „Beobachten und Rückmeldung geben“ und „schrittweise anleiten“ (Bohrer 2013, S. 290) werden ebenfalls als Strategien beschrieben. Anleitende „ermutigen und motivieren“ (Bohrer 2013, S. 292), indem sie den Auszubildenden zur Eigeninitiative anhalten oder ihm Interesse entgegenbringen. Demgegenüber steht die Begrenzung der Selbstständigkeit. Dies geschieht u. a. dann, wenn den Lernenden bestimmte Handlungen und die damit verbundene Verantwortung nicht übertragen werden. Weiterhin kann es passieren, dass den Auszubildenden Informationen vorenthalten oder sie übertrieben angeleitet werden (Bohrer 2013, S. 296 & 297). Ebenso erfahren die Auszubildenden eine Begrenzung ihrer Selbstständigkeit, wenn am Ausbildungsende Anleitende das Können der Lernenden infrage stellen und folglich die Lernenden in ihrem pflegerischen Handeln verunsichern (Bohrer 2013, S. 298).

Danach stellt Bohrer (2013, S. 302–316) die Konsequenzen für die Lernenden dar. Diese sind mit „Kraftakte(n) und Energieschübe(n)“ (Bohrer 2013, S. 302–308) sowie mit „Fortschritte(n) und Rückschritte(n)“ (Bohrer 2013, S. 309–315) verbunden. „Kraftakte sind Anstrengungen und werden von den Lernenden im Prozess des *Selbstständigwerdens* vielfach aufgebracht mit dem Ziel, zu lernen und *Selbstständigwerden* zu meistern“ (Bohrer 2013, S. 302; Hervorh. im Original). Die Lernenden erhalten Energieschübe, wenn sie von zu Pflegenden oder Kollegen gelobt werden oder Anerkennung für ihr Handeln erfahren (Bohrer 2013, S. 307 & 308). Fortschritte erleben sie vor allem dann, wenn u. a. der Grad der Selbstständigkeit wächst oder sie bezüglich bestimmter Pflegehandlungen „Leichtigkeit und Gelassenheit“ erfahren, da sie bereits ausreichend Wissensvorräte angelegt haben (Bohrer 2013, S. 309–311). Rückschritte nehmen die Lernenden v. a. dann wahr, wenn sie sich überfordert fühlen oder „bereits erworbene Selbstständigkeit wieder verlieren“ (Bohrer 2013, S. 313).

Abschließend gibt Bohrer (2013, S. 328–333) Empfehlungen für das Lernen in der Pflegepraxis. Dabei geht sie als erstes auf den Lernkontext ein und stellt klar, dass eine „offene, hinterfragende Haltung erwünscht ist", in der Lernende die Möglichkeit haben, eine von Vertrauen geprägte Beziehung zu Modellpersonen einzugehen, um sich selbst in ihrem eigenen beruflichen Handeln zu entwickeln und dies auch nach außen zu vertreten. Weiterhin fordert Bohrer „räumlich, zeitlich und personell „Räume", in denen es in anregender Umgebung zum spontanen, in seiner Beiläufigkeit bedeutsamen Erfahrungsaustausch zwischen Lernenden und Pflegefachkräften kommen kann" (Bohrer 2013, S. 330). Ferner macht Bohrer (2013, S. 330) deutlich, dass eine Bezugsperson in Form eines Praxisanleitenden wünschenswert ist, um den Auszubildenden dort anzuleiten, wo er es benötigt und es „passend" ist – Kontinuität im Anleitungsprozess ist dabei unabdingbar (Bohrer 2013, S. 330). Bohrer (2013, S. 333) stellt klar, dass auch die Anleitenden die Möglichkeit bekommen sollen, sich kontinuierlich weiterzuentwickeln. Dies wird zunächst durch die pädagogische Zusatzqualifikation angebahnt, kann aber durch „beständige Räume für den Erfahrungsaustausch, die Perspektivverschränkung und eine unterstützte Reflexion unter Anleitenden" (Bohrer 2013, S. 333) weitergeführt werden.[31] Wenngleich Bohrer wichtige Beiträge zum informellen Lernen in der Praxis liefert, welche an die vorliegende Studie angrenzen, so bleibt hier die Perspektive der Praxisanleitenden unberücksichtigt.

Fichtmüller & Walter (2007) gehen in ihrer umfassenden Forschungsarbeit der Frage nach, wie das Lernen und Lehren innerhalb der Pflege gestaltet werden kann. Um diese Frage beantworten zu können, wurden Lernende, Lehrende und Mentorinnen als Studienteilnehmende beobachtet und interviewt. Datenmaterial erhielten die Forscherinnen aus 14 Unterrichtsbeobachtungen, 21 Beobachtungen von Anleitungssituationen, 26 Lerntagebüchern der Auszubildenden sowie 54 Einzel- und 15 Paarinterviews. In den Paarinterviews waren häufig zwei Lernende zugegen, da diese sich oftmals nur zu zweit zu Verfügung gestellt haben (Fichtmüller & Walter 2007, S. 56). Lehrende wurden dabei vor der zu beobachtenden Unterrichtssituation interviewt, während die Lernenden im Anschluss befragt wurden. Zusätzlich fanden Interviewsituationen nach erfolgten, beobachteten Anleitungssituationen statt (Fichtmüller & Walter 2007, S. 55 & 56).

Eine theoretische Annäherung an die vorliegende Frage verschafften sich Fichtmüller & Walter (2007, S. 79–187) einerseits über didaktisch-pädagogische Eckpunkte, wie u. a. über die subjektorientierte Pflegedidaktik oder das erfahrungsorientierte Lernen, verbunden mit Teilnehmer- und Handlungsorientierung. Andererseits lag ein theoretisches Vorverständnis auch mit den Arbeiten von Polany, Neuweg und Holzkamp vor (siehe hierzu auch Lauber (2017) und Bohrer (2013)). Eine zusätzliche Sensibilisierung für das Datenmaterial erhielten Fichtmüller und Walter über die Berücksichtigung der Wissensarten: implizites und explizites Wissen (Neuweg 2001).

31 Nach § 2 Abs. 2 KrPflAPrV war bis 2019 eine pädagogische Zusatzqualifikation von 200 Stunden erforderlich, um als Praxisanleitender tätig zu sein. Seit dem 01.01.2020 ist in § 4 Abs. 3 PflAPrV eine berufspädagogische Zusatzqualifikation von mindestens 300 Stunden und berufspädagogischer Fortbildung von mindestens 24 Stunden jährlich festgesetzt.

Die qualitative Forschungsarbeit wurde nach dem Verfahren der Grounded Theory (Strauss & Corbin 1996, S. 39) aufgebaut und ausgewertet. Der Schwerpunkt der ermittelten Kernkategorie „Pflege gestalten lernen" liegt dabei auf der Pflegepraxis, wenngleich auch der Lernort Schule berücksichtigt wird. Da sich die hier vorliegende Untersuchung auf die Pflegepraxis bezieht, können die Ergebnisse bezogen auf den Lernort Schule vernachlässigt werden. Es werden lediglich die Teil-Ergebnisse aus der Studie Fichtmüller und Walters in den Blick genommen, welche eine besondere Nähe zu der hier vorliegenden Studie aufweisen.

Nach Fichtmüller und Walter wird Pflege vornehmlich durch *„pflegerische Einzelhandlungen und Arbeitsablaufgestaltung"* (Fichtmüller & Walter 2007, S. 205, Hervorh. im Original) gelernt. Pflegerische Einzelhandlungen unterscheiden sich dabei in ihrer

- „Komplexität": Komplexität zeichnet sich u. a. dadurch aus, ob eine pflegerische Einzelhandlung mit oder ohne Patientenbeteiligung durchgeführt wird. Eine Patientenbeteiligung erhöht die Komplexität von Einzelhandlungen, auch weil Pflegende dann die Kommunikation und den Kontakt zum Patienten gestalten müssen. Dabei liegt jeder Einzelhandlung eine Technik zugrunde, welche im Angesicht des zu Pflegenden situativ ausgehandelt und ausgestaltet werden muss (Fichtmüller & Walter 2007, S. 228–239).
- „Intention": Mit der Intention ist das Ziel pflegerischer Einzelhandlungen gemeint. Dabei werden häufig Ziele, wie „Patientenzufriedenheit, Patientenbedürfnisse erfüllen, Wohlfühlen, Selbstständigkeit erhalten und fördern, therapeutische Wirkung, Schädigungen vermeiden" (Fichtmüller & Walter 2007, S. 239) als Intention für pflegerische Einzelhandlungen angegeben.
- „Wertigkeit: Die Wertigkeit von Einzelhandlungen gibt wieder, inwiefern diesen einen hohen Wert beigemessen werden. So konnte festgestellt werden, dass Einzelhandlungen, welche „invasiv in den Körper des Menschen eingreifen" eine höhere Wertigkeit zugeschrieben wird, als dies bei haushaltsnahen Tätigkeiten üblich ist (Fichtmüller & Walter 2007, S. 245).
- „Auftretenseigenarten": Diese Eigenschaft beschreibt die „Häufigkeit und Planbarkeit" einer pflegerischen Einzelhandlung bzw. auch, wie diese durchgeführt wird („schulische Variante", „stationsinterne Variante" und „individuelle Handlungsweise") (Fichtmüller & Walter 2007, S. 246).

Neben Eigenschaften pflegerischer Einzelhandlungen werden lehr- und lernförderliche Aspekte (wie z. B. „Ernstsituationen" oder „Handelnd lernen") sowie Möglichkeiten, wie diese Einzelhandlungen gelehrt (z. B. „demonstrieren" oder „selber machen lassen") bzw. gelernt (z. B. durch Fragen stellen oder Notizen machen) werden, beschrieben (Fichtmüller & Walter 2007, S. 249–266).

Im weiteren Verlauf wird dargelegt, wie Arbeitsabläufe in der Pflegepraxis gestaltet werden. Die *Gestaltung von Arbeitsabläufen* weist Differenzen bezüglich der „Anforderungen" und „Inhalte" vor. Bezüglich der Anforderungen der Arbeitsablaufgestaltung wird zwischen Komplexität und Gleichzeitigkeit unterschieden (Fichtmüller

& Walter 2007, S. 281, Hervorh. im Original). Dabei liegt die Bewältigung gleichzeitig zu erledigender Handlungen im Fokus mit dem Ziel, alles zu berücksichtigen. Dieses „Alles" wird dahingehend spezifiziert, als dass eine Vielzahl an pflegerischen Einzelhandlungen durchzuführen sind, die Kommunikation mit anderen Berufsgruppen sicherzustellen ist sowie Dokumentationsaufgaben oder Botengänge zu erledigen sind (Fichtmüller & Walter 2007, S. 281–285). Die Arbeitsablaufgestaltung kann sowohl den Gepflogenheiten der Station entsprechend oder im Rahmen einer durchdachten Prioritätensetzung von den Lernenden umgesetzt werden (Fichtmüller & Walter 2007, S. 280–288). Dabei liegen jedoch kaum Aussagen zum Lehren und Lernen dieser Arbeitsablaufgestaltung vor, sodass anzunehmen ist, dass diese vornehmlich informell zum Lerngegenstand wird (Fichtmüller & Walter 2007, S. 291).

Innerhalb der Kategorien auf der mittleren Ebene konnten zwei weitere zu lernende Determinanten eruiert werden: Das *„Aufmerksam-sein lernen"* und *„Urteilsbildung lernen"* (Fichtmüller & Walter 2007, S. 361–481, Hervorh. im Original). Bezüglich des Aufmerksam-Seins wird zwischen „fixiertes, gerichtetes, fluktuierendes und freischwebendes Aufmerksam-Sein" (Fichtmüller & Walter 2007, S. 362) differenziert. Das Lehren von Aufmerksam-Sein erfolgt zum einen durch Sensibilisierung (v.a. am Lernort Schule) oder durch die Lenkung der Aufmerksamkeit seitens der Anleitenden. Das *Aufmerksam-Sein* fungiert dabei als Voraussetzung für die Urteilsbildung. *Urteilsbildung* erscheint dabei auf zwei unterschiedliche Arten. Zum einen kann es zu einer „zwingende(n) Urteilsnotwendigkeit" (Fichtmüller & Walter 2007, S. 383, Hervorh. im Original) kommen, insofern ein Urteil innerhalb einer pflegerischen Einzelhandlung vorgenommen werden muss, um weiterhandeln zu können. Diese Urteile können erwartbar oder unvorhersehbar notwendig werden. Erwartbare Urteile sind Urteile, welche mit einer pflegerischen Einzelhandlung verbunden sind (z.B. die Wundbeobachtung während eines Verbandwechsels). Unvorhersehbare Urteile stehen nicht mit einer Einzelhandlung in Verbindung (z.B. wenn ein zu Pflegender ein Bedürfnis äußert). Zum anderen ist die Beurteilung aufgrund eines „Urteilsbedarf(s)" (Fichtmüller & Walter 2007, S. 383) vonnöten, welche durch ein unvorhersehbares Geschehen evoziert wird,. Hier jedoch bestimmt das Urteil nicht unbedingt das pflegerische Weiterhandeln, da nicht jedes Urteil zu einer Handlung führt. Fichtmüller & Walter (2007, S. 383) geben hier das Beispiel von Schmerzäußerungen seitens Patienten an, welche eher beiläufig bekundet werden. Urteile können dabei mit oder ohne Patientenbeteiligung gebildet werden und betreffen sowohl die Ablaufgestaltung als auch pflegerische Einzelhandlungen. Sie werden dabei aufgrund vorhandenen Wissens gebildet (z.B. erfordert die Wundbeobachtung sowohl Wissen über Kriterien, wie diese zu beobachten, als auch Wissen über den Patienten, bei dem eine Wundbeobachtung vorzunehmen ist) und sind mit einer emotionalen Beteiligung verbunden (Fichtmüller & Walter 2007, S. 386–398). Urteilsbildung wird dabei u.a. durch Begründungen oder Modellhandeln der Anleitenden gelehrt – dabei fordern sie einerseits Begründungen der Lernenden ein, bieten andererseits aber auch Begründungen bezüglich der Urteilsbildung an. Zusätzlich kann die Urteilsbildung über die Emotionen des Lernenden angebahnt werden, insofern ein Hineinversetzen in den Patienten vorgeschaltet wird („Also, stell dir vor, du lägst hier…" (Fichtmüller & Walter 2007, S. 421)).

Beeinflusst wird das Lernen der Lernenden vom *„Theorie-Praxis-Praxis-Verhältnis"* (Fichtmüller & Walter 2007, S. 485, Hervorh. im Original), den *„Modellpersonen"* (Fichtmüller & Walter 2007, S. 553, Hervorh. im Original), *„die Position als Lernende"* (Fichtmüller & Walter 2007, S. 569, Hervorh. im Original) und der *„Lernatmosphäre"* (Fichtmüller & Walter 2007, S. 608, Hervorh. im Original).

Mit der Darlegung des *„Theorie-Verhältnis"* diskutieren Fichtmüller & Walter (2007, S. 485–487) eingangs die Begrifflichkeiten. So würde unter dem Begriff der Theorie häufig das in der Schule vermittelte, explizite Wissen verstanden werden, während der Begriff der Praxis das Handeln im pflegerischen Alltag meint. Explizites Wissen fungiert als Voraussetzung für das Lernen pflegerischer Handlungen sowie deren situative Anpassung. Es wird verstanden als „Anwendungwissen" (Fichtmüller & Walter 2007, S. 492) und „Reflexionsinstrument" (Fichtmüller & Walter 2007, S. 496), welches Verstehens- und Aufmerksamkeitsprozesse beeinflusst (Fichtmüller & Walter 2007, S. 497–500). Um dem Theorie-Praxis-Verhältnis zu begegnen, eignen sich Lernende zwei Varianten einer pflegerischen Handlung an: eine fachlich-korrekte („nach Schule") und eine, welche den Gepflogenheiten des Arbeitsbereiches entspricht. Lernstrategisch stellen die Lernenden Bezüge her – sie verknüpfen das in der Schule Erlernte mit dem Erfahrenen auf der Station (Fichtmüller & Walter 2007, S. 504–506).

Lernende orientieren sich an *Modellpersonen*. Mit Modellpersonen sind dabei alle Pflegekräfte gemeint. Jedoch können auch andere Auszubildende oder Lehrende als Modell agieren (Fichtmüller & Walter 2007, S. 555). Dabei fungiert meist nicht die Person als solches als Modell, sondern eher, wie ihr Handeln erlebt und bewertet wird. Folglich kann sowohl zwischen positiven als auch negativen Modellen pflegerischen Handelns unterschieden werden. „Sie [die Lernenden] grenzen sich davon ab oder passen sich an, reflektieren oder versuchen, sich Handlungsweisen abzuschauen" (Fichtmüller & Walter 2007, S. 565). Die praktisch Lehrenden sind sich ihrer Modellfunktion bewusst, erleben aber auch eine doppelte Verantwortung. Einerseits möchten sie die Auszubildenden gut anleiten – andererseits sind sie verantwortlich für die pflegerische Versorgung (Fichtmüller & Walter 2007, S. 564).

Überdies beeinflusst die *Position als Lernende* das Lernen über die Gestaltung von Pflege. Diese nehmen sich innerhalb des stationären Alltags zum einen als „untergeordnete Arbeitskraft" wahr, welche jedoch mit dem Privileg ausgestattet ist, mehr Zeit für die Patienten aufbringen zu können oder weniger Verantwortung übernehmen zu müssen (Fichtmüller & Walter 2007, S. 570). Sie erleben u. a. ein Selbstständigkeits- und Rollenparadoxon: So sollen sie zwar einerseits innerhalb ihrer Rolle als Lernende Fragen stellen. Andererseits stehen sie vor der Aufgabe, als Pflegekraft selbstständig zu agieren (Fichtmüller & Walter 2007, S. 573). Um mit dieser Position umzugehen, entwickeln sie abgrenzende (indem sie sich u. a. emotional abgrenzen) und anpassende (indem sie sich den Gepflogenheiten der Station anpassen) Strategien (Fichtmüller & Walter 2007, S. 575).

Die *Lernatmosphäre* wirkt sich ebenfalls auf das *Pflege gestalten lernen* aus. Mit Lernatmosphäre wird hier ein Begriff verstanden, welcher sich oftmals in der Beziehungsgestaltung zwischen Lernenden und Anleitenden widerspiegelt. Sie ist raumunabhängig und bildet die gemeinsame Wirklichkeit ab. Dabei gestalten vornehmlich die Anleitenden die Beziehung, da die Lernenden „sich überwiegend innerhalb des Rahmens der Setzungen der Lehrenden" bewegen (Fichtmüller & Walter 2007, S. 612). Die Lernatmosphäre wird dabei v. a. durch das „Interesse an den Lernenden", das Engagement sowie das pädagogische Agieren des Anleitenden sowie die „Haltung zum Gegenüber" geformt (Fichtmüller & Walter 2007, S. 612–618). Dabei kann sich die Lernatmosphäre lernförderderlich oder lernblockierend auswirken.

Am Ende mündet die Forschungsarbeit in eine empirisch verankerte Theorie, welche sich ausschließlich auf „Pflege gestalten lernen in der Pflegepraxis" aus der Perspektive der Lernenden erschließt. Dabei wird beschrieben, dass Lernende die „vielfältigen Anforderungen in der Pflegepraxis vor dem Hintergrund ihres Erwartungshorizonts" bewältigen. Mit dem Begriff des *Erwartungshorizonts* meinen Fichtmüller & Walter (2007, S. 660, Hervorh. im Original) ein Repertoire von alltagsweltlich, pflegepraktisch und schulisch Angeeignetem, mit dem Lernende „neue Situationen begegnen". Dabei sind sie häufig damit konfrontiert, die Anforderungen in der Pflegepraxis handelnd zu bewältigen und dabei „potenzielle Lerngegenstände" zu nutzen. Zeitweise sind die Lernenden dabei mit zu lösenden *Handlungsproblematiken* konfrontiert, welche sich im Handlungsfluss oftmals durch Unsicherheiten zeigen (Fichtmüller & Walter 2007, S. 661 & 662, Hervorh. im Original). Die sogenannten Handlungsproblematiken und die damit verbundene Reaktion des Lernenden sind individuell verschieden und hängen vom Selbstbild der Lernenden und der erlebten Lernatmosphäre ab. So haben Fichtmüller & Walter (2007, S. 662) festgestellt, dass in „einer lernförderlichen Atmosphäre [...] eher Unsicherheiten zugelassen und Lernstrategien verfolgt" werden können. Wie Lernende auf Handlungsproblematiken reagieren, hängt von vielen Faktoren ab. Fichtmüller & Walter (2007, S. 663, Hervorh. im Original) nennen diese Reaktionsweisen auch *„Antworten"*, welche sich im Falle des Erlebens von Handlungsproblematiken in Form von zwei *Lernmodi* zeigt. Insofern das Bedürfnis seitens der Lernenden besteht, die Handlungsproblematik konstruktiv zu lösen bzw. eine Veränderung herbeizuführen, mündet sie in entsprechende Lernstrategien (wie z. B. Fragen stellen). Eine weitere Möglichkeit besteht im *exkludierenden Weiterhandeln*. Innerhalb es exkludierenden Weiterhandelns werden Handlungsproblematiken übergangen und exkludiert. Dies geschieht bspw. durch Delegation der Handlung oder evtl. auch durch eine inkorrekte Handlungsdurchführung. Insofern keine Handlungsproblematiken wahrgenommen werden, sind die Lernenden in der Lage, sich an die Situation (handelnd) anzupassen. Es kommt zum *integrierenden Handeln*, welches mit einem umfangreichen Handlungsrepertoire einhergeht (Fichtmüller & Walter 2007, S. 664, Hervorh. im Original).

Jedes Reaktionsmuster „wirkt auf den Stand des Gegenstandsaufschlusses. (...) Beim Lernen aufgrund von exkludierendem Weiterhandeln zeigt sich ein Einfrieren des Gegenstandsaufschlusses, beim Lernen mit Lernstrategien ein Vertiefen, beim Lernen durch integrierendes Handeln ein Festigen oder Vertiefen" des Gegenstandes (Fichtmüller & Walter 2007, S. 665). Eine Handlung sollte mit einer Reflexion abschließen. Fichtmüller & Walter (2007, S. 666 & 667) beschreiben im letzten Aspekt ihrer Theorie, wann Reflexion einsetzt (z.B. in einem Lernkontext oder Auswertungsgesprächen), worauf sie sich auswirkt (z.B. auf den Erwartungshorizont des Lernenden), welche Lehrstrategien Anleitende und Lehrende zur Reflexion (an welchem Lernort) nutzen (z.B. Rückmeldungen geben) und wann Lernende selbstständig reflektieren, ohne dass sie von einem Anleitenden/Lehrenden dazu aufgefordert werden (z.B. in einer lernförderlichen Atmosphäre).

Die Studie von Fichtmüller und Walter bietet einen umfassenden Einblick, wie das Lernen in der Pflegepraxis erfolgt. Dabei wurden sowohl Anleitende als auch Lernende berücksichtigt. Eine Vielzahl der Ergebnisse grenzt an die hier vorliegende Untersuchung (hierzu Kap. 6.1 genauer) an. Zugleich bleibt die Frage offen, wie Praxisanleitung (unabhängig vom Lernen) gestaltet wird.

Zu einem späteren Zeitpunkt haben **Bohrer & Walter** (2015) ihre Ergebnisse u.a. mit den Fragestellungen: „Welche Phänomene des Lernens in der Pflegepraxis treten in unseren Arbeiten besonders hervor?" oder „Wo steckt „Zündstoff"? Woran muss weitergearbeitet werden?" (Bohrer & Walter 2015, S. 24) erneut betrachtet. Dabei fanden sie heraus, dass die Entwicklung einer beruflichen Identität seitens der Lernenden als gemeinsames Moment aus beiden Arbeiten hervorgeht. Die Entwicklung dieser beruflichen Identität geht dabei mit Anpassungs-, Abgrenzungs- und Lernstrategien der Auszubildenden einher, die sich in der Pflegepraxis entsprechend zeigen (Bohrer & Walter 2015, S. 26). Beispielhaft illustrieren Bohrer & Walter (2015, S. 26–30) dieses Phänomen und die zugehörigen Strategien anhand des sogenannten Arbeitsweisenparadox, aus dem deutlich wird, dass in der Schule erlerntes Handlungswissen in der Pflegepraxis weniger korrekt umgesetzt wird. Die Lernenden können hier mit Anpassung (z.B. die Hinzuziehung des „Theorie-Praxis-Konflikt" als allgemeingültige Erklärungsformel" (Bohrer & Walter 2015, S. 27)) oder mit Abgrenzung (Darlegung des eigenen (abweichenden) Wissens) reagieren. Lernstrategien zeigen sich innerhalb dieses Paradoxons u.a. darin, dass Literatur zur Beantwortung dieser Diskrepanz als mögliche Lösungsstrategie hinzugezogen wird.

3.6 Zweite Zusammenfassung

Wie die vorherigen Ausführungen zeigen, existieren eine Vielzahl an Studien, welche sich mit Lernen in der Pflegepraxis beschäftigten. Gleichwohl liegt der Schwerpunkt dieser Studien vornehmlich auf dem Lernen und weniger auf der Gestaltung und dem Erleben von Praxisanleitung. Zugleich bieten diese Studien Ansatzpunkte für die vorliegende Forschungsarbeit. Folgend sollen die zentralen Erkenntnisse der angeführten Studien aus Kap. 3.4 und 3.5 miteinander verschränkt werden. Dabei konnten folgende Determinanten herausgearbeitet werden: Lernförderliche Bedingungen, Lerngegenstände, Strategien von Lernenden, Strategien von Anleitenden, Identitätsprozesse.

Anknüpfend an die erste Zusammenfassung (Kap. 3.3) sollen im Folgenden die *lernförderlichen Bedingungen* konstatiert werden, welche sich in den unterschiedlichen Studien widerspiegeln. So stellt Busalt (2020, S. 100) klar, dass zeitliche Ressourcen die Planung von Praxisanleitung positiv beeinflussen. Dies bestätigen Lauber (2017, S. 108), Dütthorn (2014, S. 354) und Bohrer (2013, S. 241). Sie führen aus, dass ein Mangel an Zeit das Lernen in den Hintergrund drängt, während (definierte) Zeiträume zur Kompetenzentwicklung beitragen. Zusätzlich würden „Lern-Räume" innerhalb der Pflegepraxis das Lernen positiv beeinflussen. Mit Lern-Räumen sind praktische Ermöglichungsräume in einer offenen und freundlichen Lernatmosphäre gemeint, welche bewusst initiiert werden (Dütthorn 2014, S. 360). Während Bohrer (2013, S. 226–228) das Lernen im „geschützten Rahmen" unterstützt, bestätigen Fichtmüller & Walter (2007, S. 662) die These, dass eine von Offenheit geprägte Lernatmosphäre dem Lernen zuträglich sei. Lauber (2017, S. 118–120) fasst dies unter der Gestaltung einer guten „Lern-Arbeitsbeziehung" zwischen Lernende und (praxisanleitende) Pflegende zusammen. Zusätzlich stellt Bohrer (2013, S. 236) klar, dass die „Verfügbarkeit von [...] Praxisanleitenden [...] eine lernförderliche Ressource" darstellt, insofern diese als Bezugsperson während des Einsatzes fungieren (Lauber 2017, S. 148). Um lernförderliche Bedingungen im Arbeitsalltag anbieten zu können, konstatiert Bohrer (2013, S. 228–230) die Bezugspflege als entsprechende Organisationsform. Hier sei es möglich, dem Lernenden Verantwortung, bezogen auf die Pflege einer Patientengruppe, zu übertragen.

Lerngegenstände werden vornehmlich in den Arbeiten von Fichtmüller & Walter (2007) und Bohrer (2013) dargelegt. So offerieren Fichtmüller & Walter (2007) das Lernen von pflegerischen Einzelhandlungen, die Arbeitsablaufgestaltung, das Aufmerksam-Sein sowie die Urteilsbildung als Merkmale, um das Pflegen lernen zu gestalten. Bohrer (2013, S. 167–218) identifiziert ähnliche Lerngegenstände und ergänzt Fichtmüller & Walter dahingehend insofern, dass neben der Urteilsbildung auch eine Situationseinschätzung erforderlich ist. Zusätzlich legt sie einen Schwerpunkt auf die Gestaltung von Beziehungen sowie der Zusammenarbeit mit anderen Berufsgruppen. Lauber (2017, S. 92–96, 133–135) fasst dies unter dem Begriff der „Lernhaltigen Situationen in der Pflegepraxis" zusammen.

Die *Strategien von Lernenden*, um Pflege zu lernen, finden sich in einigen, empirischen Arbeiten wieder. So führt u. a. Körner-Nohe (2020, S. 67–72) verschiedene Möglichkeiten, über die Lernende verfügen, an, um den schulischen Ansprüchen gerecht zu werden. Diese beinhalten u. a. die Suche nach Ansprechpartnern oder das Verfolgen eigener Ziele. Dütthorn (2014, S. 262–345) spezifiziert diese Strategien bezogen auf ihr zentrales Phänomen Pflegerische Beziehung gestalten und macht deutlich, dass diese vornehmlich durch das Einbringen der eigenen Persönlichkeit, dem Einlassen auf die Welt des Anderen, dem Überblicken von Komplexität und der Ausrichtung der Kommunikation gestaltet wird. Lauber (2017, S. 62–84) hat unterschiedliche Strategien eruiert, welche sich auf Lehr-/Lernprozesse im Praxisfeld Pflege beziehen. Ihrer Meinung nach stellen Lernende den Arbeitsablauf in der Pflege sicher, nutzen ihnen angebotene Lehrsituationen als Lernsituation und beteiligen sich handelnd an der Pflege. Vor allem die Nutzung von Lernsituationen veranlasst die Auszubildenden dazu, die eigenen Wissenslücken zu schließen. Bohrer (2013, S. 252–282) konkretisiert diese Strategien durch die Feststellung, dass es wahrnehmbares und verborgenes Lernhandeln gibt, welches die Auszubildenden nutzen, um selbstständig zu werden. Das wahrnehmbare Lernhandeln wird von den Auszubildenden bewusst eingesetzt (wie z.B. sich informieren oder Fragen stellen). Das verborgene Lernhandeln hingegen findet eher unbewusst statt (z.B. sich anpassen oder das alleine Lernen) (Bohrer 2013, S. 251). Fichtmüller & Walter (2007) führen jeweils Strategien bezogen auf ihre Determinanten, wie Pflege gelernt wird, aus. Demzufolge konstatieren sie Aktivitäten, welche das Lernen von pflegerischen Einzelhandlungen, der Arbeitsablaufgestaltung, dem Aufmerksam-Sein lernen oder der Urteilsbildung fokussieren. Zugleich stellen sie klar, dass das Lernen von Pflege vornehmlich durch drei Lernmodi erfolgt (Fichtmüller & Walter 2007, S. 664): dem integrierenden Handeln, dem exkludierenden Weiterhandeln oder durch die Nutzung von Lernstrategien. Bezüglich der Lernstrategien verweisen sie auf die entsprechenden Kapitel (z.B. Strategien zum Erlernen pflegerischer Einzelhandlungen). Pflege wird reflektiert. So skizzieren Fichtmüller & Walter (2007, S. 666), wann Reflexion einsetzt und worauf sie sich bezieht. Kühme (2019, S. 152–160) stellt klar, dass Reflexionen eine mehrperspektivische Sichtweise ermöglichen und mit Abgrenzungsprozessen der Lernenden (von den Anleitenden oder den Pflegekräften) verbunden sind (Kühme 2019, S. 184–186). Eben solche Prozesse konnten auch Bohrer & Walter (2015, S. 26) innerhalb ihrer Studie herausarbeiten.

Bezüglich der *Strategien von Anleitenden* illustriert Lauber (2017, S. 62–84) analog zu den Strategien der Lernenden, dass auch diese den Arbeitsablauf sicherstellen, indem bspw. Aufträge an die Lernenden verteilt werden. Zusätzlich identifizieren sie Lernsituationen und bieten diese an. Überdies integrieren sie die Lernenden in ihr Handeln bzw. ermöglichen sie den Lernenden ausgewählte Tätigkeiten (mit Hilfe) zu übernehmen. Bohrer (2013, S. 283–299) hingegen stellt Strategien vor, welche die Selbstständigkeit von Lernenden ermöglichen bzw. begrenzen. Lediglich skizzenhaft lassen sich Strategien von Anleitenden aus der Studie Fischers ableiten. Sie führt an, dass Praxisanleitende den Lernenden eine Rückmeldung geben und diese fachlich unterstützen (Fischer 2013, S. 227).

Die Entwicklung von *Identitätsprozessen* von Praxisanleitenden und Lernenden findet sich vor allem in den Forschungsarbeiten von Kersting (2016) und Kühme (2019). So illustriert Kersting eingangs Widersprüche, in denen Praxisanleitung stattfindet, um darauf aufbauend Strategien von Praxisanleitenden darzulegen, mit eben diesen Widersprüchen umzugehen. Demzufolge entwickeln auch praxisanleitenden Pflegekräfte Reaktionsmuster, um mit „Kälte verursachenden Strukturen" (Kersting 2002, S. 131) innerhalb der Praxisanleitung umzugehen. Kühme (2019) hingegen beleuchtet die Perspektive der Lernenden und stellt fest, dass diese ihre Identität vornehmlich durch zwei Muster formen können. Ein monozentrisches Muster veranlasst die Auszubildenen dazu, an Stationszwängen festzuhalten, diese nicht zu hinterfragen und Vorgaben einzuhalten. Ein polyvalentes Muster hingegen führt dazu, dass Mehrdeutigkeiten zugelassen werden und Reglementierungen reflexiv in den Blick genommen werden können (Kühme 2019, S. 134–205).

In allen vorliegenden Studien lassen sich Ergebnisse für die pflegerische Praxis und das Lernen in eben dieser ablesen. Gleichwohl bleibt offen, wie Praxisanleitende und Lernende die Praxisanleitung, auch vor dem Hintergrund der institutionellen Rahmenbedingungen, erleben und gestalten. Diesem Forschungsdesiderat widmet sich die vorliegende Studie.

4. Beschreibung und Begründung des Forschungsdesigns

Im Folgenden wird nun das Forschungsdesign expliziert sowie methodologisch und methodisch begründet. Da bezüglich der Erlebensprozesse und Gestaltung der Praxisanleitung ein geringer Literatur- und Forschungsstand vorliegt (hierzu Kap. 3), wird dieser Forschungsarbeit ein exploratives, qualitatives Design im Sinne der GTM zugrunde gelegt und zielt folglich darauf ab, Phänomene (angelehnt an die Phänomenologie) der Praxisanleitung zu eruieren. Ebenso ist unbekannt, inwiefern die institutionellen Rahmenbedingungen, in denen die Untersuchungspersonen agieren, Einfluss auf die Praxisanleitung nehmen. Demzufolge handelt es sich um eine theoriegenerierende Arbeit, bei der sowohl die Untersuchung als auch die Erklärung einer bisher eher unbekannten Lebenswelt im Fokus steht, der man sich mithilfe des Stils der GTM nähert. Durch das explorative Vorgehen soll zu einem tieferen Verständnis des Untersuchungsgegenstandes gelangt werden. Angelehnt wird diese Studie erkenntnistheoretisch an den Ansatz der Lebenswelt von Alfred Schütz im Sinne der Phänomenologie.

Um „mit dem zu erforschenden Phänomen vertraut zu werden durch praktische Teilnahme am sozialen Geschehen" (Hitzler & Honer 1995, S. 382), werden in einem ersten Schritt teilnehmende Beobachtungen (Flick 2007, S. 296–303; Lamnek & Krell 2016, S. 515–607; Lüders 2015, S. 385–389) durchgeführt, um diese anschließend mit verbalen Daten in Form von problemzentrierten Interviews (Witzel 2000) der an der Praxisanleitung Beteiligten zu ergänzen. „Vielfach wird mit Beobachtung der Anspruch verbunden, herauszufinden, wie etwas tatsächlich funktioniert oder abläuft" (Flick 2007, S. 281). Im problemzentrierten Interview kann durch ausgewählte Kommunikationsstrategien die Darstellung der subjektiven Sichtweisen der an der Praxisanleitung Beteiligten durch angeregte Narrationen ergänzt werden (Witzel 2000). Dabei wird auch auf die vorangegangene Beobachtung Bezug genommen (zu den Methoden der Datenerhebung siehe Kap. 4.6).

Die GTM leitet einerseits durch ihren iterativen Forschungsstil und andererseits durch ihr Kodierverfahren (Przyborski & Wohlrab-Sahr 2014, S. 210; Strauss 1998, S. 56–64) sowohl die Auswertung als auch den Forschungsprozess, sodass ein Wechselspiel zwischen empirischer Datenanalyse und theoretischer Auseinandersetzung entsteht (Breuer 2010, S. 39–114). Die erhobenen Daten werden dabei kontinuierlich miteinander verglichen, um Zusammenhänge und Kategorien herauszuarbeiten, die am Ende der Analyse in eine fundierte Schlüsselkategorie münden (Strauss 1998, S. 65–68).

Eine kontinuierliche Diskussion und Reflexion der methodischen Vorgehensweise, des Datenmaterials, der (ersten) Ergebnisse und ihrer Überprüfung unterstützen dabei den gesamten Forschungsprozess.

Ein erkenntnis- und wissenschaftstheoretischer Überblick bezüglich der vorliegenden Studie wird in Abbildung 2 deutlich. Hierzu wird sich an den „Ebenen von Theorien in der Sozialforschung" (Lamnek & Krell 2016, S. 58) sowie an Crotty (2015, S. 4–6) orientiert. „Aus der Erkenntnistheorie wird die Wissenschaftstheo-

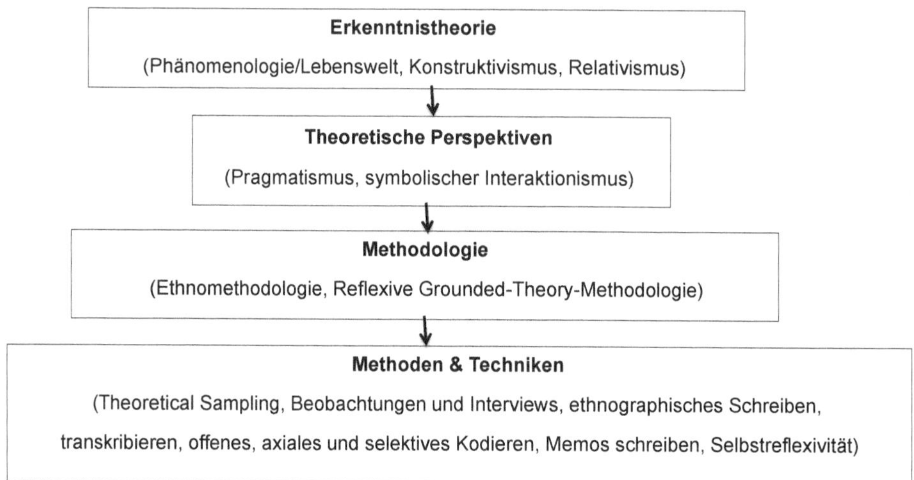

Abbildung 2: Ebenen von Theorien in der Sozialforschung (hierzu Lamnek & Krell, 2016, S. 58 und Crotty 2015, S. 4-6) mit Übertragung auf die vorliegende Forschungsarbeit

rie abgeleitet. Diese führt ihrerseits zu einer bestimmten Methodologie, aus der sich wiederum Methoden der Datengewinnung und Techniken der Datenauswertung ergeben" (Lamnek & Krell 2016, S. 58).

In den folgenden Kapiteln wird der Forschungsprozess, der hauptsächlich durch die GTM geleitet wurde, dargestellt. Zuerst wird dazu das phänomenologische Erkenntnisinteresse skizziert, um danach die ethnografischen Bezüge dieser Studie zu erläutern. Anschließend wird die GTM mit ihren unterschiedlichen Traditionen vorgestellt. Nach einer methodologischen Einbettung und Begründung für die reflexive GTM (Breuer, Muckel & Dieris 2018), werden die Auswahl der Studienteilnehmenden, die Datenerhebung und -auswertung mit ihren Methoden sowie die unterstützenden Elemente bzw. Prinzipien der reflexiven Arbeit innerhalb dieser Studie elaboriert. Abgeschlossen wird dieses Kapitel mit den zugrundeliegenden Gütekriterien und der Beschreibung der forschungsethischen Arbeitsweise.

4.1 Das phänomenologische Erkenntnisinteresse

„Unter Phänomenologie versteht man zunächst und oberflächlich die Lehre von den Erscheinungen" (Lamnek & Krell 2016, S. 58). Sie wird als Begriff auf unterschiedlichen Ebenen innerhalb der qualitativen Sozialforschung verwendet. Einerseits dient sie der philosophischen Begründung qualitativer Forschungsdesigns und hat somit eine erkenntnistheoretische/epistemologische Funktion. Andererseits „… wird auch auf der methodischen Ebene von Phänomenologie gesprochen, was dann aufgrund der unterschiedlichen Perspektiven zu Missverständnissen führen kann" (Pohlmann 2005, S. 44). Die vorliegende Forschungsarbeit bedient sich jedoch auf erkenntnistheoretischer Weise der Phänomenologie.

Eine umfangreiche Darstellung der Phänomenologie mit ihren verschiedenen Traditionen und Strömungen sowie Wendungen innerhalb der Geschichte der unterschiedlichen Wissenschaften kann hier vernachlässigt werden. Vielmehr sollen die für die Studie relevanten Aspekte der Phänomenologie vordergründig skizziert werden.

Die Gründungsphase der Phänomenologie fällt in das 19. Jahrhundert. Zu dem Zeitpunkt war ihr Begründer Edmund Husserl[32] in Halle als Privatdozent beschäftigt (Waldenfels 1992, S. 13). Die Phänomenologie rückt zu dieser Zeit „...von einer bloßen Vorstufe philosophischen Wissens oder einer methodischen Spielart wissenschaftlicher Forschung auf zur zentralen Bestimmung einer Philosophie, die sich selbst als Phänomenologie deklariert" (Waldenfels 1992, S. 13). Dabei versteht sich die traditionelle Phänomenologie im Sinne von Husserl vorranging als Deskription (Uzarewicz & Uzarewicz 2005, S. 78). Sie genießt vor allem mit der Parole „Zurück zu den Sachen selbst" einen gewissen Berühmtheitsgrad (Uzarewicz & Uzarewicz 2005, S. 78; Waldenfels 1992, S. 17). Bei diesen sogenannten »Sachen« handelt es sich um Erlebnisse und wie die Welt den Individuen erscheint. Dies bedeutet folglich, dass „das Bewußtsein als Urstätte des Sinnes" den Ursprung der sogenannten »Sachen« bildet (Waldenfels 1992, S. 30). Um zu diesem Bewusstsein zu gelangen, ist die sogenannte eidetische und transzendentale Reduktion notwendig. Die eidetische Reduktion im Sinne einer Rückführung der Sache auf sein Wesen (Waldenfels 1992, S. 31) bedeutet, dass es sich bspw. nicht direkt um eine von dem Individuum erkannte Eiche, sondern erstmal nur um einen Baum handelt. Weiterführend beschreibt die transzendentale Reduktion, dass das Individuum seinen Blick und sein Bewusstsein so verändert, dass es die Welt als entstehend – im Werden – begreift (Lamnek & Krell 2016, S. 62; Waldenfels 1992, S. 31). Das bedeutet, die Welt und alles was wir in ihr sehen, mit den Augen eines Kindes (ohne Vorerfahrungen oder bereits Erlerntem) zu sehen.

Es sei darauf hingewiesen, dass innerhalb der Angewandten Phänomenologie „von der transzendentalen Reduktion abgesehen werden kann", um den Schwerpunkt auf die „Erfassung des tatsächlich Vorfindbaren und die Erkenntnis seiner Wesensstruktur" zu legen (Lamnek & Krell 2016, S. 63).

Mit dem Konstrukt der Lebenswelt hat sich Husserl in seinen späteren Werken beschäftigt. „*Lebenswelt* im Sinne Husserls ist die ursprüngliche Sphäre, der selbstverständliche, unbefragte Boden sowohl jeglichen alltäglichen Handelns und Denkens als auch jeden wissenschaftlichen Theoretisierens und Philosophierens" (Hitzler & Eberle 2015, S. 110). Die Lebenswelt ist die menschliche Welt eines jeden Individuums. Sie wird nicht hinterfragt; ihre Existenz ist für jeden Einzelnen selbstverständlich. Innerhalb dieser Lebenswelt führt jedes Individuum (ohne Hinterfragen) sein alltägliches Handeln aus (z. B. Kaffee kochen zum Frühstück; mit der S-Bahn zur Arbeit fahren).

---

32 Husserls Werke sind unter dem Namen der Husserliana in 42 Bänden bei Springer erschienen. Dabei handelt es sich um gesammelte Werke auch in Form von Manuskripten Edmund Husserls.

Entsprungen ist die Idee der Lebenswelt dem Husserl'schen Spätwerk (Waldenfels 1992, S. 35) „Die Krisis der europäischen Wissenschaften und die transzendentale Phänomenologie“ (Husserl 2012).[33] In diesem Werk stellt er klar, dass alles objektiv Wissenschaftliche aus den Lebenswelten (der Wissenschaftler) selbst stammt (Hitzler & Eberle 2015, S. 110). So verdeutlicht Husserl (2012, S. 141) hierzu Folgendes:

> „Wir kommen in eine unbequeme Situation. Haben wir in aller notwendigen Sorgfalt kontrastiert, so haben wir eines und ein anderes: Lebenswelt und objektiv wissenschaftliche Welt, allerdings in einer Beziehung. Das Wissen von der objektiv-wissenschaftlichen „gründet“ in der Evidenz der Lebenswelt.“ (Hervorh. im Original).

Jede Untersuchung, jede Studie entsteht vor dem Hintergrund der Lebenswelt der Forschenden. Er verdeutlicht, dass die Lebenswelt innerhalb der Wissenschaften nicht in Vergessenheit geraten darf (Waldenfels 1992, S. 37) und stellt klar, dass sie (die Lebenswelt) „als einzig wirkliche Welt jeder einzelnen Person“ (Hitzler & Eberle 2015, S. 110) existiert.

Alfred Schütz baut auf den Ideen Husserls auf. „Schütz' Arbeiten zielen auf eine Analyse der lebensweltlichen Gewissheiten: Indem die alltäglich als selbstverständlich hingenommenen »Sinnstruktur« der Welt betrachtet wird, sollen die (jeweils perspektivischen) Einstellungen [die Lebenswelten] der einzelnen Akteure zugänglich werden“ (Endreß & Renn 2004, S. 37). Die Welt, in der die Individuen mit ihrem Bewusstsein miteinander in Beziehung treten, nennt Schütz auch „Lebenswelt des Alltags“ (Schütz & Luckmann 2003, S. 69). Neben den alltäglichen Wirklichkeiten existieren noch weitere Realitätsbereiche, die gleichermaßen zur Lebenswelt des Individuums gehören und z. B. in Form von Träumen oder Phantasien auftreten (Schütz & Luckmann 2003, S. 54–68). Das Besondere daran ist, dass sie im Gegensatz zur Alltagswelt nicht intersubjektiv sind. Wir können zwar darüber sprechen, aber der Prozess des Träumens oder Phantasieren findet kontaktlos statt (myKoWi.net – Mein Netzwerk für Kommunikation und Wissen der Universität Duisburg-Essen 2009). Die Alltagswelt hingegen ist eine Welt, die sich durch Intersubjektivität kennzeichnet (Schütz & Luckmann 2003, S. 30). „Die Welt wird erfahren als eine intersubjektive Welt, die gemeinsam mit anderen erkannt wird oder erkennbar ist“ (Zimmermann & Pollner 1976, S. 69).

Schütz geht dabei davon aus, dass diese alltäglichen Lebenswelten individuell verschieden sind und sich dennoch in Teilen überschneiden: Die Lebenswelt des Individuums des Praxisanleitenden und die Lebenswelt des Individuums des Lernenden treffen innerhalb der Institution Krankenhaus aufeinander – es kommt zu einer Überschneidung der individuellen Lebenswelten innerhalb der Institution Krankenhaus.

Nur innerhalb dieser alltäglichen Lebenswelt kann Kommunikation zu anderen Menschen erfolgen (Schütz & Luckmann 2003, S. 29). Die alltägliche Lebenswelt kennzeichnet sich neben der Intersubjektivität auch durch Handeln (Schütz & Luck-

33 Der Text dieses Buches wurde der Husserliana Band Nr. 6 entnommen und entsprechend im Felix Meiner Verlag aufgelegt.

mann 2003, S. 30). „Durch mein Wirken greife ich in die alltägliche Wirklichkeit ein und verändere sie" (Schütz & Luckmann 2003, S. 69). Die gemeinsame Bewältigung des Alltags setzt gemeinsame Deutungen der Individuen voraus. „Gemeinsame Überzeugungen erst ermöglichen und bestimmen unser Alltagsleben, das immer ein Zusammenleben ist. In gewisser Weise »teilt« das Subjekt seine je konkrete *Lebenswelt* mit anderen" (Hitzler & Eberle 2015, S. 115, Hervorh. im Original). Die alltägliche Lebenswelt gestaltet sich dabei durch:

1) Den Erlebensstil: Die alltägliche Lebenswelt ist fraglos und real. In ihr wird leiblich gehandelt und interagiert. Die alltägliche Wirklichkeit wird mit anderen Menschen gemeinsam erlebt, indem gemeinsame Ziele und Mittel zur Zielerreichung konstituiert werden (Schütz & Luckmann 2003, S. 69 & 70).
2) Die räumliche Aufschichtung: Die alltägliche Lebenswelt gliedert sich räumlich zunächst in die Welt der aktuellen Reichweite, also dem Raum der unmittelbaren Erfahrung und des leiblichen Daseins. Innerhalb der aktuellen Reichweite sind Beschreibungen wie „rechts, links, oben, unten, vorn, hinten, nah, fern usw." (Schütz & Luckmann 2003, S. 71) möglich. Ferner umfasst die Welt potenzieller Reichweite den Raum, der bereits betreten wurde und erneut betreten werden kann – also wiederherstellbar ist und den Raum der erlangbaren Reichweite. Der Raum der erlangbaren Reichweite wird gebildet durch einen Raum, der noch nie betreten wurde, aber erreichbar wäre (Schütz & Luckmann 2003, S. 71–75).
3) Die Wirkzone: Innerhalb der Welt der aktuellen Reichweite findet direktes Handeln statt. Diese Wirkzone wird als primäre Wirkzone bezeichnet. Diese Wirkzone beinhaltet alle wahrnehmbaren Gegenstände, Personen, Gebäude, etc., auf welche das Individuum mit seinem Leib direkt einwirken kann (Schiemann 2005, S. 114). Die sekundäre Wirkzone beinhaltet das Handeln, welches auch mit Technologien möglich ist. Sie hört da auf, wo technische Grenzen erreicht sind: So kann das Individuum über Fernsehen oder Internet zwar Nachrichten aus dem Ausland ansehen, aber nicht direkt vor Ort handeln (Schütz & Luckmann 2003, S. 77–81).
4) Die zeitliche Struktur: Die Zuwendung oder Abkehr zu Gegenständen, Personen, Räumen etc. definiert u. a. die weltzeitliche Struktur. „Die Welt in vormals aktueller Reichweite (…), von der ich mich abgekehrt habe, transzendiert die Welt in aktueller Reichweite (…), der ich zugekehrt bin" (Schütz & Luckmann 2003, S. 81). Die Weltzeit beinhaltet auch das Wissen über die eigene Geburt und somit den Beginn der Lebenswelt als auch das Wissen über den Tod „als eine endgültige Abkehr (von der Lebenswelt)" (Schütz & Luckmann 2003, S. 83). Dabei stellt die Welt der aktuellen Reichweite im „Hier" die Gegenwart dar. Die Welt der Vergangenheit, stellt die vorherige Wirkzone dar, die evtl. wiederhergestellt werden kann. Sie fungiert auch in der Gegenwart als potenzielle Wirkzone im „Dort" (also in einer anderen Reichweite als der aktuellen) (Schiemann 2005, 115 & 116; Schütz & Luckmann 2003, S. 81–89).
5) Die soziale Struktur umfasst die „Vorgegebenheit des Anderen und die Intersubjektivität der fraglos gegebenen Welt" (Schütz & Luckmann 2003, S. 98) sowie die Feststellung, dass diese Welten individuell verschieden sind. Weiterhin existiert

die „unmittelbare Erfahrung des Anderen" (Schütz & Luckmann 2003, S. 101). Dies bedeutet, dass das Individuum seinen Mitmenschen – also dem Anderen – begegnet. Diese Mitmenschen weisen jedoch unterschiedliche Nähen bzw. Distanzen zum Individuum auf. Das Individuum und seine Mitmenschen können sich nur im gleichen Raum und in der gleichen Weltzeit leiblich begegnen und eine „Wir"-Beziehung aufbauen (Schütz & Luckmann 2003, S. 101–104). Dabei ist zu berücksichtigen, dass über die „Wir"-Beziehung reflektiert werden kann, insofern ihre Erlebensphasen vorüber sind (Schütz & Luckmann 2003, S. 104).

6) Der Lebenslauf des Individuums zeichnet die Lebenswelt insofern mit, als dass der Mensch in eine Welt geboren wird, auf die er keinen Einfluss hat (Schütz & Luckmann 2003, S. 142). Jedoch kann das Individuum über die „Möglichkeiten der Lebensführung innerhalb dieser Situation" (Schütz & Luckmann 2003, S. 142) selbst entscheiden. Außerdem beschreiben Schütz & Luckmann (2003, S. 142 & 143) die Gestaltung der eigenen Biografie sowie die Deutungen, welche sich innerhalb der Sozialwelt entwickelt haben, als relevant. Richtungsweisend sind hier v.a. die „Legitimierungen der sozialen Institutionen, Gesetze und Handlungsrezepte", die in unterschiedlichen Völkern, Ländern, Gesellschaftsschichten oder Religionen zunächst verschieden ausgelegt werden, aber auch in ihrem Ansehen unterschiedlich bewertet werden können. Abschließend wird die Sozialisation der Mitmenschen als lebenslaufbeeinflussend beschrieben. Dazu gehört v.a. die Sozialisation der Eltern (Schütz & Luckmann 2003, S. 146).

Hitzler beschreibt, dass die individuellen Lebenswelten nur aus der Perspektive eines jeden Individuums beschrieben werden können und folglich die Lebenswelt von Individuum A nicht von Individuum B beschrieben werden kann. Er verdeutlicht weiter, dass die Individuen Teile ihrer Lebenswelt präsentieren und ihre Erfahrungen explizieren können (myKoWi.net – Mein Netzwerk für Kommunikation und Wissen der Universität Duisburg-Essen 2009). Die Individualität jeder einzelnen Lebenswelt „...beruht jeweils auf einem Vorrat früherer Erfahrung: sowohl meiner eigenen unmittelbaren Erfahrungen als auch solcher Erfahrungen, die mir von meinen Mitmenschen, vor allem meinen Eltern, Lehrern usw. übermittelt wurden" (Schütz & Luckmann 2003, S. 33). Dieser Vorrat wird auch Wissensvorrat genannt und unterstützt das Individuum dabei, Lösungen zu alltäglichen Schwierigkeiten bereitzuhalten, die dazu führen, dass alltägliche Anforderungen fraglos werden (Schütz & Luckmann 2003, S. 37): So wird das morgendliche Zähneputzen (nachdem das Individuum dieses in seinem Wissensvorrat gespeichert hat) fraglos durchgeführt – es ist Bestandteil unseres Alltags.

Um die Lebenswelten der Praxisanleitenden und Lernenden sowie die darin stattfindenden Interaktionen zu untersuchen, bedient sich die vorliegende Studie zunächst der Ethnografie als Forschungspraxis der Ethnomethodologie. Die Ethnomethodologie wurde von Garfinkel (2020) entwickelt und bezieht sich auf die Schütz'sche Soziologie der alltäglichen Lebenswelt (Schütz & Luckmann 2003).

4.2 Die Ethnografie

Innerhalb dieser Studie wurde sich dem Feld u.a. durch teilnehmende Beobachtungen genähert. Diese Vorgehensweise ist in der Ethnografie begründet. Forschung im Sinne der Ethnografie ist laut Hammersley & Atkinson (1995, S. 1) häufig mit einer offenen oder verdeckten Teilnahme am täglichen Leben der zu untersuchenden Lebenswelt verbunden (wie es auch in der vorliegenden Forschung durchgeführt wurde). Ethnografische Studien nehmen dabei den Blickwinkel der Studienteilnehmenden in den Fokus sowie deren Interaktionen, Handlungen und Verhaltensweisen (Lüders 2015, S. 390).

Die Ethnografie versteht sich dabei als Forschungsstil, in der „(m)ethodische Diskussionen (…) weniger auf Methoden der Datenerhebung und -analyse fokussiert (sind) als darauf, wie Erkenntnisse aus einem Feld dargestellt und vermittelt werden können“ (Flick 2007, S. 298). Die bevorzugte Erhebungsmethode stellt dabei die teilnehmende Beobachtung dar, die durch andere Möglichkeiten der Datenerhebung, wie z.B. Interviews oder Dokumentenanalysen ergänzt werden kann (Breidenstein, Hirschauer, Kalthoff & Nieswand 2020, S. 83; Hirschauer 2001, S. 431; Lüders 2015, S. 384 & 385), falls sie „zusätzliche Erkenntnisse versprechen“ (Flick 2007, S. 298). Die Ethnografie sieht sich dabei als Forschungspraxis der Ethnomethodologie, welche an die Traditionslinie der Schütz'sche Konzeption des Alltags – der Alltagssoziologie (Breidenstein et al. 2020, S. 15) – anknüpft.

Ihre Wurzeln hat die Ethnografie in der ethnologischen Kulturanalyse, welche sich voranging mit dem Fremden, also mit anderen Kulturen, Gesellschaften, Riten oder Sprachen beschäftigt (Breidenstein et al. 2020, S. 16). Aus dieser Traditionslinie sind drei „wichtige Prinzipien“ (Breidenstein et al. 2020, S. 20) der Ethnografie entstanden, die bis heute ihre Gültigkeit haben:

1) Die Feldforschung im Sinne der „*Anwesenheit im Forschungsfeld* über längere Zeit“
2) Die Fokussierung der „*Binnenperspektive der beforschten Gesellschaft*“
3) „Drittens ist für die Ethnologie die Unbekanntheit sozialer Welten gleichbedeutend mit ihrer *Unvertrautheit*. Eine Ethnografin hat es also mit einem *Verstehensproblem* zu tun“ (Breidenstein et al. 2020, S. 20; Hervorh. im Original).

Neben den Traditionslinien der ethnologischen Kulturanalyse und der Soziologie des Alltags existiert noch die Linie der „Subkulturforschung der Chicago School“, welche sich vorrangig mit den „Zusammenh[ängen] zwischen Verhaltensmustern und besonderen städtischen Lokalitäten“ befasst (Breidenstein et al. 2020, S. 25).

An dieser Stelle sei eine Anlehnung der vorliegenden Qualifikationsarbeit an die Traditionslinie der Alltagssoziologie vorgenommen. „Diese Tradition der Ethnografie als Alltagssoziologie wurde von Alfred Schütz begründet“ (Breidenstein et al. 2020, S. 29) und setzte sich durch die ethnomethodologischen Studien von Garfinkel (2020)[34] fest. Garfinkel definiert den Begriff der Ethnomethodologie folgendermaßen:

> „… uns beschäftigt, wie die Gesellschaft zusammengefügt wird; das Wie-es-gemacht-wird; das Wie-es-zu-machen ist; die sozialen Strukturen der Alltagshandlungen. Ich möchte sagen, wir machen Untersuchungen darüber, wie die Menschen als Teilnehmer alltäglicher Arrangements die Merkmale dieser Arrangements verwenden, um für die Mitglieder die erkennbar organisierten Eigenschaften dieses Arrangements geschehen zu lassen.“ (Garfinkel, zitiert in Hill und Crittenden zitiert in Weingarten & Sack (1976, S. 9)).

Dazu stellt er unterschiedliche Studien vor, welche „praktische Tätigkeiten, praktische Umstände (…) als Gegenstände empirischer Forschung (…) behandeln; ihr Ziel ist es, über ganz gewöhnliche Alltagstätigkeiten dadurch mehr zu erfahren, dass ihnen eine Aufmerksamkeit geschenkt wird, die üblicherweise nur außergewöhnlichen Ereignissen zukommt“ (Garfinkel 2020, S. 35). Grundbegriffe bzw. Analysedimensionen der Ethnomethodologie sind (Garfinkel 2020, S. 39–46; Lamnek & Krell 2016, S. 53; Weingarten & Sack 1976, S. 14–19):

- **Der Kontext:** Die Handelnden einer Lebenswelt agieren in einem konkreten Kontext, welcher Deutungen bzw. Handlungen ermöglicht. Der Kontext liegt dem Handeln zugrunde.
- **Die Indexikalität**: Sprache findet immer in einem Kontext statt und ist auch von diesem abhängig. Ohne die Kenntnis über den Kontext einer Äußerung kann Sprache in ihrer Bedeutung nicht verstanden werden. Sprache kann dabei durch möglicherweise einen Fachterminus oder das Setting (z. B. Krankenhaus) geprägt sein. Typische indexikale Ausdrücke, die ohne Kontext schwer verstehbar sind, lauten beispielsweise: ich, dort, hier, heute (Abels 2009, S. 100).
- **Die Reflexivität:** Der Kontext und die Deutungen des Kontextes organisieren sich durch das Handeln der Handelnden in jeder Situation neu. Auf diese Weise wird wieder eine Indexikalität hergestellt. „Reflexivität heißt, dass von der Handlung auf den Sinn geschlossen werden kann und der Sinn die Handlung erklärt“ (Lamnek & Krell 2016, S. 53).

Innerhalb der Traditionslinie der Alltagssoziologie verstehen sich Ethnografien „als Beschreibungen von kleinen Lebenswelten“ (Lüders 2015, S. 389), welche „die eigene Kultur, genauer: die Kulturen in der eigenen Gesellschaft in den Blick“ (Lüders 2015, S. 390) nehmen. In der Regel stellt die Lebenswelt der Untersuchungsteilnehmenden eine fremde Welt dar, die von dem Ethnografen mit einem fremden Blick betrachtet werden soll (Amann & Hirschauer 1997, S. 27).[35]

---

34 Die Originalausgabe erschien 1967 bei Prentice-Hall in Englewood Cliffs (New Jersey) unter dem Titel »Studies in Ethnomethodology«.

35 Eine interessante und typische ethnografische Studie innerhalb der Pflegewissenschaften ist in Koch-Straube (1997) „Fremde Welt Pflegeheim“ zu finden.

> „Durch den ‚fremden Blick' auf das je interessierende Phänomen erst versetzt sich der soziologische Ethnograph in die Lage, sein eigenes fragloses (Hintergrund-) Wissen darüber zu explizieren und gegebenenfalls zu klären, woher dieses Wissen stammt, in welchem typischen Situationen es erworben wurde, um es dann aus methodischen Gründen zu modifizieren oder zu suspendieren" (Honer 2015, S. 197).

Um das zu erreichen, werden „Befremdungstechniken" (Breidenstein et al. 2020, 33 & 34) genutzt. Eine dieser Techniken sind Provokationen im Feld, welche eine Störung hervorrufen sollen, um bedeutungsvolle „unhinterfragte Erwartungen" (Breidenstein et al. 2020, S. 33) in den Interaktionen hervorzurufen. Garfinkel (2020, S. 88) konkretisiert eine solche Technik mit folgender Aufgabe: „Studierende im Grundstudium erhielten die Aufgabe, fünfzehn bis sechzig Minuten lang die verschiedenen Aktivitäten im eigenen Zuhause zu beobachten als seien sie dort Gäste." Dies führte dazu, dass Personen- oder Tätigkeitsbeschreibungen angefertigt wurden, ohne auf die Geschichte der Person bzw. die Örtlichkeiten einzugehen, „… so als hätte der Verfasser [die Studierenden] die Szenen im Zustand einer gewissen Amnesie hinsichtlich seines Alltagswissens über soziale Strukturen beobachtet" (Garfinkel 2020, S. 89). Dieses Vorgehen sorgte für die Mitmenschen der beobachtenden Studierenden für Irritationen, sodass diese Befremdungstechnik auch als „Making Trouble" (Abels 2009, S. 91) betitelt wird.

Eine weitere Befremdungstechnik ist das Betrachten eines Phänomens, „als würde es gerade erst gemacht" (Breidenstein et al. 2020, S. 34). Man solle sich danach fragen, wie das „*doing being*", welches von Harvey Sacks[36] vorgeschlagen wurde, geht (Breidenstein et al. 2020, S. 34). „Wer einen Professor vor sich sieht, sollte sich fragen, wie *doing being a professor* geht, wie man es also bewerkstelligt, als ein solcher zu erscheinen und erkannt zu werden" (Breidenstein et al. 2020, S. 34).

Die Aufbereitung der Beobachtungen erfolgt durch das sogenannte ethnografische Schreiben (Hirschauer 2001; Lüders 2015, S. 396). Hier soll „etwas zur *Sprache gebracht* (werden), das vorher nicht Sprache war" (Hirschauer 2001, S. 430). Forschende sind somit dazu aufgefordert, „soziale Tatsachen *von vornherein* (…) in eigene Worte zu fassen" (Hirschauer 2001, S. 437, Hervorh. im Original), ohne dass sie von den Studienteilnehmenden zuvor verbalisiert wurden, da sie implizit und somit nicht bewusst sind. Das Handeln der Untersuchungsteilnehmenden ist für sie selbstverständlich (Lamnek & Krell 2016, S. 53). Innerhalb des ethnografischen Schreibens werden z.B. „materielle Settings, wortlose Alltagspraktiken, stumme Arbeitsvollzüge, bildhafte Performativität usw." (Hirschauer 2001, S. 437) in Worte gefasst.

Um zu einer dichten Beschreibung zu gelangen, werden innerhalb der teilnehmenden Beobachtungen Beobachtungsnotizen angelegt, die später in ein Beobachtungsprotokoll überführt werden. Diese Beobachtungsprotokolle können

36 Harvey Sacks arbeitete eng mit Garfinkel zusammen. Für Sacks war der Ansatz Garfinkels zentral. Kennengelernt haben sich Garfinkel und Sacks bei einem Seminar an der Harvard Universität (Bergmann 2015, S. 54; Breidenstein et al. 2020, S. 33; Garfinkel 2020, S. 28).

> „…nicht als getreue Wiedergaben oder problemlose Zusammenfassungen des Erfahrenen begriffen werden, sondern müssen als das gesehen werden, was sie sind: Texte von Autoren, die mit den ihnen jeweils zur Verfügung stehenden sprachlichen Mitteln ihre «Beobachtungen» und Erinnerungen nachträglich sinnhaft verdichten, in Zusammenhänge einordnen und textförmig in nachvollziehbare Protokolle gießen" (Lüders 2015, S. 396, Hervorh. im Original).

Dabei steht der Forschende vor der Herausforderung, selbst zu schauen, wie groß- bzw. kleinschrittig das Protokoll angesichts seiner Forschungsfrage formuliert werden muss (Lüders 2015, S. 398). Sollen konkrete Handlungszusammenhänge und Handlungsschritte verdeutlicht werden oder reicht die Darstellung einer Handlungssituation aus? Wie genau ist wörtliche Rede zu dokumentieren oder genügt die sinngemäße Zusammenfassung des Gesagten im Feld?

Bezüglich der Auswertung der Daten gibt die Ethnografie bisher wenig vor, sodass der Forschende eigenständig eine geeignete Auswertungsmethodik auswählen muss. Hierzu verdeutlicht Lüders (2015, S. 399):

> „Gerade die immer wieder propagierte multiperspektivische Zugangsweise, der parallele Einsatz unterschiedlicher Erhebungsverfahren provoziert jedoch unweigerlich die Frage, wie die auf diese Weise gewonnen Daten *ausgewertet*, aufeinander bezogen und verdichtet werden können, sodass daraus schließlich eine lesbare und für andere ergiebige Ethnografie wird." (Hervorh. im Original).

4.3 Die Grounded-Theory-Methodologie (GTM)

Um die Phänomene und die potenziellen Einflüsse der institutionellen Rahmenbedingungen auf die Praxisanleitung zu untersuchen, erwies sich die GTM als besonders geeignet. Verbunden mit ethnografischen Bezügen ist die GTM insbesondere als ein „Forschungsstil, eine Forschungshaltung" (Mey & Mruck 2011, S. 22) zu verstehen, „die nicht auf die bloße Beschreibung eines Phänomens, sondern ausdrücklich auf die Bildung einer gegenstandsverankerten Theorie („Grounded Theory") mit Erklärungskraft hinausläuft" (Döring & Bortz, 2016, S. 545). Für die vorliegende Studie bedeutet dies, dass die Phänomene, insofern sie von den institutionellen Rahmenbedingungen tangiert wurden, auch mit ihnen in Verbindungen gebracht bzw. begründet oder kontextualisiert und die eruierten Kategorien nicht zusammenhangslos beschrieben, sondern erklärt werden. Phänomene sind nach Strauss & Corbin (1996, S. 145) Ereignisse oder Vorfälle, welche im Datenmaterial deutlich werden. Dabei erhalten ähnliche Phänomen die gleiche Bezeichnung, da es sonst zu einer Unübersichtlichkeit des zu bearbeitenden Datenmaterials kommt.

Die Methodologie der Grounded Theory wurde in den 60er Jahren von Barney Glaser und Anselm Strauss (1967) entwickelt und erstmalig mit dem Buch „The Discovery of Grounded Theory. Strategies for Qualitative Research", veröffentlicht.

Dabei stießen die Gründungsväter auf eine Herausforderung, die sich bis in die heutige Zeit abzeichnet: Sie verfolgen zwei unterschiedliche epistemologische Grundannahmen. Dies liegt womöglich nicht zuletzt daran, dass Strauss ein führender Vertreter des amerikanischen Pragmatismus der Chicagoer Schule (bei Herbert Blumer) und somit auch einer qualitativ-interpretativen Forschungslogik war (Strübing 2011, S. 263). Im Gegensatz dazu absolvierte Glaser seine akademische Ausbildung an der „Columbia School“ mit einer eher kritisch rationalistisch orientierten und hauptsächlich quantitativen Forschungslogik, die dem Positivismus nahesteht.

> „Die tatsächlichen Gegensätze zwischen Chicago und Columbia School liegen aber wohl eher in der kritisch-rationalistischen Orientierung der Letzteren gegenüber der in weiten Teilen eher pragmatistischen Ausrichtung der Chicagoer Soziologie. Diese Prägung durch so unterschiedliche theoretisch-methodische Schulen hat Nachwirkungen, die bis in die neueren methodischen Schriften der beiden Autoren zu bemerken sind“ (Strübing 2011, S. 264).

Sie führten dazu, dass Glaser (1992) das Buch mit dem Titel „Emergence vs. Forcing. Basics of Grounded Theory Analysis“ veröffentlichte. Diese Veröffentlichung verdeutlicht „den massiven Bruch, zu dem es – zum Zeitpunkt der Erstveröffentlichung von Strauss und Corbins „Basics of Qualitative Research“ – zwischen Strauss und Glaser gekommen ist“ (Strübing 2011, S. 261). Demzufolge existieren zwei Richtungen der Grounded Theory, die den Forschenden dazu veranlassen, sich für eine wissenschaftstheoretische Richtung zu entscheiden (Strübing 2011, S. 262): dem Positivismus oder dem Pragmatismus. Folglich wird eine Einbettung der vorliegenden Forschungsarbeit in die Strömungen des amerikanischen Pragmatismus und weiterführend des symbolischen Interaktionismus vorgenommen. Der symbolische Interaktionismus ist ein soziologischer Ansatz, der innerhalb der Chicagoer Schule v. a. durch Herbert Blumer weiterentwickelt wurde. Blumer (1973, S. 81) konstatiert dabei drei Prämissen für den symbolischen Interaktionismus:

> „Die erste Prämisse besagt, dass Menschen ‚Dingen‘ gegenüber auf der Grundlage der Bedeutung handeln, die diese Dinge für sie besitzen. Unter ‚Dingen‘ wird hier alles gefasst, was der Mensch in seiner Welt wahrzunehmen vermag – physische Gegenstände, wie Bäume oder Stühle; andere Menschen, (…); Institutionen, (…); Leitideale wie individuelle Unabhängigkeit oder Ehrlichkeit; Handlungen anderer Personen, (…); und solche Situationen, wie sie dem Individuum in seinem täglichen Leben begegnen. Die zweite Prämisse besagt, dass die Bedeutung solcher Dinge aus der sozialen Interaktion, die man mit seinen Mitmenschen eingeht, abgeleitet ist oder aus ihr entsteht. Die dritte Prämisse besagt, dass diese Bedeutungen in einem interpretativen Prozess, den die Person in ihrer Auseinandersetzung mit den ihr begegnenden Dingen benutzt, gehandhabt und abgeändert werden.“

Hier wird klar, dass Deutungen aus der wechselseitigen Interaktion zwischen Menschen entspringen und diese das Handeln beeinflussen. Diese Deutungen können durch einen kontinuierlichen interpretativen Prozess des Individuums je nach Situation genutzt oder verändert werden. Um Deutungen, Verhaltensweisen und interpretative Prozesse der Individuen (hier Praxisanleitende und Lernende) zu eruieren, ist eine Beobachtung der Lebenswelt der Beteiligten unabdingbar (Strauss & Corbin 1996, S. 9). Gleichzeitig mündet die Auseinandersetzung mit den erhobenen Daten ebenfalls in einem kontinuierlichen, interpretativen Prozess und einer vergleichenden Analyse und bedarf einer stetigen Reflexion.

Die Strömung des Pragmatismus verfolgten Corbin & Strauss (2015) weiter. So ist z.B. im Gegensatz zu Glaser, der eher eine „Vorwissens-Abstinenz" (Strübing 2011, S. 263) fordert, der Einbezug von Literatur möglich und unterstützt die Forschenden bei der Entwicklung einer „theoretischen Sensibilität" oder als sekundäre Datenquelle (Strauss & Corbin 1996, S. 31–35).

Charmaz (2011, S. 182) beschreibt die Grounded Theory als Methodologie, die eine „Gruppe von Methoden" umfasst, in der „verschiedene Varianten, Schwerpunkte und Richtungen – und Möglichkeiten über Daten nachzudenken – Platz haben." In der Weiterentwicklung der GTM – die sogenannte zweite Generation – haben sich unterschiedliche methodologische GTM-Stränge abgezeichnet. Während Glaser als Gründungsvater seine positivistischen GTM-Ansätze postuliert (Glaser 2011), lassen sich in der aktuellen am Pragmatismus orientierten GTM-Diskussion zweiter Generation hauptsächlich drei weitere Lesarten unterscheiden:

1. Strauss & Corbin am amerikanischen Pragmatismus/symbolischen Interaktionismus orientierend,
2. Charmaz am Konstruktivismus orientierend und als weiterentwickelter Strang
3. Breuer, der die Selbstreflexivität des Forschenden in den Mittelpunkt stellt.

Charmaz (2011, S. 184–193) beschreibt die konstruktivistische GTM als eine „zeitgenössische Revision der klassischen GTM von Glaser und Strauss". Die klassische, objektivistische GTM folgt dem Positivismus und geht folglich davon aus, dass Forschende sachkundig und neutral der Außenwelt gegenübertreten. Die erhobenen Daten werden dabei als unabhängig betrachtet und sollten ohne ein (theoretisches) Vorverständnis analysiert werden. Im Gegensatz dazu liegt der konstruktivistischen GTM eine relativistische Epistemologie zugrunde, die sich auch im Pragmatismus wiederfindet. Dieser epistemologische Rahmen lässt eine Verschiedenartigkeit an Wirklichkeiten und Perspektiven zu, die durchaus vom Forschenden und dem zu Beforschenden abhängig sein können. Vielmehr werden die Daten „durch Interaktion gemeinsam konstruiert" (Charmaz 2011, S. 192). Diese konstruierten Daten werden im Verlauf der Datenanalyse interpretiert und diese „interpretativen Darstellungen" sind „abhängig (…) von unserem Wissen über das Feld" (Charmaz 2011, S. 186).

Breuer et al. (2018, S. 41) orientieren sich an den Ausführungen Charmaz: „Ihre Charakterisierung der Erkenntnisprinzipien einer *konstruktivistischen Grounded Theory* deckt sich in weiten Bereichen mit unseren Überschneidungen zu einer *selbst-/reflexiven* Erweiterung dieser Forschungskonzeption" (Hervorh. im Original). Breuer et al. (2018, S. 5) gehen davon aus, dass die Forschungsperson bereits über

Sozialisationen verfügt, die den Blick auf das Forschungsfeld beeinflusst. Dies bedeutet u. a., dass bereits bestehende Vorannahmen oder Vorurteile „so weit als möglich offen" (Breuer et al. 2018, S. 64) gelegt werden.

4.4 Methodologische Einbettung der Studie

Vor dem Hintergrund, dass die Ethnografie vorrangig eine dezidierte Deskription von alltäglichen Lebenswelten zum Ziel hat, wurde sich zugunsten eine Theoriegenerierung und damit verbundener Erklärung (und nicht ausschließlicher Beschreibung) von der Ethnografie teilweise distanziert. Besonders herausfordernd scheint vor dem Hintergrund der Ethnografie die sogenannte Einhaltung des »fremden Blicks« zu sein. Dieser fremde Blick schien angesichts der bereits vorhandenen beruflichen Erfahrungen und Sozialisation meinerseits kaum möglich. Auch, wenn ich als Gast und somit als fremd in allen Settings meiner Beobachtungen fungierte, so absolvierte ich selbst eine Pflegeausbildung und nahm in der Vergangenheit die Perspektive des Lernenden ein. Zugleich habe ich als Lehrende an einer Schule für Gesundheitsberufe eng mit Praxisanleitenden zusammengearbeitet, sodass eine komplette Abgrenzung und damit verbundene Unabhängigkeit zum Forschungsgegenstand nicht möglich ist. Überdies empfand ich den Einsatz von möglichen Provokationen im Feld (als Befremdungstechnik) wenig respektvoll den Untersuchungsteilnehmenden gegenüber. Garfinkel (2020, S. 80) konstatiert an dieser Stelle, dass überlegt werden muss,

> „…was getan werden kann, um Ärger zu verursachen. Die Verfahren, die man einsetzen müsste, um die sinnlosen Eigenschaften der wahrgenommenen Umgebungen zu vervielfachen, um Verblüffung, Bestürzung und Verwirrung zu erzeugen und aufrechtzuerhalten, um die sozial strukturierten Affekte von Angst, Scham, Schuld und Entrüstung hervorzubringen und eine desorganisierte Interaktion zu bewirken."

Aus diesem Grunde wurde das Forschungsdesign im Sinne der GTM mit ihrem reflexiven Strang (Breuer et al. 2018) als leitende Forschungsmethodologie angelegt. Diese Reflexivität wird auch von der Ethnografie gefordert (Hammersley & Atkinson 1995, S. 16) und ist somit als gemeinsames Prinzip zu betrachten.

Neben dem iterativen Forschungsstil bietet die GTM mit ihren Elementen des Theoretical Sampling, des Kodierprozesses und des Memoings indes konkrete Möglichkeiten des Umgangs mit den erhobenen Daten. Gleichwohl scheinen diese Elemente die Ethnografie nicht zu konterkarieren (Hitzler & Eisewicht 2016, S. 66–70). Die vorliegende Studie ist folglich eine Forschung im Sinne der Reflexiven GTM mit ethnografischen Bezügen. In Tabelle 3 werden die Gemeinsamkeiten und Unterschiede zwischen Ethnomethodologie/Ethnografie und der GTM nochmals verdeutlicht.

Tabelle 3: Gemeinsamkeiten und Unterschiede der Ethnomethodologie/Ethnografie und der Reflexiven Grounded-Theory-Methodologie (eigene Darstellung)

	Ethnomethodologie und Ethnografie	**Reflexive Grounded-Theory-Methodologie (RGTM)**
	Gemeinsamkeiten	
Erkenntnistheorie	Symbolischer Interaktionismus	
Datenerhebung	(Qualitative) Methodentriangulation möglich, wie z. B. Beobachtungen, Interviews, Dokumentenanalysen	
Gegenstand der Forschung	Eruierung von Phänomenen	
Prinzipien im Forschungsprozess	Selbstreflexivität und Offenheit	
	Unterschiede	
Umgang mit Vorannahmen des Forschenden	Die Lebenswelt der Studienteilnehmenden als das Fremde betrachten, eigenes Wissen zum Forschungsfeld nicht berücksichtigen	Präkonzepte/Vorannahmen und Wissen durch vorhandene Sozialisationen reflektieren und offenlegen
Datenauswertung	Auswertungsmethodik eher unklar bzw. offen	Kodierprozess (offenen, axiales und selektives Kodieren)
Unterstützende Elemente im Forschungsprozess	Werden nicht konkret expliziert	Theoretical Sampling, Memoing und interpretative Forschungsgemeinschaften als fester Bestandteil der RGTM
Ergebnis-aufbereitung	Dichte Beschreibungen von Lebenswelten	Gegenstandsverankerte Theoriebildung

4.5 Die Datenerhebung und ihr methodisches Vorgehen

4.5.1 Theoretical Sampling und Auswahl der Studienteilnehmenden

Das Theoretical Sampling stellt einen Grundbaustein der GTM dar und beschreibt die „…sukzessive(n) Auswahl von im Zuge der Theorienentwicklung sich als relevant erweisenden, neu zu erhebenden Daten" (Mey & Mruck 2011, S. 15). Folglich steuert das Theoretical Sampling die Datenerhebung, besonders aber die Auswahl von Studienteilnehmenden und Formen der zu beobachtenden Anleitungssituationen. Die Auswahl der Praxisanleitenden und Lernenden innerhalb dieser Studie fand ebenfalls nach dem Prinzip des Theoretical Sampling (Strauss 1998, S. 70) im Rahmen des iterativen Forschungsprozesses im Kontext der GTM (Breuer et al. 2018, S. 156) statt.

Zunächst war wenig über das zu untersuchende Forschungsfeld bekannt. Leitend war eine Beschreibung der Zielgruppe. Diese zu untersuchende Gruppe bestand aus Lernenden des zweiten oder dritten Ausbildungsjahres und Praxisanleitenden mit mindestens zweijähriger Erfahrung als anleitende Person. Hierbei war die Annahme leitend, dass bereits Erfahrungen innerhalb der Praxisanleitung im Kontext der institutionellen Rahmenbedingungen einer Trägereinrichtung (Trägereinrichtung = auszubildendes Krankenhaus) gesammelt wurden und darüber berichtet werden kann. Da sowohl Gemeinsamkeiten als auch Unterschiede bezüglich der Erlebensprozesse und der Gestaltung der Praxisanleitung im Kontext der institutionellen Rahmenbedingungen erhoben werden sollten, lag es nah, zunächst je ein Tandem aus einem Lernenden und einem freigestellten, zentralen Praxisanleitenden bzw. einem Lernenden und einem stationsgebundenen, dezentralen Praxisanleitenden zu beobachten und zu interviewen. Im weiteren Verlauf gestaltete es sich schwierig, stationsgebundene, nicht freigestellte Anleitende zu rekrutieren. Für die freigestellten Praxisanleitenden schien es meist leichter möglich, an der Studie teilzunehmen und direkt auf Lernende zuzugehen, welche die Voraussetzungen mit sich brachten. Stationsgebundene, dezentrale Praxisanleitende hingegen waren darauf angewiesen, dass ein entsprechender Lernender in einem festgelegten Zeitraum bei ihnen im Arbeitsbereich eingesetzt war. Zusätzlich schien es teilweise etwas schwerer zu fallen, einen Termin im Dienstplan zu finden, an dem die Beteiligten gemeinsam arbeiteten. Dieser Umstand konnte in den Beobachtungen zum Teil nur schwer seine Berücksichtigung finden, erhielt aber Einzug in das sich anschließende Interview, um die Schwierigkeiten dahinter zu eruieren.

Um weitere Unterschiede in die Fallauswahl zu integrieren, wurde sich an den Prinzipien der Maximierung und Minimierung (Glaser & Strauss 2010, S. 70–74) orientiert. „Beim *theoretical sampling* werden Untersuchungseinheiten miteinander verglichen, die hinsichtlich theoretisch bedeutsamer Merkmale entweder *relevante Unterschiede* oder *große Ähnlichkeiten* aufweisen. GLASER und STRAUSS sprechen dabei von den *Methoden der Minimierung („minimization“)* und *Maximierung („maximization“)* von Unterschieden“ (Kelle & Kluge 2010, S. 48; Hervorh. im Original).

Zugang zu und Auswahl der Studienteilnehmenden

Insgesamt wurden sechs unterschiedliche Tandems in die Untersuchung einbezogen. Da ich durch die Mitgliedschaft und ehrenamtliche NRW-Landesvorstandsarbeit (von 2010–2017) im BLGS sowie meine Hochschultätigkeit über ein großes Netzwerk von Kolleginnen und Kollegen an Pflegeschulen verfüge, konnten u. a. die Tandems aus Lernenden und Praxisanleitenden aus diesem Netzwerk rekrutiert werden. Dabei wurde via E-Mail, Kontakt mit diversen Schulleitungen aufgenommen, mit der Bitte, das Forschungsvorhaben in einem dortigen potenziellen Praxisanleitertreffen oder innerhalb eines Ausbildungskurses des zweiten oder dritten Ausbildungsdrittels vorstellen zu dürfen. Gleichwohl konnte über die versendeten E-Mails auch berufspolitisch interessiertes Leitungspersonal erreicht werden, was dazu einlud, dass Vorhaben in regional organisierten Praxisanleitertreffen zu präsentieren. Im Anschluss an eine solche Vorstellung erhielten die potenziellen Teilnehmenden das Informationsschreiben (Anhang A1) und die Möglichkeit, weitere Fragen zu stellen. Bei bestehendem Interesse konnten die potenziellen Forschungsteilnehmenden mich kontaktieren, um die nächsten Planungsschritte zu veranlassen.

Interessanterweise konnte kein Zugang über die Lernenden hergestellt werden. Dies liegt vermutlich daran, dass die Lernenden bezüglich zukünftiger Einsätze nicht sagen konnten, ob der Anleitende mit der Erhebung einverstanden wäre. Zugleich war neben den Lernenden und Anleitenden primär der Kontext der praxisanleitenden Pflegekräfte Gegenstand der Forschung. Leitend waren dabei vor allem die institutionellen Rahmenbedingungen, innerhalb derer die Praxisanleitenden agieren. Ich ging davon aus, dass die Anleitenden als Experten im Feld ihre Situation am besten beschreiben können und beendete nach einigen gescheiterten Versuchen die Suche nach einem Zugang über die Lernenden.

Innerhalb dieser Untersuchung konnten das Tätigkeitsfeld des Anleitenden und die Form der Anleitungssituation, welche im Vorhinein kurz skizziert wurden, variiert werden. Begonnen wurde die Erhebung mit einem Tandem, bestehend aus einer stationsgebundenen Praxisanleiterin und einer Auszubildenden (Stat_01). Im Sinne der Maximierung entschied ich mich, anschließend für ein Tandem, bestehend aus einem freigestellten Praxisanleiter und einer Lernenden (Frei_01). Im Sinne der Maximierung (Kelle & Kluge 2010, S. 48) wurde weiterführend die Entscheidung getroffen, als nächstes ein Tandem auszuwählen, welches eine völlig andere Anleitungssituation zu beobachten versprach, als es in Frei_01 der Fall war.[37] Die nächste Fallauswahl (Frei_03) erfolgte aufgrund der eigenen Erfahrung.[38] So wusste ich, dass die Art der Anleitung aus Frei_01 (die morgendliche pflegerische Versorgung von einem oder mehrere Patienten) eine häufige Anleitungssituation darstellt. Folglich wurde dahingehend nach Studienteilnehmenden gesucht, die eine Ähnlichkeit zu Frei_01 aufwiesen. Dies entspricht dem Prinzip der Minimierung (Glaser & Strauss 2010, S. 71; Kelle & Kluge 2010, S. 48).

Nachdem bereits drei Erhebungen mit ausschließlich zentralen, freigestellten Praxisanleitenden und erst eine Erhebung mit einer stationsgebundenen, dezentralen Praxisanleiterin durchgeführt wurde, wurde der Schwerpunkt, entsprechend der Forschungsfragen auf die Akquise von nicht freigestellten Anleitenden gelegt, die bisher nur schwer erreicht werden konnten. Auch hier wurden innerhalb von Stat_02 einige Variablen verändert. Dabei ist vor allem das Handlungsfeld der Kinder- und Jugendpsychiatrie im Sinne der Maximierung hervorzuheben, da die erste Erhebung Stat_01 auf einer somatischen Station stattfand. Zusätzlich war die Skizzierung

37 Praxisanleiterin Jasmin aus Frei_02 skizzierte mir bei der Kontaktaufnahme, dass es sich bei ihr hauptsächlich um die Abnahme von benoteten Lernaufgaben handele. Da ich zuvor eine Anleitungssituation bezüglich der morgendlichen, pflegerischen Versorgung mehrerer Patienten bei Herrn Praxisanleiter und Schülerin Lena aus Frei_01 beobachtet hatte, empfand ich die Skizzierung dieses scheinbar sehr konkreten Anleitungsgegenstands als eine vielversprechende Variation für das weitere Vorgehen.

38 Die eigenen Erfahrungen beruhen auf einer fünfjährigen Tätigkeit an einer Pflegeschule, des berufspolitischen Ehrenamtes und der zehnjährigen Erfahrung an der Hochschule. Alle Tätigkeiten gehen mit vielen informellen Gesprächen mit Akteuren der pflegeberuflichen Bildung einher, in denen ich mich häufig nach den dortigen Anleitungsformen der freigestellten Anleitenden erkundigte. Meist wurde hier eine ähnliche Anleitungssituation skizziert, wie es in Frei_01 beobachtet werden konnte.

des Anleitungsvorhabens[39] (Maximierung) entscheidungsleitend. Am Ende der Erhebungskette suchte ich nochmals Studienteilnehmende aus dem somatischen Bereich auf. Dies liegt auch daran, dass in der Somatik der größte Umfang der praktischen Ausbildungsstunden abzuleisten ist. Außerdem sollte ein Anleitungsalltag im Stationsalltag nochmals beobachtet werden. Im Sinne der Minimierung konnten Studienteilnehmende gefunden werden, die über diese Merkmale verfügten.

Der Zugang zu den Studienteilnehmenden war ein sehr intensiver Prozess. Neben den Beobachtungsterminen und anschließenden Interviews mit den Teilnehmenden mussten viele weitere Instanzen im Vorhinein ihre Zustimmung zum Forschungsvorhaben geben: Neben Stationsleitungen und Pflegedienstleitungen mussten Mitarbeitervertretungen oder Personalräte um ihr Einverständnis gebeten werden. Meist ging dies über erste informierende E-Mails oder Telefongespräche. Vor allem Letzteres fand statt, um bereits erwähnte Instanzen wiederholt nach ihrer Zustimmung zu fragen, falls keine Rückmeldung eingegangen war oder um konkrete Fragen zu beantworten bzw. zu stellen. In einigen Fällen war auch eine persönliche Vorstellung meiner Person gewünscht.[40]

Am Ende der Datenerhebung lag ein Sample von sechs Tandems vor, die mit ihren Pseudonymen, Kurzbeschreibungen und Codenummern in Tabelle 4 aufgeführt sind. Jedes Tandem wurde einmal für einen selbst gewählten Zeitraum beobachtet. Innerhalb dieses Samplings wurde deutlich, dass Anleitungen durch freigestellte Anleitende tageweise durchgeführt werden. Die Anleitenden planten in keinem Fall eine Anleitungssituation über mehrere Tage. Folglich wurden die tageweisen Beobachtungen auch für stationsgebundene Praxisanleitungen gewählt. Das gesamte Sample verfügt schließlich über sechs Beobachtungsprotokolle und 18 Interviews, da die Lernenden und Praxisanleitenden zuerst gemeinsam und dann getrennt voneinander interviewt wurden.

---

39 Praxisanleiter Jonas aus Stat_02 erläuterte mir in der ersten Kontaktaufnahme, dass er die Leitung einer Kinderkleingruppe durch eine Lernende als Anleitungssituation plant. Dieses solle filmisch aufgezeichnet und anschließend reflektiert werden.

40 Dies war zum Beispiel einmal innerhalb einer psychiatrischen Einrichtung gewünscht. Eine dortige Erhebung war bereits in Gänze geplant. Ich sollte mich nur der Pflegedirektion vorstellen und eine entsprechende Datenschutzerklärung unterschreiben. Als der Pflegedirektor jedoch bemerkt hat, dass ich schwanger bin, wurde die gesamte Erhebung zu meinem Eigenschutz abgesagt. Im späteren Verlauf passte das Handlungsfeld nicht mehr in mein Sampling, da ich bereits das Feld der Kinder- und Jugendpsychiatrie integriert hatte. Auch innerhalb einer weiteren Erhebung war eine persönliche Kontaktaufnahme zur Pflegedienstleitung gewünscht. Dies hatte Auswirkungen auf die Planungsprozesse der Erhebung: So musste die dortige Erhebung aufgrund von Terminschwierigkeiten der Pflegedienstleitung verlegt werden. Besonders intensiv war die Planung von Stat_03: Hier war eine Verlegung aufgrund der Kontaktbeschränkungen bedingt durch die Covid-19-Pandemie notwendig.

Tabelle 4: Überblick zum Sample (eigene Darstellung)

Zeitraum	Kode	Pseudonym Praxisanleitende(r) mit Kurzbeschreibung	Pseudonym Lernende(r) mit Kurzbeschreibung
02/2018	Stat_01	Pseudonym: Praxisanleiterin Annelie (Gesundheits- und Krankenpflegerin, stationsgebunden, nicht freigestellt)	Pseudonym: Schülerin Leila (Gesundheits- und Krankenpflege; 3. Ausbildungsjahr)
	Frei_01	Pseudonym: Herr Praxisanleiter (Gesundheits- und Krankenpfleger; zentral, freigestellt)	Pseudonym: Schülerin Lena (Gesundheit- und Krankenpflege; 3. Ausbildungsjahr)
	Frei_02	Pseudonym: Praxisanleiterin Jasmin (Gesundheits- und Krankenpflegerin; freigestellt)	Pseudonym: Schülerin Annika (Gesundheits- und Krankenpflege; 2 Ausbildungsjahr)
	Frei_03	Pseudonym: Praxisanleiterin Melanie (Gesundheits- und Krankenpflegerin; freigestellt)	Pseudonym: Schüler Marc (Gesundheits- und Krankenpflege; 2. Ausbildungsjahr)
	Stat_02	Pseudonym: Praxisanleiter Jonas (Gesundheits- und Krankenpfleger; stationsgebunden, nicht freigestellt)	Pseudonym: Schülerin Saskia (Gesundheits- und Kinderkrankenpflege, 1. Ausbildungsjahr)
06/2020	Stat_03	Pseudonym: Praxisanleiterin Yvonne (Gesundheits- und Krankenpflegerin; stationsgebunden, nicht freigestellt)	Pseudonym: Schülerin Bettina (Gesundheits- und Krankenpflege, 3. Ausbildungsjahr)

4.5.2 Methoden der Datenerhebung

„Die Methodologie der Grounded Theory ist nicht auf bestimmte Erhebungsformen spezialisiert oder gar beschränkt“ (Przyborski & Wohlrab-Sahr 2014, S. 195). Deshalb können auch unterschiedliche Erhebungsmethoden genutzt und deren Daten miteinander verwoben werden.

Da Praxisanleitung als interaktiver Prozess angesehen werden kann und genau die hier genutzten Interaktionen und Verhaltensweisen (zum Teil unbewusst) Bestandteil des Alltäglichen innerhalb der Praxisanleitung sind, wurde die offene, teilnehmende Beobachtung als Forschungsmethode gewählt. Ein großer Vorteil ist dabei, dass diese Forschungsmethode ein Festhalten von (unbewussten) Verhalten (Mimik, Gestik, Körpersprache) sowie die Interaktionen der Beteiligten ermöglicht (Döring & Bortz 2016, S. 333), welche im folgenden problemzentrierten Interview (Witzel 2000) thematisiert werden. Dabei wird ein weiterer Erkenntnisgewinn dadurch erhofft, dass die Beteiligten durch die Konfrontation mit den beobachteten impliziten (also unbewussten) Prozessen dazu angeregt werden, das eigene (zum Teil selbstverständliche) Handeln (gemeinsam) zu reflektieren und zu begründen. Über diese Vorgehensweise können weitere Zusammenhänge zwischen den institutionellen Rahmenbedingungen, den Erlebensprozessen und der Gestaltung der Praxisanleitung eruiert werden. Das problemzentrierte Interview (sowohl einzeln als auch im Tandem: Praxisanleitender und Lernender (hierzu genauer Kap. 4.5.2.2) soll durch ausgewählte Kommunikationsstrategien die Darstellung der subjektiven Sichtweisen ergänzen (Witzel 2000). Sowohl innerhalb der Beobachtung als auch im Interview werden potenzielle Zusammenhänge zwischen den zugrunde liegenden Rahmenbedingungen und den Erlebensprozessen sowie der Gestaltung der Praxisanleitung berücksichtigt. Die Interviews wurden mithilfe eines Diktiergerätes aufgenommen und zeitnah transkribiert.

4.5.2.1 Offene, teilnehmende Beobachtung

Beobachtungen können auf vielschichtige Weise durchgeführt werden. So werden z. B. strukturierte, unstrukturierte oder offen und verdeckte Beobachtungsformen in der Literatur unterschieden (Lamnek & Krell 2016, S. 526–562). Wenn das Forschungsvorhaben zuvor den Studienteilnehmenden erläutert wird, ist die zugrunde liegende Erhebungsmethode als offene Beobachtungsform zu bezeichnen.

Da Praxisanleitung als interaktiver Prozess angesehen werden kann, wurde die offene, teilnehmende Beobachtung als Erhebungsmethode gewählt (Lüders 2015, S. 385–389). Ein Vorteil dabei ist, dass diese Methode „…es erlaubt, soziales Verhalten zu dem Zeitpunkt festzuhalten, zu dem dieses tatsächlich geschieht“ (Lamnek 2010, S. 503). Dabei geht der Beobachtende in die Lebenswelt der Studienteilnehmenden, um das Handeln dieser zu untersuchen – er nimmt an deren Lebenswelt teil. Vor allem geht es hier um das Verstehen der Akteure im Feld (Lamnek & Krell 2016, S. 515–519). Die teilnehmende Beobachtung gilt dabei als zentrale Erhebungsmethode innerhalb der Ethnografie (Flick 2007, S. 298; Lüders 2015, S. 391).

> „Die meist über längere Zeiträume sich erstreckende Teilnahme fordert dabei Ethnographen insofern heraus, als sie sich üblicherweise nicht allein auf die Rolle des distanzierten, scheinbar neutralen Beobachters zurückziehen können. Im Gegenteil: Alle ergiebigen Ethnografien basieren auf entwickelten, vertrauensvollen Beziehungen und gelebter Teilnahme, aus denen meistens vielfältige Mischungsverhältnisse, heikle Balancen zwischen Nähe und Distanz, (…) resultieren“ (Lüders 2015, S. 392 & 393).[41]

Durchführung und Reflexion der teilnehmenden Beobachtungen

Die teilnehmenden Beobachtungen wurden in (meist telefonischen) Vorgesprächen abgesprochen. Direkter Ansprechpartner war dabei der Praxisanleitende, wobei es stets mein Bestreben war, innerhalb dieser Vorgespräche mindestens einmal mit dem Lernenden sprechen zu können. Neben möglichen Fragen, die hätten beantwortet werden können, sollte sich nochmals nach der persönlichen Zustimmung er-

41 Eine Zeitangabe, ab wann von einer „längeren Teilnahme“ auszugehen ist, (Lüders 2015, S. 391; Amann & Hirschauer 1997, S. 21), ließ sich leider nicht definieren. Es bleibt somit offen, ob die Beobachtungszeiträume der vorliegenden Studie dem Prinzip der „längeren Teilnahme“ im Sinne einer ethnographischen Forschung (Lüders 2015, S. 391) gerecht werden.

kundigt werden[42], da das schriftliche Einverständnis häufig erst am Beobachtungstag vorlag. Die Beobachtung kann also als offen eingeordnet werden. Innerhalb dieser Vorgespräche wurde nie eine konkrete Beobachtungsdauer festgelegt, sondern das Ende der Beobachtung vom Forschungsfeld geleitet. Den Beginn legten die Praxisanleitenden fest.[43] Da freigestellte Anleitende häufig tageweise (oder auch stundenweise) Anleitungen durchführen, wurde dieses Vorgehen auch für die Beobachtungen der stationsgebundenen Praxisanleitungen gewählt. Dies führte dazu, dass sich die Beobachtungszeiträume von ca. zwei Stunden (Frei_02) bis hin zu sechseinhalb Stunden (Frei_03) unterscheiden. Neben dem Beginn der Beobachtung erläuterte ich kurz meine Rolle im Feld und machte deutlich, dass ich lediglich passiv anwesend sein und vieles mitschreiben würde. Dabei würde ich mich innerhalb des Feldes so unauffällig wie möglich verhalten, mit dem Ziel, das Pflege- und Anleitungshandeln der Studienteilnehmenden nicht oder nur unwesentlich zu beeinflussen (Lamnek & Krell 2016, S. 561). Ich klärte darüber auf, dass ich, insofern es die Patienten zuließen, kontinuierlich die Studienteilnehmenden begleiten würde.

Gleichzeitig war die Absicht einer durchgehenden Beobachtung eine große Herausforderung für mich. Oftmals ging dies mit einer Verletzung der Intim- und Privatsphäre einher. So entkleideten sich Patienten oder mussten innerhalb des Pflegezimmers auf ein Steckbecken oder den Toilettenstuhl. Da auch solche Situationen Gegenstand meiner Beobachtungen sein sollten, entschied ich mich – nach Rücksprache mit den zu Pflegenden – meistens, im Zimmer zu bleiben. Gerade in diesen intimen Momenten, lässt sich die Anleitung gut beobachten. So lauteten meine leitenden Fragen: Wie verhalten sich die Anleitenden? Wie kann Anleitung zum Schutz der Privat- und Intimsphäre stattfinden? Mit jeder Beobachtung konnte ich diversen Situationen souveräner[44] gegenübertreten. Rücksicht, Empathie und vor allem auch ein unauffälliges, distanziertes Verbleiben im Pflegezimmer halfen mir hier weiter.

Um im Feld nicht zu sehr aufzufallen und die Patienten nicht zu verunsichern, entschied ich mich bezüglich der Kleidung für eine blaue Jeans und ein weißes Oberteil. Dies ließ einerseits eine passive Teilnahme zu, da ich nicht in berufstypischer Kleidung: weiße Hose und Kasak, in den Arbeitsbereich kam. Andererseits war ich durch das weiße Oberteil auch nicht zu auffällig. Dennoch wurde ich manchmal vom Feld geleitet, auch als Pflegende zu agieren. Dies war z. B. dann der Fall, wenn Patienten mich direkt ansprachen, ob ich Ihnen helfen könne. Hier verschwammen meine Rollen als Pflegende und Beobachterin und forderten mich dazu heraus, solche Handlungen oder auch die damit verbundenen Emotionen kritisch zu reflektieren, um die Gefahr des „going native“ zu reduzieren. Zusätzlich wurden mir teilweise Fragen von den Lernenden gestellt; diese waren zum Teil fachlicher Herkunft oder enthielten die Absicht, den weiteren Ablauf zu klären. Auch hier wechselte ich

42 Dies lag daran, dass meist die Praxisanleitenden darüber Auskunft gaben, ob die Schüler einverstanden seien oder nicht.

43 Diesen Umstand notierte ich später in meinem Beobachtungsprotokoll, da er auch Einfluss auf die spätere Kategorienbildung hatte.

44 Ich lernte mit jeder Beobachtung dazu. In Stat_01, meine erste Beobachtung, habe ich noch den Raum verlassen. Dies tat ich später nur noch, wenn die Patienten auf meine Nachfrage hin dies wünschten.

meine Rolle von der Beobachterin in die Rolle der Kollegin/der Lehrenden. Insofern ich mit meinem Wissen weiterhelfen konnte, tat ich dies auch, insofern der Anleiter nicht greifbar war.[45]

Im Sinne der RGTM notierte ich mir innerhalb meiner Beobachterrolle als (eher passive) Teilnehmerin (Lamnek & Krell 2016, S. 529 & 542) meine Reaktionen und Emotionen, aber auch aufkommende Fragen und Probleme. Diese selbstreflexiven Aspekte fanden Einzug ins Forschungstagebuch oder in die Memos (hierzu Kap. 4.7.1) (hierzu Breuer et al. 2018, S. 170–189). Mit jeder Beobachtung lernte ich, mit diesen Rollenkonflikten umzugehen und sie anschließend schriftlich festzuhalten, um sie daraufhin als Reflexions- und Auswertungsgegenstand zu nutzen. Dazu stellte ich mir beispielsweise die Frage nach der Ursache für solche Situationen: Warum möchte der Lernende hier meine Expertise in Anspruch nehmen? Was verleitet Patienten dazu, direkt Hilfe einzufordern? Przyborski & Wohlrab-Sahr (2014, S. 46) konstatieren das Spannungsfeld folgendermaßen:

> „Die teilnehmende Beobachtung schließt die Reflexion der Rolle des Feldforschers ein. Dieser begibt sich auf eine Gratwanderung zwischen Nähe und Distanz, zu der es gehört, die Perspektiven der Untersuchungspersonen übernehmen zu können, aber gleichzeitig als „Zeuge" der Situation Distanz zu wahren. Ohne Nähe wird man von der Situation zu wenig verstehen, ohne Distanz wird man nicht in der Lage sein, sie sozialwissenschaftlich zu reflektieren."

Neben den Interaktionen mit den Studienteilnehmenden und den zu Pflegenden hatte ich viele Kontakte zu anderen Personen, wie Ärzten, Physiotherapeuten, Medizinische Fachangestellte oder auch Angehörige. Soweit es mir möglich war, erläuterte ich kurz den Grund für mein Dasein. Manchmal wurde meine Anwesenheit auch gar nicht bemerkt oder schien für die entsprechenden Personen nicht relevant zu sein. Um das Feld nicht zu sehr zu verändern oder gar zu stören, entschied ich mich in solchen Fällen dafür, von einer Vorstellung meiner Person abzusehen. Folglich konnte ich nicht von allen Personen, die ich während einer Beobachtung sah, eine informierte Zustimmung (Schnell & Heinritz 2006, S. 20) einholen. Gleichwohl möchte ich an dieser Stelle darauf hinweisen, dass die Lernenden, Praxisanleitenden und zu Pflegenden immer informiert waren und ihr Einverständnis schriftlich gegeben haben. Ebenfalls erkundigten sich die Anleitenden auch häufig nach bereits vorhandenen Ergebnissen oder einem Eindruck ihres Anleitens. Da ich den Studienteilnehmenden für ihre Beteiligung dankbar war, fühlte ich mich dazu verpflichtet, ihnen auch eine Rückmeldung zu geben. Eine solche Rückmeldung sollte indes nicht zu prägnant und klar sein, sondern ein gewisses Maß an Offenheit und Neutralität besitzen. Dieser Herausforderung begegnete ich mit Rückfragen oder wertfreien Zusammenfassungen des Beobachteten.

---

45 In solchen Situationen merkte ich, dass auch mir daran gelegen war, dass die Lernenden sich sicher fühlen und in der Situation handlungsfähig bleiben.

Das Anlegen von Beobachtungsprotokollen

Die innerhalb des Feldes angelegten Beobachtungsnotizen mündeten in ein ausformuliertes Beobachtungsprotokoll. Ein offen gehaltener Beobachtungsbogen (Anhang A5) sollte dabei unterstützen. In diesem sollten handschriftlich das Datum, die Uhrzeit, die Namen der beteiligten Personen sowie einige Angaben zu den institutionellen Rahmenbedingungen der Praxisanleitung(-ssituation) festgehalten werden. Innerhalb der Beobachtungen wurde eine zeitnahe Dokumentation von anleitungsrelevanten Handlungen und Interaktionen angestrebt. Die Beobachtungen wurden, in Anlehnung an den Vorschlägen von Lamnek & Krell (2016, S. 578–580), später digital protokolliert.

Während der Beobachtungen nutzte ich zunächst den oben beschriebenen Beobachtungsbogen (Anhang A5), der sich schnell als unpraktikabel erwies. Zu sehr war ich damit beschäftigt, das Beobachtete für die entsprechenden Spalten vorzusortieren. Ebenfalls wurde deutlich, dass Situationen, Zeiten und Beteiligte manchmal unsortiert nebeneinanderstanden und der zugehörige Kontext verschwamm. So entschloss ich mich, bereits innerhalb der zweiten Beobachtung (Frei_01) ein Notizbuch zu nutzen, indem ich den Kontext, die Situation, die Beteiligten und Zeiten entsprechend als gemeinsames Bündel in Textform festhalten konnte.

Eine Herausforderung bestand darin, zu entscheiden, was genau notiert werden sollte bzw. auch wie viel und wie genau die Beobachtungen festgehalten werden sollen, um nicht im Anschluss in der Menge von Daten den Überblick zu verlieren. Um so viele Eindrücke wie möglich festzuhalten, begann ich, nach meiner ersten Beobachtung, das Beobachtete bereits vor dem Heimweg in ein Diktiergerät zu sprechen. So stellte ich sicher, dass ich das Beobachtete nicht vergaß oder die Eindrücke verschwammen. In den letzten drei Beobachtungen ging ich dazu über, mir innerhalb der Beobachtungssituationen „kleine Inseln der Ruhe" (z. B. durch das Aufsuchen des WC) zu schaffen, um das Wahrgenommene zu notieren oder aufzuzeichnen. Dies ermöglichte mir eine noch genauere, detailgetreuere Mitschrift.

Gespräche zwischen den Berufsgruppen (insofern sie keinen Anleitungscharakter hatten oder in irgendeiner Weise mit der Anleitung zu tun hatten) sind nicht erfasst worden. Auch organisatorische Aspekte, wie z. B. die Absprachen bezüglich der Stationsbelegung, der Transportdienste, der Aufnahmen und Entlassungen sind nicht dezidiert mit in die Beobachtungsaufzeichnungen geflossen. Während solche Situationen in den ersten beiden Stunden der ersten Erhebung mit skizziert wurden, entschloss ich mich im weiteren Verlauf dazu, nur noch Situationen zu notieren, die eine Interaktion/Handlung oder eine Folge aus einer Interaktion/Handlung der Studienteilnehmenden beinhaltete.

Die im Anschluss erstellten Beobachtungsprotokolle enthalten Beschreibungen von beobachteten Situationen. Sie wurden chronologisch angelegt und enthalten die Uhrzeit, eine Beschreibung des Rahmens, in dem wir uns befanden und zum Teil eine Sequenzierung der Beobachtungen mit entsprechenden Angaben zur Dauer (Lamnek & Krell 2016, S. 574–581; Przyborski & Wohlrab-Sahr 2014, S. 52). Ebenso sind die Studienteilnehmenden und Patienten in pseudonymisierter Form benannt. Innerhalb der Beobachtungen fokussierte ich auch die verbale und nonverbale Kommunikation der Untersuchungsteilnehmenden. In den letzten beiden Beobachtungen nutzte ich, nach Rücksprache mit den Anleitenden und Lernenden, diesbezüglich ein Aufnahmegerät. Dies erleichterte mir die Dokumentation der verbalen Kommunikation. In den ersten Beobachtungen distanzierte ich mich von dieser Idee, um Misstrauen und Unbehagen seitens der Studienteilnehmenden zu vermeiden (Lamnek & Krell 2016, S. 576). Bei der Auswertung der Daten, v. a. durch den Austausch mit anderen Forschenden, bemerkte ich schnell, dass mir Inhalte, Formulierungen, die Arten des Sprechens oder auch der Tonfall im Protokoll fehlten. Verbale Kommunikation floss oftmals nur skizzenhaft und manchmal auch bereits von mir vorinterpretiert in das Beobachtungsprotokoll mit ein. Ich notierte beispielsweise zugehörige Emotionen, die ich meinte, wahrgenommen zu haben. Um diesen Vorinterpretationen entgegenzuwirken, entschied ich mich für eine Aufzeichnung des Gesagten und ging dazu über, das Beobachtungsprotokoll bezüglich dieser Vorinterpretationen erneut zu überprüfen, zu überarbeiten und zu reflektieren. Zusätzlich legte ich zu jedem Beobachtungsprotokoll ein Memo an, in dem ich meine Emotionen, meine eigenen Einstellungen und Deutungen niederlegte.

Es sei abschließend darauf hingewiesen, dass selbst die Erstellung eines Beobachtungsprotokolls eine subjektive Angelegenheit ist. So hätte vermutlich ein anderer Forscher die gleichen Situationen anders wahrgenommen und notiert (Hirschauer 2001, S. 433; Przyborski & Wohlrab-Sahr 2014, S. 51).

4.5.2.2 Problemzentrierte Interviews

Das problemzentrierte Interview ist eine Form des qualitativen Interviews und orientiert „sich weitgehend an das theoriegenerierende Verfahren der ‚Grounded Theory'" (Witzel 2000). Leitend für die Form des problemzentrierten Interviews ist der Gedanke, dass der Forschende sich nicht völlig ohne Vorwissen an das Forschungsfeld wendet – dieses Vorwissen kann theoretischer oder normativer Herkunft sein (Lamnek & Krell 2016, S. 345) und wurde in den bereits vorhergehenden Kapiteln 2 und 3 expliziert. Eine Problemzentrierung liegt u. a. dann vor, wenn der Forschungsgegenstand gesellschaftlich bedeutsam ist, die Forschenden die zugrunde liegenden Rahmenbedingungen kennen und die Studienteilnehmenden diese Rahmenbedingungen nicht beeinflussen können (Witzel 2000).

Das problemzentrierte Interview beinhaltet sowohl sehr offene Fragen, die zum Erzählen auffordern, als auch die Möglichkeit, die Inhalte, die erfragt werden, mithilfe eines Interviewleitfadens zu lenken. „Das unvermeidbare, und damit offenzulegende Vorwissen dient in der Erhebungsphase als heuristisch-analytischer Rahmen für Frageideen im Dialog zwischen Interviewern und Befragten. Gleichzeitig wird das Offenheitsprinzip realisiert, indem die spezifischen Relevanzsetzungen der untersuchten Subjekte insbesondere durch Narrationen angeregt werden" (Witzel 2000).

Ein Interview kann dabei sehr offen gestaltet werden oder aber auch mithilfe eines Leitfadens geführt werden. Ein Leitfaden ermöglicht „eine flexible sowie dynamische Handhabung von Strukturierung und Offenheit“ (Kruse 2015, S. 212) innerhalb der Interviewsituation. Die Interviewfragen können mithilfe von Kruse (2015, S. 213) entwickelt werden. Dies bedeutet für die konkrete Umsetzung, dass zunächst Erzählaufforderungen generiert werden, die bei Bedarf mit Aufrechterhaltungsfragen (z. B. Können Sie dies nochmals konkretisieren?) ergänzt werden können. Falls der Forschende es für notwendig erachtet, kann er zu ausgewählten Inhalten konkrete Nachfragen stellen (Kruse 2015, S. 213). Abgeschlossen werden die Interviews meist mit einer offenen Ausstiegfrage: Möchten Sie mir noch etwas erzählen, was noch nicht zur Sprache gekommen ist? (Kruse 2015, S. 220).

Durchführung und Reflexion der problemzentrierten Interviews

Die vorliegenden Interviews wurden mit Unterstützung eines Leitfadens in Anlehnung an Kruse (2015, S. 213) (Anhang A, Nr. 6) geführt. Sie fanden sowohl einzeln als auch im Tandem (Praxisanleitende und Lernende) statt und beinhalteten neben der Konfrontation mit beobachteten Verhaltensweisen aus der Beobachtung zusätzlich die Darstellung der subjektiven Sichtweisen (Witzel 2000).

Da es nur wenige Bezüge gab und die Forschungsfrage ebenfalls sehr offen war, fiel es mir zunächst schwer, einen aussagekräftigen Interviewleitfaden zu erstellen, v. a. weil die konkreten Inhalte der Fragen unklar blieben. Naheliegend war, dass eingangs Fragen zur Beobachtung gestellt werden sollten. Unklar hingegen blieb, was danach erfolgen sollte. Um zu erforschen, wie Praxisanleitung im Kontext der institutionellen Rahmenbedingungen erlebt oder gestaltet wird, schien es zunächst notwendig zu eruieren, welche Ziele und Aufgaben Praxisanleitung, unabhängig der Rahmenbedingungen, verfolgt. Neben einem Blick in die bereits bekannten Lehrbücher zur Praxisanleitung (Bohrer 2005; Denzel 2007; Mamerow 2013; Quernheim 2017; Schulze-Kruschke & Paschko 2011) fiel die Entscheidung, nach Rücksprache mit der Betreuerin, auf die Auseinandersetzung mit der „DKG-Empfehlung für die Weiterbildung zur Praxisanleitung“ (DKG 2015)[46]. Auf diese Weise konnte eine Empfehlung als Unterstützung ausgewählt werden, welche bundesweit anerkannt (wenn auch nicht bundesweit umgesetzt) wurde. Innerhalb dieser Empfehlung werden auch Ziele der Praxisanleiterweiterbildung deutlich. Aus diesen Zielen und den entsprechenden Inhalten der Empfehlung konnte ich teilweise erste Interviewfragen für einen Feldzugang in Form zweier Leitfäden – einer für Praxisanleitende und einer für Lernende – konzipieren (A6 & A7). Da die Interviews meistens[47] im Anschluss an die teilnehmende Beobachtung stattfanden, war eine Überarbeitung

46 Zum Zeitpunkt des Datenerhebungsbeginns war die Empfehlung für die Weiterbildung zur Praxisanleitung aus dem Jahre 2015 die aktuellste (Deutsche Krankenhausgesellschaft (DKG) 2015). Da die Datenerhebung im Jahr 2019 bereits fortgeschritten war und auch der Interviewleitfaden mehrmals überarbeitet wurde, wurde die aktuellste Version (Deutsche Krankenhausgesellschaft (DKG) 2019), welche auch auf die generalistische Ausbildung ausgerichtet ist, nicht berücksichtigt.

47 Dies war in Stat_03 leider nicht möglich. Im Vorhinein wurde deutlich, dass die Praxisanleiterin pünktlich die Station verlassen muss, um die (wegen Covid 19 eingeschränkte) Kinderbetreuung zu gewährleisten. Die Interviews fanden innerhalb der Beobachtungssituation statt. Ein kurzer Rückzug war nicht möglich.

des Leitfadens im Erhebungsprozess notwendig. Folglich zog ich mich nach der Beobachtung für einige Minuten zurück, um die Beobachtungsnotizen zu sichten und entsprechende Rückfragen für die Interviews herauszuarbeiten. Die vorliegenden Leitfäden schienen bereits innerhalb der ersten Erhebung viel zu umfangreich und enthielten u.a. Fragen zur Fehlerkultur oder zu Prüfungssituationen. Bereits innerhalb der Beobachtung bemerkte ich, dass ich diese Fragen eher in den Hintergrund stellen würde, da sie ein weiteres großes Forschungsfeld darstellen. Gleichwohl fungierten die Leitfäden als »Inhaltswächter«, die mich dazu aufforderten, beim Thema zu bleiben, um sich (wieder) auf den Forschungsgegenstand zu konzentrieren[48].

Es sei darauf hingewiesen, dass innerhalb der Interviews der Leitfaden nur zum Einsatz kam, wenn ein neues Themenfeld eröffnet werden sollte, auf dass wir innerhalb des Gespräches nicht bereits gekommen sind; so wurden viele erstellte Fragen nicht in ihrer Reihenfolge oder dem formulierten Wortlaut entsprechend gestellt, sondern der Interviewsituation angepasst. Das Gespräch wurde mithilfe eines Diktiergerätes aufgezeichnet und zeitnah transkribiert.[49] Überdies wurde zu jedem Interview ein Memo angelehnt an ein Postskript (Kruse 2011, S. 278) angelegt, in dem die Emotionen, Eindrücke oder Besonderheiten festgehalten wurden. Teilweise flossen Inhalte aus diesen Memos in die Datenauswertung und Ergebnisdarstellung ein, da vor allem zeitliche und räumliche Aspekte der Interviewsituationen auch Aussagen über die Gestaltung einer Praxisanleitung enthalten konnten.

Im Laufe der Forschung war eine fortwährende Weiterentwicklung des Interviewleitfadens notwendig, um sich stets auf die sich entwickelnden Phänomene zu konzentrieren und die sich generierende Theorie zu fokussieren (Anhang A8). Zusätzlich zum Leitfaden wurde ein Kurzfragebogen erstellt, in dem Angaben zur Person, Geschlecht, Alter, Ausbildungsstand bzw. die Dauer der Praxisanleitendentätigkeit festgehalten wurden. Dieser Kurzfragebogen wurde meist von den Teilnehmenden vor oder nach dem Interview ausgefüllt (Anhang A9).

Im gemeinsamen Teil des Interviews wurden konkrete Beobachtungssituationen nochmals angesprochen, um auch die Reaktionen der Untersuchungsteilnehmenden bezogen auf ausgewählte beobachtete Sequenzen zu beobachten. Zusätzlich konnte ein gemeinsamer Rückblick auf die vorherige Anleitungssituation erfolgen. Dabei konzentrierte ich mich innerhalb dieses Interviewteils auch darauf, zu beobachten, wie Praxisanleitender und Lernender miteinander interagieren, sich bezüglich der Antworten abstimmen oder ob sogar hier noch anleitungsrelevante Begründungen expliziert werden. Hier stellten sich beispielsweise folgende Fragen: Wer redet

48 Das Abschweifen vom eigentlichen Inhalt ist im Rahmen einer Interviewsituation durchaus möglich. Es werden so viele spannende Themen angesprochen, so auch Inhalte, die nicht zum Forschungsgegenstand gehören. Dies passierte mir z.B. im Interview von Praxisanleiter Jonas aus Stat_02. Da ich die Arbeit mit Kindern in der Kinder- und Jugendpsychiatrie so spannend fand, fiel es mir teilweise schwer, immer „bei der Sache" zu bleiben. Der Interviewleitfaden unterstützte mich dabei, mich wieder zu fokussieren, mich nicht von meinem eigentlichen Anliegen ablenken zu lassen.

49 Bereits nach der ersten Transkription bemerkte ich, dass mein Fragestil nicht immer den Vorschlägen der Literatur entsprach. So bemerkte ich, dass ich schnell in das konkrete Nachfragen geriet, ohne vorher eine Aufrechterhaltungsfrage gestellt zu haben (Kruse 2015, S. 213).

zuerst? Wer fällt wem ins Wort? Wie wird über den anderen in seinem Beisein geredet?[50] Daran schlossen sich die jeweiligen Einzelinterviews an, sodass sowohl der Praxisanleitende als auch der Lernende offen (evtl. auch über die jeweils andere Person) über ihr Erleben berichten konnte.

4.6 Die Datenauswertung und ihr methodisches Vorgehen

Die Datenauswertung wurde durch die Kodierschritte der GTM gestaltet. Dies bedeutet, dass zunächst offen kodiert wird. Anschließend erfolgen das axiale und das selektive Kodieren (Strauss 1998, S. 90–115; Strauss & Corbin 1996, S. 43–117) mit dem Ziel, eine gegenstandverankerte Theorie zu entwickeln. Der Kodierprozess für die vorliegende Studie erfolgte computergestützt mithilfe der Software MAXQDA. Voraussetzung für den Kodierprozess ist die vorherige Aufbereitung des Datenmaterials in Textform, durch die Transkription (hierzu Anhang A10) bzw. die Anlage eines Beobachtungsprotokolls. Das Datenmaterial wurde sowohl allein als auch in interpretativen Forschungsgemeinschaften kodiert. Im Folgenden werden die Verfahren zur Datenauswertung erläutert und im Sinne der RGTM reflektiert.

4.6.1 Der Kodierprozess innerhalb der GTM und der Blick auf das „Fremde“

Offenes Kodieren

Das offene Kodieren wird als „der Prozess des Aufbrechens, Untersuchens, Vergleiches, Konzeptualisierens und Kategorisierens von Daten“ (Strauss & Corbin 1996, S. 43) verstanden. Innerhalb des offenen Kodierprozesses geht es darum, die Aussagen so zu zergliedern, dass thematische Einheiten entstehen (Flick 2007, S. 388). Diese Form des Kodierens kann besonders kleinschrittig sein, z. B. durch die Kodierung der Daten Wort für Wort, oder auch großzügiger gestaltet werden und sich auf ganze Dokumente beziehen (Breuer et al. 2018, S. 269; Flick 2007, S. 392; Strauss & Corbin 1996, S. 53 & 54). Beim offenen Kodieren geht es nicht um ein Wiedergeben der jeweiligen Textstelle, sondern darum zu schauen, was diese Textstelle besagt. Das Datenmaterial wird konzeptualisiert und auf Phänomene hin überprüft, „auf Ähnlichkeiten und Unterschiede hin verglichen, und es werden Fragen über die Phänomene gestellt, wie sie sich in den Daten widerspiegeln“ (Strauss & Corbin 1996, S. 44). Dabei entstehen eine Vielzahl an Kodes, die im weiteren Verlauf zu ersten Kategorien zusammengefasst werden (Flick 2007, S. 391). Mey & Mruck (2009, S. 120) und Böhm (2015, S. 477 & 478) haben hilfreiche Fragen konstatiert, die innerhalb des offenen Kodierprozesses an das Material gestellt werden und einen theoriegenerierenden Charakter haben können:

50 Der gemeinsame Interviewteil könnte auch kritisch betrachtet werden. So befinden sich die Lernenden oftmals in einem Abhängigkeitsverhältnis zum Praxisanleitenden.

- Was? Welches Phänomen liegt vor?
- Wer? Welche Personen sind beteiligt und welche Rolle nehmen sie ein?
- Wie? Welche Aspekte des Phänomens werden behandelt oder (nicht) behandelt?
- Wann? Wie lange? Welche räumlichen und zeitlichen Dimensionen werden sichtbar?
- Warum? Welche Begründungen liegen vor oder können erschlossen werden?
- Wozu? Welche Konsequenzen werden deutlich?
- Womit? Welche Taktiken oder Strategien werden genutzt?

Eine weitere Technik, die einen „Blick dahinter" ermöglicht, ist das „Schwenken der roten Fahne" (Strauss 1998, S. 70). Dies bedeutet, bei bestimmten Signalwörtern nochmals genauer hinzusehen. Worte wie *nie, immer, jederzeit, unmöglich, jeder* „können als Signale angesehen werden, genauer hinzuschauen" (Strauss 1998, S. 71). „**Die analytische Konsequenz ist, niemals etwas für selbstverständlich zu halten**. In dem Augenblick, in dem Sie dies tun, schließen Sie viele Möglichkeiten aus, die vielleicht den Schlüssel zum Aufdecken der Antwort auf eine Ihrer Forschungsfragen enthalten" (Strauss 1998, S. 71; Hervorh. im Original).

Umsetzung des offenen Kodierens

Bezüglich der Auswertung der ersten Transkriptionen und Beobachtungsprotokolle begegnete ich dem Datenmaterial mit einer großen Offenheit und kodierte zunächst kleinschrittig das gesamte Material. „Voraussetzung für das offene Kodieren ist das genaue Lesen" (Berg & Milmeister 2011, S. 319). Dabei wurden zunächst kleinere Textabschnitte gelesen und erste Eindrücke zu folgenden Fragen expliziert: Welche Aussagen können Signalwörter haben? Wie (inter)agieren die Teilnehmenden innerhalb dieser Beobachtungssequenz miteinander? Welche Handlungen/Strategien der Untersuchungsteilnehmenden werden deutlich? In welchem Kontext fand die Situation statt und wie und durch was wurde sie beeinflusst?

Bezüglich der vorliegenden Qualifikationsarbeit wurde die Arbeit in interpretativen Forschungsgemeinschaften, die auch vielfach von Experten empfohlen werden (Breuer et al. 2018, 269, 320; Strauss 1998, S. 68–70), als hilfreich wahrgenommen. Vor allem in der Kodierung der Beobachtungsprotokolle lag eine große Herausforderung, da diese aus meiner Perspektive angelegt wurden und somit eine gewisse Subjektivität beinhalten. Mit Unterstützung der Interpretationsgruppen konnte ich einen distanzierteren Blick auf das Material erlangen, Unsicherheiten bewältigen und die Vielfalt, die in den Daten lag, erkennen und für den weiteren Auswertungsprozess nutzen. Zusätzlich konnten unterschiedliche Lesarten, Perspektiven und verschiedene Ideen zum Datenmaterial in die Auswertung einfließen. Im weiteren Verlauf der Forschung wurden besonders interessante, auffällige oder auch eher unklare Teile des Datenmaterials in den Mittelpunkt des offenen Kodierens gestellt (Flick 2007, S. 390).

Am Ende des offenen Kodierens lag eine Fülle an Kodes, Kodenotizen und ersten Kategorieideen vor, die listenhaft und zusammenhangslos nebeneinanderstanden. In einem weiteren Schritt konnten erste Erkenntnisse zu Zusammenhängen und

Dimensionen erkannt werden, sodass von einem fließenden Übergang in das axiale Kodieren gesprochen werden kann. Gleichwohl fanden immer wieder Wechsel zwischen den einzelnen Kodierprozessen statt[51] (Strauss & Corbin 1996, S. 77).

Axiales Kodieren

Das axiale Kodieren „dient der Verfeinerung und Differenzierung schon vorhandener Konzepte und verleiht ihnen den Status von Kategorien" (Böhm 2015, S. 478). Das im offenen Kodierprozess aufgebrochene Datenmaterial wird innerhalb des axialen Kodierens neu zusammengesetzt (Breuer et al. 2018, S. 280). Hier werden Zusammenhänge dargestellt und Verbindungen zwischen den Konzepten deutlich (Mey & Mruck 2009, S. 129). Diese verbundenen Konzepte werden als (Sub-)Kategorien bezeichnet. Dabei agiert der Forschende permanent im Spannungsfeld zwischen dem „Versinken in der Datenflut und das Aufpfropfen datenfremder Kategorien" (Berg & Milmeister 2011, S. 323). Beim axialen Kodieren ist ein distanzierter Blick auf die bisher kodierten Daten notwendig (Berg & Milmeister 2011, S. 323).

Unterstützend innerhalb dieses Prozesses kann das Kodierparadigma von Strauss und Corbin eingesetzt werden (Strauss & Corbin 1996, S. 75), welches „… aus Bedingungen, Kontext, Handlungs- und interaktionalen Strategien und Konsequenzen besteht" (Strauss & Corbin 1996, S. 75). Die Bedingungen werden dabei zweigeteilt in ursächliche und intervenierende Bedingungen (Berg & Milmeister 2011, S. 322; Strauss & Corbin 1996, S. 75). Eine Analyse der Kodes im Hinblick auf das Kodierparadigma soll am Ende das zentrale Phänomen hervorbringen.

Der Prozess des axialen Kodierens lässt sich als Wechselspiel zwischen Induktion und Deduktion beschreiben. Während des Prozesses werden erste Kategorieideen aufgestellt, die man in dem zuvor offen kodierten Material zu erkennen vermag (Mey & Mruck 2009, S. 133). Anschließend wird mit Unterstützung des Vergleichens das Material nochmals auf diese Kategorieideen hin überprüft. Verglichen werden können dabei z. B. Zeitpunkte, Personen, Kontexte, Begriffe, Bedingungen, etc. (Breuer et al. 2018, S. 272).

Umsetzung des axialen Kodierens

Um offen und ungehindert an das bisher kodierte Material heranzutreten, nutzte ich das Kodierparadigma von Corbin und Strauss zunächst nicht. „Forschende fühlen sich möglicherweise eingeengt, eher behindert auf dem Weg zur *storyline*" (Berg & Milmeister 2011, S. 322; Hervorh. im Original). Je mehr Konzepte indes vorlagen und erste Kategorien formuliert wurden, desto deutlicher wurde mir, dass mit Hilfe des Kodierparadigmas eine gute Möglichkeit darin bestand, die Kategorien mit ihren Eigenschaften und Dimensionen zu konkretisieren, einzuordnen und Zusammenhänge zu verdeutlichen. Eigenschaften kennzeichnen dabei eine Kategorie z. B. die

51 Dies war beispielsweise dann der Fall, wenn neues Material (aufgrund des iterativen Forschungsprozesses) in die Datenauswertung eingeflossen ist, welches zunächst offen kodiert wurde. Je nach Abstraktionsgrad konnten teilweise schon Zusammenhänge zu bereits vorhanden Kategorien entdeckt werden, sodass die Schritte des offenen und axialen Kodierens miteinander verschwammen.

Eigenschaft Zeit. Dimensionen hingegen beschreiben eine Kategorie genauer. Meist lässt sich hierzu ein dichotomes Kontinuum nutzen (z. B. viel/wenig in Form von: viel Zeit/wenig Zeit). Weitere Dimensionen können z. B. sein: dick/dünn; hoch/niedrig; groß/klein, etc. (Strauss & Corbin 1996, S. 53).

Eine besondere Hilfe beim axialen Kodieren stellte für mich das Erstellen von Visualisierungen dar. Hierzu wurden alle Kodes mit ihren Notizen ausgedruckt, ausgeschnitten und auf einer Metaplanwand befestigt. So hatte ich die Möglichkeit, die ausgeschnittenen Kodes immer wieder neu zu sortieren, zu überprüfen und zu ordnen. Mithilfe von Pfeilen konnten erste Zusammenhänge zwischen den Kodes ermittelt werden. Dieses zuordnen und visualisieren führte ich mehrmals durch. Zusätzlich gelang es mir, erste theoretische Bezüge zu elaborieren, mit denen das Datenmaterial ergänzend erläutert und erklärt werden kann.

Im Rahmen des nächsten Kodierschrittes ging es um die Identifikation des zentralen Phänomens. Die zuvor im axialen Kodierprozess visualisierten Puzzles mündeten in weitere Visualisierungen, in denen erste Kategorien mit ihren Eigenschaften zueinander in Beziehung gesetzt wurden. Dabei wurden viele Bilder einer sich entwickelnden Theorie ausprobiert, durchdacht und erneut überarbeitet. Der Fokus des Untersuchungsgegenstandes lag für lange Zeit auf dem Erleben der Praxisanleitung. Das zentrale Phänomen „Praxisanleitung gestalten" bahnte sich erst im Laufe des axialen und selektiven Kodierens an.

Selektives Kodieren

Das selektive Kodieren findet auf einer höheren Abstraktionsebene statt und fokussiert eine Verknüpfung aller Kategorien sowie die Formulierung der Kernkategorie. Die Kernkategorie als zentrales Phänomen steht dabei im Zentrum der Theorie. Alle anderen Kategorien werden um das zentrale Phänomen – der Kernkategorie – angeordnet und in Bezug gesetzt (Flick 2007, S. 397; Strauss 1998, S. 107; Strauss & Corbin 1996, S. 94). „Im Theorieentwurf findet nun eine Unterscheidung zwischen *Zentrum* und *Peripherie* statt" (Breuer et al. 2018, S. 285, Hervorh. im Original). Interessante Konzepte müssen leider häufig bei Seite gelegt werden[52], da sie bei der Entwicklung der Kernkategorie oftmals nur eine Nebenrolle spielen. Folglich muss sich der Forschende der Herausforderung stellen, einerseits interessante Kategorien zu fokussieren und auszuarbeiten. Andererseits müssen möglicherweise andere Kategorien weggelassen werden.

> „Das *Loslassen* von Theorie-Komponenten kann für den Forschenden eine schmerzhafte Angelegenheit sein – hat er doch u.U. viel Zeit und Mühen auf deren Entwicklung und Ausarbeitung verwendet. Neben dem *Fokussieren* gehört auch das *Weglassen* zum Kerngeschäft der Arbeit unter den R/GTM-Forschungsstil (…)" (Breuer et al. 2018, S. 285; Hervorh. im Original).

52 Auch innerhalb der hier vorliegenden Forschungsarbeit mussten interessante Konzepte leider bei Seite gelegt werden. Es gab Hinweise, die auf eine „Verdinglichung" des Patienten während der Praxisanleitung schließen lassen. Dieses Phänomen wurde zugunsten der Fokussierung des zentralen Phänomens „bei Seite" gelegt und könnte als Grundlage für weitere Forschungen fungieren. Ein bei Seite legen fand erst im Rahmen des selektiven Kodierens statt. Es fiel schwer, solch interessante Konzepte nicht weiter zu verfolgen.

Das abschließende Modell, welches sich aus diesem Kodierschritt ergibt, wird in einer übersichtlichen Grafik dargestellt (Breuer et al. 2018, S. 285). Im Anschluss erfolgt die Ausarbeitung einer logischen Struktur, eines Erzählbogens, um die Theorie textlich auszugestalten, und eine Geschichte zu erzählen (Breuer et al. 2018, S. 285). „Das selektive Kodieren steht also wesentlich im Dienst der „Er-Findung" der *story line.* Zentrale Operationen beim Erfinden der Geschichte sind das Festlegen der Kernkategorie, die erste Explizierung des Erzählbogens und die Ausformulierung der Geschichte" (Berg & Milmeister 2011, S. 325). Grundlagen für diese Geschichte ist die Entwicklung eines rotes Fadens, der es ermöglicht, die Kernkategorie mit ihren in Beziehung gesetzten Kategorien analytisch zu erläutern (Strauss & Corbin 1996, S. 98).

Umsetzung des selektiven Kodierens

Das Ergebnis dieses selektiven Kodierens – Das Finden der Schlüsselkategorie – erreichte ich erneut durch das Erstellen von Visualisierungen, die mehrfach durchdacht und überprüft wurden. Eine Unterstützung innerhalb des Prozesses des Fokussierens erhielt ich durch die verschiedenen Doktorandenkolloquien, in denen die Ergebnisse des axialen und selektiven Kodierens in Form von Graphiken vorgestellt wurden. Im gemeinsamen Diskurs konnten erste Ideen einer Schlüsselkategorie und folglich Schwerpunkte für die weitere Datenanalyse ermittelt werden.

Innerhalb des selektiven Kodierens war es mir ein Anliegen, dass neben der sogenannten „scientific communitiy" auch Personen aus der Pflegepraxis (v. a. Praxisanleitende, Lernende, Pflegekräfte, Leitungspersonal) mit der vorliegenden Arbeit erreicht werden. Dies liegt vor allem darin begründet, dass ich während meiner Beobachtungen viele Interessensbekundungen am Ergebnis dieser Arbeit erhalten habe. Demzufolge war es mir wichtig, innerhalb der sogenannten Storyline einen Stil zu finden, der beide Lesergruppen (Wissenschaftler und Akteure der Pflegepraxis/Pflegebildung) anspricht und sowohl die wissenschaftliche Auseinandersetzung darlegt als auch eine Bildhaftigkeit der Ergebnisse zulässt. Das Resultat des selektiven Kodierens in Form einer Kernkategorie bzw. die Darlegung der entstandenen Theorie in Form einer Grafik mit zugehöriger Storyline ist dem Ergebnisteil der vorliegenden Arbeit zu entnehmen (Kap. 5).

Der Blick auf das Fremde

Innerhalb der Datenauswertung kann eine potenzielle Befremdungsstrategie dadurch erreicht werden, dass geschaut wird, wie das „doing being" tatsächlich geht (Breidenstein et al. 2020, S. 34). Beim „doing being" geht es darum zu schauen, wie Emotionen zeigen geht, wie das „Sein" bestimmter Rollen geht. Dies bedeutet, auch bereits vorhandene Vorinterpretationen eher in eine objektive Beschreibung zu überführen. „Sacks lenkt die Aufmerksamkeit auf diese zugrunde liegenden Produktionspraktiken, indem er vor das intuitiv wahrgenommene ein »doing being« setzt." (Bergmann 2015, S. 61, Hervorh. im Original). Auf diese Weise ist eine distanziertere Perspektive auf die Gefühlswelt oder bestimmte Rollen der Handelnden möglich (Sacks 1984).

In der zugrunde liegenden Arbeit zog ich Fragen hinzu wie: Wie geht das Praxisanleitendersein? Wie geht das Lernendensein?

Diese Herangehensweise ermöglichte einen distanzierteren Blick meiner Person zum Datenmaterial und machte es möglich, das Typische oder auch Untypische des *Anleitenden-Seins* oder des *Lernenden-Seins* zu eruieren. Gleichzeitig ermöglichte der fremde Blick von Forschenden anderer Disziplinen innerhalb von Interpretationssitzungen einen distanzierteren Blick auf das eigene Datenmaterial. Somit konnten für mich relativ alltägliche Situationen und Interaktionen reflektiert und auf das Fremde hin überprüft werden.

Folgender Eintrag aus meinem Forschungstagebuch, welcher nach einer Zoom-Interpretation mit drei weiteren Forschenden gemacht wurde, verdeutlicht dies.

> *Auszug aus dem Forschungstagebuch zur Zoom-Interpretation vom 14.07.2020 zu Stat_03_Beobachtung:*
>
> *Praxisanleiterin Yvonne berichtet erneut von Herrn Z. Dieser kam mit einer gastrointestinalen Blutung und habe dann eine Stanze bekommen und danach „heftigst geblutet". Dieser habe gestern „ne Colo" gehabt. Praxisanleiterin Yvonne wisse jedoch nicht, was dabei herausgekommen sei. Hier müsste die entsprechende Ärztin nochmals gefragt werden. Herr Z. sei zeitlich „ein bisschen tüddelig" und sei in der Nacht auch aus dem Bett gefallen. Er bekomme heute noch mal ein „CT Becken und LWS" – dafür müsse er aber nicht nüchtern bleiben. Zuhause käme ein Pflegedienst zur Versorgung. „Ich hatte ihn am Wochenende unten rum im Bett und dann in 'ner Waschecke. (Stat_03_Beobachtung, Pos. 120-128)*
>
> *»Heute haben wir in der Sitzung viel gelacht. Während K. und ich uns im Feld der Pflege auskennen und der Auszug aus dieser Beobachtung für uns alltäglich war, haben sich M. und P. köstlich über die Sprache, die bei einer Übergabe gesprochen wird, amüsiert und gleichzeitig interessante Aspekte benannt: Es scheint normal zu sein, mit umgangssprachlichen Ausdrücken (selbst innerhalb des Kontakts mit einer Lernenden und innerhalb einer Praxisanleitung) zu arbeiten: „heftigst geblutet", „ein bisschen tüddelig" „am Wochenende unten rum im Bett", sind Ausdrücke, die scheinbar nur im Feld/im Kontext verstehbar sind, für Außenstehende aber völlig unverständlich bleiben, insofern sie nicht genauer erklärt werden. Die Lernende und die Praxisanleitende sprechen aber scheinbar die gleiche Sprache. Die Lernende stellt bezüglich dieser Ausdrücke keine Fragen – sie scheinen alltäglich zu sein. Gleichzeitig bleibt jedoch unklar, was „heftigst geblutet" genau bedeutet oder wie sich „ein bisschen tüddelig" zeigt. P. stellt die Frage, ob nicht gerade in Anleitungssituationen auf eine korrekte Sprache geachtet werden müsse.*
>
> *„Am Wochenende unten rum im Bett", war besonders erheiternd. M. und P. äußerten erstmalig Assoziationen mit einem Bordell. K. und mir hingegen war völlig klar, dass der Intimbereich und das Gesäß von Herrn Z. am Wochenende im Bett gewaschen wurden (Auszug Forschungstagebuch)« (Stat_03_Beobachtung: Fremde Sprache (Zoom-Interpretation vom 14.07.2020; Forschungstagebuch/Memo).*

4.6.2 Computergestützte Datenauswertung

Die Aufbereitung und Auswertung des Datenmaterials fand mit der Software MAXQDA statt. Da sich die Aufbereitung und Auswertung über mehrere Jahre hinzog, wurden die Versionen MAXQDA 2018 und MAXQDA 2020 genutzt. Mit Unterstützung dieses Programms konnten die Interviews transkribiert und die Beobachtungsprotokolle hinterlegt werden. Zusätzlich ermöglichte die Software eine Verwaltung und Systematisierung bezüglich des Materials. So können die Datensätze zum einen nach Fällen sortiert werden: Stat_01; Stat_02; Stat_02; Frei_01; Frei_02 und Frei_03 und zum anderen ist eine Anordnung nach der jeweiligen Erhebungsart, also Interviews und Beobachtungsprotokolle, möglich.

Das aufbereitete Datenmaterial wurde offen kodiert. Die offenen Kodes sind zunächst ohne Farbgebung entstanden. Im weiteren Schritt des axialen Kodierens wurden diese noch farblosen Kodes den unterschiedlichen (Sub)Kategorien zugeordnet. Jede erhielt eine andere Farbe, sodass eine gute Übersicht über die unterschiedlichen (Sub)Kategorien möglich war. Auch bezogen auf konkrete Textabschnitte wurde die Vielfalt von Kategorien, die innerhalb dieses Abschnittes eruiert werden konnten, ersichtlich. Die Kategorien und Kodes, die aus dem gesamten Datenmaterial entstanden sind, wurden in einem einheitlichen Kode- und Kategoriensystem organisiert. Innerhalb dieses Kode- und Kategoriensystems war es möglich, nach Überschneidungen, Ähnlichkeiten, Auffälligkeiten und Unterschieden zwischen den unterschiedlichen Transkripten und Protokollen zu suchen. Diese Vorgehensweise ließ auch einen Blick auf die Perspektiven Lernender und Praxisanleiter zu, sodass eine Kategorie/ein Kode auch aus den unterschiedlichen Blickwinkeln überprüft werden konnte. Förderlich innerhalb des axialen Kodierens war das Anlegen von Memos. MAXQDA ermöglicht das Anlegen von Memos an unterschiedlichen Stellen. Postskripte in Form von Memos wurden meist der Erhebung an sich zugeordnet: Das Postskript zu Frei_01 wurde im Memo zum Datensatz Frei_01 hinterlegt. Zusätzlich konnten Kode- und Kategorie-Memos angefertigt und entsprechend systematisiert werden. Sie erhielten neben einer Beschreibung des jeweiligen Kodes/der Kategorie teilweise auch theoretische Ideen oder Literaturvorschläge, die im weiteren Forschungsverlauf berücksichtigt werden sollten.

Ein weiterer Vorteil der Software war das mehrmalige Hören des Interviews bzw. einzelner Passagen. Die Interviews wurden allesamt mit Zeitmarken transkribiert, sodass innerhalb der Datenanalyse ein erneutes Hören des entsprechenden Interviewteils möglich war und die Interpretation dadurch erleichtert wurde. So beinhalten Tonfall und Tonhöhe häufig weiterführende, interessante Informationen, als es allein die Textstelle vermag.

Innerhalb des axialen und selektiven Kodierens in Form von Visualisierungen kam MAXQDA an seine Grenzen, sodass die Druckfunktion von Kodelisten und Memos genutzt wurde. Auf diese Weise konnte das Material kontinuierlich neu systematisiert und überprüft werden, wenngleich dieser Prozess analog – mithilfe der ausgedruckten Kodes und Kategorien – an einer Metaplanwand vollzogen wurde.

Mit der Auswertungssoftware wurde ein effektiver Umgang mit den Daten- und Kodemengen aus dem Material erreicht, die ein systematisches Vorgehen erleichterten und ökonomischer machten. Dennoch sei darauf hingewiesen, dass der *„kreative Forschergeist"*, welcher die Daten durchdringt, Kategorien und Modelle entwickelt, nicht durch eine Software ersetzt werden kann (Breuer et al. 2018, S. 319).

4.7 Unterstützende Elemente im iterativen RGTM-Forschungsprozess

4.7.1 Memoing

Die Arbeit mit der RGTM erfordert die kontinuierliche Weiterentwicklung der durchgeführten Erhebungsmethodik sowie die Arbeit mit potenziellen theoretischen Bezügen, die zum Datenmaterial bzw. zu möglichen Ergebnissen ergänzend hinzugezogen werden können. Memos begleiten den gesamten Forschungsprozess und halten u. a. Gedanken, Modellentwürfe, Kategorienotizen und Erfahrungen fest (Breuer et al. 2018, S. 175). Im Rahmen des iterativen Forschungsprozesses, der mit einem ständigen Wechsel von Datenerhebung und Datenauswertung einhergeht, ist das Schreiben von Memos – auch zur eigenen Nachvollziehbarkeit der bisherigen Forschungsarbeit – unabdingbar. „Für die Arbeit werden verschiedene Memoarten unterschieden, z. B. Planungsmemos und Methodenmemos, zentral aber sind vor allem jene Memos, in denen die sich herausbildende Theorie skizziert wird und Kategorienbeschreibungen (als Konzeptarbeit) geleistet werden" (Mey & Mruck 2011, S. 26). Die unterschiedlich genutzten Memoarten, wie sie im oberen Zitat genannt und auch angelegt wurden, werden im Folgenden kurz erläutert.

Die Anlage der Methodenmemos

Innerhalb der teilnehmenden Beobachtungen und auch der Interviews konnten bereits nach der ersten Erhebung und Datenaufbereitung potenzielle Verbesserungen abgleitet werden, die es im weiteren Verlauf der Datenerhebung zu berücksichtigen gab. So fiel beispielsweise bei der Interpretation des ersten Beobachtungsprotokolls auf, dass ich in meiner Rolle als Beobachterin häufig noch durch die „Brille der Lehrenden"[53] schaute. Ich notierte u. a. mit, ob eine Pflegehandlung richtig durchgeführt wurde. Zusätzlich nutzte ich innerhalb des Protokolls häufig den beruflichen Fachterminus, den nur ausgebildete Fachkräfte verstehen würden. Im Methodenmemo konnte ich dies ausführen und reflektieren. Gleichzeitig überlegte ich, wie ich die Beobachtung und dessen Protokollierung ändern könnte. Dabei notierte ich mir Merksätze oder Stichpunkte, die es in folgenden Erhebungen zu berücksichtigen galt (wie z. B. vermehrt auf die Interaktion zwischen Praxisanleitenden und Lernenden achten). Besonders hilfreich waren hier die interpretativen Forschungsgemeinschaften, in denen neben des Kodierprozesses auch methodische und methodologische

53 Vor Erstellung der Qualifikationsarbeit war die Forscherin als Lehrende und Praxisbegleitende an einer Schule für Pflegeberufe tätig.

Aspekte diskutiert werden konnten und dann in das Schreiben eines entsprechenden Memos mündeten.

Die Anlage der Planungsmemos

Bei der Erstellung meiner Planungsmemos habe ich v. a. Zeitpläne und Termine fixiert. Dabei ging es zum einen darum, einen Schreibzeitplan zu entwickeln, in dem ich festhielt, wann ich welches Kapitel schreiben wollte. Zum anderen bezogen sich diese Memos auf notwendige Telefontermine für anstehende Erhebungen, nachdem ein Erhebungsplan fertiggestellt war.[54] Je weiter der Forschungsprozess voranschritt und die Abgabe der vorliegenden Qualifikationsarbeit zeitlich absehbarer wurde, desto konkreter wurden diese Planungsmemos. Sie umfassten genaue Zeitpläne, eigens gesetzte „Deadlines" für geschriebene Kapitel und eine feste Terminierung für die Abgabe der angefertigten Dissertation.

Die Anlage der theoretischen Memos

Strauss & Corbin (1996, S. 169) verstehen unter dem Begriff der Memos „schriftliche Analyseprotokolle, die sich auf das Ausarbeiten der Theorie beziehen". Häufig erfordert das Schreiben theoretischer Memos eine Unterbrechung des Kodierprozesses (Strauss 1998, S. 151). Dies war in der vorliegenden Forschungsarbeit ebenfalls notwendig. Während des Kodierens fielen Zusammenhänge zwischen Kodes oder auch Kategorien auf, die notiert werden mussten. Ebenfalls konnten Auffälligkeiten oder Hypothesen, denen im weiteren Verlauf der Forschung nachgegangen werden sollte, festgehalten werden. Je weiter der Forschungsprozess fortgeschritten war, desto umfangreicher wurden die theoretischen Memos. So flossen nützliche Literaturquellen oder visualisierte Modellskizzen in die theoretischen Memos ein. Sie stellten innerhalb des Kodierens, v. a. im Hinblick auf die Entwicklung der Schlüsselkategorie, die Grundlage dar. Ebenso ermöglichten sie mir ein Festhalten von möglichen theoretischen Bezügen, denen ich im weiteren Verlauf der Forschung nachgehen wollte (Böhm 2015, S. 477).

Die Anlage des persönlichen Forschungstagebuches

Das Forschungstagebuch wurde zu einem kontinuierlichen Begleiter während des Forschungsprozesses. Es begleitete mich in jedem promotionsbegleitenden Seminar und vor allem in den Interpretationssitzungen. In meinem Forschungstagebuch hielt ich Ideen fest, die später in Memos überführt werden sollten. Termine für interessante Seminare, Inspirationen durch andere Arbeiten, Gedanken, Gefühle oder auch nächtliche Grübeleien fanden Einzug in mein Forschungstagebuch, wie Girtler (2009, S. 63) es vorschlägt. Breuer et al. (2018, S. 174) beschreiben das Forschungstagebuch als „*Erinnerungsspeicher*" (Hervorh. im Original), als ein „Hilfsmittel gegen

54 Es sei darauf hingewiesen, dass die Planungen, wie sie zu Beginn der Dissertation aussahen, mehrmals verworfen und wieder korrigiert werden mussten.

das Vergessen" (Breuer et al. 2018, S. 174). Es ermöglicht ein Eintauchen in den Forschungsprozess und einen retrospektiven Blick des eigenen Weges.

4.7.2 Interpretative Forschungsgemeinschaften

Die von Breuer et al. (2018, S. 320) empfohlenen Interpretationsgruppen unterstützten auch mich innerhalb dieser Studie auf dem Weg zum Endergebnis. Zusätzlich fungierten die Interpretationsgruppen und Doktorandenkolloquien als eine Form der Selbsthilfe auf dem Weg zum Doktortitel (Mruck & Mey 1999, S. 296).

Dennoch waren zu Beginn des Forschungsvorhabens zur Konkretisierung der Fragestellung und der Festlegung des zu beforschenden Feldes, zunächst fachliche Austauschgruppen hilfreich. Innerhalb dieser Diskussionen ließen sich am Ende Lernende und Anleitende als zu beforschende Gruppe bestimmten. Um eine Vergleichbarkeit der institutionellen Rahmenbedingungen zu erreichen und innerhalb der Forschung zu berücksichtigen, wurde das Feld der Akutpflege festgehalten.[55]

In der weiteren Forschungsarbeit hingegen, v. a. innerhalb des offenen und axialen Kodierens wurde deutlich, dass besonders fachfremde Forscher eine andere Perspektive auf das Datenmaterial hatten. Sie verfügten über weniger Präkonzepte bezüglich des Forschungsfeldes, was ihnen einen offeneren Blick auf das Datenmaterial ermöglichte. Dieser offenere Blick ließ andere Lesarten, Kodierungen oder auch vertiefte Fragen zu, welche bisher nicht berücksichtigt wurden. »Blinde Flecken« meinerseits wurden entdeckt und führten zu Verwirrungen und Irritationen. Demzufolge war ich dazu angehalten, diese Verwirrungen und Irritationen stetig zu reflektieren und neu zu überdenken. Während oder nach den Sitzungen (die nach Rücksprache mit den Sitzungsteilnehmern teilweise aufgezeichnet wurden) entstanden Memos, die die kodierten Textabschnitte betrafen. Beispielhaft wird hier ein Memo aus einer Skype-Interpretationssitzung dargestellt:

> *»Heute ging es um die Funktionen von Räumen in Krankenhäusern, die für eine Anleitungssituation wichtig sein könnten. Dabei wurde deutlich, dass für (geplante) Anleitungssituationen die Räume scheinbar umfunktioniert werden. Aus einem Tagesraum, der eigentlich als Aufenthaltsraum für Patienten fungiert, wird ein „Beratungsraum" gemacht. Ebenso wird mit dem „Bitte-nicht-stören"-Schild vor der Tür anderen Patienten und Angehörigen der Zutritt zu diesem Raum verwehrt. Wie lange hat dieses Schild dort schon gehangen, damit der Raum auch wirklich frei ist? Der Raum wird für die geplante Lernsituation einfach „umfunktioniert". Dieses „Umfunktionieren" wird auch nicht in Frage gestellt. Folgende Fragen stellen sich mir: Wie hätte eine solche*

55 Experten des Feldes sind die zugrunde liegenden Rahmenbedingungen und gesetzliche Grundlagen bekannt. Somit konnte auch die Fragestellung leichter erarbeitet werden. Experten erkannten das Forschungsdesiderat auf diesem Gebiet. Bei fachfremden Personen hingegen musste ich oftmals die Rahmenbedingungen und den berufspolitischen Diskurs, der damit verbunden ist, erläutern. Gleichwohl erschien auch eine Diskussion mit berufsfernen Forschern unterstützend, da sie mir dabei halfen, die Fragestellungen zu schärfen, um sie verstehbarer zu machen.

> *Situation im Pflegealltag ausgesehen? Kann ich im Pflegealltag davon ausgehen, dass der Raum frei zugänglich ist? Wieso ist das „Umfunktionieren“ von Räumen für diese Form der Praxisanleitung so legitim?« (Frei_02_Beobachtung: Raumdiskussion (Skype-Interpretation am 16.10.2019, Memo))*

Ich nutzte unterschiedliche Formen des Austausches mit anderen Gruppen. So konnte eine analoge und eine digitale Interpretationsgruppe (via Skype) über die Mailingliste des Instituts für qualitative Sozialforschung gefunden werden. Die Arbeit in beiden Interpretationsgruppen gestaltete sich sehr ähnlich: Der Materialgeber wurde bereits frühzeitig benannt bzw. ein feststehendes Rotationsverfahren genutzt. Der Materialgeber war dazu aufgefordert, sein Datenmaterial etwa drei Werktage vor einer Interpretationssitzung via E-Mail zu versenden. Die anderen Mitglieder hatten die Aufgabe, das Material zu bearbeiten. Vor den Sitzungen wurde ein Moderator festgelegt, der auch die Zeit im Blick behielt. Nach einer beginnenden Befindlichkeitsrunde, in der sowohl private als auch dissertationsbezogene Anliegen angesprochen werden konnten, hatte der Materialgeber die Möglichkeit, in sein Material einzuführen und Fragen an das Material zu stellen, die im Kodierprozess im Fokus stehen sollten. Ungefähr 15 Minuten vor Sitzungsende wurden abschließende Fragen zum Material geklärt. Beendet wurden die Interpretationssitzungen mit einer auf die Sitzung bezogenen Abschlussrunde.[56] In beiden Interpretationsgruppen fanden zum Teil auch Sitzungen statt, die sich ausschließlich mit methodologischen und methodischen Fragen beschäftigten.

Zusätzlich wurden innerhalb der analogen Interpretationsgruppe Online-Pomodoros[57] zum konzentrierten Schreiben durchgeführt, während sich die Skype-Interpretationsgruppe zu ganzen „Schreibwochen“ analog in angenehmer Atmosphäre traf.

Innerhalb von verschiedenen Doktorandenkolloquien wurden Ergebnisse des axialen und selektiven Kodierens vorgestellt. Ziel war hier die Gewährleistung der „intersubjektiven Nachvollziehbarkeit“ (Steinke 2015, S. 324) (siehe hierzu Kap. 4.9). Ebenso unterstützten die Doktorandenkolloquien einerseits die Reflexion und Validierung des eigenen Forschungsprozesses und damit verbundenen notwendigen Änderungen oder Überarbeitungen der bisherigen Arbeiten. Andererseits eröffneten sie auch den Blick in die Zukunft und folglich die Planung weiterer Schritte.

Die Zusammenarbeit mit anderen Forschern ermöglicht einen offeneren Blick auf das Forschungsfeld und gestaltete den „*kreativen Forschergeist*“ (Breuer et al.

---

56 Zu den Chancen und Grenzen einer Online-Interpretationsgruppe siehe u. a. Albrecht-Ross et al. (2016).

57 Die Online-Pomodoros waren besonders in Corona-Zeiten hilfreich. Sie ermöglichten das Schreiben zu festgelegten Zeiten mit anderen Forschenden. Da ein analoges Treffen wegen der Kontaktbeschränkungen und Hygieneregeln nicht möglich war, entwickelte sich diese Form des Arbeitens. Die Pomodorotechnik ist eine Zeitmanagementmethode, die für viele Aufgaben genutzt werden kann. Ein Arbeitsslot beinhaltet in der Regel 25 Minuten konzentrierten Arbeitens. Danach erfolgt eine fünfminütige Pause. Meistens wurden drei bis vier Arbeitsslots geplant. Nach der letzten Arbeitsphase erfolgte in der Regel eine kurze Abschlussrunde bezüglich des Arbeitserfolges.

2018, S. 319) mit und aus. Zusätzlich ermöglichten sie die Gewährleistung und Sicherung der Gütekriterien qualitativer Forschung (hierzu Kap. 4.9).

4.8 Leitende Prinzipien des RGTM-Forschungsprozesses

Da bereits Erfahrungen und Vorannahmen bezüglich des Forschungsfeldes vorlagen, ist die Entscheidung für die RGTM gefallen. Diese Art der Grounded Theory lässt eine Theoriegenerierung unter kontinuierlicher Selbstreflexion und der Auseinandersetzung mit der eigenen Subjektivität zu. Präkonzeptuelle Vorstellungen, Hintergrundwissen über das zu beforschende Feld oder auch Emotionen, die sich innerhalb der Datenerhebung und -auswertung zeigen, werden in einem Forschungstagebuch oder in den Memos notiert und sowohl alleine oder innerhalb von Doktorandenkolloquien und Interpretationsgruppen diskutiert und reflektiert (Breuer et al. 2018).

Breuer, Mey & Mruck (2011) konstatieren zur Arbeit mit der RGTM zwei Prinzipien: Die Subjektivität und die Selbstreflexivität. Innerhalb der qualitativen Sozialforschung werden häufig Datenerhebungsmethoden genutzt, welche die Interaktion mit den Akteuren des zu beforschenden Feldes beinhaltet. Dies können u. a. Interviews, Gruppendiskussionen oder Beobachtungen sein (Flick 2007; Flick, Kardorff & Steinke 2015; Lamnek & Krell 2016), welche die Selbstreflexivität – auch mit der Subjektivität, mit der Daten erhoben und interpretiert werden – notwendig machen.

Im Folgenden werden die leitenden Prinzipien, welche das vorliegende RGTM-Forschungsvorhaben geleitet und mitgestaltet haben, erläutert und ihre Anwendungs- bzw. Umsetzungsformen skizziert.

4.8.1 Selbstreflexivität und Subjektivität

Da eine vollkommene Loslösung vom Forschungsfeld, wie bereits beschrieben, nicht möglich war, und die teilnehmenden Beobachtungen und Interviews (siehe hierzu Kap. 4.6) in einem Kontext stattgefunden haben, welcher bereits bekannt war, erfolgte nach jeder Erhebung (teilnehmende Beobachtung mit zugehörigen Interviews) die Anfertigung eines Memos in Anlehnung an ein Postskript (Kruse 2015, S. 278–280). Innerhalb dieses Postskripts wurden beispielsweise die Atmosphäre der Erhebungen, besondere Störungen, Emotionen, die wahrgenommen wurden oder auch eigene Einstellungen, notiert.

Dabei konnte bemerkt werden, dass die Selbstreflexivität als Prozess zu verstehen ist, der sich stetig weiterentwickelt. Während innerhalb der ersten Erhebung ein sehr kurzes Memo angefertigt wurde bzw. dies auch noch sehr unstrukturiert stattfand, wurde dazu übergegangen, mit jeder weiteren Erhebung Sprachaufnahmen vorzunehmen, in denen Emotionen, Einstellungen oder Erwartungen zusätzlich mündlich formuliert wurden. Dies fand zunächst direkt vor Erhebungsbeginn mithilfe eines Diktiergerätes und nach Erhebungsende noch am Erhebungsort in einem geschlossenen Raum statt. Diese Aufzeichnungen ermöglichten neben der Darstellung des eigenen Geisteszustandes auch kleine Einschübe von verbalen Beobachtungsnotizen und Dialogen zwischen den Teilnehmenden, die später im Beobachtungsprotokoll festgehalten werden sollten. Die Sprachaufnahmen wurden nach der Erhebung verschriftlicht und flossen, je nach inhaltlicher Ausprägung, in die Formulierung von Memos, das Beobachtungsprotokoll oder das Forschungstagebuch ein.

Ebenso konnten situative Einflüsse bedingt durch die eigene Person notiert werden. So bot sich die Möglichkeit, eigene Gefühle oder Einflussnahmen im Kontext der Situation zu betrachten, zu interpretieren und selbstreflexiv zu beleuchten. Besonders durch die Arbeit in Forschungsgemeinschaften (hierzu Kap. 4.7.2) wurden dergestalt Einflüsse oder der bereits vorhandene Berufsjargon[58] meinerseits offengelegt, der gelegentlich auch unbeabsichtigt Einzug in die Beobachtungsprotokolle hielt. Breuer et al. (2011, S. 441–444) haben entlang des Forschungsprozesses inspirierende Fragen zur Selbstreflexion aufgestellt, die es ermöglichten, meine Präkonzepte, Haltungen und Werte nochmals genauer in den Blick zu nehmen.

Zu Beginn meines Forschungsvorhabens zählte zu den eigenen persönlichen Vorannahmen beispielsweise eine kritische Vorstellung über die Praxisanleitung im Pflegealltag von nicht freigestellten Anleitenden. Dies war durch meine Tätigkeit als Lehrende und als berufspolitisch Interessierte bedingt. Die wenig vorhandene Zeit für die Anleitendentätigkeit, auch bedingt durch den Personalmangel in der Pflege, veranlassten mich zu glauben, dass ausschließlich die Praxisanleitung durch einen freigestellten Praxisanleitenden positiv erlebt wird. Die Bewusstwerdung dieses Präkonzeptes, auch bedingt durch den Austausch mit anderen Forschenden, war notwendig, um ein echtes Verständnis über die Chancen und Grenzen der Praxisanleitung im Kontext der unterschiedlichen Rahmenbedingungen überhaupt zuzulassen.

4.8.2 Im Spannungsfeld zwischen Fokussierung und Offenheit

Offenheit kann als weiteres Prinzip innerhalb der qualitativen Forschung benannt werden. Zusätzlich wird sie in vielfachen Veröffentlichungen als leitende Bedingung betont (Breuer et al. 2018, S. 92; Lamnek & Krell 2016, S. 33; Strauss & Corbin 1996, S. 11). Breuer et al. (2018, S. 92) verdeutlichen, dass „die gedankliche Offenheit und Entdeckungsfreude […] den eigenen Fähigkeiten und Interessen entsprechen (soll)". Für mich als Forscherin bedeutete dies, dass zunächst unvoreingenommen an das Feld herangetreten wurde: Es wurden einige Aspekte protokolliert, die später kaum Einzug ins Material hielten. Ebenso sind in den ersten Interviews viele Fragen gestellt worden, um ein breiteres Feld erkunden zu können.

---

58 Vor allem in den ersten Beobachtungsprotokollen war viel Expertenwissen enthalten, welches für mich selbstverständlich war. Auch Strukturen des Arbeitens wurden von mir zunächst nicht hinterfragt. Erst durch die Arbeit mit anderen Forscherinnen und Forschern wurde mir deutlich, dass dieser Berufsjargon und vorhandene Strukturen aufgeschlüsselt und auf seine Gültigkeit hinterfragt werden müssen.

Im Laufe des Forschungsprozesses wurde die Notwendigkeit der Fokussierung deutlich. Gleichwohl bestand auch genau darin die Schwierigkeit: Mit wie viel Offenheit kann oder muss dem Feld und dem Datenmaterial gegenübergetreten werden und was ist genau zuträglich für die Beantwortung der Forschungsfragen bzw. – innerhalb der Datenauswertung – der Kategorienfindung und -sättigung?

Je weiter der Forschungsprozess voranschritt, desto mehr Fokussierung zur Beantwortung der Forschungsfragen bzw. zur Erkundung der bis dahin eruierten Phänomene wurde notwendig. So wurden im Laufe des Forschungsprozesses Beobachtungsschwerpunkte gesetzt oder konkrete Nachfragen im Rahmen der Interviews gestellt, die inhaltlich auf bereits entwickelte Kategorien abgestimmt waren. Dies resultierte auch aus der Limitation der eigenen Beobachtungsressourcen, „… da nicht alle Aspekte einer Situation gleichzeitig erfasst (und notiert) werden können" (Flick 2007, S. 289). So ergab sich die Möglichkeit, nach einer anfänglich sehr breit angelegten Beobachtung mehr in die Tiefe zu gehen. Eine Fokussierung konnte auch beim „Aufbrechen" des Datenmaterials beobachtet werden. So wurden im fortlaufenden Forschungsprozess bereits eruierte Phänomene besonders in den Blick genommen, um sie weiter zu vertiefen. Dies führte dazu, dass das Spannungsfeld zwischen notwendiger Offenheit und Fokussierung kontinuierlich aufrecht erhalten blieb, da auch die Unsicherheit bestand, besonders interessante Phänomene nicht zu erkennen.

Dennoch war es weiterhin erforderlich, den Beobachtungssituationen, den Forschungsteilnehmenden, den Erhebungsmethoden (Lamnek & Krell 2016, S. 34) sowie dem Datenmaterial offen gegenüberzutreten und sich auch ein Stück weit vom Feld[59] leiten zu lassen. Als besonders unterstützend wurden hier die Interpretationsgruppen und Doktorandenkolloquien wahrgenommen. Sie halfen dabei, die Perspektiven zu erweitern, andere Lesarten zu erkennen, Präkonzepte und Selbstverständlichkeiten zu erfassen. Häufig löste dies die u. a. von Breuer et al. (2018, 92 & 93) beschriebenen Emotionen aus, die innerhalb der Arbeit mit der RGTM notwendig sind, wie beispielsweise Verwirrung, Neugierde und die Ungewissheit, wie mit den erhobenen Daten weiter gearbeitet kann. Erste Ideen zum Umgang mit solchen Irritationen oder zur weiteren Verarbeitung der Daten konnten dabei in Form von Memos (hierzu Kap. 4.7.1) festgehalten werden.

4.9 Gütekriterien der Grounded-Theory-Methodologie

Studien mit qualitativen Forschungscharakter sind meist „gegenstands-, situations- und milieuabhängig" (Steinke 2015, S. 323). Demnach ist eine Standardisierung von qualitativen Forschungsdesigns sowohl bezüglich ihrer Methodik als auch ihrer Auswertung kaum möglich. Zugleich steht diese Standardisierung im Widerspruch zum

59 Dies wird u. a. in der Anrede innerhalb der Interviews deutlich. In einigen Arbeitsbereichen wurden alle dortigen Kolleginnen und Kollegen geduzt. Ich ließ mich von den Gepflogenheiten des jeweiligen Arbeitsbereiches leiten und nutzte nach Rücksprache ebenfalls diese Anredeform. In anderen Arbeitsbereichen wiederum wurde die Anrede mit Herr/Frau und Nachname verwendet. Auch hier passte ich mich den Gepflogenheiten der Situation/des Feldes an.

eigentlichen Ziel der qualitativen Forschung, welche eine Theorie aus der Realität entstehen lassen möchte. Dies erfordert die Auseinandersetzung mit der Realität und ihrer Akteure mittels unterschiedlicher Erhebungsmethoden und Auswertungsverfahren (Lamnek & Krell 2016, S. 140). Die quantitative Forschung hingegen möchte eine bereits bestehende Theorie falsifizieren oder verifizieren. Die Theorie ist bereits vorhanden, wenn der quantitative Forscher mit seinen Forschungen beginnt. Dabei sind die Daten statistisch auswertbar mit dem Ziel, ein verallgemeinerbares vom Forscher unabhängiges und folglich objektives Ergebnis zu erhalten (Lamnek & Krell 2016, S. 140). Dies steht dem qualitativen Forschungsansatz konträr gegenüber, geht es hier doch um das subjektive Erleben der Akteure im Forschungsfeld, um die Exploration konkreter Handlungen und Verhaltensweisen und damit verbunden die (in Verbindung mit theoretischen Bezügen mögliche) Darstellung von Einzelfällen (Kelle & Kluge 2010, S. 10).

> „Die klassischen Gütekriterien der quantitativen Forschung sind *Objektivität, Reliabilität* sowie *interne Validität* und *externe Validität* (Generalisierbarkeit). In der qualitativen Sozialforschung ist man sich relativ einig darüber, dass diese Gütekriterien aufgrund der erkenntnistheoretischen und methodologischen Grundannahmen nicht angewendet werden können" (Kruse 2015, S. 55, Hervorh. im Original).

Aus diesem Grund schlägt Steinke (2015, S. 319–331) andere Kriterien vor, mit deren Hilfe ein qualitatives Forschungsdesign überprüft werden kann.

Intersubjektive Nachvollziehbarkeit anstatt intersubjektiver Überprüfbarkeit wird von Steinke (2015, S. 324) als erstes Kriterium konstatiert. Auch Kruse (2015, S. 55) bezeichnet die Intersubjektivität als „zentrales Qualitätskriterium der qualitativen Sozialforschung". Dieses kann durch drei unterschiedliche Verfahren gewährleistet werden: Die *Dokumentation des Forschungsprozesses* (Steinke 2015, S. 324, Hervorh. im Original) beinhaltet zunächst die schriftliche Niederlegung der Datenerhebung und Datenauswertung mitsamt der zugrunde liegenden Transkriptionsregeln sowie das theoretische Vorverständnis. Die Darstellung des Ergebnisses erfolgt mit Unterstützung von Materialauszügen, z. B. in Form von Interviewpassagen. Gleichzeitig sollen Hypothesen, Deutungen und Reflexionen notiert werden. Diese Dokumentation gleicht der Verfahrensdokumentation (Mayring 2002, S. 145). Innerhalb dieser Forschungsarbeit ist eine ausführliche Dokumentation des Forschungsprozesses vollzogen worden, die sowohl in der Darstellung der vorherigen und nachfolgenden Kapitel abgebildet ist. Gleichwohl sei an dieser Stelle darauf hingewiesen, dass das theoretische Vorverständnis ausschließlich durch die in Kap. 2 und 3 vorgenommenen Ausführungen besteht. Die „*Interpretation in Gruppen*" (Steinke 2015, S. 326, Hervorh. im Original) erfolgte durch die in Kap. 4.7.2 interpretativen Forschungsgemeinschaften. Zugleich fand die „*Anwendung kodifizierter Verfahren*" (Steinke 2015, S. 326, Hervorh. im Original) durch die unterschiedlichen Kodierschritte des offenen, axialen und selektiven Kodierens im Sinne der RGTM statt (Kap. 4.6.1).

Als weiteres Kriterium empfiehlt Steinke (2015, S. 326) eine vorhandene **Indikation des Forschungsprozesses.** Hierunter lässt sich die Angemessenheit bezogen auf den Forschungsgegenstand und den gesamten Forschungsprozess fassen. Dies umfasst u. a. die Fragestellung, die Erhebungs- und Auswertungsmethoden und das ausgewählte Sample im Hinblick auf die gesamte Untersuchung. Für die vorliegende Studie wurden alle Aspekte bereits im Verlauf der Arbeit expliziert. Sowohl das Ziel der Arbeit mit Erläuterung der Forschungsfragen als auch eine Begründung der Erhebungs- und Auswertungsmethoden sind den vorangegangenen Kapiteln zu entnehmen. Die Begründung des Samples fand durch die Beschreibung des Theoretical Sampling statt.

Die **Empirische Verankerung** bedeutet die „Überprüfung von Hypothesen bzw. Theorien" (Steinke 2015, S. 328) anhand des vorhandenen Datenmaterials. Die Ergebnisdarstellung ist dabei so zu konzipieren, dass Interviewpassagen und Teile aus Beobachtungsprotokollen als Textbelege für die eruierten Kategorien fungieren. Dabei soll das Ergebnis durch kodifizierte Methoden, wie beispielsweise die Kodierschritte der Grounded Theory, entstehen. Hierzu findet ein permanenter Wechsel zwischen offenem, axialen und selektiven Kodieren statt, sodass induktiv generierte Theorien/Konzepte erneut am Datenmaterial überprüft werden können (Lamnek & Krell 2016, S. 155). Diese Wechselseitigkeit wurde bereits in Kap. 4.6.1 dargestellt. Gleichzeitig erfolgt die Prüfung der empirischen Verankerung im noch folgenden Ergebnisteil durch die Angabe von Textbelegen.

Innerhalb der **Limitation** geht es um die Grenzen, die der Studie zugrunde liegen, v. a. geht es um die Schwierigkeit der Verallgemeinerbarkeit und Übertragbarkeit auf andere Kontexte, Personen und Situationen (Steinke 2015, S. 329). An dieser Stelle ist darauf hinzuweisen, dass bereits der Zugang zu den Studienteilnehmenden Limitationen ausgesetzt war: So konnte beispielsweise in keinem Fall der Zugang über den Lernenden ermöglicht werden. Zusätzlich liegt eine weitere Grenze in der Festlegung des Forschungsfeldes der stationären Akutpflege. Hier wäre zwar eine Übertragung auf die stationäre Langzeitpflege denkbar, dennoch ist eine Überprüfung (durch weitere Forschungen) bezogen auf die Übertragbarkeit der vorliegenden Ergebnisse empfehlenswert. Ferner ist anzuführen, dass eine Verallgemeinerbarkeit und Übertragbarkeit bei der Größe der Untersuchungsgruppe (sechs Tandems) nur bedingt möglich sind. Die geringe Größe ist auch aus forschungsökonomischen Gründen entstanden.[60] Jedoch sei darauf hingewiesen, dass eine Verallgemeinerbarkeit auch nicht das Ziel qualitativer Forschung ist.

Mit **Kohärenz** (Breuer et al. 2018, S. 359; Steinke 2015, S. 330) wird die Konsistenz der entwickelten Theorie beschrieben sowie die Dichte der Zusammenhänge, mit der die entwickelte Theorie entstanden ist. Dieses Kriterium baut auf das der empirischen Verankerung auf, nur dass es darum geht, einen entsprechenden in sich zusammenhängenden Text (mit Belegen aus dem Datenmaterial) – eine Geschichte,

---

60 Gleichwohl wäre die Untersuchung in allen Settings der Pflege spannend und könnte wesentlich größer angedacht werden; dies wäre in einem weiteren Forschungsprojekt denkbar, ließe sich aber aufgrund der limitierten Zeit und des limitierten Umfangs der Dissertation nicht umsetzten.

wie die Grounded Theory es fordert (Strauss & Corbin 1996, S. 94) – zu schreiben. Dies impliziert auch die vorherige Auseinandersetzung mit „ungelösten Fragen und Widersprüchen" (Steinke 2015, S. 330), die innerhalb der erzählten, zusammenhängenden Geschichte zu explizieren sind.

Das Kriterium der **Relevanz** (Steinke 2015, S. 330) fragt nach der Bedeutsamkeit des Forschungsvorhabens und den Nutzen des eruierten Ergebnisses. Das zentrale Anliegen dieser Studie ist es, einen Einblick in die alltägliche Arbeit der Praxisanleitenden aus den unterschiedlichen Sichtweisen, die des Praxisanleitenden und die des Lernenden, zu erhalten. Hierzu liegen bisher nur wenige Veröffentlichungen (hierzu Kap. 3) vor. Zusätzlich soll nach Chancen und Barrieren der Praxisanleitungsgestaltung im Kontext ihrer jeweiligen institutionellen Rahmenbedingungen geforscht werden. Aus den Ergebnissen sollen Implikationen zur Veränderung/Verbesserung der Praxisanleitung (auch vor dem Hintergrund der institutionellen Rahmenbedingungen) abgleitet werden.

Mit der **reflektierten Subjektivität** fordert Steinke (2015, 330 & 331) eine kontinuierliche Selbstbeobachtung, die auch schon mit der Wahl der RGTM festgesetzt wurde (Breuer et al. 2018, S. 359). Neben Memos, in denen die eigenen Werte, Emotionen und Auffälligkeiten festgehalten wurden, fand eine Reflexion meiner Person (auch als Expertin) im Feld statt. Dies führte zu einer bedachten Auswahl der Kleidung innerhalb der Erhebungen oder auch zur Reflexion des Fragestils innerhalb der Interviews. Gleichzeitig konnte mithilfe von Pausen innerhalb der Beobachtungen oder vor Interviewbeginn diesem Kriterium Rechnung getragen werden. In kleinen Pausen während der Beobachtungen oder vor dem Beginn der Interviews war es oftmals möglich, kurze Zwischenreflexionen schriftlich festzuhalten oder mündlich aufzuzeichnen. Diese Aufzeichnungen mündeten dann in ein Memo oder in das Forschungstagebuch (hierzu Kap. 4.7.1).

4.10 Forschungsethische Arbeitsweise

Die vorliegende empirische Forschungsarbeit konnte nur durch die Bereitschaft der Akteure erstellt werden, die bereit waren, sich beobachten und interviewen zu lassen.

Ebenso waren Patienten innerhalb der teilnehmenden Beobachtungen involviert. Bereits vor Beginn der Arbeit war die Auseinandersetzung mit ethischen Fragen notwendig, um im Verlauf des Forschungsprozesses Schwierigkeiten zu reduzieren. Ethisch herausfordernde Situationen sind innerhalb der pflegerischen Praxis kaum zu umgehen. Aus diesem Grunde war ein sensibler, einfühlsamer und empathischer Umgang mit allen Beteiligten notwendig. So konnten ethisch schwierige Situationen erkannt, reflektiert und ein „flexibles forschungsethisches Verhalten" (Schnell & Heinritz 2006, S. 48) umgesetzt werden.

Zur Anbahnung einer ethischen Haltung unterstützen die forschungsethischen Prinzipien von Schnell & Dunger (2018, S. 32–34) sowie die Fragen zur ethischen Reflexion der Ethikkommission der Deutschen Gesellschaft für Pflegewissenschaft.

(Deutsche Gesellschaft für Pflegewissenschaft e.V. 2018). Schnell & Dunger (2018, S. 32–34) formulieren acht Prinzipien, wobei die informierte Zustimmung aller Beteiligten als querliegendes Grundprinzip zu verstehen ist. Die weiteren Prinzipien lauten:

1) „*Beachtung der Forschergemeinschaft*" (Schnell & Dunger 2018, S. 32. Hervorh. im Original): Der Forschende hat die Aufgabe, die Notwendigkeit seiner Forschung zu begründen und bereits vorhandene Ergebnisse zu nutzen.
2) „*Aufklärung über Ziel und Umstände*" (Schnell & Dunger 2018, S. 32, Hervorh. im Original): Dem Forschenden muss das Ziel seiner Arbeit und damit verbunden die Rolle der Studienteilnehmenden klar sein. Dies impliziert auch die selbstständige Entscheidung der Studienteilnehmenden, wie und mit welchem Umfang an der Studie teilgenommen werden möchte.
3) „*Aufklärung über die Methode*" (Schnell & Dunger 2018, S. 32, Hervorh. im Original): Das methodische Vorgehen muss erklärt werden und darf keinen Schaden zufügen.
4) „*Abschätzung der Folgen*" (Schnell & Dunger 2018, 32 & 33, Hervorh. im Original): Folgen, die mit der Forschungstätigkeit zusammenhängen können, sollten im Vorhinein eingeschätzt werden. Dies impliziert auch eine zuhörende und wertschätzende Haltung dem Forschungsteilnehmenden gegenüber (Girtler 2009, S. 66).
5) „*Ethische Prognose*" (Schnell & Dunger 2018, S. 33, Hervorh. im Original): Dies bedeutet, dass der Forscher potenzielle „Verletzungen und Schäden" (Schnell & Dunger 2018, S. 33) der Studienteilnehmenden, bedingt durch seine Forschungstätigkeit, antizipiert und auf Zumutbarkeit prüft.
6) „*Ethische Prävention*" (Schnell & Dunger 2018, S. 33, Hervorh. im Original) zielt darauf ab, vorbeugende Maßnahmen vorzubereiten, welche die Einhaltung der bereits genannten fünf Prinzipien ermöglichen. Dies bedeutet u.a. eine Pseudonymisierung von Daten sowie in Teilen auch ein denkbarer Verzicht der Veröffentlichung ausgewählter Daten, insofern diese im Nachgang Schaden anrichten könnten.
7) „*Pflicht zur Wahrheit*" (Schnell & Dunger 2018, S. 33, Hervorh. im Original): beinhaltet die Ehrlichkeit gegenüber dem Studienteilnehmenden. Es dürfen keine falschen Aussagen gemacht werden.
8) *Beachtung des Datenschutzes* (Schnell & Dunger 2018, S. 34, Hervorh. im Original): Die geltenden Bestimmungen zum Datenschutz, im Speziellen die Aufbewahrung und Verarbeitung von personenbezogenen und erhobenen Daten, sind einzuhalten

Berücksichtigung der forschungsethischen Prinzipien innerhalb der Studie

Um all diesen Prinzipien gerecht zu werden, wurden in der weiteren Arbeit die Fragen zu ethischen Reflexion seitens der DGP (Deutsche Gesellschaft für Pflegewissenschaft e.V. (DGP) 2018) beantwortet und ein Ethikantrag gestellt, welcher mit einem positiven Ethikvotum – einem ethischen Clearing – beantwortet wurde. Dennoch sollen die Aspekte in ihrer Berücksichtigung hier nochmals kurz aufgeführt werden.

Berücksichtigung der Forschergemeinschaft: Um eine Studie anzulegen, die auch zukünftig ihre Relevanz hat, war es unumgänglich zuvor einen Blick in die bereits vorhandenen Forschungen vorzunehmen, um zu klären, ob diese Forschungsidee ein tatsächliches Desiderat darstellt. Dies konnte nach umfänglicher Recherche der normativen Grundlagen und des zugehörigen Diskurses sowie der Auseinandersetzung mit den bereits vorhandenen Veröffentlichungen und Studien eindeutig bejaht werden (hierzu Kap. 2 und 3).

Aufklärung Ziel und Umstände und Methoden: Bevor die Erhebung durchgeführt wurde, wurde eine Einverständniserklärung der Untersuchungsteilnehmenden eingeholt (Anhang A3). Ebenso wurden die Teilnehmenden im Vorfeld mündlich und schriftlich *wahrheitsgemäß* und zielgruppenorientiert über das Forschungsvorhaben, das Ziel und die methodische Vorgehensweise der Studie informiert (Anhang A1). Falls weiterführende Fragen im Rahmen der Datenanalyse bezüglich eines bereits besuchten Tandems aufkamen, so wurde eine erneute Kontaktaufnahme zu den Untersuchungspersonen angestrebt.

Da Anleitung häufig mit Patientenbeteiligung stattfindet (Fichtmüller & Walter 2007, S. 229), wurde von einer passiven Untersuchungsteilnehmerrolle der Patienten ausgegangen. Diesbezüglich wurde keine Vorauswahl getroffen, jedoch darauf geachtet, dass besonders vulnerable Patientengruppen nicht mit in die Untersuchung integriert wurden. Die Patienten bzw. deren Sorgeberechtigten wurden ebenfalls im Vorfeld sowohl mündlich als auch schriftlich über die Ziele und die methodische Vorgehensweise *wahrheitsgetreu* informiert sowie das Einverständnis schriftlich eingeholt (Anhang A2 und A4).

Bezogen auf die *Abschätzung der Folgen bzw. der Ethischen Prognose* war es – wie bereits erwähnt – ein Anliegen, besonders vulnerable Patientengruppen (z. B. Palliative Patienten) und Arbeitsbereiche (z. B. Intensivstationen, Notfallambulanzen) aus der Forschung auszuschließen, um eine zusätzliche Belastung der Studienteilnehmenden aufgrund der Erhebung zu vermeiden. Gleichwohl konnten auch für alle anderen Patienten unangenehme Situationen entstehen (z. B. bei Intimpflegesituationen oder Momenten der Ausscheidung). In solchen intimen Momenten wurde eine „Abseits-Stellung" als *präventive Maßnahme* geplant, sodass die Situation lediglich akustisch mitverfolgt werden konnte. Natürlich wäre auch ein Verlassen des Patientenzimmers möglich gewesen, insofern die Situation dies erfordert hätte. Eine ähnliche Vorgehensweise wäre in dem Fall denkbar gewesen, wenn in einem Patientenzimmer mit mehreren Patienten nicht alle der Anwesenheit der Forscherin zustimmen. In beiden Informationsschreiben wurde die Möglichkeit des Rücktritts von der Untersuchung sowie der spontane Beobachtungsabbruch formuliert, wenn dies in besonders herausfordernden Situationen notwendig/gewünscht gewesen wäre.

Als *präventive Maßnahme* und aus *Gründen des Datenschutzes* ist die Pseudonymisierung der Daten zu nennen, sodass Orte oder Personen nicht mehr nachvollziehbar sind. Zusätzlich verblieb das gesamte Datenmaterial im Sinne des *Datenschutzes* bei der Forscherin und wurde, bis zur Veröffentlichung der Qualifikationsarbeit, nicht publiziert. Innerhalb des Forschungsprozesses wurde ausgewähltes, bereits pseudonymisiertes Material mit anderen Forschenden bearbeitet. Folglich war eine Nachvollziehbarkeit über Orte oder Personen hier bereits nicht mehr möglich.

Das quer liegende Prinzip der *informierten Zustimmung* konnte durch die Informationsschreiben sowie das Einholen von schriftlichen Einverständniserklärungen berücksichtigt werden. Sowohl auf dem Informationsschreiben als auch auf den Einverständniserklärungen waren die Kontaktdaten der Forscherin aufgeführt, sodass die potenziellen Untersuchungsteilnehmenden jederzeit Rücksprache halten konnten, falls weitere Fragen aufkamen.

5. Praxisanleitung gestalten – die Ergebnisdarstellung

Die folgenden Kapitel stellen die Ergebnisse der Erhebung dar. Dabei ist darauf hinzuweisen, dass es sich bei den vorliegenden Ergebnissen um einen ersten Einblick in die Lebenswelt der Praxisanleitung handelt und diese somit keinen Anspruch auf Vollständigkeit bieten. Zugleich ist anzumerken, dass auch anderweitige Darstellungen oder Zuweisungen möglich gewesen wären. Das vorliegende Ergebnis ist ein Resultat von im Forschungsprozess getroffenen Entscheidungen der Forscherin. Dabei konnten nicht alle Aspekte gleichermaßen tiefgründig analysiert werden, sodass einige Stellen mittels weiterer Daten angereichert werden müssten und folglich eine Grundlage für weitere Forschungen bieten.

5.1 Einführung in den Ergebnisteil

Zunächst soll ein erster Zugang zum Datenmaterial bereitgestellt werden, sodass vor Beginn der Ergebnisausführungen ein Einblick in das Datenmaterial vornan gestellt wird. Folglich beginnt der Ergebnisteil mit Fallbeschreibungen, welche die beobachteten Praxisanleitungssituationen sowie die beteiligten Akteure skizzenhaft vorstellen. Nach jeder Fallbeschreibung erfolgt, im Sinne der Reflexivität, ein selbstreflexiver Einschub meiner Person, um die Einflüsse oder Denkmuster zu verdeutlichen, die während der Erhebung oder der Datenauswertung aufkamen (Kap. 5.1.1). Dabei wird auch eine Zuordnung zu den aus dem Datenmaterial emergierten Anleitungsformen vorgenommen, welche im weiteren Verlauf der Ergebnisausführung konkretisiert werden. Einen ersten Überblick über die gesamte entwickelte Theorie bietet Kap. 5.1.2, um daran anknüpfend das zentrale Phänomen: Praxisanleitung gestalten zwischen Rollenklarheit und Rollendiffusität im Spannungsfeld zwischen Pflegeanspruch und Pflegewirklichkeit (Kap. 5.2) vorzustellen. Daran schließt sich die Darlegung aller weiteren zugehörigen Kategorien an. So werden zunächst die Anleitungsziele (Kap. 5.3) fokussiert, welche als Ursache für Praxisanleitung fungieren. Sodann erfolgt die Beschreibung der intervenierenden Bedingungsfaktoren (Kap. 5.4), welche sowohl auf den Planungsgrad von Praxisanleitung als auch auf die Anleitungsziele einwirken. Daraufhin werden die anleitungsbezogenen Aufgaben und Gestaltungsaktivitäten der beteiligten Akteure in den Mittelpunkt gestellt (Kap. 5.5), um schließlich auf die Erlebensprozesse der Beteiligten (Kap. 5.6 einzugehen. Der „rote Faden der Geschichte“ (Strauss & Corbin 1996, S. 94) wird durch einen eigens entwickelten grafischen Überblick der Theorie (siehe Abbildung 3), in Anlehnung an das Kodierparadigma[61] (Strauss & Corbin 1996, S. 75–93) gesponnen.

Im Verlauf der Ergebnisausführung wird durch eine ausschnittweise Darstellung des graphischen Überblicks der Theorie eine Fokussierung der unterschiedlichen Kategorien vorgenommen. Dies soll eine bessere Nachvollziehbarkeit der Ergebnisse er-

61 Das Kodierparadigma wurde bereits auf S. 88 skizziert und wird hier nicht erneut beschrieben.

möglichen. Dennoch sei darauf hingewiesen, dass vorliegende Ergebnisse weniger einer linearen Logik folgen, sondern dass es vielmehr Zusammenhänge zwischen den einzelnen Kategorien gibt, die an gegebener Stelle exemplarisch mit aufgeführt werden. Diese Vorgehensweise soll dem Anspruch gerecht werden, einerseits die Komplexität des Phänomens zu verdeutlichen und andererseits eine plausible und verstehbare Darstellung der Ergebnisse zu gewährleisten.

Der Ergebnisteil beinhaltet Auszüge aus den Beobachtungsprotokollen und Interviews. Dementsprechend wird sowohl dem Gütekriterium der empirischen Verankerung (Steinke 2015, S. 328) Rechnung getragen als auch der Wunsch nach einer lebendigen Ergebnisdarstellung berücksichtigt, in dem die Akteure durch die Einbeziehung der Interviewpassagen zu Wort kommen. Folglich sei darauf hingewiesen, dass es sich v. a. bei den Belegzitaten aus den Interviews um wörtliche Zitate handelt, welche sprachlich nicht geglättet wurden. Erschwert kam für einige Beteiligten noch hinzu, dass sie nicht deutsche Muttersprachler sind.

5.1.1 Kurzdarstellung der Fälle

Die Kurzdarstellungen sind folgendermaßen zu lesen: Bei Fällen mit dem Synonym Stat. handelt es sich um Anleitungssituationen durch stationsgebundene Praxisanleitende, wohingegen das Kürzel Frei. Praxisanleitungssituationen mit freigestellten Praxisanleitenden beschreiben. Diese Form wird auch für die beteiligten Akteure genutzt. So erhält ein freigestellter Praxisanleitender sowie der zugehörige Lernende das Synonym Frei plus Ziffer, sodass Frei_01_Schüler*in_Name und Frei_01_PA_Name ein Tandem darstellen. Die gleiche Vorgehensweise wird für die Beteiligten stationsgebundener Anleitungssituationen gewählt.[62]

Fall Stat_01: Praxisanleiterin Annelie und Schülerin Leila

Stat_01 findet in einem Krankenhaus mittlerer Größe in H-stadt statt. Die Anleitung wird auf einer Station mit dem Schwerpunkt: Orthopädie, Chirurgie, Alterstraumatologie mit insgesamt 15 Betten durchgeführt. Praxisanleiterin Annelie ist nicht freigestellte Praxisanleiterin und arbeitet seit 15 Jahren in Vollzeit auf der Station. Die Weiterbildung zur Praxisanleiterin hat sie vor ca. 10 Jahren abgeschlossen. Schülerin Leila (21 Jahre alt) ist im dritten Ausbildungsjahr der Gesundheits- und Krankenpflege und wird in einem halben Jahr ihre praktische Abschlussprüfung ablegen. Sie hatte bereits einen Einsatz auf dieser Station. Die Beobachtung der Anleitung beginnt um 6.30 Uhr und findet nach der Übergabe von dem Nachtdienst an den Frühdienst statt. Schülerin Leila und Praxisanleiterin Annelie haben am Tag der Beobachtung den zweiten Dienst gemeinsam und versorgen eine Patientengruppe von fünf zu Pflegenden.

62 Diese Informationen dienen einem besseren Verständnis für das Lesen und Zuordnen der entsprechenden Belegzitate im Ergebnisteil.

Selbstreflexiver Einschub: Die Praxisanleiterin wirkt auf mich kompetent und zügig. Sie hat einen guten Überblick über die Tätigkeiten, die zu erledigen sind. Sie redet sehr schnell, sodass ich manchmal Mühe habe, ihr zu folgen. Schülerin Leila erscheint sehr ruhig. Auf mich hat es manchmal den Eindruck, als sei ihr Praxisanleiterin Annelie ein bisschen zu schnell.
Anleitungsform: Der gemeinsame Pflegealltag (hierzu Kap. 5.2.5.2) und punktuell das „Zufallsprodukt" im Pflegealltag (hierzu Kap. 5.2.5.1)

Fall Stat_02: Praxisanleiter Jonas und Schülerin Saskia

Die Erhebung von Stat_02 findet in einer Tagesklinik einer Kinder- und Jugendpsychiatrie in S-Stadt statt. Die Tagesklinik ist Bestandteil eines Krankenhauses der Maximalversorgung. Praxisanleiter Jonas ist zum Zeitpunkt der Erhebung 44 Jahre alt und arbeitet seit 19 Jahren in der Tagesklinik und seit fünf Jahren als stationsgebundener Praxisanleiter. Schülerin Saskia (20 Jahre alt) ist Auszubildende der Gesundheits- und Kinderkrankenpflege. Sie ist am Ende des ersten Ausbildungsjahres und bereits seit drei Wochen in der Tagesklinik eingesetzt. In der Tagesklinik werden acht Kinder mit ihren Eltern therapeutisch begleitet. Dabei kommen montags und dienstags acht kleine Patienten und von Mittwoch bis Donnerstag eine weitere Gruppe mit acht Kindern. Praxisanleiter Jonas erläuterte in einem vorbereitenden Gespräch, dass die Auszubildende mit einer Kleingruppe von Kindern ein Spiel spielen wird, welches er filmisch aufnimmt. Dieses Filmmaterial und folglich auch diese Anleitungssituation werden in einem separaten Gespräch rückblickend betrachtet.
Selbstreflexiver Einschub: Praxisanleiter Jonas wirkt auf mich sehr engagiert und kompetent in seiner Aufgabe. Er scheint die Arbeit mit den Kindern und Familien zu mögen und ist sehr präsent als Pflegender und in gewisser Weise auch als Entscheider: So entscheidet er bspw., dass ich erst nach der Teambesprechung kommen solle, obwohl der Dienst bereits 90 Minuten zuvor begonnen hat, d.h. er entscheidet auch über den Start der Praxisanleitung um 9.30 Uhr. Schülerin Saskia wirkt auf mich sehr kompetent für ihren Ausbildungsstand. Sie ist sehr begeisterungsfähig und geht toll mit den Kindern um, was mich als Mutter sehr berührt. Sie scheint die Arbeit mit den kleinen Patienten zu mögen. Die Art, wie sie mit den Kindern umgeht, wirkt leicht und unbeschwert aber immer sehr respektvoll.
Anleitungsform: Die Einzelhandlung im Mittelpunkt (hierzu Kap. 5.2.5.3)

Fall Stat_03: Praxisanleiterin Yvonne und Schülerin Bettina

Die Erhebung von Stat_03 fand unter besonderen Bedingungen der Corona-Pandemie statt. So wurden bestehende Termine aufgrund des ersten Lockdowns auf den Sommer verschoben. Die Beobachtung findet auf einer Station für Innere Medizin, Onkologie und Gastroenterologie in einem Krankenhaus mittlerer Größe in D-Stadt statt. Die zu beobachtende Praxisanleiterin Yvonne war zum Zeitpunkt der Erhebung 36 Jahre alt. Sie arbeitet seit sechs Jahren auf der Station und seit drei Jahren als stationsgebundene Praxisanleiterin. Schülerin Bettina ist 21 Jahre alt und hat auf dieser Station ihren letzten Einsatz, bevor sie in der Folgewoche die praktische

Abschlussprüfung zu absolvieren hat. An diesem Morgen versorgen Praxisanleiterin Yvonne und Schülerin Bettina gemeinsam eine Patientengruppe von drei Patienten. Sie sind erstmalig gemeinsam im Dienst. Praxisanleiterin Yvonne ist für die Anleitungssituation vom alltäglichen Stationsdienst freigestellt, wird aber dennoch häufig von Kollegen angesprochen bzw. unterstützt diese.
Selbstreflexiver Einschub: Da Praxisanleiterin Yvonne aufgrund der Corona-Pandemie die Betreuung ihrer Kinder sicherstellen musste, waren wir dazu aufgefordert, die Interviews in den laufenden Frühdienst einzubetten und nicht der Erhebung anzuschließen, was mich vor die Herausforderung stellte, in gewisser Weise ein Ad-hoc Interview zu führen, ohne mich mittels meines Beobachtungsprotokolls gezielt darauf vorbereiten zu können. Gleichwohl genoss Praxisanleiterin Yvonne mein volles Verständnis, da ich zu diesem Zeitpunkt ähnliche Herausforderungen zu bewältigen hatte. Praxisanleiterin Yvonne wirkt auf mich sehr präsent und kompetent als Pflegende. Mitunter hatte ich das Gefühl, dass sie Schwierigkeiten hatte, Schülerin Bettina das Feld zu überlassen, da sie sich häufig in die Pflege einbrachte, sodass die Tätigkeiten zwischen Praxisanleitende und Pflegekraft verschwammen. Schülerin Bettina scheint dadurch in ihrem selbstständigen Handeln teilweise eingeschränkt zu werden, so dass ich den Eindruck habe, dass sie teilweise begonnene Handlungen nicht zu Ende führen/zu Ende denken kann.
Anleitungsform: Der gemeinsame Pflegealltag (hierzu Kap. 5.2.5.2) und punktuell das „Zufallsprodukt" im Pflegealltag (hierzu Kap. 5.2.5.1)

Fall Frei_01: Herr Praxisanleiter und Schülerin Lena

Studienteilnehmende von Frei_01 waren Herr Praxisanleiter und Schülerin Lena. Herr Praxisanleiter war zum Zeitpunkt der Erhebung 55 Jahre alt und arbeitet bereits seit 31 Jahren in der Pflege und seit 27 Jahren als Praxisanleitender, wobei er nicht die klassische Weiterbildung zum Praxisanleiter gemacht hat, sondern über eine Weiterbildung verfügt, welche über die zum Erhebungszeitpunkt geforderten 200 Stunden hinausgeht. Herr Praxisanleiter agiert als Ausbildungsbeauftragter in der Einrichtung: Ein Klinikverbund mit mehreren Krankenhäusern. Dazu verfügt jedes Krankenhaus über einen Ausbildungsbeauftragten. Dabei ist Herr Praxisanleiter u.a. zuständig für die Praxisanleitung, für die er zu 100 % freigestellt ist. Schülerin Lena ist zum Erhebungszeitpunkt 23 Jahre alt und Auszubildende der Gesundheits- und Krankenpflege im dritten Ausbildungsjahr. Sie arbeitet erst seit zwei Tagen auf der Station, auf der die geplante Anleitung stattfindet. Die Station hält Betten für 29 Patienten der Chirurgie und Inneren Medizin vor. Innerhalb der Anleitungssituation wurden zwei Patienten ausgewählt, die Schülerin Lena versorgen soll. Dabei fällt auf, dass Herr Praxisanleiter sich abgrenzt, beobachtend tätig ist und die Anleitung protokolliert, während Schülerin Lena pflegerisch tätig ist.
Selbstreflexiver Einschub: Herr Praxisanleiter wirkt auf mich wie ein Ruhepol, der sich seiner Kompetenz sicher ist. Er macht häufig deutlich, dass er bereits über einen großen Erfahrungsschatz verfügt, den er mir gerne mitteilen möchte. Schülerin Lena scheint ihn in seiner Kompetenz sehr zu schätzen, was sie auch im Interview mehr-

mals verdeutlicht. Auf mich wirkt er manchmal etwas unnahbar, ist er doch der einzige Anleitende, bei dem die Anrede kontinuierlich beim „Sie" blieb.
Anleitungsform: Die teilnehmende Beobachtung (hierzu Kap. 5.2.4.2)

Fall Frei_02: Praxisanleiterin Jasmin und Schülerin Annika

Praxisanleiterin Jasmin und Schülerin Annika wurden innerhalb von Frei_02 beobachtet. Praxisanleiterin Jasmin verfügt dabei über einen Master der Berufspädagogik im Gesundheitswesen, fühlt sich aber eher der Praxisanleitung zugehörig. Aus diesem Grunde arbeitet sie als freigestellte Praxisanleiterin eines mittelgroßen Krankenhauses. Zum Zeitpunkt der Erhebung ist Praxisanleiterin Jasmin 27 Jahre alt und bereits seit zwei Jahren als Praxisanleiterin tätig. Sie nimmt dabei vornehmlich Lernaufgaben ab. Am Tag der Erhebung nimmt sie die benotete Lernaufgabe: die Durchführung eines Beratungsgespräches von Schülerin Annika ab. Schülerin Annika ist 21 Jahre alt und im zweiten Ausbildungsjahr der Gesundheits- und Krankenpflege. Bereits seit fünf Wochen ist sie auf der Station eingesetzt, auf welcher die Lernaufgabe abgenommen wird. Dazu hat sie sehr umfangreiche Vorbereitungen getroffen, wie z. B. eine sehr ausführliche Pflegeplanung erstellt. Während der Beratung des von Schülerin Annika ausgewählten Patienten fällt auf, dass dieser die Beratung nicht ganz ernst nimmt, was er auch formuliert. Praxisanleiterin Jasmin ist während der gesamten Anleitungssituation beobachtend tätig. Nur zwischendurch (z. B. bei der Übergabe) stellt sie Fragen.
Selbstreflexiver Einschub: Die Beratungssituation wirkt etwas künstlich hergestellt, da der ausgewählte Patient auf mich den Eindruck macht, dass er nicht wirklich Lust auf dieses Gespräch habe. Zwischenzeitlich tut mir Schülerin Annika leid, die während des Gesprächs immer wieder dazu aufgefordert ist, den Patienten ‚einzufangen'. Überdies wirkt Schülerin Annika auf mich wie eine aufgeweckte, sehr wissbegierige Schülerin, die hohe Ansprüche an sich selbst hat und ihre Anliegen und Wünsche gut formulieren kann. Praxisanleiterin Jasmin wirkt sehr kompetent, was auch durch ihr Studium bedingt sein kann. Sie hat gelernt, sich zurückzuhalten und zuzuhören. Sie scheint wie ein ruhiger Fels in der Brandung zu agieren, welcher (leider) fast nur in Prüfungssituationen bedingt durch ihre Hauptaufgabe: der Abnahme der Lernaufgaben, aktiv werden kann.
Anleitungsform: Die benotete Inszenierung (hierzu Kap. 5.2.4.1)

Fall Frei_03: Praxisanleiterin Melanie und Schüler Marc

Studienteilnehmende von Frei_03 waren Praxisanleiterin Melanie und Schüler Marc. Praxisanleiterin Melanie ist 35 Jahre alt, arbeitet in Teilzeit und ist mit dieser Stelle in Gänze für die Praxisanleitung freigestellt. Zum Zeitpunkt der Erhebung blickt sie auf einen Erfahrungsschatz von neun Jahren als Praxisanleiterin zurück, wobei sie die Stelle als freigestellte Anleiterin erst seit ca. zwei Jahren inne hat und sich diese mit einer Kollegin teilt. Zuvor hat sie als Krankenschwester gearbeitet – ihren Berufsabschluss machte sie vor 15 Jahren. Schüler Marc ist zum Erhebungszeitpunkt 31 Jahre alt und im zweiten Ausbildungsjahr der Gesundheits- und Krankenpflege.

Die Station, auf die er seit vier Tagen eingesetzt ist, verfügt über 24 Patientenbetten für den chirurgischen Bereich. Auf dieser Station soll die geplante Anleitungssituation stattfinden. Die Beobachtung findet an zwei verschiedenen Tagen statt, sodass einmal die Patientenauswahl zum Gegenstand der Erhebung wird sowie die Durchführung der Pflege. Schüler Marc soll drei zuvor ausgewählte Patienten pflegerisch versorgen, während Praxisanleiterin Melanie diese beobachtet. Sie macht sich währenddessen Notizen, bringt sich aber auch manchmal in die Pflege ein.
Selbstreflexiver Einschub: Schüler Marc wirkt auf mich manchmal noch etwas unsicher in seiner Organisation, aber sehr wissbegierig und bemüht alles richtig zu machen. Praxisanleiterin Melanie macht auf mich einen eher ruhigen und selbstreflexiven Eindruck – sie hinterfragt während des Interviews oftmals ihr eigenes Handeln und scheint sich in ihrer Freistellung (noch) nicht ganz zuhause zu fühlen. Ich habe das Gefühl, dass sie die Rolle als Pflegende etwas vermisst – sie bringt sich mehrmals in die Pflege ein und es wirkt, als ob sie sich schnell einen guten Überblick über Pflegesituationen machen könne.
Anleitungsform: Die teilnehmende Beobachtung (hierzu Kap. 5.2.4.2)

Anmerkung zu den Fällen Frei_01 – Frei_03:

Innerhalb der Anleitungen durch die freigestellten Praxisanleitenden wurde immer eine Pflegeplanung für ausgewählte Patienten angefertigt. Zudem fand immer eine Übergabe/Patientenvorstellung von dem Auszubildenden an den freigestellten Praxisanleitenden statt, um danach in die Durchführung der Pflege überzugehen, welche von den Praxisanleitenden beobachtet und protokolliert wurde. Alle Anleitungssituationen mit freigestellten Anleitenden sahen die Patientendokumentation durch den Lernenden, sowie eine Übergabe an eine stationsgebundene Pflegefachkraft vor. Beendet wurden alle Anleitungssituationen mit einer Reflexion, die außerhalb der Station, z. B. im Büro des Praxisanleitenden stattfanden. Eine solche Struktur konnte innerhalb der stationsgebundenen Anleitungssituationen weniger wahrgenommen werden.

5.1.2 Praxisanleitung gestalten: Übersicht der entwickelten Theorie

Das zentrale Phänomen der Praxisanleitung, unabhängig davon, ob die Praxisanleitenden freigestellt oder stationsgebunden sind, lautet: **Praxisanleitung gestalten zwischen Rollenklarheit und Rollendiffusität im Spannungsfeld zwischen Pflegeanspruch und Pflegewirklichkeit.**

Innerhalb des Datenmaterials konnten dabei sechs Anleitungsformen analysiert werden, welche das zentrale Phänomen: Praxisanleitung gestalten, konkretisieren. Dabei hängt die Gestaltung der Praxisanleitung u. a. von dessen Ausprägungsgrad der Planung ab. Dieser Planungsgrad beeinflusst, inwiefern eine Anleitung im Vorhinein, in welchem Ausmaß geplant resp. vorbereitet werden kann. Ein erhöhter Planungsgrad innerhalb eines Arbeitsbereiches bietet beispielsweise eine immer wieder gleiche Tagesstruktur mit festgelegten Zeiten, wie dies innerhalb einer Praxisanleitung in einer psychiatrischen Einrichtung möglich war (Stat_02). Zusätzlich lässt sich feststellen, dass ein erhöhter Planungsgrad von Anleitung mit einer Rollenklarheit der Beteiligten einhergeht, während ein eher niedriger Planungsgrad dadurch bedingt ist, dass die sozialen Rollen der beteiligten Akteure verschwimmen und folglich eine Rollendiffusität vorliegt. Die folgende Abbildung 3 verdeutlicht das zentrale Phänomen mit seinen unterschiedlichen Anleitungsformen (in den Wolken hinterlegt) verbunden mit der Rollenklarheit bzw. der Rollendiffusität sowie dem zugehörigen Planungsgrad.

Gleichzeitig findet die Gestaltung von Praxisanleitung im Spannungsfeld **zwischen Pflegeanspruch und Pflegewirklichkeit** statt (hierzu Kap. 5.2 genauer).

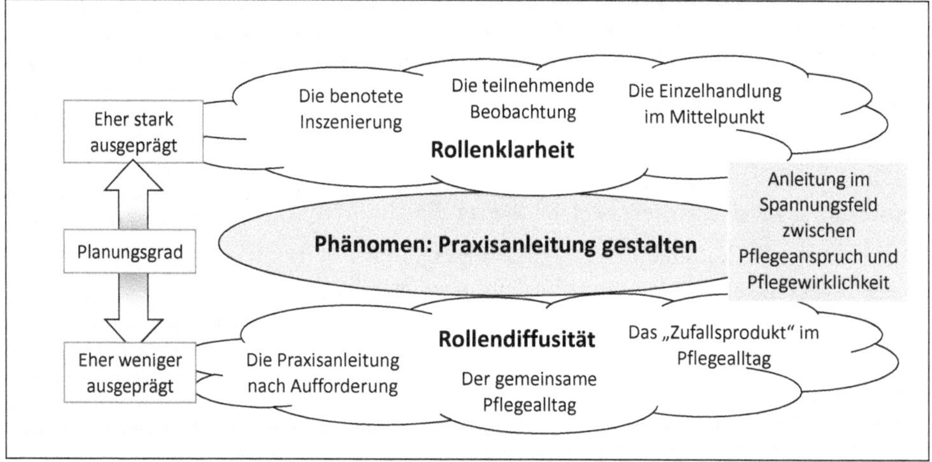

Abbildung 3: Praxisanleitung gestalten zwischen Rollenklarheit und Rollendiffusität im Spannungsfeld zwischen Pflegeanspruch und Pflegewirklichkeit (eigene Darstellung)

Während innerhalb der eher geplanten Anleitungen das fachlich korrekte Handeln im Vordergrund steht und dies meist mit der Planung eines zeitlichen Raumes, einer vorherigen Patientenauswahl und weiteren vorbereitenden Maßnahmen für die Anleitungssituation verbunden ist, steht innerhalb der eher ungeplanten Anleitungsformen das Agieren im Pflegealltag im Fokus. Die geplanten Anleitungsformen möchten dabei einen »perfekten« Pflegealltag suggerieren, in welchem der Pflegeanspruch abgebildet werden kann, d. h. diese Anleitungsformen gehen mit einer vom Pflegealltag losgelösten Realität einher, in welcher der Lernende ohne Zeitdruck handeln bzw. lernen kann. Insofern sein Handeln benotet wird, der Lernende somit seine Kompetenz zeigen will und der Praxisanleitende als Bewerter agiert, kommt es zu einer benoteten Inszenierung, welche den Pflegealltag eher defizitär abbildet. Bei der teilnehmenden Beobachtung hingegen fungieren die Praxisanleitenden primär als Beobachtende, sie protokollieren das pflegerische Handeln des Lernenden und bringen sich punktuell ein. Die Lernenden haben dabei eine Patientengruppe zu versorgen. Die Einzelhandlung[63] im Mittelpunkt findet ebenfalls losgelöst vom Pflegealltag statt. Häufig verbunden mit theoretischen Exkursen üben die Auszubildenden hier in sich geschlossene pflegerische Handlungen (z. B. das Stellen einer Infusion, das Legen eines Dauerkatheters oder das Leiten einer Kleingruppe von Kindern).

Die Anleitung innerhalb des Pflegealltags verfügt häufig über einen eher geringen Planungsgrad. Dabei kann Praxisanleitung nach Aufforderung (durch den Lernenden) stattfinden oder geht mit einem eher ungeplanten „Zufallsprodukt"[64] (Frei_01_Gemeinsames Interview, Pos. 71) – der Durchführung einer pflegerischen Einzelhandlung – einher, die sich im Laufe des pflegerischen Alltags als Praxisanleitungssituation zufällig anbietet. Diese „Zufallsprodukte" können (müssen aber keinesfalls) Bestandteil des gemeinsamen Pflegealltags sein, in welchem der Praxisanleitende vornehmlich durch den Pflegealltag (praxisan-)leitet.

Praxisanleitung findet zu unterschiedlichen Inhalten – hier als Anleitungsgegenstände[65] bezeichnet – statt. Typische Anleitungsgegenstände, insofern sie keine Einzelhandlung fokussieren, stellen sowohl die Patientendokumentation, die Beziehungsgestaltung, das Wahrnehmen, Beobachten und Einschätzen von Veränderungen des Patienten, das hygienische Arbeiten, das Strukturieren von Pflegehandlungen und -abläufen und das Kollegiale Handeln sowohl innerhalb der eigenen als auch mit anderen Berufsgruppen dar.

Das zentrale Phänomen Praxisanleitung gestalten, findet aufgrund der **Anleitungsziele** (siehe Kap. 5.3) statt. Diese veranlassen sowohl die Lernenden als auch die Praxisanleitenden dazu, Anleitung in unterschiedlichen Formen durchzuführen und zu gestalten, um zunächst zum eher mittelfristigen Ziel: Dem Bestehen der praktischen Abschlussprüfung und folgend zum langfristigen Ziel: Dem reflexiven, pflegerischen Handeln zu gelangen (welches aber durch die Performanz der Lernenden auch innerhalb der praktischen Abschlussprüfung überprüft werden soll). Inwiefern welche Anleitungsform durchgeführt bzw. angeboten werden kann, hängt auch von den **intervenierenden Bedingungsfaktoren** (Kap. 5.4) ab, die auf das Phänomen und vor allem auf den Planungsgrad einwirken und mit den Anleitungsformen korrelieren.

Die Lernenden und Praxisanleitenden sind neben konkreten **Gestaltungsaktivitäten** innerhalb der Praxisanleitung mit unterschiedlichen **Aufgaben** betraut

---

63 Der Begriff „Pflegerische Einzelhandlung" stammt aus der Arbeit von Fichtmüller & Walter (2007, S. 206) Da der Begriff innerhalb dieser Arbeit die gleiche Bedeutung hat, wurde er übernommen.

64 Der Begriff „Zufallsprodukt" ist ein in-vivo-Code aus dem Datenmaterial, welches hier einmalig mit der zugehörigen Textstelle zitiert wird. In den folgenden Ausführungen wird dieser Begriff in Anführungsstriche gesetzt, aber nicht erneut mit der zugehörigen Textstelle belegt.

65 Die hier eruierten Anleitungsgegenstände weisen eine hohe Ähnlichkeit zu den von Bohrer (2013, S. 142) erhobenen Lerngegenständen auf. Da innerhalb der Studie von Bohrer die Lerngegenstände bereits fokussiert wurden, wird innerhalb dieser Studie weniger darauf eingegangen, um Doppelungen zu vermeiden. Zugleich soll der Schwerpunkt weniger auf die Analyse der Anleitungsinhalte gelegt werden. Vielmehr liegt der Fokus dieser Arbeit auf der Art und Weise, wie Praxisanleitung erlebt und gestaltet wird. Die Anleitungsgegenstände dienen folglich vereinzelt als Mittel zum Zweck, die erhobenen Anleitungsformen verstehbarer und bildhafter innerhalb dieser Studie darstellen zu können.

(Kap. 5.5), um die Anleitungsziele zu erreichen bzw. zu unterstützen. Konkrete anleitungsrelevante Aufgaben von Praxisanleitenden sind beispielsweise das Agieren als Bindeglied zwischen Schule und Pflegepraxis, das Up-to-date-Bleiben sowie das Einschätzen und Beurteilen des Lernenden. An dieser Stelle ist jedoch auch ein Unterschied zwischen den Aufgaben der freigestellten und stationsgebundenen Praxisanleitenden erkennbar. Während die freigestellten Praxisanleitenden eher aktiv als Bindeglied zwischen Pflegeschule und Pflegepraxis agieren und auch konkrete Aufgaben diesbezüglich zu erfüllen haben (wie z. B. das Abnehmen von Lernaufgaben), sind stationsgebundene, praxisanleitende Pflegekräfte mit Aufgaben konfrontiert, die vor allem durch das Anleiten innerhalb der Rollendiffusität, bedingt durch die Gleichzeitigkeit der Rollen Pflegekraft und Praxisanleitender, zu erledigen sind. Dabei spielt sowohl die Verantwortungsübernahme für das Auszubildendenhandeln als auch die Praxisanleitung zwischen Kontrolle und Vertrauen (bezüglich des selbstständigen Auszubildendenhandelns) eine Rolle. Aufgaben der Auszubildenden sind hingegen u. a. das Interesse zeigen, die Erledigung von Lernaufgaben oder auch die Übernahme sogenannter „Schüleraufgaben"[66] (Stat_02_Interview_Schülerin_Saskia, Pos. 663) auf den Stationen.

Die Aufgaben gehen dabei, anders als die Gestaltungsaktivitäten, weniger mit unmittelbarer Interaktion einher, sondern sind eher als Handlungen (außerhalb von Anleitungssituationen) zu verstehen. Die Gestaltungsaktivitäten hingegen sind Interaktionen, welche sowohl von den Lernenden als auch von den Praxisanleitenden vollzogen werden und innerhalb von Anleitungssituation genutzt werden. Sie beeinflussen entweder unmittelbar die Situation oder eher mittelbar das zukünftige Handeln des Lernenden.

Die Anleitungsformen münden in unterschiedliche **Erlebensprozesse** (Kap. 5.6) der Lernenden und Praxisanleitenden. Beschrieben werden dabei v. a. Merkmale einer als gelungen, erlebten Praxisanleitung sowie ihre Folgen. Um die Wichtigkeit der Praxisanleitung zu stärken, verbalisieren viele Beteiligte konkrete Wünsche (als Folge einer als gelungen erlebten Praxisanleitung), für die Praxisanleitung.

Das Modell mit seinem zentralen Phänomen und den umliegenden Kategorien wird in Abbildung 4 visualisiert und in den folgenden Kapiteln jeweils ausschnittsweise dargestellt und näher erläutert.

Innerhalb des Ergebnisteils werden einige Phänomene mittels ausgewählter Theorien analysiert und erklärt. Dies ermöglicht eine Betrachtung des Materials auf einer höheren Abstraktionsebene – sozusagen einen Blick auf das Datenmaterial aus der Vogelperspektive. So konnte das Phänomen der Rollenklarheit und Rollendiffusität mittels der Rollentheorie beleuchtet werden. Die Formen der Anleitung lassen Bezüge zu Goffman zu, während die Ziele der Anleitung Verbindungen zur beruflichen Sozialisation aufweisen. Entsprechende theoretische Exkurse sind dem zuvor erklärten Phänomen nachgeschaltet und verdeutlichen zusätzlich den iterativen Forschungsprozess.

66 Der Begriff der „Schüleraufgaben" ist ein in-vivo-Code aus einem Interview, welcher hier einmalig belegt wird. Im weiteren Verlauf der Ergebnisdarstellung wird dieser Begriff in Anführungsstriche gesetzt, jedoch nicht erneut belegt.

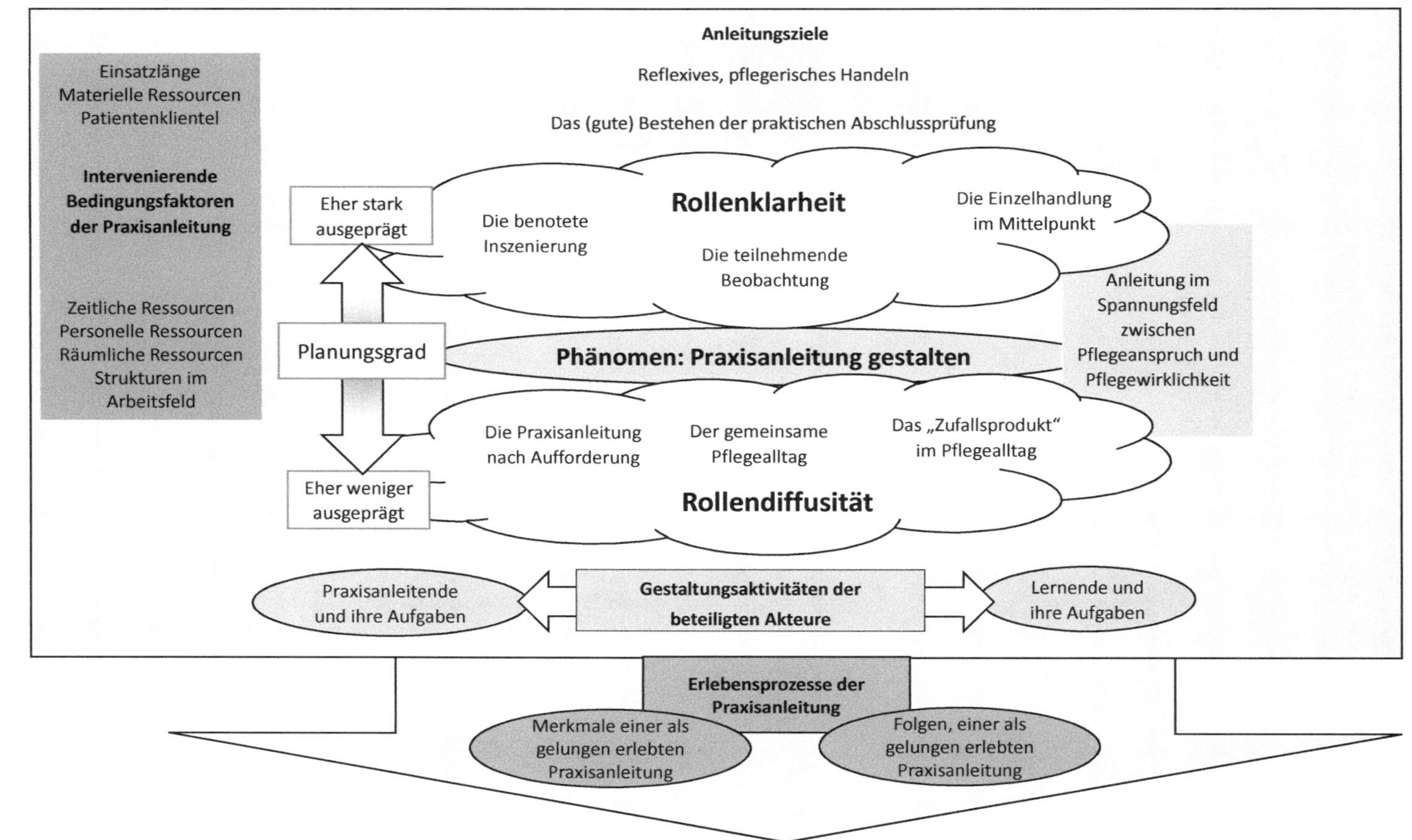

Abbildung 4: Grafischer Überblick über die Theorie: Praxisanleitung gestalten (eigene Darstellung)

5.2 Praxisanleitung gestalten zwischen Rollenklarheit und Rollendiffusität im Spannungsfeld von Pflegeanspruch und Pflegewirklichkeit

Die Gestaltung von Praxisanleitung findet im Spannungsfeld zwischen Pflegeanspruch und Pflegewirklichkeit statt. Bevor die Rollen der Beteiligten mit den damit verbundenen Erwartungen, Chancen und Grenzen sowie ein theoretischer Exkurs in die Rollentheorie dargelegt werden, sei ein Einblick in das vorherrschende Spannungsfeld der Praxisanleitung gegeben.

5.2.1 Das Spannungsfeld: Pflegeanspruch und Pflegewirklichkeit

„Weil (…) also, (…) sind wir mal ehrlich, es ist ja nicht umsetzbar, was die Schule oder was die perfekte Pflege angeht, in der jetzigen Situation …“. (Frei_03_PA_Interview_Melanie)

Praxisanleitung findet im Spannungsfeld zwischen Pflegeanspruch und Pflegewirklichkeit statt. Dabei ist anzunehmen, dass es den praxisanleitenden Pflegekräften wichtig ist, dass die Lernenden wissen, wie eine gute Pflegepraxis aussieht. Leider scheint das Bild einer guten Pflegepraxis nur schwer vermittelbar zu sein. Geplante Anleitungsformen sollen jedoch eine gute Pflegepraxis abbilden: Die Praxisanleitung wird geplant, was häufig auch mit der Planung von zeitlichen und personellen Ressourcen (hierzu Kap. 5.4.1) verbunden ist, sodass eine gute Pflegepraxis und folglich ein gewisser Pflegeanspruch[67] innerhalb der geplanten Anleitungsformen umsetzbarer zu sein scheinen, als es die Pflegewirklichkeit bietet, wie Praxisanleiterin Jasmin formuliert: *„Was mich motiviert ist, äh. (…) Im Endeffekt die schlechte Praxis oder oft auch desolate Anleitungssituation, …“ (Frei_02_PA_Interview_Jasmin, Pos. 51-53).*

Jasmin verdeutlicht, dass sie als freigestellte Praxisanleiterin motiviert ist, da die Pflegepraxis nicht so ist, wie gewünscht. Sie scheint diese Pflegepraxis mit Praxisanleitung kompensieren zu wollen, sie besser machen zu wollen, und verdeutlicht, dass sie innerhalb ihrer geplanten Anleitungsformen die Möglichkeit habe, sich auf den Patienten und den Lernenden zu fokussieren, um eine *„optimale Versorgung“* im Sinne ihres Pflegeanspruches, zu gewährleisten: *„Sondern ich kann mich ganz in Ruhe auf den einen/zwei Patienten konzentrieren. Auf den Schüler konzentrieren. (I: Ja) Eine optimale Versorgung nach optimalen Standards oder nach den Standards hinzubekommen.“ (Frei_02_PA_Interview_Jasmin, Pos. 81-85).* Dass die Pflegepraxis nicht dem Pflegeanspruch entspricht, macht auch Praxisanleiterin Melanie deutlich:

67 Der Ausdruck „gewisser Pflegeanspruch“ wurde an dieser Stelle absichtlich gewählt. Innerhalb dieses Kapitels werden einige Merkmale eines Pflegeanspruchs ohne Anspruch auf Vollständigkeit skizziert. Zugleich sind die hier beschriebenen Merkmale aus der Perspektive des Samplings zusammengetragen und geben auch lediglich deren Meinungen und Vorstellungen wieder. Folglich sind sie nicht automatisch auf alle Pflegenden und Lernenden übertragbar, sondern bieten lediglich einen Einblick in die Perspektive der an der Praxisanleitung Beteiligten.

> *„Dass sie das dann noch unter einen Hut bringen und (...) bei uns oder bei mir (...) Ja, denen 'n gutes Mittelmaß-, natürlich müssen die im Examen*[68] *das erst mal schulisch machen, aber dann immer zu sagen ‚Na ja, da könnt ihr vielleicht dann Abstriche machen in der Praxis'. Weil (...) also, (...) sind wir mal ehrlich, es ist ja nicht umsetzbar, was die Schule oder was die perfekte Pflege angeht, in der jetzigen Situation, wie sie ist. (...)". (Frei_03_PA_Interview_Melanie, Pos. 525-531).*

Praxisanleiterin Melanie stellt klar, dass *„die perfekte Pflege"* nicht umsetzbar sei. Zugleich verdeutlicht sie, dass es Situationen gäbe, in denen *„schulisch"* gearbeitet werden solle – wie zum Beispiel innerhalb der praktischen Abschlussprüfung. Dabei scheint sie davon auszugehen, dass *„schulisch"* mit perfekt gleichzusetzen ist und damit den Pflegeanspruch der *„perfekten Pflege"* abbildet. Sie versucht innerhalb ihrer geplanten Anleitungen *„'n gutes Mittelmaß"* abbilden zu wollen – ein Mittelmaß zwischen *„der perfekten Pflege"* und *„der jetzigen Situation"*. Dieses Spannungsfeld wird auch innerhalb der Beobachtung von Stat_03 deutlich, in welcher Praxisanleiterin Yvonne und Schülerin Bettina einen gemeinsamen Dienst haben:

> *„Sie [Praxisanleiterin Yvonne] erläutert die Medikamente und sagt dann: „Was wichtig ist, dass man immer Sauerstoffbrille und Inhalationsgerät auch wechseln, ne. Jeden Morgen kommt 'n neues Gerät. Wegen Corona hieß es, dürfen wir die nicht wechseln, aber für das Examen oder für so 'ne Anleitungsgeschichte machen wir das, so wie das auch sein soll, ne. Weiß ja, aus Kostengründen und was die sich ja immer einfallen lassen". (Stat_03_Beobachtung, Pos. 96-100).*

Praxisanleiterin Yvonne führt an, dass innerhalb der Anleitungs- oder Prüfungssituationen das Wechseln bestimmter Materialien, die vom Patienten genutzt werden, durchgeführt wird, führt aber im gleichen Satz aus, dass diese Materialwechsel aus Kostengründen und der Covid-19-Pandemie eigentlich institutionell nur eingeschränkt möglich sind. Auch hier wird das Spannungsfeld zwischen Pflegeanspruch, also die regelmäßigen Wechsel patientennaher Krankenhausutensilien und der Pflegewirklichkeit – der Einschränkung durch Institutionsvorgaben – deutlich. Gleichzeitig wird erkennbar, dass der Pflegeanspruch mit einer *fachlich korrekten Versorgung*[69] verbunden ist *„so, wie das auch sein soll"*- diese fachlich korrekte Versorgung aber von der Organisation nicht ermöglicht wird.

Praxisanleiterin Annelie berichtet ebenfalls, dass innerhalb einer praktischen Prüfung ein Pflegeanspruch vermittelt wird, der innerhalb des Pflegealltags kaum umsetzbar sei: *„Wir können uns im normalen Tagesablauf das gar nicht leisten, so viel Zeit und so viel Aufmerksamkeit den Patienten zugutezutun, wie so, wie so wir gestern gemacht haben." (Stat_01_PA_Interview_Annelie, Pos. 365-368).* Dabei nimmt sie Bezug auf den vorherigen Arbeitstag, an dem eine praktische Abschlussprüfung statt-

68 Die Begriffe praktische Abschlussprüfung und Examen werden synonym verwendet.

69 Die fachlich korrekte Versorgung ist nicht nur ein Merkmal des Pflegeanspruchs, sondern fungiert gleichzeitig als Anleitungsziel für die Praxisanleitung. Praxisanleitung soll auch durchgeführt werden, um eine fachlich korrekte Versorgung anzubahnen (hierzu Kap. 5.3.1.2).

fand. Der Pflegeanspruch geht, neben einer fachlich korrekten Versorgung und einer Patientenversorgung, die „in Ruhe“ durchgeführt werden kann, mit weiteren Vorstellungen einher:

- Ermöglichung von Bezugspflege,
- die Verfügung von Zeit;
- die Berücksichtigung der Patientenbedürfnisse und -wünsche,
- das Über-den-Patienten-informiert-sein und
- das Gefühl, alles geschafft zu haben.

Der Aspekt der *Bezugspflege*, d.h., dass man für die Patienten für einen gewissen Zeitraum zuständig ist, wird als erstes Merkmal des Pflegeanspruchs dargestellt und von Schülerin Bettina erläutert:

> *„Und dass man dann den ganzen Tag nur sich mit den Leuten beschäftigt. Sich da nur um die kümmert. Und dann eben guckt, zum Beispiel, was die brauchen. Welche Bedürfnisse haben die? Welche Vorerkrankungen haben die? Was-. Was bräuchten die noch? (I: Hm.) Und-. Also, das finde ich halt sehr gut. Wenn man einfach nur für Leute den ganzen Tag zuständig ist.“ (Stat_03_Interview_Schülerin_Bettina, Pos. 224-229).*

Auch Schülerin Lena empfindet Bezugspflege als einen Aspekt des eigenen Pflegeanspruchs:

> *„Ja. äh, die ganzen Patienten, zum Beispiel. Man kann sich nicht richtig Zeit nehmen für die Patienten. Das man so Bezugspflege macht oder irgendwas. Man ist meistens so unter Zeitdruck und macht alles so schnell und das. Und das wird oft das nicht so auf die ganzen Bedürfnisse und die Wünsche von Patienten geachtet.“ (Frei_01_Interview_Schülerin_Lena, Pos. 342-347).*

Neben dem Aspekt der Bezugspflege führt Schülerin Lena aber noch die Bedeutsamkeit von *Zeit* innerhalb der Pflege aus. Sie äußert, dass sie *„meistens so unter Zeitdruck“* stehe, sodass sie häufig nicht *„so auf die ganze(n) Bedürfnisse und die Wünsche von Patienten“* achten könne. Dieses Zitat macht nochmals das Spannungsfeld zwischen Pflegeanspruch (Zeit, Bezugspflege, der Wunsch Patientenbedürfnisse zu berücksichtigen) und der Pflegewirklichkeit (Zeitdruck, scheinbar wenig Bezugspflege und geringe Berücksichtigung der Patientenbedürfnisse) deutlich. Praxisanleiterin Annelie äußert sich ähnlich:

> *„Also da denke ich 'n bisschen, also hätten wir ein bisschen mehr Zeit, dann könnten wir uns hinsetzen zum Beispiel, wenn ich Zeit hab', setze ich mich hin und dann reden wir auch mit denen beim Essen irgendwas besprechen oder versuchen so 'n bisschen was zu kommunizieren, ne. Die sind heute, glaub ich, n bisschen zu kurz gekommen, (...) Also da hätte man so 'n bisschen mehr kommunizieren können und ein bisschen mehr so auf die Wünsche eingehen. Bisschen mehr Reize für seine demente Seele zu geben. Das finde, das finde ich so 'n bisschen zu kurz gekommen, aber-.“ (Stat_01_PA_Interview_Annelie, Pos. 65-79).*

Praxisanleiterin Annelie stellt klar, dass ihr Pflegeanspruch ebenso mit Zeit für die Patienten verbunden ist, um mit den zu Pflegenden nochmals ins Gespräch zu kommen oder ihre Ressourcen – hier *„Reize für seine demente Seele“* zu fördern. Wenn sie Zeit habe, setze sie sich nochmals dazu oder sie gehe *„ein bisschen mehr so auf die Wünsche“* ein.

Die Wünsche des Patienten werden, wie bereits deutlich wurde, nicht immer berücksichtigt. Gleichzeitig stellt der Wunsch der Beteiligten, die *Patientenbedürfnisse und -wünsche zu berücksichtigen* ein Merkmal des Pflegeanspruchs dar wie in folgenden Äußerungen deutlich wird: *„Ich versuch' immer auf Patienten eingehen und auf die ganzen Wünsche und Bedürfnisse zu (...) gucken und so und die ganzen Wünsche (unverständlich) auch ausfüllen von Patienten“. (Frei_01_Interview_Schülerin_Lena, Pos. 105-108).* Auch Schülerin Saskia ist es wichtig, dass die Bedürfnisse der Patienten – innerhalb ihrer Anleitungssituation waren es Kinder – berücksichtigt werden:

> *„So, aber dass er hier auch irgendwie guckt, dass die Kinder sich wohlfühlen. Und, dass man auch schaut, okay. Bis zu welchem Rahmen ist das für die Kinder oder für die Patienten hier in Ordnung. Und wo muss man dann vielleicht auch mal EINGREIFEN und sagen okay, bis hierhin und jetzt vielleicht mal kurz nicht weiter. Oder, dass man dem Patienten auch irgendwie Möglichkeit und Zeit gibt, irgendwie Raum zu geben. Genau. Also, dass man immer noch auf die Bedürfnisse achtet.“ (Stat_02_Interview_Schülerin_Saskia, Pos. 533-539).*

Praxisanleiterin Yvonne macht ebenfalls deutlich, dass die Berücksichtigung der Patientenbedürfnisse für sie einen Aspekt des Pflegeanspruchs darstellt. Sie mag es nicht, wenn auf Äußerungen oder konkrete Patientenanliegen nicht direkt eingegangen wird:

> *„Manchmal bin ich, glaube ich, zu sehr, dass ich mich einmische. Aber ich mag das nicht, wenn dann keine Antwort von dem anderem halt kommt. Dann dauert mir das manchmal vielleicht etwas zu lang, weil ich Angst habe, dass die Patienten dann denken: ‚Warum geht keiner auf mich ein?‘ (...) Aber, ich finde jetzt, ähm-. Ich mag das halt nicht, wenn der Patient was sagt und dann wird da nicht so darauf eingegangen.“ (Stat_03_PA_Interview_Yvonne, Pos. 70-82).*

Um Patientenbedürfnisse berücksichtigen und individuelle Pflege gewährleisten zu können, ist eine umfassende Kenntnis über den Patienten notwendig – dies bedeutet, dass sich die Pflegefachkräfte und Lernenden über den Patienten informieren müssen. Dieses *Über-den-Patienten-informiert-sein* stellt ebenfalls ein Merkmal des Pflegeanspruchs dar, welchem an manchen Stellen nicht nachgekommen werden kann, wie Praxisanleiterin Jasmin erläutert:

> *„(...) ich frag' dann die Kollegen auf Station. Obwohl ich es, die Erfahrung gemacht hab', die können die Fragen auch häufig nicht so tiefgründig beantworten, wie ich die noch hätte. (...) So 'n komplettes Bild vom Patienten. Das ist manchmal echt traurig zu sehen in der Praxis.“ (Frei_02_PA_Interview_Jasmin, Pos. 219-228).*

Ebenso äußert Schülerin Bettina, dass diese umfassende Information für sie eine stetige Herausforderung darstellt: *„Dass man die kompletten Patienten eine Patientengruppe so komplett mit Vorgeschichte kennt. (…) Ich glaube, das ist so ein bisschen-. Dieses ganze Hintergrundwissen. Und dann muss man ja auch immer die Krankheitsbilder kennen." (Stat_03_Interview_Schülerin_Bettina, Pos. 102-110).*

Abschließend soll das *Gefühl, alles geschafft zu haben*, als Merkmal des Pflegeanspruchs aufgeführt werden. Die an der Praxisanleitung Beteiligten möchten zwar einerseits Zeit für die zu Pflegenden und ihre Bedürfnisse aufbringen, haben aber auch den Anspruch, die Versorgung der Patienten vollständig durchzuführen, wie Schülerin Lena erklärt:

> *„Und das wird oft, dass nicht so auf die ganzen Bedürfnisse und die Wünsche von Patienten geachtet. Wegen der ganzen Zeit. Nicht, dass man nicht will. Aber man schafft das einfach nicht, ne. Und deswegen sind manche Patienten unzufrieden und das sind wir auch. Dann geht man nach Hause und denkt „Boah, das habe ich aber heute nicht geschafft, (…)." (Frei_01_Interview_Schülerin_Lena, Pos. 346-351).*

Sie führt weiterhin aus, dass eine unvollständige Versorgung der Patienten bzw. die Nichtbeachtung von Wünschen und Bedürfnissen der zu Pflegenden zur Unzufriedenheit aller Beteiligten führt. Praxisanleiterin Annelie merkt sogar an, dass sie innerhalb des Pflegealltags eher besser punktuelle Anleitungssituationen durchführen kann, wenn sie weiß, dass alle anderen Patienten ihrer zu versorgenden Patientengruppe bereits gut versorgt sind und sie dort folglich alles geschafft hat: *„Ich/Wir konnten uns Zeit lassen, weil wir wussten, die anderen Patienten waren alle versorgt." (Stat_01_Gemeinsames Interview, Pos. 26-27)*, berichtet sie als sie von der Anleitungssituation des Redonziehens (das Herausziehen einer Wunddrainage) erzählt.

In diesem Kapitel wurde das Spannungsfeld der Praxisanleitung zwischen Pflegeanspruch und Pflegewirklichkeit dargelegt. Häufig möchten sich die Praxisanleitenden und Lernenden mit Praxisanleitung, einem gewissen Pflegeanspruch nähern. Im Folgenden sei nun auf die Rollen der beteiligten Akteure: den Praxisanleitenden und Lernenden eingegangen.

5.2.2 Praxisanleitung gestalten zwischen Rollenklarheit und Rollendiffusität

„Ich schaffe nicht, meine Arbeit zu machen und nebenbei auch noch, mich um die Schüler zu kümmern". (Stat_01_PA_Interview_Annelie)

Praxisanleitung wird v.a. durch den Planungsgrad verbunden mit einer Rollenklarheit bzw. einer Rollendiffusität[70], geformt. Eine Rollenklarheit wird dabei als „Situation eindeutiger, präziser und daher in der Regel übereinstimmender Rollendefini-

70 Einen ersten Hinweis auf die Diffusität von Rollenerwartungen an die praxisanleitende Pflegekraft liefert der Artikel von Althans & Paridon (2018) mit dem Titel: Problematische Doppelrolle.

tion beim Rollenträger und Rollensender" (Buchhofer 2011b, S. 583) definiert. Eine Rollenklarheit lässt ein Verbleiben in der Rolle zu. Sowohl der Lernende als auch der Praxisanleitende sind sich ihrer Situation bewusst – die Regeln über die Rollendefinition sind klar: Der Lernende agiert als Lernender; der Praxisanleitende als Praxisanleitender.[71] Diese Rollenklarheit wird in Anleitungsformen mit einem ausgeprägten Planungsgrad ermöglicht und ist u. a. dadurch bedingt, dass die Anleitungssituation losgelöst vom Pflegealltag stattfindet. Sodann werden die Beteiligten auch gar nicht versucht, ihre Rolle zu verlassen, da zuvor eine parallele »Anleitungsrealität« geschaffen wurde, in welcher ein klares Rollenhandeln der Lernenden und Praxisanleitenden realisiert werden kann. Verbunden ist diese »Anleitungsrealität« mit gleichen Vorstellungen darüber, wie die entsprechende Anleitungsform auszusehen hat. Ihr Ablauf (Anleitungsplanung, Durchführung der Anleitung und Reflexion der Anleitung) wird nicht infrage gestellt und ist den Beteiligten zuvor klar.

Diese »Anleitungsrealität« ist innerhalb von Anleitungsformen, welche einen geringeren Planungsgrad vorweisen, nicht möglich. Diesen Anleitungsformen fehlt die zuvor geplante »Anleitungsrealität«, verbunden mit einer Rollenklarheit. Vielmehr sind die Akteure mit unterschiedlichen sozialen Rollen(-erwartungen) konfrontiert. Es kommt zu einer Rollendiffusität verbunden mit Rollenkonflikten. Dies lässt sich damit erklären, indem die praxisanleitenden Pflegekräfte Erwartungen sowohl an die soziale Rolle als Pflegekraft als auch an die Rolle des Praxisanleitenden zu erfüllen haben. Ein In-der-Rolle-Verbleiben ist den stationsgebundenen Praxisanleitenden eher weniger möglich. Insofern die intervenierenden Bedingungsfaktoren keine Anleitungsplanung bzw. die Schaffung einer parallelen »Anleitungsrealität« erlauben (wie dies z. B. in Stat_02 der Fall war), agieren sie permanent zwischen ihren Rollen als Pflegekraft und Praxisanleitender. Die Aktivitäten als Pflegekraft sind innerhalb dieser Anleitungsformen vermehrt erkennbar. Somit lässt sich bspw. innerhalb der Anleitungsform: Der gemeinsame Pflegealltag, mehr pflegerisches Handeln seitens der praxisanleitenden Pflegekraft erkennen als in Anleitungsformen, welche eine Rollenklarheit zulassen (wie z. B. der benoteten Inszenierung). Rollendiffusität trifft dabei auch für die Auszubildenden zu. Innerhalb des gemeinsamen Pflegealltags verschwimmen die Rollen zwischen Lernen und Arbeiten oftmals, sodass der Auszubildende sowohl Erwartungen als Lernender als auch als Pflegekraft zu erfüllen hat. Die Tätigkeiten als Pflegekraft werden hier aber weniger zum Anleitungsgegenstand.

71 Bezüglich der Rollenklarheit wird sich vornehmlich auf die Rolle als Lernende bezogen. Gleichwohl agieren die Lernenden innerhalb von Pflege- und Anleitungssituationen auch als lernende Pflegende, welche auch Erwartungen als Pflegekraft zu erfüllen haben, die zum Anleitungsgegenstand innerhalb der Anleitungsformen erhöhten Planungsgrades werden (und somit erneut die Lernendenrolle fokussieren).

Tabelle 5: Eruierte Anleitungsformen mit ihrem Planungsgrad, dem Prinzip der Rollenklarheit und Rollendiffusität sowie weiteren Eigenschaften (eigene Darstellung)

Anleitungsformen / **Eigenschaften und Dimensionen**	**Die benotete Inszenierung**	**Die teilnehmende Beobachtung**	**Die Einzelhandlung im Mittelpunkt**	**Das „Zufallsprodukt" im Pflegealltag**	**Die Dirigentschaft im Pflegealltag**	**Die Anleitung nach Aufforderung**
Rollenklarheit – Rollendiffusität	Rollenklarheit	Rollenklarheit	Rollenklarheit	Rollendiffusität	Rollendiffusität	Rollendiffusität
Rolle als Pflegekraft (stark ausgeprägt – weniger ausgeprägt)	Weniger ausgeprägt	Weniger ausgeprägt	Weniger ausgeprägt	Stark ausgeprägt	Stark ausgeprägt	Stark ausgeprägt
Rolle als Praxisanleitender (stark ausgeprägt – weniger ausgeprägt)	Stark ausgeprägt	Stark ausgeprägt	Stark ausgeprägt	Stark ausgeprägt	Stark ausgeprägt	Weniger ausgeprägt
Rolle des Auszubildenden (eher als Lernender – eher als Pflegekraft)	Eher als Lernender	Eher als Lernender	Eher als Lernender	Vom Pflegenden zum Lernenden zum Pflegenden	Beide Rollen sind aktiv	Vom Pflegenden zum Lernenden
Anleitungsreflexion (sehr umfangreich – weniger umfangreich)	Sehr umfangreich			weniger umfangreich		
Planungsgrad (stark ausgeprägt – weniger ausgeprägt)	Stark ausgeprägt			Weniger ausgeprägt		
Besondere Anleitungsgegenstände	Von der Einzelhandlung bis zur umfassenden Versorgung.	Die umfassende Versorgung ausgewählter Patienten mit Übergabe und Dokumentation bis zu einem festgelegten Anleitungsende.	Pflegerische Einzelhandlungen	Pflegerische Einzelhandlungen, welche sich im Pflegealltag anbieten.	Die umfassende Versorgung einer Patientengruppe über die gesamte Schicht.	Meist Einzelhandlungen, die sich anbieten und vom Lernenden aktiv als Anleitung eingefordert werden.
Spannungsfeld	Im Spannungsfeld zwischen Pflegeanspruch und Pflegewirklichkeit					

5.2.3 Rollenklarheit und Rollendiffusität im Lichte der Rollentheorie – ein theoretischer Exkurs

Um sich dem Begriff der Rollen und ihrer Ausgestaltung zu nähern, soll ein Einblick in die Rollentheorie vorgenommen werden, um eine mögliche Erklärung für das zentrale Phänomen: Praxisanleitung gestalten – zwischen Rollenklarheit und Rollendiffusität, vorzunehmen. Die Rollentheorie wurde ausgewählt, da sie einen guten Einblick in die Erwartungshaltung an eine soziale Rolle vornimmt, wie es in dem hier vorliegenden Datenmaterial abgebildet werden konnte. Dabei soll zunächst ein Einblick in die Rollentheorien von Parsons, Dahrendorf und Krappmann vorgenommen werden, sodass ihre Entwicklung (Parsons) sowie ihre Kritik und Weiterentwicklung (Dahrendorf und Krappmann) mittels ausgewählter Theorien in den Blick genommen wird. Der Schwerpunkt liegt dabei auf der Rollentheorie von Dahrendorf, da dieser diese erstmalig in Deutschland eingeführt hat (Griese 2002, S. 460) und dabei einen Schwerpunkt auf die Vielfalt der Erwartungen an eine soziale Rolle legt. Von einer umfangreichen Darstellung zur Entwicklung der Rollentheorie wird an dieser Stelle abgesehen, vermeidet sie doch den Blick auf das Wesentliche: die Erklärung des zentralen Phänomens. Wenngleich auch Erving Goffman sich mit der Theorie der Rolle beschäftigt hat, so findet er nach den Formen der Praxisanleitung Einzug in die Ergebnisdarstellung (Kap. 5.2.6). Da Praxisanleitung zuweilen einem Theaterspiel ähnelt, welches passenderweise mit den Ausführungen Goffmans in „Alle spielen Theater“ näher beleuchtet werden kann, wurde sich für eine separate Darstellung Goffmans entschieden.

Die Rollentheorie Talcott Parsons

Wenn von Rollentheorie die Rede ist, so ist zunächst Talcott Parsons zu nennen, welcher sich vor allem mit der Entwicklung der Gesellschaft und die Integration des Individuums in diese Gesellschaft beschäftigte (Abels 2019, S. 107). Dabei vertrat er die These, dass die Gesellschaft nur dann funktioniert, insofern die Individuen ihre Rollen spielen und sich so in die Gesellschaft integrieren. „Das Verhältnis zwischen Individuum und Gesellschaft ist nach dieser Theorie eindeutig geregelt: normativ von ihrer Seite und „freiwillig“ zustimmend von jenem“ (Abels 2019, S. 107, Hervorh. im Original). Parsons beleuchtete die Entwicklung von Gesellschaft systemtheoretisch und versteht unter Rolle den Schnittpunkt zwischen einem Persönlichkeitssystem, einem kulturellen sowie einem sozialen System (Parsons 1991, S. 3). Das Persönlichkeitssystem zeichnet sich dabei aus einem Zusammenschluss von Bedürfnissen und Antrieben aus (Abels 2019, S. 107; Brock, Junge & Krähnke 2012, S. 197; Münch 2007, S. 33), während das kulturelle System mit seinen Werten und Normen als bestimmendes System fungiert, welches dem sozialen System seine Normativität verleiht. „Each [system] is indispensable to the other two in the sense that without personalities and culture there would be no social system“ (Parsons 1991, S. 3).

Vertreten werden die Rollen im sozialen System, welches neben der »Bühne« zugleich den Ort des Handelns und Interagierens vorhält (Abels 2019, S. 107; Münch 2007, S. 33). „Unter dieser Perspektive und bezogen auf die sozialen Rollen kann man sich das Wertesystem als latenten gesellschaftlichen Konsens vorstellen" (Abels 2019, S. 108), welches den einzelnen Rollen Erwartungen zuschreibt, „wie in einer konkreten Situation idealerweise gehandelt werden soll" (Abels 2019, S. 108). Voraussetzung dafür ist, dass die miteinander interagierenden Rollen in einem stetigen Austauschverhältnis zueinanderstehen und sich auf ihr Werte- und Normensystem einigen.

Zur Systemerhaltung sind dabei vier Grundprinzipien (AGIL-Schema) notwendig (Parsons 1991, xiii): Ein System muss in der Lage sein, sich den äußeren Bedingungen anzupassen („adaption"). Dabei verfolgt es die zur Realisierung festgesetzten Ziele („goal-attainment"). Ferner müssen die einzelnen Personen, Interaktionen und normative Vorstellungen so aufeinander abstimmen, sodass das Ziel erreicht werden kann („integration"). Abschließend ist dafür zu sorgen, dass das System eigene Werte- und Sinnvorstellungen aufbaut, welche auch über das System hinaus erhalten werden können („latency") (vgl. Parsons 1961, S. 38–41, zitiert in Abels (2019, S. 109); Brock et al. 2012, S. 195; Münch 2007)).

Jedoch stellt sich die Frage, wie die einzelnen Personen dazu gelangen, so zu handeln – ihre Rollen so spielen, wie die Normen bzw. das kulturelle System es vorgibt. Wie bereits beschrieben wurde, sind mit Rollen Erwartungen verknüpft. Diese Erwartungen beziehen sich u. a. auf das Verhalten oder die Ziele, welche vom sozialen System (z. B. einer Gruppe) ausgehen. Insofern der Handelnde diesen Erwartungen entspricht, wird sein Verhalten mit Anerkennung belohnt. In einem gegensätzlichen Fall würde der Handelnde eher Ablehnung erfahren (Abels 2019, S. 110). Das Handeln der Individuen würde nach Parsons folglich durch gemeinsame, normative Vorstellungen und Werteorientierungen der Mitglieder des Sozialsystems geleitet (Abels 2019, S. 113; Brock, Junge, Diefenbach, Keller & Villányi 2009, S. 20; Parsons 1991, S. 23). Das System, die Struktur bleibt durch die gemeinsamen Wertevorstellungen und ihr Handeln entsprechend konsentierten Normenvorstellungen erhalten. Das System funktioniert, wie auch der Titel: Strukturfunktionalismus (Münch 2007, S. 33) bzw. strukturfunktionalistische Systemtheorie vermuten lässt. welches die „soziologische Theoriediskussion in den USA und in Europa bis weit in die zweite Hälfte der 1960er Jahre (dominierte)" (Brock et al. 2009, S. 17).

Das zentrale Phänomen im Lichte von Talcott Parsons

Übertragen auf die Akteure der vorliegenden Studie würde dies bedeuten, dass das Tandem stationsgebundener Praxisanleitender und Lernender im sozialen System des Stationsalltags verbunden mit den dortigen Kollegen und Patienten agiert. Zugleich könnte das Tandem als Solches als soziales System bezeichnet werden – das System der Praxisanleitung.

Verbunden mit der Gleichzeitigkeit der sozialen Systeme ist die zeitgleiche Rollenübernahme des Praxisanleitenden/Pflegekraft bzw. des Lernenden/Pflegekraft. Es kommt zu einer Rollendiffusität, in welcher sich beide in einem Austauschverhältnis befinden. Dabei werden sie sowohl durch ihre Persönlichkeitssysteme als auch durch die Vorgaben des kulturellen Systems (z. B. Anleitungsziele oder Anleitungsmethoden bezogen auf die Rolle Praxisanleiter/Lernender bzw. Versorgung einer Patientengruppe bezogen auf die Rolle als Pflegekraft) beeinflusst.

Erfolgreich wird eine Anleitungssituation vermutlich dann sein, insofern sich die Persönlichkeitssysteme der Rollen Praxisanleiter und Schüler auf Anleitungsziele und Anleitungsmethoden entsprechend einigen (Münch 2007, S. 33) und somit das soziale System der Praxisanleitung aufrecht erhalten. Oftmals gerät das soziale System der Praxisanleitung in den Hintergrund, wie folgendes Beispiel anhand des AGIL-Schemas (Parsons 1961, S. 38–41 zitiert in Abels (2019, S. 109)) verdeutlicht: Lernender und stationsgebundener Praxisanleitender agieren als Team im Stationsalltag. Da jemand erkrankt ist, ist beiden klar, dass sie am heutigen Tag eine Patientengruppe gemeinsam versorgen müssen und der ursprünglich geplante Anleitungstag entfällt („adaption“). Das Tandem Lernender und Praxisanleitender legt das Ziel fest – es geht nunmehr weniger darum, aus den gemeinsamen Pflegesituationen Lernsituationen zu entwickeln, sondern die pflegerische Versorgung der Patienten sicherzustellen („goal-attainment“). Um das Ziel zu erreichen, sind permanente Abstimmungsprozesse notwendig. Lernender und Praxisanleitender klären ihre Tätigkeitsfelder und Zuständigkeiten ab – dabei agieren beide Beteiligten nunmehr als Pflegende und weniger als Praxisanleitender und Lernender („integration“). Auf diese Weise halten sie das soziale System des Stationsalltags aufrecht. Latente Sinnstrukturen verfestigen das System Praxisanleiter und Lernender dahingehend, als das beide der Meinung sind, dass die Versorgung der Patienten Vorrang vor der Praxisanleitung habe. Zugleich könnten sich die Beteiligten darüber einig sein, dass sie Anleitungssequenzen einplanen, insofern dies die Zeit zulässt. Auf diesem Wege könnten sie auch weiterhin ihr System legitimieren: Sie gestalten Praxisanleitung, wenn es die Situation auf der Station zulässt („latency“).

Nach Parsons würde das System kontinuierlich bestehen bleiben. Die Beteiligten agieren freiwillig und konfliktfrei in ihren Rollen. Systemänderungen sind nicht möglich. Dies würde im Umkehrschluss bedeuten, dass der Praxisanleitende und Lernende an ihrer Situation niemals etwas verändern bzw. infrage stellen würden – das System ist funktional. Es wird eher zwanghaft aufrechterhalten. „Alles, was die Individuen durch ihr Handeln bisher bewirkt und geschaffen haben, hat sich zu Institutionen, Strukturen und Rollen verfestigt, deren angeblichen Sachzwängen sie sich nun fügen müssen“ (Abels 2019, S. 122). Dahrendorf hingegen lässt auch Veränderungen der Gesellschaft bzw. deren Erwartungen an eine soziale Rolle zu. Dies wäre nach Parsons Theorie nicht möglich. Solche Veränderungen entstehen durch dysfunktionale Elemente, welche Konflikte evozieren und folglich „das Verhältnis zwischen Individuum und Gesellschaft neu definier(en)“ (Abels 2019, S. 124).[72]

72 Die Veränderung von Erwartungen an eine soziale Rolle lässt sich bspw. an der Rolle eines Lehrers erklären. Während zu Beginn des 20 Jahrhundert zum Teil noch mit Rohrstock im Unterricht sanktioniert wurde, wird Gewalt von seitens des Lehrenden in der heutigen Zeit strafrechtlich geahndet (zur Veränderung der Lehrerrolle siehe auch Enzelberger (2007)).

Die Rollentheorie Ralf Dahrendorfs

Der Strukturfunktionalismus wird folglich von Dahrendorf kritisiert (Brock et al. 2009, S. 219). Er stellt fest, dass das Individuum und sein Handeln innerhalb dieser Rollentheorie keine Berücksichtigung finden. Parsons Rollentheorie fokussiere ausschließlich das freiwillige „Handeln nach Normen“ (Abels 2019, S. 114), wie Abels (2010, S. 117) auch im Nachwort des „Homo soziologicus“ verdeutlicht. Dahrendorf hingegen vertritt die Meinung, dass das Handeln innerhalb der Rollen eher weniger freiwillig stattfindet. Vielmehr kann sich das Individuum diesen Rollen kaum entziehen, da es dann mit Sanktionen zu rechnen habe (Abels 2019, S. 121). „Die Tatsache der Gesellschaft ist ärgerlich, weil wir ihr nicht entweichen können“ (Dahrendorf 2010, S. 29). Zusätzlich stellt die Gesellschaft Forderungen an die verschiedenen Rollen eines Individuums: So hat ein Vater sich um sein Kind zu kümmern, ein Schulleiter regelmäßig Mitarbeitergespräche zu führen, ein Lehrer seinen Unterricht vorzubereiten und ein Praxisanleiter einen Schüler anzuleiten. Dahrendorf kritisiert also den Aspekt der Freiwilligkeit innerhalb Parsons Rollentheorie und stellt eher eine Zwanghaftigkeit heraus:

> „Übernimmt und bejaht er die an ihn gestellten Forderungen, dann gibt der Einzelne seine unberührte Individualität zwar auf, gewinnt aber das Wohlwollen der Gesellschaft, in der er lebt; sträubt der Einzelne sich gegen die Forderungen der Gesellschaft, dann mag er sich eine abstrakte und hilflose Unabhängigkeit bewahren, doch verfällt er dem Zorn und den schmerzhaften Sanktionen der Gesellschaft“ (Dahrendorf 2010, S. 30).

Folglich erfüllt der Mensch die an ihn gestellten Erwartungen, um positive Sanktionen zu erfahren bzw. Negative zu vermeiden (Abels 2019, S. 123). Dahrendorf (2010, S. 32) unterscheidet dabei den Begriff der Position und der Rolle. Positionen sind unabhängig vom Einzelnen, sie existieren permanent und sind nicht mit einer Person aber mit einem Positionsfeld verbunden. Das Positionsfeld besteht aus einem Feld anderer Positionen. So agiert die Position Stationsleitung u. a. im Positionsfeld Kollegen oder Pflegedienstleitung. Zu jeder Position, die ein Individuum einnimmt „gehören Verhaltensweisen, die man von dem Träger dieser Position erwartet; … zu jeder sozialen Position gehört eine *soziale Rolle*“ (Dahrendorf 2010, S. 34 & 35; Hervorh. im Original), die er innerhalb der Gesellschaft zu spielen hat. Der Mensch befindet sich somit permanent innerhalb einer sozialen Rolle, der er sich nicht ohne Sanktionen entledigen kann (Hauser 2019, S. 47), da eine soziale Rolle mit zu erfüllenden Erwartungen von der Gesellschaft verknüpft ist. Die Rollen Praxisanleiter und Lernender agieren im Positionsfeld Kollegen, Lehrende und Krankenhausleitung. Dabei können die Beteiligten eines Positionsfeldes unterschiedliche Erwartungen an eine Rolle haben: So erwarten die Kollegen einer Stationsleitung, dass sie am Entwicklungsprozess des Dienstplanes partizipieren können, während die Pflegedienstleitung der Stationsleitung eine gewisse Autorität (auch bezüglich der Dienstplangestaltung) abverlangt. Von einer stationsgebundenen praxisanleitenden Pflegekraft erwarten die Kollegen der Station kontinuierliche Mitarbeit, während die Lernenden eher aktive Anleitungszeit beanspruchen. Die Erwartungen, die an eine soziale Rolle gestellt werden, lassen sich in Muss-, Soll- und Kann-Erwartungen unterscheiden (Dahrendorf 2010, S. 39–42; Hauser 2019, S. 49):

- Muss-Erwartungen sind gesetzlich verankerte Erwartungen. Ihr Erfüllen wird nicht mit Anerkennung belohnt, sondern als selbstverständlich angesehen. Insofern diesen Erwartungen jedoch nicht entsprochen wird, folgt eine gerichtliche Bestrafung (z. B. der Praxisanleiter schlägt einen Lernenden – Gewaltfreiheit kann somit als Muss-Erwartung bezeichnet werden).
- Soll-Erwartungen sind Erwartungen, deren Sanktionen vornehmlich negativ besetzt sind. Insofern sie erfüllt werden, ist dies evtl. mit Belohnungen verbunden (z. B. ein Praxisanleiter, welcher auf den Schüler zugeht und sich Zeit nimmt, wird mit Sympathie und Lernbereitschaft seitens des Lernenden positiv sanktioniert. Insofern er dies jedoch unterlässt, wird der Lernende ihm evtl. mit Gleichgültigkeit begegnen). In wenigen Fällen werden Soll-Erwartungen schriftlich festgehalten.
- Kann-Erwartungen sind Erwartungen, welche überwiegend positive Sanktionen nach sich ziehen. Sie sind nicht schriftlich fixiert, stellen aber die „Grundbedingung des Fortkommens“ (Dahrendorf 2010, S. 41) dar (z. B. ein Praxisanleiter, der in seiner Freizeit Beurteilungen für die Lernenden schreibt).

Der Ursprung der Rollenerwartungen liegt dabei in den Regeln und Sanktionen, welche eine Bezugsgruppe dieser sozialen Rolle zuschreibt. Bezugsgruppen sind Gruppen, mit denen eine soziale Rolle interagiert. Die Eruierung dieser Erwartungen erfordert zunächst die Identifikation von Normen, welche einer bestimmten Position zugeschrieben werden, z. B. befragt man die Bezugsgruppe der Pflegekräfte, welche Normen sie mit der Position des Praxisanleiters verbinden (Dahrendorf 2010, S. 49). Dahrendorf (2010, S. 51) unterscheidet dabei

> „zwischen (1) fixierten Normen von Bezugsgruppen, die als Rollenerwartungen dem Träger einer Position gegeben sind, (2) den Meinungen der Mitglieder von Bezugsgruppen über diese Normen, die deren Legitimität und Wandel bestimmen, und (3) dem tatsächlichen Verhalten der Spieler der Rollen.“

Verbunden mit der Erwartungshaltung an soziale Rollen sind mögliche Rollenkonflikte, welche sich ergeben, insofern nicht allen Erwartungen entsprochen werden kann. Dabei unterscheidet Dahrendorf (2010, S. 75) den Intrarollenkonflikt vom Interrollenkonflikt. Beim Ersteren kommt es zu widersprüchlichen Erwartungen innerhalb einer Rolle, wie z. B. im Fall der Pflegekraft, welche einerseits den ökonomischen Vorstellungen des Krankenhauses gerecht werden möchte, dies aber eine patientenorientierte Pflege konterkariert. Beim Interrollenkonflikt hingegen liegt eine Ambivalenz der Erwartungen bezogen auf zwei Rollen vor, wie z. B. die Pflegekraft, welche einerseits ihren Tätigkeiten als Pflegekraft nachkommen möchte, andererseits aber auch ihrer Aufgabe als Praxisanleiterin gerecht werden will.

Das zentrale Phänomen im Lichte von Ralf Dahrendorf

Genau an diesem Punkt lässt sich die Rollentheorie mit ihren Erwartungshaltungen auf das zentrale Phänomen: Praxisanleitung gestalten – zwischen Rollenklarheit und Rollendiffusität – übertragen. Innerhalb eher planbarer Anleitungssituationen erfahren die Beteiligten eine Rollenklarheit: Der Auszubildende agiert als Lernender in einer eher geplanten Anleitungssituation. Dies ist häufig verbunden mit einer Vorbereitung (z. B. Erstellung einer Pflegeplanung und eines Ablaufplanes), einer Durchführung (in welcher der Lernende als vornehmlich handelnder Lernender agiert) und einer Reflexion (in welcher das Geschehen nochmals rückblickend betrachtet wird). Die Erwartungen, welche an diese Rolle gestellt werden, resp. die Aufgaben, die ein Lernender hier zu erfüllen hat, sind klar umrissen. Die Rolle des Praxisanleitenden wird ebenfalls deutlich: Er agiert als aktiver Beobachter, welcher das Handeln des Lernenden (z. B. filmisch – wie in Stat_02) protokolliert und dieses Handeln innerhalb einer strukturierten Reflexion zum Gegenstand macht (siehe hierzu auch die Kap. 5.2.4.1; 5.2.4.2 und 5.2.4.3). Bezogen auf die Normen/Erwartungen der Bezugsgruppen (wie z. B. Lehrende und Kollegen der Station) liegen ähnliche Vorstellungen vor, welche das Agieren als Praxisanleitender in eher planbaren Anleitungssituationen erleichtert. Bezüglich der fixierten Normen kann bspw. die Bildungseinrichtung vorgeben, wie eine Anleitungssituation geplant und umgesetzt werden soll und wer diese umsetzt. Zusätzlich kann sie festlegen, dass die Lernenden zum Zeitpunkt der geplanten Anleitungssituation vom Pflegealltag freigestellt werden. Dies wird z. B. innerhalb der Inszenierung (hierzu Kap 5.2.4.1) deutlich: Die Bildungseinrichtung hat festgelegt, dass die Lernaufgaben von der freigestellten Praxisanleiterin Jasmin abgenommen werden, und Jasmin stellt im Interview klar, dass die Auszubildenden für diesen Zeitraum nicht als Arbeitskraft auf der Station zur Verfügung stehen. Die Vorgehensweise dieser eher geplanten Anleitungsformen wird eher weniger von den Kollegen der Station oder den Lernenden kritisiert. Vielmehr werden sie v. a. von den Auszubildenden als Unterstützung für das eigene Lernen wahrgenommen, während die meisten Kollegen der Stationen mit Kooperation bezüglich der Planung von Anleitungssituationen reagieren (hierzu auch die Aufgabe: sich mit Stationen abstimmen ab S. 248). Folgend ist von einer Legitimation dieser Erwartungen durch die Beteiligten der Bezugsgruppen (Lernende und Kollegen der Station) auszugehen. Dies spiegelt sich auch innerhalb der konkreten Durchführung eher geplanter Anleitungssituationen wider: Sowohl der Lernende als auch der Praxisanleitende verbleiben meist in ihren Rollen und können die Erwartungen an ihre Rolle erfüllen: der Praxisanleitende vornehmlich als Beobachter und der Lernende als aktiv Handelnder. Jedoch können auch Anleitungssituationen eines ausgeprägten Planungsgrades, die Praxisanleitenden dazu veranlassen, punktuell ihre Rolle zu verlassen. Sie geraten in nicht planbare Situationen, die durch den Patienten bedingt sind, wie folgend Praxisanleiterin Melanie skizziert, die Schüler Marc unterstützt und dabei unvorhergesehen in die Rolle als Pflegekraft eintreten muss:

> *„Und meine Ambition war eigentlich nur, weil ich ja gesehen hatte, der Wagen wird raus geschoben von Station, dass das Tablett noch mit auf den Wagen kommt. Dass das halt nicht auf Station bleibt. (I: Ah. ok) Und ähm, ich wollte ihm jetzt aber auch nicht sagen „Bringen Sie noch mal schnell das Tablett raus", weil ich ja wusste, der war da in der Pflege. Da dachte ich, na ja, das kann ich ja jetzt schnell bringen und dann hatte ich aber noch gesehen, dass die Tabletten noch auf dem Tablett gelegen HATTEN. Und da er vorher schon irgendwann mal angemerkt hatte, dass Tabletten ja auch nicht so seins ist, dass er den jetzt. Ob er die jetzt nun nimmt oder nicht. Also, so hatte ich den Eindruck, dass das für ihn nicht so wichtig war, hab ich gesagt, er soll die jetzt noch nehmen. (I: Ja) Und ich denke aber, oder ich gehe davon aus, dass wenn Schüler Marc das Tablett weggebracht hätte, wäre ihm das auch aufgefallen. (Schüler Marc: Jaa)". (Frei_03_Gemeinsames_Interview, Pos. 610-623).*

Praxisanleiterin Melanie wollte eigentlich *„jetzt schnell"* das Tablett aus dem Zimmer bringen und wird in diesem Zuge dazu aufgefordert, dem Patienten die Tabletten zu verabreichen – sie agiert als Pflegende (und nicht mehr als Unterstützende). Da es sich bei Frei_03 um eine teilnehmende Beobachtung (siehe Kap. 5.2.4.2) handelt, in der sich die Praxisanleitenden vorrangig *„RAUSHALTEN"* (Frei_03_PA_Interview_Melanie, Pos. 489), formuliert sie am Ende, dass sie davon ausgehe, *„dass wenn Schüler Marc das Tablett weggebracht hätte, (wäre) ihm das auch aufgefallen."* Sie rechtfertigt ihr Agieren damit, dass sie glaubt, Schüler Marc hätte das Zurückbleiben der Tabletten bemerkt, so wie sie es bemerkt hat – sie antizipiert das selbstständige Pflegehandeln von Schüler Marc.

In eher weniger geplanten Anleitungen liegt oftmals eine Rollendiffusität vor, da die beteiligten Praxisanleitenden und Lernenden während dieser Situation einem permanenten Inter-Rollenkonflikt ausgesetzt sind. Bezogen auf die gemeinsame Versorgung einer Patientengruppe innerhalb des pflegerischen Alltags wurde beispielsweise deutlich, dass der Praxisanleitende neben seiner Anleitertätigkeit und der Lernende neben seiner Lerntätigkeit vornehmlich als Pflegende agieren. Folglich treten unterschiedliche Erwartungshaltungen auf, welche nachfolgend skizziert werden. Dabei ist davon auszugehen, dass die vornehmliche Bezugsgruppe der praxisanleitenden Pflegekraft primär die Kollegen der Station bzw. die Krankenhausleitung oder auch die Patienten sind, welche Erwartungen an die praxisanleitende Pflegekraft als Pflegende vorhalten. Die Erwartungen an die Rolle des Praxisanleiters stammen hingegen vermutlich am ehesten von den Lernenden bzw. der Bildungseinrichtung, welche bis 2020 u. a. die Verantwortung für die Koordination und Organisation der praktischen Ausbildung trug (§ 4 Abs. 5 KrPflG). So lassen sich unterschiedliche Erwartungen an die beiden sozialen Rollen konstatieren:

- Von der Rolle als Pflegekraft wird erwartet, dass sie im Team mitarbeitet, die Patientenversorgung sicherstellt, patientenorientiert pflegt, den Stationsablauf berücksichtigt, und mit anderen Berufsgruppen kooperiert. Diese Aspekte könnten möglicherweise Bestandteile des Arbeitsvertrages oder des Leitbildes des Krankenhauses sein (fixierte Erwartungen). Die Durchführung dieser Aufgaben findet im stationären Alltag statt. Insofern diese Aufgaben von den Kollegen der Station oder der Patienten nicht hinterfragt werden, kann von einer Legitimität diesbezüglich ausgegangen werden. Da die Mitglieder des Stationsteams nahezu alle (bis auf bspw. die Stationsleitung) über die gleiche soziale Rolle als Pflegekraft verfügen, haben sie auch alle die gleichen Erwartungen zu erfüllen (Teamarbeit, Sicherstellung der Patientenversorgung, Patientenorientierung, Berücksichtigung des Stationsablaufes, Kooperation mit anderen Berufsgruppen) bzw. erwarten die Erfüllung dieser Erwartungen auch von ihren Kollegen.

- Von der Rolle als Praxisanleitender wird erwartet, dass er den Lernenden „an die eigenständige Wahrnehmung der beruflichen Aufgaben“ der Pflege heranführt (fixiert in § 2 Abs. 2 KrPflAPrV). Überdies ist die Umsetzung von Praxisanleitung im Rahmen von 10 % denkbar (hierzu Kap 2.1) Weiterführend könnte geregelt sein (muss es aber keinesfalls), dass dies innerhalb gemeinsamer Dienste erfolgen soll (z. B. von der Trägereinrichtung). Die Bezugsgruppen der Praxisanleitung innerhalb eher ungeplanter Settings könnten hier unterschiedliche Erwartungen als legitim erachten. Während die Bezugsgruppe der Lernenden und Lehrenden es vermutlich begrüßt, dass eine Praxisanleitung im Umfang von 10 % stattfindet und dies im Rahmen von gemeinsamen Diensten erfolgt, könnte die Bezugsgruppe der stationsinternen Kollegen andere Erwartungen als legitim erachten – sie wünschen sich vermutlich eine Umsetzung der Praxisanleitung, welche die o.g. Erwartungen an die Pflegekraft nicht konterkariert. Im besten Falle wird gar nicht bemerkt, dass Praxisanleitung stattfindet.

Die Meinungen des Stationsteams bezüglich dieser Normen/Erwartungen stehen also denen der Lernenden und Lehrenden konträr gegenüber. Es kommt zu einem Inter-Rollenkonflikt seitens der praxisanleitenden Pflegekraft, den v. a. die Lernenden wahrnehmen, da meist den Erwartungen an die Rolle als Pflegekraft primär entsprochen wird, während die der Auszubildenden in den Hintergrund geraten:

> *„Ja, ähm, ich erlebe genauso ähnlich, weil ich als Schülerin merke, die ganze Personalmangel, und wenn ich in dem Moment, äh, jetzt einen Praxisanleiterin oder Anleiter brauche, ist meistens so auch besetzt oder hat keine Zeit. Ähm, und dann muss ich vielleicht warten, dass die, wenn die wieder Zeit hat und dann vielleicht passiert das auch nicht, ähm bis Ende des Einsatzes, weil die wegen den ganzen Personalmangel, dass die das auch nicht schaffen, uns zu zeigen und so.“ (Frei_01_Gemeinsames Interview, Pos. 83-89).*

Schülerin Lena berichtet davon, dass Praxisanleitung eher weniger stattfindet, da die praxisanleitende Pflegekraft in der Rolle als Pflegende verbleibt und somit bis zum Einsatzende keine Praxisanleitung stattfindet. Praxisanleiterin Yvonne führt zusätzlich aus, dass es schwierig sei, sich im Pflegealltag auf Praxisanleitung zu konzentrieren: *„Weil, wenn du im Alltag auf einmal (I: Ja.) mal eben zwischen, ähm-. (Schülerin Bettina: Ja.) Du kannst dich nicht darauf konzentrieren. (Schülerin Bettina: Nein.) Dann quatscht dich jeder an. Das Telefon geht und so.“ (Stat_03_Gemeinsames Interview, Pos. 178-181).* Sie macht deutlich, dass man als Pflegekraft im Pflegealltag permanent gefragt ist und dieser Umstand die Fokussierung auf Praxisanleitung erschwert. Dies illustriert auch folgendes Beispiel:

> *Praxisanleiterin Yvonne schaut sich nochmals die Pflegeplanung an. Es gibt eine kurze Diskussion über die Bedingungsfaktoren bei Sturz: Wodurch ist der Sturz bedingt, woher kommt dieser. Hierzu wurde im Vorhinein eine Sturzrisikoskala angelegt, deren Punktzahl nun als Bedingungsfaktor in der Pflegeplanung angegeben werden soll. Praxisanleiterin Yvonne verlässt erneut das Dienstzimmer mit den Worten: „Schrei, wenn was ist". (Stat_03_Beobachtung, Pos. 830-835).*

Praxisanleiterin Yvonne befindet sich innerhalb dieses Beispiels zunächst in der Rolle als Praxisanleiterin – sie diskutiert mit Schülerin Bettina über die korrekte Anlage einer Sturzrisikoskala, verlässt allerdings später den Raum – sie entzieht sich somit der Beziehung Lernender-Praxisanleiter und folglich der sozialen Rolle als Praxisanleiterin, um anderen Verpflichtungen nachzugehen, welche ihr innerhalb ihrer sozialen Rolle als Pflegekraft obliegen. Diesen Rollenkonflikt nimmt auch Schülerin Annika wahr. Die Erwartungen, die mit beiden Rollen verknüpft sind, werden dabei eindrucksvoll von ihr ausgeführt:

> *„Ein Praxisanleiter, der auf Station EINgebunden ist, der betreut natürlich oder HAT MICH zu betreuen als Schüler, definitiv. Aber der hat ja noch den ganzen Stations- ja, den ganzen, das, das ganze Umfeld im Kopf: Die Patienten, die er zu betreuen hat, bei dem Regelfall übernehmen die ja dann teilweise Stationsabschnitte, sind für ganze Patienten zuständig, NICHT nur für mich. Die haben ja die Verantwortung für MEIN Handeln, was viele Praxisanleiter auch schon überfordert. Ne Verantwortung für 'n anderen Menschen zu haben oder für die Tätigkeit eines anderen Menschen. (I: Hmm) Ähm, und die haben die Verantwortung für die Patienten, die dort einfach liegen. Und ähm, die haben noch Aufgaben, die teilweise dann-. Klar, sei es, es einmal die Pflege, das müssten se machen. Dann haben 'se noch die ganzen theoretischen Sachen. Sei es jetzt, ähm, ich weiß nicht, diese ganzen Pflegeeinstufungen, was alles dazu gehört. Da kriegt man als Schüler nicht so viel mit, von diesem ganzem Theoretischen. Ähm, das haben die alles noch rundum im Kopf und ich glaub', dann gerät die Praxisanleitung manchmal so 'n bisschen in Vergessenheit. (I: Mhm) Weil der einfach gar nicht-. Es ist gar nicht möglich, sich 100 %, wie Jasmin darauf zu fokussieren. Weil ich eben noch 'n andern Job hab'. Und ähm, im Regelfall ist dieser andere Job oder dieser Pfl-. ICH, als Pflegekraft oder die/der Praxisanleiter als Pflegekraft, einfach, der hat die Priorität. (I: Mhm) Die Praxisanleitung ist dann nettes Anhängsel oder nettes Mitbringsel, wenn die Pflegekräfte das haben. Aber das ist nicht die Priorität." (Frei_02_Interview_Schülerin_Annika, Pos. 345-374).*

Praxisanleiterin Annelie soll hier abschließend nochmals zu Wort kommen. Sie führt nochmals die Erwartungen an sie heraus und stellt klar, dass sie den Ansprüchen als Pflegende (*„meine Arbeit zu machen"*) und als Praxisanleitende (*„mich um die Schüler zu kümmern"*) nicht ohne kollegiale Unterstützung nachkommen kann: *„Ich schaffe nicht, meine Arbeit zu machen und nebenbei auch noch mich um die Schüler* *zu kümmern. Das ist. Das ist nicht machbar." (Stat_01_Interview_Annelie, Pos. 596-598).* Folglich lässt sich in diesem Zuge auch ein handlungsleitendes Prinzip ableiten: Die Sicherstellung der pflegerischen Versorgung der Patienten hat Vorrang gegenüber der Praxisanleitung. Es ist somit anzunehmen, dass Praxisanleitende innerhalb von Anleitungssituationen eines geringeren Planungsgrades mit einer Rollendiffusität – einem permanenten Inter-Rollenkonflikt – konfrontiert sind. Die Schwierigkeit liegt darin, diesen beiden Rollen zum gleichen Zeitpunkt gerecht werden zu müssen bzw. zu wollen. Eine Möglichkeit diesen Erwartungen zu entsprechen, stellen die Anleitungsformen eines geringeren Planungsgrades dar (hierzu Kap. 5.2.5). Innerhalb des gemeinsamen Pflegealltags (hierzu Kap. 5.2.5.2) konnte auch ermittelt werden, dass es den praxisanleitenden Pflegekräften manchmal schwerfiel, sich zurückzuhalten – den Lernenden »machen zu lassen«. Sie brachten sich schnell in die Pflege ein bzw. zeigten sich verantwortlich für den Ablauf der anstehenden Aufgaben, wie folgend belegt werden kann:

> *Die Beine von Herrn Z. werden gewaschen. Dieses übernimmt Schülerin Bettina. Währenddessen bemerkt Praxisanleiterin Yvonne, dass der Patient etwas kurzatmig ist. Sie holt das Gerät zur Messung der Sauerstoffsättigung im Blut. Sie verlässt das Zimmer. […]. Dann wäscht Schülerin Bettina das rechte Bein und Praxisanleiterin Yvonne kommt wieder. Sie misst den Sauerstoffgehalt des Blutes mittels eines Gerätes mit Fingerclip. Der Patient lässt dies wortlos mit sich machen. Die Sauerstoffsättigung ist jedoch in Ordnung, so Praxisanleiterin Yvonne. (Stat_03_Beobachtung, Pos. 264-275).*

Während Schülerin Bettina die unteren Extremitäten des Patienten wäscht, bringt Praxisanleiterin Yvonne sich ein und misst den Sauerstoffgehalt des Blutes mit einem dafür vorgesehenen Gerät. Inwiefern Schülerin Bettina diese Tätigkeit ebenfalls übernommen hätte, bleibt unklar. Die Ablaufgestaltung wird ebenfalls von den praxisanleitenden Pflegekräften übernommen.

> *Bevor wir das Patientenzimmer von Herrn I. betreten, erfolgt eine kurze Information von Praxisanleiterin Annelie an Schülerin Leila bezüglich des Ablaufs im Zimmer. Sie erklärt, dass zunächst die Vitalzeichen von Herrn J. gemessen werden und er anschließend an die Toilette im Raum nebenan mobilisiert werden soll. In dieser Zeit soll das Bett des Patienten gerichtet werden. (Stat_01_Beobachtung, Pos. 54-59).*

Inwiefern die Auszubildenden diese Ablaufgestaltung eigenständig hätten vornehmen können, bleibt offen. Zu berücksichtigen ist jedoch, dass beide Lernende (Stat_01 und Stat_03) Auszubildende des dritten Ausbildungsjahres waren, denen möglicherweise ein höheres Maß an eigenständiger Entscheidungsfindung (z. B. bezüglich des Pflegeablaufs) hätte zugetraut werden können. Gleichwohl waren die praxisanleitenden Pflegekräfte sehr bemüht, den Wissenszuwachs der Lernenden, z. B. durch Erklärungen (siehe S. 261) zu fördern.

Die Rollendiffusität von Praxisanleitenden konnte somit hinreichend belegt werden. Folgend soll jedoch noch die Rolle der Lernenden beleuchtet werden. Dabei ist zu berücksichtigen, dass die Auszubildenden eigentlich permanent als Lernende agieren (sollten), solange sie sich in der Ausbildung befinden. Gleichwohl werden auch an sie widersprüchliche Erwartungen gestellt: Bezüglich der Lernendenrolle ist bspw. gesetzlich fixiert, dass die Auszubildenden die übertragenden Aufgaben sorgfältig auszuführen haben (§ 11 Nr. 2 KrPflG). Zugleich könnte innerhalb der Schulordnung festgelegt werden, dass die Lernenden die Dokumentation der Praxisanleitung sicherstellen müssen bzw. sich auch für diese in den Arbeitsbereichen einsetzen sollen. Die Bezugsgruppe der Kollegen auf den Stationen hinterfragen diese fixierten Normen nicht, sie werden als legitim erachtet. Bezüglich des tatsächlichen Verhaltens der Rollenspieler kann es jedoch zu Schwierigkeiten kommen. Die Lernenden fordern Praxisanleitung ein und möchten diese auch dokumentieren – jedoch dokumentieren sie oftmals Aspekte, die sie weniger für dokumentationswürdig erachten, wie folgend belegt werden kann: *„Aber dokumentieren tue ich eher ganz viele so nebensächliche Situationen, die der Praxisanleiter gar nicht so wahrnimmt. Viel mehr, was ICH so mache, auf Station. Ähm, was eigentlich glaub' ich gar nicht, so Sinn der Sache ist. (Frei_02_Interview_Schülerin_Annika, Pos. 437-441).* Hier liegt ein Intra-Rollenkonflikt vor: Die Lernende möchte einerseits die Erwartungen der Schule erfüllen und andererseits den Stationen so wenig Arbeit wie möglich machen, indem sie *„nebensächliche Situationen"* dokumentiert, da oftmals zeitlich umfassende Anleitungssituationen eher weniger stattfinden (Frei_02_Interview_Schülerin_Annika, Pos. 420-432).

Oftmals agieren die Lernenden aber auch als Pflegende auf der Station. Die Erwartungen an diese Rolle sind weniger (gesetzlich) fixiert, sondern berufen sich auf Ansprüche, welche von den Bezugsgruppen eher informell festgelegt werden. Sodann erwartet die Bezugsgruppe der Pflegekräfte von den Lernenden des dritten Ausbildungsjahres ein höheres Maß an Selbstständigkeit als von Auszubildenden im ersten Lehrjahr, wie Praxisanleiterin Yvonne konstatiert:

> *„Aber ich denke, die Bettina ist nächste Woche für das Examen dran. Und dann wird die eine Kollegin vielleicht irgendwann einmal sein. Und dann (I: Hm.) müssen die natürlich auch in der Lage sein, vielleicht eine kleine Patientengruppe auch alleine zu versorgen." (Stat_03_PA_Interview_Yvonne, Pos. 17-21).*

Die Bezugsgruppe der Krankenhausleitung/Stationsleitung hingegen, erwartet von den Auszubildenden, dass sie bei Personalknappheit auf anderen Stationen (als ihrer Einsatzstation) aushelfen. Auch hier agieren die Lernenden eher als Pflegende (Hilfskräfte) und weniger als Auszubildende, wie folgend verankert werden kann:

> *„Und hinderlich ist natürlich so, dass was ja jetzt auch so dieser Pflegemangel und dass das auf jeden Fall hinderlich ist. Zum Beispiel im Krankenhaus A ist das auch so, dass Schüler ganz oft aushelfen müssen. Auf anderen Stationen. Wenn die Station selbst, auf der man eben selbst gerade ist, irgendwie gut besetzt ist. Dass man dann als Schüler auf eine andere Station geht. Und das finde ich auf jeden Fall hinderlich." (Stat_02_Interview_Schülerin_Saskia, Pos. 420-425).*

Eine Rollendiffusität lässt sich auch innerhalb des gemeinsamen Pflegealltags feststellen. Dass der Praxisanleitende hier häufig als Pflegender agiert, wurde bereits näher beleuchtet. Zugleich wird von den Lernenden im dritten Ausbildungsjahr erwartet, dass sie entsprechend selbstständig agieren können und folglich auch primär als Pflegende aktiv werden. Folgender Auszug aus dem Beobachtungsprotokoll stellt nochmals diese Rollendiffusität heraus. Dabei wird ein Experiment versucht, indem die sozialen Rollen im folgenden Auszug aus dem Beobachtungsprotokoll unerwähnt bleiben, sodass deutlich wird, dass erst durch die ausschließliche Benennung eine Rollenzuweisung möglich wird:

> *Nach der Vitalzeichenkontrolle wendet sich Yvonne Herrn Z. zu und fragt: „Wie wollen wir's nachher machen mit dem Waschen? Möchten Sie geduscht werden?". Herr. Z. spricht ein wenig unverständlich und sagt dann, dass er erst am gestrigen Tag duschen gewesen und dies heute nicht nötig sei. Herr T. beschwert sich derweil relativ laut, er würde gerne das Fenster komplett öffnen wollen (dies ist abschließbar und lässt sich in der 5. Etage nur auf Kipp stellen. Es ist jedoch sehr warm draußen). Er würde sich auch nichts tun. Er wünsche sich den Schlüssel, um das Fenster zu öffnen. Bettina äußert, dass sie nach dem Schlüssel frage aber davon ausgehe, dass dieses nicht möglich sei und fragt dann: „Mit dem Frischmachen kommen Sie zurecht?!" Herr T. bestätigt dies und verlässt das Bett. Daraufhin kommt Yvonne und richtet das Bett von Herrn T.[…]. Bettina geht zu Herr Z. (während Yvonne das Bett von Herrn T. richtet) und fragt: „Sollen wir das so machen, dass wir die Intimpflege im Bett machen?" (Es gibt einen Patientenwechsel, fällt mir auf). Bettina unterstützt Herrn Z. und Yvonne geht zu Herrn T. (Stat_03_Beobachtung, Pos. 199-217).*

Der vorliegende Auszug war Bestandteil einer Interpretationsgruppensitzung. Innerhalb dieser Sitzung wurde darüber diskutiert, wie sich die Rollen zeigen und dass diese ohne die konkrete Bezeichnung eher weniger erkennbar werden. Ohne eine konkrete Rollenbenennung bleibt offen, wer hier als Anleitender bzw. als Lernender agiert. Die Rollen verschwimmen miteinander – beide scheinen eher als Pflegende, denn als Tandem: Praxisanleitender – Lernender, aktiv zu sein.

Die Erweiterung der Rollentheorie durch Lothar Krappmann

Bezüglich der Rollentheorie liegt noch ein anderer Zugang zur Rollentheorie vor, welcher von dem Soziologen und Pädagogen Lothar Krappmann begründet wurde (Krappmann 2016). Dieser vertritt die interaktionistische Rollentheorie. Er stellt klar, dass die sozialen Rollen oftmals (wie bereits beschrieben) auf widersprüchliche Erwartungen treffen (Krappmann 2016, S. 97), welche sich v. a. innerhalb der Interaktionen zeigen. Um Interaktionen zwischen den Rollen möglich zu machen, sind u. a. Empathie und Rollendistanz notwendig. Er beschreibt die Interaktionspartner als Ego und Alter, „welche fortlaufend aneinander gerichtete Erwartungen […] entwerfen (und) durch ihr Verhalten einen Rahmen des nächsten Verhaltens" evozieren. Es entsteht folglich ein wechselseitiger, interaktiver Prozess zwischen Ego und Alter. „Die Interpretationen in der aktuellen Interaktion sind also ein ständiger Prozess des

Konstatierens, Überprüfens und Korrigierens der Definition der Situation“ (Abels 2019, S. 233). Nach Krappmann sind somit individuelle Interessen und Fähigkeiten immanenter Bestandteil des Rollenverhaltens und lassen auch das Spielen einer sozialen Rolle auf unterschiedliche Weise zu – ermöglichen folglich eine individuelle Ausgestaltung der sozialen Rolle, welche sich eben nicht ausschließlich über die Werte- und Normenvorstellungen der Gesellschaft (wie z.B. bei Parsons) definieren (Krappmann 2016, S. 108–110). Übertragen auf die vorliegende Forschungsarbeit bedeutet dies, dass sowohl die Rolle des Praxisanleitenden als auch die des Lernenden individuell ausgestaltet werden kann und individuelle Interessen handlungsleitend sind (Krappmann 2016, S. 99), wie z.B. auch bei Praxisanleiterin Yvonne deutlich wird:

> *„Also, ich habe halt von einer alten Schule noch gelernt, ne? Da hat man mit Bettenmachen. Das muss die Falte richtig sein (I: Hm) und weiß ich was. Und man-. Jetzt, die Jugend von heute, finde ich, das wird halt immer schlimmer. (I: Hm.) Und so, wie die sich manchmal halt geben-. Ich hoffe immer, dass die so ein bisschen das von mir annehmen und so ein bisschen vom alten Schlag noch (I: Hm.) halt lernen. Und deswegen glaube ich, sage ich immer: ‚Ich würde das so und so machen.‘“ (Stat_03_Interview_Yvonne, Pos. 142-148).*

Sie stellt klar, dass sie noch nach *„einer alten Schule noch gelernt (hat)“* und überträgt dieses auf die Gestaltung ihrer Rolle als Praxisanleiterin, indem sie den Lernenden häufig mitteilt, wie sie die pflegerischen Handlungen durchführen würde (*„ich würde das so und so machen“*), da sie der Meinung ist, dass *„die Jugend von heute […] halt immer schlimmer (wird)“*. Sodann kann von einer gewissen Freiheit der Rollengestaltung ausgegangen werden, was zusätzlich nochmals die Rollentheorie nach Parsons konterkariert.

Krappmann (2016, S. 104) führt überdies aus, dass innerhalb der konventionellen Rollenmodelle (wie z.B. Parsons) das Individuum „jeweils nur in einer Rolle auftreten kann“. Dass jedoch eine Gleichzeitigkeit von Rollen vorliegt, beschreibt die vorliegende Studie mit dem Begriff der Rollendiffusität. So agieren Lernende und Praxisanleitende innerhalb der Formen eines weniger ausgeprägten Planungsgrades oftmals innerhalb zweier Rollen: Pflegende und Praxisanleitende bzw. Pflegende und Lernende.

Die nun folgenden Kapitel sollen die eruierten Anleitungsformen konkretisieren. Dabei werden zuerst die Anleitungsformen vorgestellt, denen ein hoher Planungsgrad und folglich eine Rollenklarheit zugrunde liegt. Anschließend werden die Anleitungsformen mit einem geringen Planungsgrad verbunden mit einer Rollendiffusität erläutert. Dabei wird zunächst eine Charakterisierung der Anleitungsformen vorgenommen (hierzu auch Tabelle 5). Daran schließt sich eine Beschreibung der Vorgehensweise und Anleitungsgegenstände sowie die Darlegung der Rollen der Beteiligten an. Die Anleitungsgegenstände finden dabei eher sekundär ihre Berücksichtigung. Sie können an einzelnen Stellen die empirisch erhobenen Anleitungsformen inhaltlich unterfüttern und somit in ihrer Ausgestaltung näher beschreiben.

5.2.4 Anleitungsformen im Kontext der Rollenklarheit und eines ausgeprägten Planungsgrades

Im Folgenden werden die Anleitungsformen beschrieben, welche eine Rollenklarheit der Beteiligten ermöglichen und im Vorhinein geplant wurden. Geplant werden hier neben Zeit und Raum auch die Rollen mit ihren Zuständigkeiten, die innerhalb der vorliegenden Anleitungsformen zu übernehmen sind. Dabei verbleibt der Auszubildende in der Rolle als Lernender und der Praxisanleitende in der Rolle als Praxisanleiter.

5.2.4.1 Die benotete Inszenierung

„[...] aber wenn, sobald Praxisanleiterin Jasmin dann den Raum betritt und ich weiß „Ja, ok, jetzt gehts doch los“. Es ist ja immer 'ne Prüfung“. (Frei_03_Schülerin_Annika)

Beschreibung

Die benotete Inszenierung (hierzu auch Kap. 5.2.6) als erste Anleitungsform mit einem ausgeprägtem Planungsgrad besteht v. a. darin, dass Praxisanleitende Lernaufgaben seitens der Pflegeschule abnehmen, um diese dann mittels einer Schulnote von eins bis sechs zu benoten. Somit entstehen für den Auszubildenden immer wieder Prüfungssituationen, die entsprechend beurteilt werden. Die benotete Inszenierung konnte innerhalb des Datenmaterials lediglich einmalig[73] beobachtet werden – sie war Bestandteil von Frei_02. Praxisanleiterin Jasmin erläutert dabei, dass diese Anleitungsform auch immer wieder „*'ne Prüfungssituation*“ für die Lernenden darstellt:

> *„Und klar, es ist immer wieder 'ne Prüfungssituation, aber ich versuche da immer durch offenes Auftreten, durch eben auch Offenheit für noch mal Fragen, ähm (...) HEMMschwellen, Ängste abzubauen, was mir, glaub ich auch, relativ gut gelingt. Ähm, dadurch, dass es 'ne Prüfungssituation ist, ist es manchmal echt schwierig, (...).“ (Frei_02_PA_Interview_Jasmin, Pos. 541-547).*

Weiterhin berichtet Praxisanleiterin Jasmin, dass durch diese „*Prüfungssituation*“ immer wieder „*HEMMschwellen, Ängste*“ auftreten, die sie durch ihre eigene „*Offenheit*“ zu kompensieren versucht. Dies bestätigt Schülerin Annika folgendermaßen: *„Ich war unglaublich nervös. Das ist vor Prü-. Eigentlich war ich ganz entspannt, aber wenn, sobald Praxisanleiterin Jasmin dann den Raum betritt und ich weiß ‚Ja, ok, jetzt gehts doch los‘. Es ist ja immer 'ne Prüfung.“ (Frei_02_Interview_Schülerin_Annika, Pos. 24-27).*

Diese Anleitungsform geht mit einer Schaffung von zeitlichen Freiräumen für den Lernenden einher. Dieser ist am Anleitungstag und einen Tag zuvor (zur Vorbe-

73 Wie bereits eingangs des Ergebnisteils erwähnt, wäre hier die Eruierung weiterer Daten notwendig, um das Phänomen der benoteten Inszenierung vertiefend beleuchten zu können.

reitung – siehe hierzu S. 285) vom Pflegealltag freigestellt und steht der Station in diesem Zeitrahmen „*nicht zur Verfügung*", wie Praxisanleiterin Jasmin erläutert: „*(…) weil ich krieg jetzt schon oft Kontra, wenn ich wieder sag ‚Oh, der Schüler, der jetzt 'ne Lernaufgabe.' (Spricht in hoher Tonlage) ‚Ehh, da ist mir, mir der Schüler wieder zwei Tage nicht zur Verfügung'". (Frei_02_PA_Interview_Jasmin, Pos. 510-514).* Der Auszubildende fällt folglich als Pflegender weg (hierzu genauer Kap. 5.4.1), sodass es möglicherweise zu personellen Engpässen kommt.

Der Begriff der Inszenierung wurde gewählt, da es innerhalb dieser Anleitungsform zu einer Generierung einer zweiten Realität außerhalb des Stationsalltags kommt. Innerhalb dieser »Anleitungsrealität« soll die perfekte Pflege – also der Pflegeanspruch »vorgespielt« werden. Der Lernende soll innerhalb dieser Aufführung seine Performanz zeigen, um sein Können unter Beweis zu stellen. Das Lexikon der Soziologie versteht unter Inszenierung u. a. einen „aus der Theaterwissenschaft übernommene(n) Begriff, der den modalen Aspekt ästhetischer Ereignisse gegenüber den fixierten Elementen wie Skript und Rolle betont" (Meyer 2011, S. 310). Der Duden[74] hingegen versteht unter einer Inszenierung eine „in bestimmter Weise, von einem bestimmten Regisseur inszenierte Aufführung eines Theaterstücks" (Dudenredaktion 2020). Dieses Theaterstück wird durch die Konstruktion der Anleitungssituation mit dem Lernenden in der Hauptrolle und dem Praxisanleitenden als aktiven Zuschauer bzw. Beobachter inszeniert. Diese Aufführung fußt auf eine konkrete Lernaufgabe, die vorgegeben wird. In diesem Fall kommen die Lernaufgaben von der Schule. Schülerin Annika hat dabei insgesamt sechs Lernaufgaben zu erledigen, die alle reflektiert und benotet werden und auf die praktische Abschlussprüfung vorbereiten sollen, wie folgend belegt werden kann:

> *„Also, es gibt sechs Lernaufgaben. Die SECHSTE ist das Examen. Das offizielle Examen. Ähm, die fünf davor sollen vorbereiten auf das Examen. Das heißt, das Examen wird praktisch aufgedröselt auf mehrere, auf mehrere Aufgaben. Die erste Lernaufgabe war zum Beispiel, das Führen eines Anamnesegespräches generell. (…) Die Zweite war glaub ich, dieses Schreiben einer Pflegeplanung- (Praxisanleiterin Jasmin: Und Übergabegespräch) Und Übergabegespräch, genau. Und die Dritte war dann BEIDES. Die ersten beiden Aufgaben gemeinsam PLUS eben noch die zusätzliche Pflege nach der Pflegeplanung, die ich eben geschrieben hab mit Nachbereitung und allem, was dazu gehört. Und jetzt kam die Vierte: das Beratungsgespräch. (I: Ah. Ok) Und die Fünfte würde wirklich dieses VOREXAMEN sein, wo wirklich das alles dann noch mal kombiniert wird. Das heißt, das Examen wird auf mehrere Aufgaben aufgedröselt. (Praxisanleiterin Jasmin: Genau). Richtig, oder? (Schaut Praxisanleiterin Jasmin an.) (I: Genau. Okay. Hast du da was hinzuzufügen? (Schaut Praxisanleiterin Jasmin an.)*
>
> *Praxisanleiterin Jasmin: Äh, nö.*

74 Wenngleich der Duden innerhalb wissenschaftlicher Arbeiten nicht als primäre Quelle für Definitionen verwendet werden soll, so treffen seine Ausführungen bezüglich der Inszenierung innerhalb dieser Qualifikationsarbeit auf das hier vorliegende Geschehen sehr anschaulich zu. Aus diesem Grunde wurde sich für Integration dieser Definition innerhalb dieser Arbeit entschieden.

I: Ne. Werden die alle bewertet? Also, gibts in allen Teilen Noten?

Schülerin Annika & Praxisanleiterin Jasmin gleichzeitig: Ja." (Frei_02_Gemeinsames_Interview, Pos. 132–155).

Durch das Festhalten an zuvor erstellten Lernaufgaben, die benotet werden, wirkt die Inszenierung zum Teil etwas starr und unflexibel und folglich etwas unrealistisch. Der Lernende in der Hauptrolle möchte am Ende seiner Kompetenz- bzw. Performanzdarbietung Applaus – bestenfalls in Form einer guten Note – erhalten. Das Phänomen der Inszenierung lässt sich mit den Ausführungen Goffmans (2013) (hierzu Kap. 5.2.6) näher erklären.

Anleitungsgegenstände und Vorgehensweise

Anleitungsgegenstände der benoteten Inszenierung können vielfältig sein. So könnten sie konkrete Einzelhandlungen beinhalten, wie z. B. die Übergabe, die Patientendokumentation, die Durchführung eines Beratungsgespräches (wie innerhalb von Frei_02) oder aber auch die Versorgung einer Patientengruppe. Die beobachtete Inszenierung von Frei_02 bestand darin, dass die Lernende selbstständig einen Patienten auswählen musste, den sie zu einem ausgewählten Thema berät. Schülerin Annika entschied sich dafür, Herrn X. bezogen auf die Sturzprophylaxe zu beraten. Diesbezüglich hatte sie zuvor eine umfangreiche Informationssammlung zu erstellen sowie der Praxisanleiterin eine Übergabe zum Patienten zu machen. Der Fokus liegt sowohl innerhalb der Informationssammlung als auch bezüglich der Übergabe weniger auf der sich anschließenden Beratungssituation. Vielmehr geht es darum, eine Situation zu inszenieren, in welcher der Auszubildende – hier Schülerin Annika – zeigen kann, WAS sie kann, um im Endeffekt eine Note (im besten Falle eine gute Note) zu bekommen. Aus diesem Grunde scheint sie alles sehr ausführlich vorzubereiten und durchzuführen (den Pflegeanspruch sicherzustellen). So gibt Schülerin Annika Praxisanleiterin Jasmin eine umfangreiche Übergabe. Innerhalb dieser wird deutlich, dass nicht alle von ihr ausgeführten Aspekte eine Relevanz zum folgenden Beratungsgespräch vorweisen. Vielmehr möchte sie zeigen, dass sie in der Lage ist, sich umfänglich über den Patienten zu informieren und dieses mündlich darzulegen. Weniger scheint es darum zu gehen, die beratungsrelevanten Informationen über den Patienten zielgerichtet herauszuarbeiten (*hierzu Frei_02_Beobachtung, Pos. 62-121).* Während ihrer umfänglichen Übergabe macht Schülerin Annika deutlich, dass sie die vielfältigen Informationen innerhalb eines Gespräches am Vortag eruiert habe. Zugleich weist sie Praxisanleiterin Jasmin darauf hin, dass sie ihre Informationen von einer sicheren Quelle – dem Patienten selbst – und folglich eine umfangreiche Vorbereitung auf die Praxisanleitungssituation betrieben habe *(Frei_02_Beobachtung, Pos. 121-124).* Schülerin Annika möchte ihre Kompetenz zeigen (hierzu S. 285) – sie inszeniert sich in gewisser Weise selbst und möchte ihre Professionalität präsentieren. Das „Bitte-nicht-stören-Schild" an der Tür sowie der Flyer *(Frei_02_Beobachtung, Pos. 159 & 175),* den Schülerin Annika zur Unterstützung der Beratung nutzt, unterstreichen nochmals das Ziel, dass das Zeigen der Kompetenz im Mittelpunkt dieser Anleitungsform steht.

Praxisanleiterin Jasmin hingegen agiert als teilnehmende Beobachterin resp. Zuschauerin der Inszenierung. Sie notiert das Gesehene und bringt sich nicht in die Vorstellung Schülerin Annikas ein. Erst am Ende der Inszenierung wird Praxisanleiterin Jasmin aktiv, indem sie mit ihr auf das Geschehen zurückblickt (hierzu S. 265) und ihr eine Note (den verdienten Applaus für ihre Inszenierung) gibt. Sie nimmt die Erwartungen an ihre Rolle (hierzu Kap. 5.2.3) – die Praxisanleiterin als Beobachterin und anschießender Rückmelderin – wahr (Dahrendorf 2010, S. 39–42).

Dabei scheint die benotete Lernaufgabe in einem bestimmten Zeitrahmen durchgeführt werden zu müssen, selbst, wenn das Patientenklientel dafür eher weniger bereit ist. Innerhalb der vorliegenden Beobachtung scheint Herr X. die Beratung nicht ganz ernst zu nehmen: Er lenkt oft ab und belächelt die Lernende in ihrem von ihm bezeichneten „*Idealismus*", wie folgende Auszüge aus dem Beobachtungsprotokoll verdeutlichen:

> *Das Trinken sei auch bei Harndrang wichtig. Herr X. scheint dieses nicht ganz ernst zu nehmen. Er sage, er habe Angst, dass er wegen des Trinkens dann noch mehr Harndrang habe. Schülerin Annika erläutert, dass das Trinken für den Kreislauf, gerade bei dem Wetter, wichtig sei. Der Patient äußert daraufhin ‚Jaja, erzählen Sie mal.' Danach erkundigt sich Schülerin Annika, ob Herr X. mit dem Rollator zurechtkomme. ‚Muss ich ja'; entgegnet der Patient. Herr X. berichtet vom holprigen Pflaster vor der Klinik, welches ihn davon abhalte, richtig zu gehen. Die Schülerin sagt dazu ‚Das können Sie ja reklamieren'. Daraufhin muss Herr X. lächeln. Herr X. sagt weiterhin, dass man auf dem Fernseher im Zimmer nichts sehen könne. Schülerin Annika macht auf den Patientenbogen zur Patientenzufriedenheit aufmerksam. Dort könne er dies aufschreiben. Herr X. sagt daraufhin ‚Das ist ja nur für die Papiertonne.' (Frei_02_Beobachtung, Pos. 204-220).*

> *Sie sagt weiterhin, dass es gut sei, sich bei den Pflegekräften zu melden. Diese kämen besser einmal zu viel als einmal zu wenig. Hierauf sagt Herr X. ‚Der Idealismus ist nicht auszuhalten'. Herr X. sagt dieses freundlich. Schülerin Annika ist ruhig nach diesem Kommentar und geht darauf nicht ein. Herr X. sagt dann zu Schülerin Annika: ‚Sie wissen, dass ich nicht ganz bei der Sache bin, ich schau die ganze Zeit, was die da machen'. [Praxisanleiterin Jasmin und ich][75] Die Schülerin sagt daraufhin ‚Ja, das fällt mir schon auf. Haben Sie denn noch Fragen?'. Herr X antwortet daraufhin, dass er keine Fragen mehr habe und äußert ‚Ob ich das Ganze ernst nehme oder nur rum blödele.' (Frei_02_Beobachtung, Pos. 234-246).*

75 Herr X. hat sich offensichtlich durch die Anwesenheit von Praxisanleiterin Jasmin und meiner Person beeinflussen lassen. Dies liegt möglicherweise auch daran, dass wir uns beide Notizen gemacht haben, was Herrn X. vermutlich verunsichert hat (könnten wir ja auch über seine Person Notizen anlegen). Im Rückblick hätten sowohl Praxisanleiterin Jasmin als auch ich weniger präsent beobachten müssen, um die Inszenierung so wenig wie möglich zu stören. Wenngleich ich jederzeit bemüht war, so wenig wie möglich aufzufallen bzw. die Situationen zu beeinflussen, ist es mir hier nicht gelungen, unauffällig zu bleiben – hier hatte meine Anwesenheit im Feld (unbeabsichtigt) Auswirkungen auf die Praxisanleitungssituation.

An dieser Stelle wird deutlich, dass Schülerin Annika ihre (von Praxisanleiterin Jasmin beobachtete) Pflegendenrolle zu inszenieren versucht, obwohl Herr X. darauf hinweist, dass er *„nur rum blödele"*. Er fungiert als Störfaktor bezüglich Schülerin Annika für die Anleitungssituation inszenierte Pflegendenrolle. Die hier durchgeführte Lernaufgabe in Form der Beratung würde man in der Pflegepraxis womöglich abbrechen und ggf. zu einem anderen Zeitpunkt erneut versuchen aufzugreifen. Diese Möglichkeit des Abbruchs hatte Schülerin Annika eher weniger: Sie musste ihr Theaterstück – ihre Beratung durchführen, um den wohlverdienten Applaus – die Note – zu erhalten. Sie spielt ihre Rolle weiter, um den Erwartungen, die an ihre Rolle gestellt werden, gerecht zu werden. Es stellt sich die Frage, ob der Beratungsinhalt bei dem Patienten überhaupt ankommt. Ebenso bleibt unklar, ob eine Beratungssituation mit einem Patienten, der scheinbar weniger Motivation hat, sich beraten zu lassen, tatsächlich den gewünschten Lerneffekt bezüglich der Durchführung einer Beratung hat oder ob innerhalb dieser Situation nicht andere Kompetenzen angebahnt werden, wie z. B. das situative Handeln oder die Interaktion mit dem Patienten (außerhalb der Beratung) (hierzu Kap. 5.3.1.1).

Jedoch scheinen auch Jasmins Handlungsmöglichkeiten eher begrenzt, da sie die Abnahme der Lernaufgaben als Hauptaufgabe hat, wie Schülerin Annika klarstellt *(Frei_02_Interview_Schülerin_Annika, Pos. 92-93)*. Folglich MUSS Praxisanleiterin Jasmin möglicherweise auch Noten vorweisen, wie folgendes Zitat erahnen lässt: *„Hm, da würde ich gerne OHNE Noten in diese, ähm Lernsituation/Lernaufgaben gehen, weil die dann oft, glaub ich auch, noch viel, viel mehr mitnehmen könnten." (Frei_02_PA_Interview_Jasmin, Pos. 550-553)*. Diese Äußerung lässt ein weiteres Spannungsfeld vermuten. So scheint das Geben von Noten eine Erwartung an die soziale Rolle von Praxisanleiterin Jasmin zu sein, die sie offensichtlich kritisiert – sie geht davon aus, dass unbenotete Anleitungssituationen dazu führen, dass die Lernenden dann noch *„viel mehr mitnehmen könnten"*.

Da der Bewertungsbogen von der Schule vorgegeben wird, ist davon auszugehen, dass auch die Erwartungshaltung bezüglich der Notenvergabe von der Bildungseinrichtung stammt, wie folgendes Zitat belegt: *„Das ich mich mal wieder über die Schule geärgert hab'. Und über den Bewertungsbogen. Aber das ist-." (Frei_02_Gemeinsames_Interview, Pos. 20-21)*. Hier liegt folglich ein Intra-Rollenkonflikt (Dahrendorf 2010, S. 75 & 76) zwischen den eigenen Erwartungen und denen der Schule an ihre klar vorgegebene Rolle als Praxisanleiter vor.

Abgeschlossen wird die Anleitungssituation mit der Reflexion der Lernaufgabe (hierzu S. 265) direkt im Anschluss. Innerhalb von Frei_02 führte Schülerin Annika eine kurze Übergabe nach Abschluss des Beratungsgespräches an eine Pflegekraft durch, um anschließend die Reflexion anzugehen, wie im folgenden Auszug aus dem Beobachtungsprotokoll deutlich wird: *Schülerin Annika erkundigt sich nach Fragen, seitens der Pflegekraft. Diese verneint die Frage. Schülerin Annika und Praxisanleiterin Jasmin überlegen, wo sie die Reflexion machen. (Frei_02_Beobachtung, Pos. 291-294).*

Rollen der Beteiligten[76]

Bei dieser Anleitungsform liegt eine Rollenklarheit vor, bei der die Beteiligten in ihren jeweiligen Rollen verbleiben können. Die beobachtende Rolle von Praxisanleiterin Jasmin wird innerhalb des folgenden Beispiels klarer:

> *Praxisanleiterin Jasmin sitzt am Tisch und stellt während der Patientenvorstellung keine Fragen. Sie hat ein Tablet in der Hand, auf dem sie mitschreibt. Dabei tippt sie teilweise etwas ein oder nutzt einen Stift, den sie direkt auf dem Touchpad anwenden kann, um auch handschriftlich mit zu dokumentieren. Praxisanleiterin Jasmin sitzt zugewandt zu Schülerin Annika und hört zu. Dies wird durch äußern einiger „Mmh" und „Hmms" deutlich. (Frei_02_Beobachtung, Pos. 97–104).*

Sie agiert als aktive, beobachtende Praxisanleiterin und nicht als Pflegekraft. Um sich abzugrenzen, notiert sie Aspekte mit – durch das Arbeiten mit dem Tablet und dem zugehörigen Stift grenzt sie sich auch materiell von der Pflegehandlung ab. Schülerin Annika hingegen agiert kontinuierlich in der Rolle der aktiven Lernenden – sie möchte zeigen, was sie kann, was u. a. im folgenden Auszug des Beobachtungsprotokolls erkennbar wird:

> *Schülerin Annika hat für das Beratungsgespräch den sogenannten Tagesraum hergerichtet, der sehr hell ist, da sich eine Fensterfront dort befindet. Ein „Bitte nicht stören"-Schild hängt an der Tür des Tagesraumes. Dieses hat Schülerin Annika dort befestigt, wie uns die dortigen Pflegekräfte mitteilen. Schülerin Annika berichtet, dass wir zuerst die Übergabe machen, um anschließend in das Beratungsgespräch mit dem Patienten zu gehen. (Frei_02_Beobachtung, Pos. 38-45).*

Sie lenkt aktiv die Anleitungssituation, indem sie die Reihenfolge (zuerst die Übergabe machen und dann das Beratungsgespräch) erläutert. Zugleich agiert sie nach Lehrbuch bzw. wirkt dies so, da die Pflegekräfte auf das „Bitte nicht stören"-Schild hinweisen – dies scheint also eher ein Sonderfall und somit nicht Bestandteil des Pflegealltags zu sein, dass man bezüglich eines Beratungsgespräches versucht, eine ruhige Umgebung zu schaffen. Weiterführend bearbeitet sie mit Herrn X. eine Broschüre, welche die Sturzprophylaxe in den Mittelpunkt stellt. Die Schaffung eines guten Beratungsumfeldes sowie die Arbeit mit Informationsmaterialien werden vermutlich in der Schule vermittelt und finden sich auch in entsprechender Literatur wieder (hierzu u. a. Segmüller (2017) oder London (2010)).

Als nächste Anleitungsform wird der Schwerpunkt auf die teilnehmende Beobachtung gelegt. Diese fungiert ebenfalls als eine Anleitungsform mit erhöhtem Planungsgrad.

---

76 Innerhalb der Darlegung der Rollen der Beteiligten wird der Fokus auf die Personen Praxisanleiter und Lernender gelegt, da ihr Agieren den Fokus der vorliegenden Forschung darstellt. Gleichwohl wäre eine Analyse der Rolle des Patienten möglich und sicherlich spannend. Dies bedarf jedoch weiterer Studien, sodass die Rolle des Patienten innerhalb der Praxisanleitung folglich ein Forschungsdesiderat darstellt.

5.2.4.2 Die teilnehmende Beobachtung

„[...] dass wir fast nur noch (...) halt möglichst uns wenig-, RAUSHALTEN, damit die [die Lernenden] halt merken: „ok, ich muss halt auch diese Entscheidungen dann selber treffen." (Frei_03_PA_Interview_Melanie)

Beschreibung

Die teilnehmende Beobachtung als Anleitungsform mit ausgeprägtem Planungsgrad wird (innerhalb des vorliegenden Datenmaterials) von freigestellten Praxisanleitenden gestaltet. Sie werden im Voraus geplant, was eine Abstimmung mit der Station des Krankenhauses (siehe auch S. 240) notwendig macht, auf welcher der Lernende zu dem Zeitpunkt der Anleitungssituation eingesetzt ist.

Beobachtet werden die Auszubildenden bezüglich ihres pflegerischen Handelns bei einer zuvor ausgewählten Patientengruppe. Der Praxisanleitende fungiert hier als Beobachter. Dabei ist diese Form der Beobachtung als offen zu bezeichnen (Lamnek & Krell 2016, S. 527): Die Auszubildenden wissen, warum die Praxisanleitenden zu ihnen in die Praxis kommen, wie Schülerin Lena anführt: *„[...] ich war so, wie ich ähm jeden Tag bin. Das ist eigentlich mein Alltag. Nur, ähm, heute war 'n bisschen anders strukturiert. Durch die ganze Anleitung. Ähm. Ja. Ähm, Wie gesagt, ich war 'n bisschen vielleicht nervös." (lacht) (Frei_01_Interview_Schülerin_Lena, Pos. 98-102).*

Die allgemeine Struktur dieser Anleitungsform wird von Herrn Praxisanleiter folgend skizziert: *„Und in dem Bereich, den wir heute hatten, eben halt den Ganzheitlichen, ja, ist ja eigentlich die Struktur primär die, das ja, die Infosammlung, Durchführung, Reflexion so die Elemente sind, die man dann so als Struktur nehmen kann." (Frei_01_PA_Interview_Herr Praxisanleiter, Pos. 393-396).*

Diese drei Aspekte: Infosammlung, Durchführung und Reflexion werden innerhalb der Vorgehensweise näher beleuchtet. Mit dem Fortschreiten der Ausbildung werden die Anleitungsgegenstände immer komplexer, bis sie am Ausbildungsende in eine konkrete Vorbereitung auf die praktische Abschlussprüfung münden, d.h. die Anleitenden begleiten und beobachten das Pflegehandeln, und mischen sich so wenig wie möglich in das Auszubildendenhandeln ein. Ziel ist dabei das selbstständige Agieren im Pflegealltag, wie Praxisanleiterin Melanie darstellt:

> *„[...] und halt im dritten oder zweiten, dann kommen halt diese speziellen Sachen dazu und im Dritten ist es dann halt wirklich, wenn Zwischenexamen-, dass wir fast nur noch (...) halt möglichst uns wenig-, RAUSHALTEN, damit die halt merken: ‚Ok, ich muss halt auch diese Entscheidungen dann selber treffen. Wie strukturier' ich jetzt mein Ablauf vielleicht anders, wenn da irgendwas dazwischenkommt'. Dass sie halt wirklich eigenständig und selbstbewusst dann diese Entscheidungen auch treffen können." (Frei_03_PA_Interview_Melanie, Pos. 486-493).*

> *„Aber so grundlegend-. Ich hab' mich ja eher auch zurückgehalten, weil sein Nächstes ist halt auch sein Zwischenexamen. Und da machen-, sagen wir halt gar nichts mehr, sondern da ist es halt wirklich, weil wir's ja auch beurtei-*

len, dass wir äh, dann gar nichts sagen und halt ähm, deswegen mich auch extrem, also oder viel zurückgehalten, um halt zu gucken ‚Na ja, wie weit kommt der denn alleine zurecht.'" (Frei_03_Gemeinsames_Interview, Pos. 28-33).

Anleitungsgegenstände und Vorgehensweise

Die teilnehmende Beobachtung geht einher mit einer Vorbereitung durch den Lernenden. Dieser muss eine Informationssammlung oder Pflegeplanung von zwei bis drei ausgewählten Patienten sowie einen pflegerischen Ablaufplan am Tag zuvor erstellen, wie innerhalb von Frei_03 deutlich wird. Folgender Auszug aus dem Beobachtungsprotokoll entstand am ersten Tag der Beobachtung (insgesamt gab es innerhalb von Frei_03 zwei Beobachtungszeiträume):

> *Praxisanleiterin Melanie fordert Schüler Marc dazu auf, einen Ablaufplan mit Zeiten über die pflegerischen Handlungen zu erstellen. Auf diese Weise solle deutlich werden, wie viel Zeit er für welche Handlungen einplane. Weiterhin solle Schüler Marc eine Pflegeplanung schreiben. Dazu solle er 4–5 Pflegediagnosen genauer bearbeiten. (Frei_03_Beobachtung, Pos. 104-108).*

Am Tag der teilnehmenden Beobachtung kommt der freigestellte Praxisanleitende in den Arbeitsbereich. Beide Akteure handeln am Tag der Beobachtung völlig losgelöst vom Pflegealltag; es wird eine zweite »Anleitungsrealität« geschaffen. Dies erläutert auch Schüler Marc:

> *„Also, ich sag mal so, wenn jetzt so ein Freigestellter extra auf Station kommt, dann weiß ich, die hat ZEIT mitgebracht. […] So, und wenn extra jemand reinkommt, dann weiß ich: ‚Ok (…) die ist jetzt wegen mir, oder der ist wegen mir da und äh (…) hmm, der hat sich dann auch die Zeit mitgebracht', so ne. Um hier wirklich (…) zu (…) also zu beobachten, wie ich das mache." (Frei_03_Interview_Schüler_Marc, Pos. 281-292).*

Die teilnehmende Beobachtung beginnt in der Regel morgens nach der Übergabe von dem Nachtdienst an den Frühdienst. Eröffnet wird sie mit der Übergabe in Form einer Patientenvorstellung des Lernenden an den freigestellten Praxisanleitenden auf der Grundlage der erstellten Pflegeplanung, wie aus dem Beobachtungsprotokoll von Frei_01 ersichtlich wird:

> *Schülerin Lena treffen wir auf der Station im Pflegestützpunkt. Sie hört der Übergabe von der Nachtschicht an die Frühschicht zu.*
>
> *6.30 Uhr Die Übergabe von Lena an Herrn Praxisanleiter. Die Vorstellung der zwei ausgewählten Patienten von Lena an Herrn Praxisanleiter findet im Büro der Stationsleitung (abgetrennt vom Pflegeraum durch einen Vorhang) statt. (Frei_01_Beobachtung, Pos. 34-39).*

Neben dem Anleitungsbeginn, der auch durch die Loslösung vom Stationsteam deutlich wird (die Übergabe findet im Büro der Stationsleitung statt), werden hier die zuvor ausgewählten Patienten vorgestellt. Innerhalb von Frei_03 wurde diese Patientenauswahl von Praxisanleiterin Melanie übernommen (*Frei_03_Beobach-*

tung, Pos. 37-47), während innerhalb von Frei_01 diese Auswahl von den Lernenden (nach Rücksprache) übernommen wird.[77] Dass bei teilnehmenden Beobachtungen eine vorherige Patientenauswahl stattfindet, skizziert auch Praxisanleiterin Annelie bezogen auf den Vergleich[78] zwischen Praxisanleitungen durch freigestellte bzw. stationsgebundene Praxisanleitende: *„Es ist nicht nur eine Anleitung bei einem Patienten, wie bei (unverständlich) zum Beispiel ein freigestellter Praxisanleiter, der kommt. Der macht nur wirklich ein Zimmer." (Stat_01_Gemeinsames Interview, Pos. 204-207).*

Nach der Übergabe kommt es zur Durchführung der Pflege (meist bestehend aus der morgendlichen Grundversorgung: Vitalzeichenkontrolle; Betten richten, Körperpflege; Tablettengabe und der zugehörigen Dokumentation), die sich im weiteren Verlauf der Ausbildung in der Komplexität steigert (hinzukommen dann Infusionen richten, Wunden versorgen oder Dauerkatheter legen sowie die Versorgung von Zu- und Ableitungen). Bezüglich der Inhalte innerhalb der teilnehmenden Beobachtung äußert sich Praxisanleiterin Melanie:

> *„Also, dass Allgemeinpflege mit drin hab', aber halt auch spezielle Sachen, wie Blutzucker messen, Verbandswechsel, ähm, weiß ich nicht, BTM-Gabe, Infusionen, so was. (...) Wenn ich da nur zwei Vollpflegefälle habe, also ich brauch' ja nicht zwei Vollpflegen sehen. Mir reicht ja dann eine Pflege und halt noch was Spezielles." (Frei_03_PA_Interview_Melanie, Pos. 20-24).*

Die teilnehmende Beobachtung wird auch häufig als *umfassende Anleitung* verstanden:

> *„Dass wir halt ähm, (...) 'ne Patientengruppe aus (...) suchen und quasi im Laufe der Ausbildung diese Prüfungssituation immer wieder üben. (I: Mhm). Das ist 'ne umfassende Anleitung. [...] Und dann umfassend halt, dass alles (...) beinhaltet so 'n ganzen Ablauf oder Teil des Dienstes 'n Ablauf." (Frei_03_PA_Interview_Melanie, Pos. 31-36).*

Die Beobachtungssituation endet nach der Durchführung der Pflege und der Dokumentation mit der Übergabe des Lernenden an eine stationsgebundene Pflegefachkraft. Die Anleitung ist jedoch hier noch nicht beendet, da nach der teilnehmenden Beobachtung noch eine Reflexion (hierzu S. 265) stattfindet. Häufig wird sich bezüglich des Anleitungsendes an die gesetzlich vorgegebenen Zeiten für die praktische Abschlussprüfung orientiert, wie Praxisanleiterin Melanie erläutert:

77 Hierzu fand eine erneute Kontaktaufnahme via Mail statt, da die Auswahl der Patienten zum damaligen Zeitpunkt innerhalb der Erhebung nicht thematisiert wurde. Erst im Laufe der Erhebung wurde deutlich, dass dies ein pädagogischer Moment innerhalb der Praxisanleitung sein könnte, sodass hier ein weiteres Nachfragen notwendig wurde.

78 Die ursprüngliche Fragestellung beinhaltete ein Vergleich der Praxisanleitung bedingt durch ihre Rahmenbedingungen, d. h. es sollte in den Blick genommen werden, wie Praxisanleitung durch freigestellte bzw. stationsgebundene Praxisanleitende wahrgenommen wird. Da innerhalb der Trägereinrichtung von Stat_01 auch freigestellte Anleitende tätig waren, wurde auch danach gefragt, wie das Agieren dieser Praxisanleitenden von den stationsgebundenen Anleitenden (hier Praxisanleiterin Annelie) erlebt wird.

„Ja, weil ähm, wir hatten gestern oder heute Morgen dann noch darüber oder- den Vortag noch darüber gesprochen, dass er halt bis zehn nach zehn dann fertig sein sollte, weil dann halt noch Dokumentation kommt, die Übergabe und die Reflexion. Und dass er halt alles dann in die Prüfungszeit mit reinfließt und die ja nur die vier Stunden haben." (Frei_03_PA_Interview_Melanie, Pos. 175-179).

Die teilnehmende Beobachtung beinhaltet folglich nicht die Beobachtung des Lernenden während einer gesamten Schicht, wie im folgenden Protokollauszug erkennbar wird.

Auf meine Nachfrage hin, was die freigestellte Praxisanleiterin denn sonst noch für Aufgabe habe, erklären mir Schülerin Yolanta und Schülerin Bettina, dass diese vorranging zur morgendlichen Pflege von ausgewählten Patienten von ca. 7.00 – 10.00 Uhr vorbeikomme aber nie einen gesamten Dienst zugegen sei. (Stat_03_Beobachtung, Pos. 849-853).

Auch Praxisanleiterin Yvonne bestätigt diese Vorgehensweise und führt zudem aus, dass es im Vorhinein zu einer Absprache mit der Station kommt (Stat_03_Interview_Yvonne, Pos. 499-503) (hierzu auch Kap. 5.5.1.3 Besondere Aufgaben von freigestellten Praxisanleitenden, S. 240).

Rollen der Beteiligten

Der Praxisanleitende befindet sich vorrangig in der Rolle des „Beobachters(s) als Teilnehmer" (Lamnek & Krell 2016, S. 542). Diese Rolle wird in folgenden Auszügen aus dem Beobachtungsprotokoll deutlich:

Geplant ist, dass Herr Praxisanleiter Schülerin Lena vorrangig beobachtet und ihr Handeln protokolliert. Dies erzählte er mir auf dem Weg zur Station. (Frei_01_Beobachtung, Pos. 6-8).

Nachdem die Vitalzeichenkontrolle bei Frau Z beendet ist, teilt Lena der Patientin die Werte mit und desinfiziert sich die Hände. Anschließend führt sie die Pulskontrolle bei Frau X durch. Herr Praxisanleiter und ich sitzen jeweils auf einem Stuhl, nahe des Tisches, der am Fenster steht. (…) Herr Praxisanleiter sitzt mir schräg gegenüber mit dem Rücken zur Wand. Auf diesem Tisch hat Schülerin Lena die Patientendokumente gelegt. (…) Nachdem Lena die Vitalzeichen von Frau X erhoben hat, dokumentiert sie diese in die Patientendokumente. Zuvor teilt sie die Werte der Patientin mit. Herr Praxisanleiter schaut Lena bei der Dokumentation vom Stuhl aus, über die Schulter. Lena führt ruhig die Dokumentation durch. (Frei_01_Beobachtung, Pos. 124-144).

Der Praxisanleitende setzt sich hin, er nimmt nicht am Geschehen teil. Durch das Hinsetzen grenzt er sich ab und macht seine beobachtende Funktion klar. Im Sinne des Strukturfunktionalismus bzw. der Adaption (Parsons 1991, xiii) hält er durch diese Abgrenzung das System der Praxisanleitung aufrecht. Herr Praxisanleiter bestätigt seine beobachtende Rolle folgendermaßen:

> *„Weil bei Prophylaxen beispielsweise könnte ich jetzt auch da sitzen bleiben, wo ich gesessen habe, weil ich aus der Ferne ja genauso mitkrieg': Werden die Atemübungen gemacht, wird die Einreibung gemacht, ja. Oder die Bewegungsübungen gemacht. Das kann ich ja dann für mich so von, aus ' er Entfernung auch im Prinzip entscheiden." (Frei_01_PA_Interview_Herr Praxisanleiter, Pos. 76-82).*

Der Praxisanleitende beobachtet innerhalb dieser Anleitungsform das Vorgehen des Lernenden und protokolliert dies auch (hierzu S. 242). Wenn er es für notwendig und richtig erachtet, bringt er sich aktiv in die Pflege ein und nimmt am Geschehen teil. Innerhalb dieser Anleitungsform ist der Praxisanleitende folglich in der Rolle des Praxisanleitenden sehr aktiv, v. a. als Beobachter und eher passiv, wenn es um das pflegerische Handeln geht. Vereinzelt pflegerische Handlungen werden durch helfende bzw. indirekt anweisende Tätigkeiten des Praxisanleitenden deutlich (hierzu Kap. 5.5.3.1 Gestaltungsaktivitäten von Praxisanleitenden*):*

> *Schülerin Lena kommt mit dem Stuhl ins Zimmer und positioniert diesen ans Bett. Herr Praxisanleiter stellt die Bremsen vom Rollstuhl wortlos fest und stellt die bettnahe Armlehne des Stuhles so herunter, damit Frau Z. leichter in den Stuhl gleiten kann. Als Frau Z. auf der Bettkante sitzt, kämmt Schülerin Lena ihr die Haare. In dieser Zeit erläutert Herr Praxisanleiter der Schülerin, dass er Frau Z. vorhin gefragt habe, ob sie schon beim Neurologen war und diese das verneint habe. Schülerin Lena nimmt die Information an. Danach setzt sich Herr Praxisanleiter wieder zurück auf den Stuhl. (Frei_01_Beobachtung, Pos. 244-251).*

Nach der aktiven Beteiligung am Geschehen grenzt sich der Praxisanleitende erneut ab, indem er sich sichtbar wieder auf den Stuhl setzt. Praxisanleiterin Melanie hingegen grenzt sich ab, indem sie sichtbar ihre Notizen macht und die Anleitungssituation protokolliert. Gleichzeitig wird im folgenden Auszug auch das Agieren zwischen Beobachten und dem aktiven Pflegehandeln deutlich.

> *Praxisanleiterin Melanie steht an der Wand und schaut Schüler Marc zu. Dabei macht sie sich Notizen. Schüler Marc desinfiziert den Nachttisch von Herrn V. und dann den Tisch im Zimmer, der am Fenster vor dem Bett von Herrn V. steht. Die Zimmertür steht offen. Der Mitpatient kommt herein. Dann kommt die Arztvisite herein. Herr V. liegt bereits wieder in seinem Bett. Die Ärzte geben einige Hinweise zur Entlassung. Danach misst Schüler Marc den Blutdruck von Herrn V. Praxisanleiterin Melanie erläutert in der Zeit dem Mitpatienten die Situation. Dieser erkundigt sich bei Praxisanleiterin Melanie, was man gegen Husten machen könne, weil er nicht husten möge, das täte ihm weh. Praxisanleiterin Melanie erläutert, dass es ja entsprechende Hemmer gebe. (Frei_03_Beobachtung, Pos. 229-238).*

Im vorherigen Beispiel wird Praxisanleiterin Melanie aktiv, indem sie einem Patienten die Anleitungssituation erläutert – der Mitpatient gehört an dieser Stelle jedoch nicht zu der für die Anleitungssituation ausgewählte Patientengruppe (zu der ausgewählten Gruppe gehören Herr V., Herr N. und Herr S.). Dennoch wird Melanie an dieser Stelle vom Patienten in die Rolle der Pflegekraft gebracht – er fragt sie etwas. Dass Praxisanleitende, obwohl sie vorrangig als Beobachter fungieren, häufiger in eine pflegende Rolle überführt werden, macht auch folgendes Beispiel deutlich:

> *Praxisanleiterin Melanie räumt das Frühstück von Herrn N. weg und sieht dabei, dass die Tabletten nicht eingenommen wurden. Sie reicht ihm die Tabletten, nachdem sie ihn vor sein Bett geschoben hat. Danach bringt sie das Tablett raus. „Muss ich die jetzt nehmen?", fragt Herr N. „Ja", antwortet Praxisanleiterin Melanie. (Frei_03_Beobachtung, Pos. 381-385)*

Der Auszubildende befindet sich innerhalb dieser Anleitungsform in der Rolle des Lernenden, was im nachfolgenden Auszug deutlich wird. Sein Handeln wird zum Beobachtungsgegenstand von Praxisanleiterin Melanie. Überdies wird deutlich, dass er Unterstützung benötigt, was ein Handeln seitens des Praxisanleitenden notwendig macht. Folgender Auszug aus dem Beobachtungsprotokoll konkretisiert diese Rolle (und auch nochmals die der Praxisanleiterin als aktive Pflegekraft bzw. Beobachterin):

> *Herr S. (er liegt ganz vorne im Zimmer) diskutiert mit Praxisanleiterin Melanie über die Tablette, die zur Beruhigung zur Nacht gegeben werden. Diese wurden am Tag zuvor anscheinend morgens verabreicht. Dann diskutieren Praxisanleiterin Melanie und Schüler Marc über die zu verabreichende Morgenmedikation. Die ASS müsste vor dem Frühstück genommen werden. Praxisanleiterin Melanie steht im Raum und schreibt mit. Schüler Marc misst mit einem Pulsoxymeter den Puls von Herrn N. (in der Mitte liegend). Herr N. hat einen Puls von 47. Während der Blutdruck von Schüler Marc als zu hoch (Anmerkung D.S. Den Wert habe ich leider nicht verstanden) eingestuft wird, sagt Schüler Marc zum Puls „Oh, ein bisschen niedrig". „Wie lange misst der Pulsoxy denn?", fragt Praxisanleiterin Melanie. „Oh, manchmal misst der ganz schnell und dann dauert es wieder etwas länger", entgegnet Schüler Marc. „Wäre es evtl. gut, noch mal manuell nachzumessen? Der hat ja auch ein Vorhofflimmern", äußert Praxisanleiterin Melanie. Schüler Marc misst daraufhin eine Minute den Puls, der dann bei 53 liegt. (Frei_03_Beobachtung, Pos. 259-272).*

Praxisanleiterin Melanie agiert zunächst als aktive Pflegekraft – sie diskutiert mit Herrn S. über seine Medikamente – später zieht sie sich zurück in ihre Rolle als beobachtende Praxisanleiterin und grenzt sich durch das Mitschreiben ab. Schüler Marc hingegen agiert als Lernender, dessen Handeln zum Gegenstand der Notizen von Praxisanleiterin Melanie werden. Zugleich signalisiert er Unsicherheiten bezüglich der ermittelten Vitalzeichen, welche von Praxisanleiterin Melanie wahrgenommen werden und in ein Anleitungshandeln münden – sie mischt sich ein und gibt eine helfende Anweisung (hierzu S. 270).

Abschließend soll die letzte Anleitungsform mit einem ausgeprägten Planungsgrad erläutert werden. Dabei handelt es sich um das Lernen einer konkreten Einzelhandlung.

5.2.4.3 Die Einzelhandlung im Mittelpunkt

„Kannst du mir noch mal zeigen, wie das und das schulisch geht?“ (Frei_02_PA_Interview_Jasmin)

Beschreibung

Die Einzelhandlung[79] als geplante Anleitungssituation fokussiert eine konkrete pflegerische Handlung (wie z. B. Verbandwechsel, Infusionen richten oder eine Injektion durchführen) in ihrer fachlich korrekten Ausführung. Dabei findet zuvor häufig ein theoretischer Exkurs der entsprechenden Einzelhandlung statt. Innerhalb des vorliegenden Datenmaterials wird eine solche Anleitungsform innerhalb von Stat_02 deutlich. Die geplante Einzelhandlung ist dabei das Leiten einer Kinderkleingruppe, wie im folgenden Auszug des Beobachtungsprotokolls deutlich wird:

> *Als Anleitungssituation soll es eine kleine Kindergruppe geben, in der wahrscheinlich die Schülerin mit den Kindern spielen wird. Diese Information hat mir Jonas gestern telefonisch mitgeteilt. Jonas möchte beobachten, wie die Schülerin dieses Spiel mit den Kindern durchführt. Es kann sein, dass Praxisanleiter Jonas diese Spielsituation mit einer Kamera aufzeichnet und das Videomaterial nach der Anleitung mit der Schülerin gemeinsam reflektiert (Auch diese Information habe ich telefonisch erhalten) (Stat_02_Beobachtung, Pos. 14-22).*

Innerhalb des hier vorliegenden Settings ist eine gute Anleitungsplanung möglich. Dies liegt u. a. auch an den festen Tagesstrukturen innerhalb der Kinder- und Jugendpsychiatrie. Sie ermöglichen eine frühzeitige Terminierung zur Durchführung dieser Anleitungsform, wie Praxisanleiter Jonas ausführt (Stat_02_PA_Interview_Jonas, Pos. 538-546). Die Vorteile einer geplanten Einzelhandlung und damit verbunden die Möglichkeit einer gezielteren Beobachtung der Anleitungssituation und der zu pflegenden Kinder, stellt Jonas (im Gegensatz zum auch möglichen „Zufallsprodukt“ – siehe Kap. 5.2.5.1) folgendermaßen heraus:

> *„Geplant finde ich, kann ich noch mal äh mehr Blick darauf nehmen, ähm Ziel und äh, äh Umsetzung (I: Hm) von dem. Äh, bei dem spontan-. Also, äh, ich kann mir innerlich auch einen Plan machen, so […]. Für, für die geplante Situation, worauf äh möchte ich jetzt ganz gezielt bei dem Kind so achten, wenn ich weiß, da ist eine Entwicklungsverzöger-, verzögertes Kind. Äh, welche Maßnahmen kann ich da auf den Weg bringen.“ (Stat_02_PA_Interview_Jonas, Pos. 581-589).*

Aber nicht nur innerhalb des stationsgebundenen Settings kann eine solch geplante Anleitung stattfinden. Die punktuelle Anleitung in Form einer Einzelhandlung wird auch häufig von den freigestellten Praxisanleitenden angeboten oder von den Auszu-

79 Der Begriff der pflegerischen Einzelhandlung stammt aus der Studie von Fichtmüller & Walter (2007, 206) und wird an dieser Stelle übernommen, da das Verständnis über diese Begrifflichkeit das Gleiche ist.

bildenden zur Vorbereitung auf die Abschlussprüfung erbittet. Dies wird dergestalt ausgeführt:

> *Praxisanleiterin Jasmin: „Genau. Da kommen dann höchstens die, die kurz vorm Examen stehen auf mich zu ‚Kannst du mir noch mal zeigen, wie das und das schulisch geht?'"*
>
> *I: „Ah. Ok. Das kommt dann auch vor."*
>
> *Praxisanleiterin Jasmin: „Ja, genau. Also das, da mache ich denen auch immer das Angebot, dass die noch mal auf mich zukommen können. Und gerade, wo ich halt weiß, wo die Probleme oder die Diskrepanz auch zwischen Theorie und Praxis häufig ist, (…) im Sinne von Verbandwechsel oder so. Da war ich jetzt auch schon zwei-, dreimal innerhalb der letzten zwei Wochen unterwegs. Wo ich den Schülern noch mal gezeigt habe, wie ein STERILER Verbandswechsel geht, […]." (Frei_02_PA_Interview_Jasmin, Pos. 487-498).*

Neben dem Anbieten seitens des Praxisanleitenden und dem Wünschen seitens der Auszubildenden stellt Jasmin auch nochmals das fachlich korrekte Arbeiten in Form von *„Kannst du mir noch mal zeigen, wie das und das schulisch geht?"* und der damit verbundenen aufzulösenden *„Diskrepanz auch zwischen Theorie und Praxis"* heraus. Überdies wird diese Anleitungsform auch von der freigestellten Praxisanleiterin Melanie angeboten, wie nachstehend belegt werden kann: *„Und punktuell sind dann halt diese kleinen Sachen. Wenn wir nur 'ne Infusion richten oder 'n Verbandswechsel machen" (Frei_03_PA_Interview_Melanie, Pos. 33-34).*

Anleitungsgegenstände und Vorgehensweise

Herr Praxisanleiter führt den Ablauf der punktuellen Praxisanleitung sowie die Anbahnung der Selbstständigkeit innerhalb dieser Anleitungsform folgendermaßen aus:

> *„Inzwischen ist es mehr so 'ne Geschichte, wo der Ablauf sicherlich so ist, ähm, wenn's jetzt punktuelle Anleitungen sind, dass wir eben halt überl-, also mit demjenigen schauen, weiß der jetzt im Prinzip, ähm, ja wie die Vorgehensweise ist, welche Materialien er braucht. Ja?! Welche Komplikationen da eintreten könnten. Ja?. So das also erst dieses Vorwissen abgefragt wird oder miteinander besprochen wird. Dann diese punktuelle Anleitung eben halt, ja entweder als Demonstration vor- zuerst durgeführt wird, dann Erstversuch und dann eben halt als Folgeversuche (I: Hmm) bis hin zur Selbstständigkeit. Ja?!. Ähm, das wär' eben bei den punktuellen Anleitungsbereich." (Frei_01_PA_Interview_Herr Praxisanleiter, Pos. 381-392).*

Hier wird auch der theoretische Exkurs deutlich, wobei hier eher eine fragende Haltung des Praxisanleitenden angedeutet wird, da *„erst dieses Vorwissen abgefragt wird"*, (hierzu S. 262) d. h. es gibt eher weniger Vorbereitung seitens des Praxisanleitenden bezüglich des auf die Einzelhandlung bezogenen theoretischen Exkurses. Ein ähnliches Vorgehen wird auch im folgenden Beispiel deutlich:

> *Praxisanleiterin Melanie: „Also wir machen meistens erst 'n theoretischen Teil. Das wir halt noch mal so spezielle Sachen abfragen: Die Wundphasen,*

welche Wundauflagen kennt ihr. Ähm, und dann gehen wir eigentlich zum Patienten. Wir gehen dann 'n Tag vorher schon auf die Station und fragen, wo welche Wunden sind und sagen dann auch, wir kommen morgen im Laufe des Vormittags. ‚Macht bitte die Verbände nicht, wenn's nicht unbedingt sein muss.' Und dann gehen wir mit denen hin und äh. Also wir machen's meistens-, letztes Jahr-, der Kurs war auch nicht so groß. Da haben wir es in Dreier- oder Zweiergruppen gemacht. (I: Ahh, ok) Also nicht mit 'm ganzen Kurs natürlich.

I: Und dann machen die auf der gesamten Station die Verbände quasi.

Praxisanleiterin Melanie: Nöö, immer eigentlich nur einen Patienten. (I: Ahh) Also meistens ist es 'n Dekubitus oder 'n Ulcera. (I: Mhm) Also jetzt keine reine OP-Wunde. Schon was Chronisches, meistens." (Frei_03_PA_Interview_Melanie, Pos. 295-308).

Innerhalb des vorliegenden Beobachtungsbeispiels auf Stat_02, in dem es darum geht, dass Schülerin Saskia mit zwei Kindern im Alter von vier Jahren ein Spiel spielt, fand nach der geplanten Einzelhandlung (also dem Leiten dieser Kleingruppe während des Spiels) eine ausführliche Reflexion statt. Eine besondere Form innerhalb dieser Einzelhandlung mit anschließender Reflexion fand sich in der Nutzung einer Kamera. Innerhalb der Kinder- und Jugendpsychiatrie ist das Filmen der kleinen Patienten während des Spielens oder therapeutischer Sitzungen zur Besprechung/Reflexion mit den Eltern oder dem interdisziplinären Team offensichtlich alltäglich. Praxisanleiter Jonas protokollierte filmisch die Spielsituation mit den Kindern und Schülerin Saskia. Er erläutert, dass dieses Filmprotokoll innerhalb der Anleitungsreflexion genutzt wird und die Lernenden auf diese Weise eine visuelle Rückmeldung darüber erhalten, wie sie mit den Kindern agieren. Zugleich wird das Videomaterial auch für therapeutische Zwecke genutzt *(Stat_02_PA_Interview_Jonas, Pos. 150-166).*

Rollen der Beteiligten

Der Praxisanleitende befindet sich innerhalb dieser Anleitungsform in einer aktiven Rolle als Anleitender. Da es um ein Heranführen an eine Einzelhandlung geht, möchte der Praxisanleitende ein fachlich korrektes Arbeiten sicherstellen. Insofern die geplante Einzelhandlung am Patienten durchgeführt wird, bringt sich der Praxisanleitende ein, sobald er das Wohl des Patienten gefährdet sieht bzw. fehlerhaft gehandelt wird, d.h. auch hier existiert ein Kontinuum zwischen Beobachten/Handeln lassen und der Sicherstellung der fachlich korrekten Umsetzung der Einzelhandlung (siehe auch S. 270). Innerhalb von Stat_02 kann dieses Kontinuum und die damit verbundenen Gedanken von Praxisanleiter Jonas verstehbarer gemacht werden:

„Ähm ich habe mich eingebracht an den Stellen beispielsweise, wo mir persönlich das Kämpfen zu, zu hoch war für beide Kinder, äh, äh beide total begeistert waren und aktiv. Aber ich so im Blick auch noch hatte, das sind ja nun mal auch jetzt gerade vierjährige Kinder, die Aufgaben lösen, die rechnen und Zahlen- klar, kann man da abwarten und ausprobieren. Das schaf-

fen die Kinder auch. Das hast du auch an vielen Stellen geschafft äh, aber an manchen Stellen war mir das Tempo zu hoch und da habe ich dann einfach mal kurz interveniert und so. Jetzt warten wir ab kurz. So, ja. Einfach, um den Raum zu geben, um das Ganze so ein bisschen auch aufzulockern. Ähm, kurze Hinweise darauf äh, was die Uhrzeiten anbetrifft schon auch. Das ist einfach ein strukturell äh gesteckter Rahmen hier, um sich da nicht zu verlieren. (I: Mhm) Ähm genau und an Stellen noch eingebracht, wo ich so positiv verstärkt habe so ja, Loben, Rückmeldung geben. Das waren so meine Impulse so, was mir für den Moment so manchmal äh da fehlte. Ja." (Stat_02_Gemeinsames_Interview, Pos. 318-331).

Da es innerhalb der Lenkung einer Kleingruppe nicht nur um das richtige Spielen mit den Kindern geht, sondern vielmehr die Interaktion mit den kleinen Patienten im Vordergrund steht, scheint Jonas ein entsprechender Umgang mit den Kindern besonders wichtig zu sein. Er schaltet sich ein und wird aktiv, da ihm einerseits *„das Kämpfen zu, zu hoch war für beide Kinder"*, andererseits hat er auch im Blick, dass die Kinder v.a. zur Stärkung und Festigung der eigenen Persönlichkeit dort in Behandlung sind und dass diese Stärkung im Vordergrund des pflegerischen Handelns stehen muss – somit muss dies auch innerhalb der Spielsituation gewährleistet werden. Praxisanleiter Jonas führt zu den Zielen bezüglich der Arbeit innerhalb der Kinder- und Jugendpsychiatrie aus:

„Aber äh sich Dinge zuzutrauen und äh, äh dadurch positive Bestärkung, äh auch zu wachsen. Und ähm, wenn das dann ausbleibt und das misslingt, ist das am Ende schwierig, so. (I: Hm (bejahend)) Ne? Werde ich auch irgendwo selber so ein bisschen, ja, nicht frustriert." (Stat_02_PA_Interview_Jonas, Pos. 676-680).

Das Ziel der positiven Verstärkung der Kinder nimmt auch Schülerin Saskia wahr: *„Also gerade so, was der Umgang mit Kindern angeht. (I: Mhm.) Also, dass man einfach irgendwie den-. Diese positive Verstärkung ist. Dass man Kinder für gute Sachen eben lobt." (Stat_02_Interview_Schülerin_Saskia, Pos. 35-37).* Die positive Verstärkung scheint folglich immanenter Bestandteil innerhalb der fachlich korrekten pflegerischen Arbeit im Setting der Kinder- und Jugendpsychiatrie zu sein. Um dieses zu gewährleisten, muss der Praxisanleiter evtl. das Handeln des Schülers kompensieren. Er verlässt dann seine eher beobachtende Rolle und nutzt direktive Strategien, um das Handeln des Lernenden vermehrt zu lenken (hierzu S. 268 ff.).

Der Auszubildende ist innerhalb dieser Anleitungsform in der Rolle des Lernenden. Innerhalb von Stat_02 wird klar, dass Schülerin Saskia die Einzelhandlung nahezu selbstständig durchführt. Praxisanleiter Jonas filmt dabei die Situation. An einigen Stellen wird er aktiv – dies wird innerhalb des folgenden Ausschnitts vor allem am Ende deutlich:

Die Schülerin spricht sehr aktiv mit den Kindern. (Meiner Ansicht nach spricht sie auch sehr schnell). Es geht darum, wer mit dem Spiel beginnen kann. Das jüngste Kind darf beginnen, sagt Saskia, nachdem sie fragend herausgefunden hat, wann welches Kind Geburtstag hat und somit das Jüngere ist. (Die Dialoge wurden zum Teil mit einem Diktiergerät nach Rücksprache aufgezeichnet) Sie fragt: „Karl wann bist du geboren, weiß du das in welchem Monat?" „In welchem Monat?" fragt Karl. „Januar, Februar" sagt Saskia. Jonas sagt gleichzeitig: Winter, Frühling, Sommer, Herbst." „Bist du im Winter geboren? War es da ganz kalt? Wenn du Geburtstag hast, ist es da kalt oder warm?", fragt Saskia. „Also am Anfang. Am dritten Tag des Jahres, sagt Karl. „Also am dritten Januar", äußert Saskia. „Boah, ich bin begeistert. Das ist richtig. „Ja", sagt Praxisanleiter Jonas. Saskia sagt gleichzeitig: „Richtig gut, dass du das weißt. Und Luna, bist du geboren, wenn's kalt ist – im Winter? Oder wenn's schon ein bisschen wärmer wird?" Luna nickt. „Wenn's 'n bisschen wärmer wird schon, also so im Frühling? Luna nickt nochmals. „Ja, ich glaube, dann ist der Karl älter und Luna die Jüngste. Dann darf Luna gleich anfangen zu würfeln, ok Karl?" Innerhalb des Spiels gibt es unterschiedliche Aufgaben zu erledigen, u.a. „wiehern, wie ein Pferd" – diese Aufgabe müssen alle Spieler erledigen, was sie auch tun. Saskia lobt die Kinder mit „Super". Jonas bestätigt die beiden Kinder ebenfalls mit „Super": Karl fragt nach, was man eigentlich im Spiel genau machen muss, nachdem er und auch Saskia ihre Spielfiguren versetzt haben. Saskia erläutert, dass derjenige gewonnen hat, der die meisten Aufgaben- bzw. Fragekarten gesammelt hat. Saskia zieht die Frage: „Nenne drei verschiedene Vogelarten". Sie seufzt und sagt: „Boah, ich weiß gar nicht, ob ich so viele weiß. Helft ihr mir?" (Ich gehe davon aus, dass Saskia an dieser Stelle die Kinder motivieren möchte). Die Kinder zählen unterschiedliche Vogelarten auf. Praxisanleiter Jonas sagt nichts, er filmt. Nach ca. 5 Minuten sagt Jonas zu Saskia leise: „Versuch ein bisschen Tempo rauszunehmen, ein bisschen abzuwarten, die Kinder machen zu lassen." „Mhm", bejaht Saskia. (Stat_02_Beobachtung, Pos. 219-257).

Innerhalb dieses Auszugs wird erneut erkennbar, dass Schülerin Saskia die vorrangig Handelnde ist. Dennoch agiert Praxisanleiter Jonas im Hintergrund und bringt sich am Ende aktiv mit einer konkreten Anweisung ein. Die Einzelhandlung stellt hier die abschließende Anleitungsform innerhalb der eher planbaren Anleitungsformen dar.

Die folgenden Anleitungsformen finden eher ungeplant statt – dabei werden sie zusätzlich im Spannungsfeld zwischen Praxisanleitung und Pflegealltag durchgeführt, sodass eine Rollendiffusität vorliegt.

5.2.5 Anleitungsformen im Kontext der Rollendiffusität und eines weniger ausgeprägten Planungsgrades

Die eher ungeplanten Anleitungsformen werden in Gänze von stationsgebundenen Praxisanleitenden gestaltet. Dabei finden diese Anleitungsformen im Kontext der Rollendiffusität zwischen den Rollen als Pflegekraft und Praxisanleiter statt (hierzu Kap. 5.2.2 Praxisanleitung gestalten zwischen Rollenklarheit und Rollendiffusität). Dabei wird deutlich, dass Praxisanleitung innerhalb des Pflegealltags, aufgrund der vorherrschenden Bedingungen (hierzu Kap. 5.4) manchmal schwer umzusetzen bzw.

planbar ist. Häufig findet eine Planung lediglich auf der zeitlichen Ebene und weniger auf der inhaltlichen Ebene, bzw. bezüglich der Ausgestaltung der sozialen Rollen. statt. Wie die stationsgebundenen Praxisanleitenden diese Einigung vornehmen, sollen die folgenden Anleitungsformen konkretisieren.

5.2.5.1 Das „Zufallsprodukt" im Pflegealltag

„Also, bestimmte Praxisanleitungsanleitungssituationen ergeben sich häufig auch einfach SPONTAN". (Frei_02_Interview_Schülerin_Annika)

Beschreibung

Der Name der Anleitungsform wurde als in-vivo-Code dem Datenmaterial entnommen. Hier äußerte sich Herr Praxisanleiter zum Unterschied zwischen stationärer und freigestellter Praxisanleitung folgendermaßen: *„Ich meine, die Unterschiede sind sicherlich die, das ähm, ja, (…) die Anleitungen auf der Station ein Zufallsprodukt oftmals dann sind" […]. (Frei_01_Gemeinsames Interview, Pos. 70-71). „Zufallsprodukt"* heißt an dieser Stelle vermutlich, dass die Praxisanleitung innerhalb des Pflegealltags weniger planbar ist – sie passiert situativ und zufällig.

Die hier vorgestellte Anleitungsform hat ebenfalls das Erlernen einer Einzelhandlung zum Anleitungsgegenstand. Der Unterschied liegt jedoch in der vorherigen Planung und auch im Setting. Die Einzelhandlung, die geübt werden soll, wird durch Zufall zum Anleitungsgegenstand innerhalb des pflegerischen Alltags, wie auch Herr Praxisanleiter im obigen Zitat verdeutlicht. Wie es zu so einem „Zufallsprodukt" kommt, skizziert folgende Aussage – ebenfalls von Herrn Praxisanleiter:

> *„Weil es gibt viele Situationen, die ich ja jetzt in meiner Anleitungssituation vielleicht auch nicht eben halt in den drei Jahren unbedingt erlebe. Ja?! Ich sach' jetzt mal 'n geplanter Dauerkatheterwechsel ist planbar. Den kann ich auch irgendwann in der Mittagszeit machen. Ja?! Aber vielleicht 'ne i.m. Injektion, die gerade angeordnet wird und einmal in der Woche gegeben wird, ist vielleicht 'ne Geschichte, wo der Arzt direkt drauf besteht. Jetzt machen." (Frei_01_PA_Interview_Herr Praxisanleiter, Pos. 479-487).*

Der freigestellte Herr Praxisanleiter stellt klar, dass er nicht zu allen Anleitungssituationen eine eher geplante Anleitung anbieten kann und erläutert, dass die hier genannten „Zufallsprodukte" situativ entstehen und häufig auch ein sofortiges Handeln und damit verbunden evtl. auch eine sofortige Anleitung – hier am Beispiel der intramuskulären Injektion (i.m. Injektion) – evozieren. Die situative Entstehung von Anleitungssituationen stellt auch Schülerin Annika heraus: *„Ich glaub' nicht, dass da viel organisiert wird. Das ist ja viel, häufig auch SPONTAN, sag' ich mal. Also, bestimmte Praxisanleitungsanleitungssituationen ergeben sich häufig auch einfach SPONTAN." (Frei_02_Interview_Schülerin_Annika, Pos. 550-554).*

Schwerpunkt sind dabei zum einen Einzelhandlungen, die weniger oder nur schwer in der Schule eingeübt werden können, wie Schülerin Annika zuvor deutlich macht:

> *„So was, wie zum Beispiel einen DK [Dauerkatheter] legen oder 'ne Magensonde legen, oder Ähnliches. Das sind Dinge, die gehen wir theoretisch durch, ähm aber theoretisch kann man's natürlich nicht üben. (I: Hmm) Das ist Schwachsinn. Und wenn man dann einen Praxisanleiter hat, der einen da einweist und noch mal praktisch heranführt an die ganze Thematik – machts das natürlich viel einfacher. (I: Das heißt, das sind schon Pflegehandlungen, die Sie schon eher im Alltag kennenlernen und üben können.) Ja, definitiv." (Frei_02_Interview_Schülerin_Annika, Pos. 233-244).*

Zum anderen geht es aber auch um Aspekte, die in der Praxis bisher nicht oft durchgeführt werden konnten und innerhalb der Anleitung nun vertieft werden sollen, wie Schülerin Leila ausführt:

> *I: „Ja. Was ist für dich 'n guter Moment? Also, gab es heute Morgen einen? Oder bist du schon mal nach Hause gegangen und hast gedacht ‚Boah, heute habe ich richtig was gelernt'. Ähm, war für dich heute Morgen so ein Moment dabei? (Spricht Schülerin Leila an)*
>
> *Schülerin Leila: Das ich das mit dem Redon ziehen noch mal intensivieren konnte (spricht sehr langsam). Ja-.*
>
> *I: Also das war für dich heute Morgen so 'n Highlight noch mal.*
>
> *Schülerin Leila: Ja. Oder auch die Wunddokumentation. Also, das Fotografieren. Das hatte ich nämlich auch noch nie gemacht. So-." (Stat_01_Gemeinsames Interview, Pos. 295-305).*

Schülerin Bettina bestätigt dies – es geht eher um neue Tätigkeiten, die man weniger häufig durchführt, in denen man sich unsicher ist oder die auch nicht auf jeder Station zu erlernen sind *(Stat_03_Interview_Schülerin_Bettina, Pos. 16-19).*

Anleitungsgegenstände und Vorgehensweise

Weitere genannte Anleitungsgegenstände sind die Wunddokumentation, das Redon ziehen, das Legen eines Dauerkatheters, das Legen einer Magensonde und das Verabreichen einer i.m.-Injektion. Die Anleitungsgegenstände ähneln dabei denen der geplanten Einzelhandlung (hierzu Kap. 5.2.4.3). Dennoch gibt es einige Tätigkeiten, die im Pflegealltag auf den Stationen besser zu erlernen sind, als im geplanten Setting, wie dies bereits von Herrn Praxisanleiter geäußert wurde. Schülerin Leila bestätigt dies: Sie nennt im nachfolgenden Zitat mit den *„i.m.-Spritzen"* und dem *„Bobath-Konzept"*[80] eher Aspekte, die auf einer entsprechenden Station (z. B. Neurologie) am Patienten durchgeführt werden können. Gleichwohl ist der Wundverband, von

80 „**Das Bobath-Konzept** ist ein (…) weltweit verbreitetes bewegungstherapeutisches Behandlungskonzept für Menschen mit motorischen Beeinträchtigungen aufgrund neurologischer Funktionsstörungen.". Es ist bei Menschen aller Altersgruppen anwendbar, „mit angeborener bzw. frühkindlich erworbener zerebraler Bewegungsstörung, bei Entwicklungsverzögerungen

dem sie nachfolgend spricht, eine Einzelhandlung, die auch innerhalb der geplanten Einzelhandlung oder auf vielen anderen Stationen (wie z.B. der Chirurgie oder Orthopädie) umsetzbar wäre:

> *„[...] wenn die, wenn ich jetzt auf die neurologische Station bin, dann sagt man, ich möchte gerne lernen, mehr über die neurologischen Krankheitsbilder, vielleicht Wundverband, i.m -Spritzen und was noch speziell für die Neurologie so, Bobath-Konzept zum Beispiel. Und die gucken, dass die, wenn es möglich ist, meistens ist das möglich. Kommt immer, ist an den Situation an. Dann machen die auch das mit uns meistens, ne." (Frei_01_Interview_Schülerin_Lena, Pos. 256-263).*

Neben den Anleitungsgegenständen führt Schülerin Leila bereits Aspekte der Vorgehensweise aus, d.h. sie verdeutlicht im Vorhinein, was sie „*gerne lernen*" möchte: „*und die gucken, dass die, wenn es möglich ist [...]. Dann machen die auch das mit uns*". Sie stellt klar, dass sie konkrete Anleitungswünsche – konkrete Einzelhandlungen – äußert (hierzu auch: Die eigene Weiterentwicklung fördern, S. 282), zu denen sie dann auch eine Praxisanleitung von den Praxisanleitenden erhält. Schülerin Annika stellt weiterhin klar, dass der Praxisanleitende sich für diese Anleitungszeit entsprechende Zeiträume schafft:

> *„Ähm (...) DANN wird dafür auf jeden Fall Zeit geschaffen, von 'nem guten Praxisanleiter, wenn DIE SEHEN, da und da ist 'ne Situation, das ergibt sich grad gut. Dann halt ich mir das frei und nehme ich mir jetzt 'ne halbe Stunde für meine Schülerin oder für meinen Schüler, wie auch immer. Dann machen wir das gemeinsam." (Frei_02_Interview_Schülerin_Annika, Pos. 554-559).*

Es wird deutlich, dass sich das „Zufallsprodukt" situativ ergibt und dass sich dafür Zeit genommen wird. Ebenso wurden unterschiedliche Anleitungsgegenstände exemplarisch dargestellt. Wie eine neu zu erlernende Einzelhandlung innerhalb des „Zufallsprodukts" angebahnt wird, skizziert Schülerin Bettina. Sie berichtet von einem Prozess, der von beiden Beteiligten gestaltet werden muss: Dabei demonstriert der Praxisanleitende zunächst die Einzelhandlung, dann kommt es zu einer gemeinsamen Handlungsdurchführung und abschließend zu einer selbstständigen Durchführung seitens des Lernenden, der vom Praxisanleitenden beobachtet wird[81] *(Stat_03_Interview_Schülerin_Bettina, Pos. 326–330)*. Eine ähnliche Vorgehens-

---

unklarer Genese, sensomotorischen Störungen und anderen neurologischen sowie neuromuskulären Erkrankungen". Das Bobath-Konzept wird sowohl vom therapeutischen als auch pflegerischen Personal durchgeführt (Bobath Gesellschaft Deutschland (ohne Datum)).

81 Diese Vorgehensweisen lässt Verbindungen zur sogenannten Vier-Schritt-Methode, von Mamerow als „obsolete Methode der Unterweisung" deklariert – zu (Mamerow 2018, S. 137-139, 2013). Hier bereitet der Praxisanleitende die Anleitungssituation – eine Einzelhandlung – vor, erklärt und zeigt, wie diese durchzuführen ist. Anschließend macht der Lernende die Einzelhandlung (mehrmals) nach, während der Praxisanleitende ggf. mit Erklärungen unterstützt. Abschließend erfolgt eine kurze Auswertung dieser Situation. Mamerow kritisiert, dass hier ausschließlich der Handlungsaspekt im Vordergrund stehe und die Individualität des zu Pflegenden in den Hintergrund der Anleitungsmethode gerät – bzw. nicht berücksichtigt wird.

weise beschreibt auch Praxisanleiterin Annelie auf die Frage, ob sie einen Prozess zugrunde legt:

> *„Ja, auf jeden Fall. (I: Hmm) Also, also du meinst jetzt zum Beispiel beim ersten Mal nur zugucken. Beim zweiten Mal helfen, beim dritten Mal machen sie selber und ich gucke zu. Und, und dann zum Beispiel können sie das selbstständig." (Stat_01_Interview_Annelie, Pos. 411-419).*

An anderer Stelle wird ein zweites Vorgehen beschrieben, in welchem deutlich wird, dass der Praxisanleitende als Erklärer fungiert, welcher die Handlungsschritte während des Handelns benennt. Voraussetzung hierfür ist jedoch, dass man diese Einzelhandlung bereits gesehen hat, wie Schülerin Bettina ausführt:

> *„Oder halt, wenn man das schon mal gesehen hat, dass wir das machen. Und sie uns aber trotzdem erklärt, was wir neben mach-, oder was wir machen müssen. (I: Hm.) Schritt für Schritt. Ja. (I: Hm.) Das ist so meistens das." (Stat_03_Interview_Schülerin_Bettina, Pos. 412-415).*

Dabei zeigt sich das „Zufallsprodukt" in der Praxis wie folgt:

> *Die Redons sollen gezogen werden. Annelie reicht Schülerin Leila alle Materialien, um die Redons fachgerecht zu ziehen. Die Praxisanleiterin sagt zwischenzeitlich zu Leila, was Sie Frau C. sagen soll. („Es wird kalt" „Es kann mal etwas ziehen", „Ich löse jetzt das Pflaster"). Teilweise übernimmt Praxisanleiterin Annelie diese Patienteninformation auch selbst und lässt die Schülerin die Handlung durchführen. Sobald Leila in ihrer Handlung stockt, gibt es einen Blickkontakt zwischen Annelie und Leila und Annelie weist an, was als nächstes zu tun ist „Handschuhe aus, Händedesinfektion". Schülerin Leila zieht das Redon der Patientin. Die Patienteninformation wird dabei nahezu in Gänze von Praxisanleiterin Annelie durchgeführt. Weiterhin gibt Annelie Leila zwischendurch auch immer wieder Anweisungen, was sie wie zu tun hat. Sie reicht das sterile Material an und erläutert kurz den Unterschied zwischen dem Arbeiten mit Pinzette und sterilen Handschuhen. Ebenso erläutert sie, wie Schülerin Leila das Pflaster zum Verbinden der Drainageeinstichstellen vorbereiten kann. Das volle Redon wird direkt in eine Tüte und in den Müll entsorgt. (Stat_01_Beobachtung, Pos. 332-354).*

Rollen der Beteiligten

Hier ziehen sich der Auszubildende und der Praxisanleitende zurück, um eine im Alltag zufällig auftretende, zu erledigende Einzelhandlung zum Anleitungsgegenstand zu machen. Oftmals ist dies zuvor mit Abstimmungsprozessen verbunden, um ein Zeitfenster der Rollenklarheit zu erreichen, wohlwissend, dass sie im Anschluss vermutlich wieder vornehmlich als Pflegende agieren werden. Denkbar ist hier auch eine jederzeit eintretende Unterbrechung dieser Rollenklarheit, durch Kollegen oder Patienten. Im oben genannten Auszug aus dem Beobachtungsprotokoll ist viel Aktivität seitens Praxisanleiterin Annelie zu verzeichnen. Dabei verschwimmen ihre Rollen zwischen Pflegekraft und Praxisanleiterin permanent. Zum einen informiert sie die Patientin über die anstehenden Handlungsschritte (ist also als informierende Pflegekraft aktiv). Zum anderen gibt sie Schülerin Leila auch viele Anweisungen, welche Handlungsschritte folgen – sie agiert als erklärende Praxisanleiterin. Die Erwartungen sind für sie, obgleich der Erfüllung beider Rollen, klar. Warum sie so handelt, erläutert sie folgendermaßen:

> *„Das weiß ich ganz genau, warum. (flüstert) Leila ist schüchtern. Und die bei den Verbänden, konzentrieren sie sich so auf die sterile Arbeiten, auf die richtig Pinzette hinlegen und auf die richtige Kompressen hinlegen und die Zahl der Kompressen und stehe ich richtig, stehe ich falsch, so sind die Desinfektionsmittel, sind das 30 Sekunden. Dass sie den Patienten komplett vergessen. (I: Ah. Okay) Und ich finde das nicht richtig so. Weil der Patient ist ja das, die wichtigste Person. Und deswegen rede ich nicht nur mit dem Schüler sondern versuche auch den Patienten mit einzubeziehen. Damit der dann auch nicht wie so 'n (…) so 'n Gegenstand da liegt, zwei Menschen miteinander reden über ihn (Pause). Machen etwas mit ihm. (I: Ja.) Und er bekommt da nichts mit. Und deswegen lasse ich den Schüler HANDELN; DENKEN; ÜBERLEGEN, diesen Ablauf. (Pause) Und ich rede. (I: Ja) Und gib' dann so die Anweisungen, so 'ne.(I: Ja) Wenn die Schüler das mehrmals gemacht haben. Leila hat das jetzt eins oder zweimal gemacht, ne. Wenn sie das mehr gemacht haben, dann können die auch dabei auch reden. Aber erst mal müssen sie wirklich sich überlegen, wie ich mich organisiere. ‚Wo ist die sterile Fläche, wie viele Tupfer brauch' ich, wo ist die Pinzette, Stehe ich richtig, Ist das Bett hoch genug.' Und so was. Also das sind so viele Kleinigkeiten, ‚ist das Zimmer, äh das Fenster zu? Ist Mülleimer in der Nähe? Drehe ich mich vom Patienten weg oder nicht.'" (Stat_01_Interview_Annelie, Pos. 310-335).*

Praxisanleiterin Annelie ist es wichtig, dem Lernenden Räume zum Überlegen zu schaffen. Sie möchte bei Schülerin Leila ein „HANDELN; DENKEN; ÜBERLEGEN" evozieren. Aus diesem Grund übernimmt sie die Patienteninformation – auch an dieser Stelle verschwimmen die Rollen: Sie übernimmt die pflegerischen Handlungen in Form der Information, um dem Auszubildenden Denkräume zu erschaffen – hier agiert sie sodann als Praxisanleitende.

Der Praxisanleiter ist innerhalb dieser Anleitungsform häufig in beiden Rollen aktiv. Er ist sowohl Pflegekraft im Pflegealltag als auch Praxisanleitender im „Zufallsprodukt". Manchmal ist er dafür verantwortlich, dass „Zufallsprodukt" als potenzielle Anleitungssituation wahrzunehmen, wie Praxisanleiter Jonas äußert:

> *„Ähm, für eine gezielte Anleitungssituation, wenn ich sehe, eine Schülerin oder ein Auszubildender hat jetzt gerade äh eine super Idee und alle äh Kinder äh laufen äh und, und äh beteiligen sich, (I: Hm) so, ne? Sehe ich auch manchmal wieder-. Das ist ja auch ein ganz spontanes äh, äh-, ergibt sich auch eine Kleingruppensituation äh ganz so aus dem Stegreif und äh, ähm, ähm ist aber in der Reflexion genauso gut dann umzusetzen so, ne? (I: Hm) Also nur für den Moment selber einfach spontan." (Stat_02_PA_Interview_Jonas, Pos. 606-615).*

Jonas erkennt an dieser Stelle, dass die vorherrschende Situation als Anleitungssituation (auch in Form einer Reflexion) genutzt werden kann: Das „Zufallsprodukt" wird erkannt und genutzt. Das „*SEHEN*" eines „Zufallsprodukts" wird auch von Schülerin Annika dargelegt. Sie beschreibt dies als Rollenerwartung eines „*guten*" Praxisanleiters *(Frei_02_Interview_Schülerin_Annika, Pos. 555-558).*

Die Rolle des Auszubildenden ist an dieser Stelle vornehmlich als Lernender auszuweisen, wie auch aus dem Datenmaterial deutlich wird – der Lernende soll „*HANDELN, DENKEN, ÜBERLEGEN*" *(Stat_01_Interview_Annelie, Pos. 324),* wie bereits deutlich wurde. Zugleich wird er möglicherweise im Vorhinein nach seinem Wissen zur Einzelhandlung oder des zu benötigenden Materials gefragt *(Stat_03_Interview_Schülerin_Bettina, Pos. 405-406).* Auch hier ist der Auszubildende als Lernender aktiv – er muss sein Wissen darlegen, welches überprüft und ggf. ergänzt wird (hierzu: den Wissenszuwachs fördern, S. 261). Gleichwohl kann diese Lernendenrolle jederzeit unterbrochen werden, wenn z.B. der Praxisanleitende die Anleitungssituation ad hoc verlassen muss, um seiner Pflegendenrolle gerecht zu werden.

Eine weitere Anleitungsform, welche evtl. etwas diffus scheint, da sie zeitlich schwer einzugrenzen ist, ist der gemeinsame Pflegealltag.

5.2.5.2 Der gemeinsame Pflegealltag

„Und dann versorgt man die Patientengruppe, dann zusammen. (I: Hm.) Und dann einfach, wie im normalen Alltag."
(Stat_03_Interview_Schülerin_Bettina)

Beschreibung

Der gemeinsame Pflegealltag ist eine Anleitungsform mit einem niedrigen Planungsgrad. Dabei dirigiert der Praxisanleitende durch den Pflegealltag. Dieser Begriff wurde ausgewählt, da der Praxisanleiter innerhalb dieser Anleitungsform eine eher lenkende, leitende und folglich dirigierende Rolle einnimmt. Goffman (2013, S. 90) versteht unter dirigieren, eine Person der „das Recht übertragen wird, die dramatische Handlung [den Pflegealltag] zu regeln und zu dirigieren." Dirigieren wurde auch ausgewählt, da es eine Affinität zu etwas Positivem hat – in keinem Fall soll der gemeinsame Pflegealltag aufgrund der Lenkung durch den Praxisanleitenden mit negativen Assoziationen behaftet sein. Vielmehr ist das Dirigieren innerhalb des gemeinsamen Pflegealltags darum bemüht, am Ende ein gutes Ergebnis abzuliefern – ein Lernerfolg des Auszubildenden oder das gemeinsame Erleben eines guten Pflegealltags – ähnlich eines Musikstückes, durch das dirigiert wird. Die Begrifflichkeit des Dirigierens bedeutet auch „durch (eine) bestimmte, den Takt, die Phrasierung, das Tempo u.a. angebende Bewegungen der Arme und Hände einen Chor, ein Orchester bei der Aufführung eines musikalischen Werkes (zu) führen" (Dudenredaktion 2020). Eben diese Führung des Werkes – des gemeinsamen Pflegealltags – übernimmt der Praxisanleiter (hierzu auch Kap. 5.2.6 Ausgewählte Anleitungsformen im Lichte Erving Goffmans (2013)).

Die Anleitungsform setzt voraus, dass Praxisanleitender und Lernender einen gemeinsamen Dienst haben, in der sie gemeinsam eine Patientengruppe versorgen, wie folgend von Praxisanleiterin Annelie skizziert wird:

> *„Sie kriegt den ganzen, kompletten Tagesablauf mit, sie sieht viele verschiedene Patienten. Sie sieht Umgang mit Patienten, die noch nicht operiert sind. Sie sieht Umgang mit Patienten, die schon operiert sind, ängstlich sind, dement sind. Es ist nicht nur eine Anleitung bei einem Patienten, […]. Wir machen aber komplette Bereich. Und wo sie wirklich auch, also das, jaja, die Möglichkeit hat, auch mal fitte Patienten zu versorgen, auch mal zu Operationen vorbereiten oder zu verlegen oder Visite zu machen. Das macht sie ja mit mir komplett, weil sie ja die ganze Zeit mit mir geht." (Stat_01_Gemeinsames Interview, Pos. 200-212).*

Innerhalb des gemeinsamen Pflegealltags und der gemeinsamen Versorgung der Patienten übernimmt der Praxisanleitende die lenkende (siehe hierzu S. 278) und leitende Funktion (siehe hierzu S. 268), wie hier beispielsweise mit den Worten *„weil sie ja die ganze Zeit mit mir geht"* deutlich wird. Die Auszubildenden begleiten den Praxisanleitenden und nicht umgekehrt. Das Anleiten im gemeinsamen Pflegealltag stellt auch Praxisanleiterin Jasmin heraus: *„Den Schüler in der Situation zu erleben und im Alltag. Ich glaub', das macht noch mal 'n ganz, ganz großen Unterschied und PraxisANLEITUNG ist für mich eher wirklich, IN DER PRAXIS den Schüler anzuleiten, den ALLTAG zu meistern." (Frei_02_PA_Interview_Jasmin, Pos. 388-391).* Sie stellt klar, dass Praxisanleitung v. a. auch *„IN DER PRAXIS"* stattfinden müsse und auch bedeute; *„den ALLTAG zu meistern."* Auch das *„drumherum"* außerhalb des pflegerischen Handelns gerät durch den gemeinsamen Pflegealltag vermehrt in den Mittelpunkt der Praxisanleitung, wie Praxisanleiter Jonas darlegt: *„Das ganze Drumherum, was an äh liegt dann, äh, ja. Einen umfassenden Blick, das ist ja nicht nur die Arbeit mit dem Kind, sondern äh, äh auch äh Organisationen schaffen, die da mitzugehören und-." (Stat_02_PA_Interview_Jonas, Pos. 194-197).* Praxisanleiter Jonas stellt klar, dass das pflegerische Handeln mehr ist – es geht darum zu schauen, *„was anliegt"*, *„einen umfassenden Blick"* zu bekommen.

Der Pflegealltag ist dabei wenig planbarer – aus diesem Grund verfügt die Anleitungsform auch über einen weniger ausgeprägten Planungsgrad. Praxisanleiterin Yvonne führt dies dahingehend aus, als dass die Entscheidung, wer mit wem mitgeht, erst zu Schichtbeginn gefällt zu werden scheint *(Stat_03_Interview_Yvonne, Pos. 368-374).* Dies spricht für ein eher ungeplantes Vorgehen innerhalb des Stationsalltags. Sie nimmt die Schüler *„dann […] schon halt mit" (Stat_03_PA_Interview_Yvonne, Pos. 372-373).* Dass diese Form der Anleitung eher ungeplant stattfindet, verdeutlicht Yvonne im weiteren Verlauf des Interviews. Sie schaut, was die Lernenden und zu Pflegenden wünschen – sie plant zunächst nichts, sondern sie *„guckt […] spontan"*, da Pläne *„meistens eh durchkreuzt"* werden *(Stat_03_Interview_Yvonne, Pos. 601-607).*

Anleitungsgegenstände und Vorgehensweise

Wie bereits innerhalb der Beschreibung deutlich wurde, gibt es kaum eine zu erkennende, geplante Vorgehensweise. Vielmehr handelt es sich um das gemeinsame Arbeiten von Praxisanleitenden und Auszubildenden, wobei letztere hier auch [informell) lernen (hierzu Bohrer (2013) und Lauber (2017)).

Der gemeinsame Pflegealltag beginnt nach der Übergabe von der Nachtschicht an die Frühschicht *(Stat_01_Beobachtung, Pos. 25-29, Stat_03_Beobachtung, Pos. 60-89)*. Besondere Inhalte innerhalb des gemeinsamen Pflegealltags sind dabei v.a. die stationsspezifische Pflege und die Standards, mit denen in den Arbeitsbereichen gearbeitet wird, wie folgende Zitate belegen:

> *„Wir haben ja hier den vorderen Bereich, die Onkologie. Und hinten noch mal den palliativen Bereich. Wir arbeiten da schon sehr gleich. Aber im Palliativbereich hast du ja noch mal andere Sachen, die du mit denen machst." (Stat_03_Interview_Yvonne, Pos. 218-221).*

> *„Zum Beispiel jetzt, als ich in der Urologie war, da wurd' mir viel gezeigt mit den Verbänden. (I: Hm.) Oder mit den DKs. Also mit den NFKs, SFKs[82]. Dass da-. Wie die verbunden wurden. Also, einfach, was so auf der Station so der Standard ist, wird meistens gezeigt. Oder auf der Unfall-, und Orthopädie, da wird es, zum Beispiel, auch da auf den Verbänden. Und wie die nach der OP mobilisiert werden sollen. Und so was. (I: Hm.) Also, da wird man dann, je nach Station auf den Standard der Station-. Darauf wird man dann angeleitet." (Stat_03_Interview_Schülerin_Bettina, Pos. 305-312).*

> *„(...) Äh, ich lerne, äh viel über die Krankheitsbilder, wie ich vor und nach der Operation damit umgehe. Oder, wenn die keine Operation haben, allgemein, wie ich mit den Krankheiten umgehe. Oder mit den Patienten, was ich alles tun muss." (Stat_01_Interview_Schülerin_Leila, Pos. 130-133).*

Weitere genannte Anleitungsgegenstände, welche sich innerhalb eines gemeinsamen Pflegealltags anbieten, sind die OP-Vorbereitung, die Begleitung der Visite, die Aufnahme/Verlegung von Patienten oder die Versorgung Verstorbener[83] *(Stat_01_Gemeinsames Interview, Pos. 207-211, Stat_02_PA_Interview_Jonas, Pos. 220-223, Stat_03_Interview_Yvonne, Pos. 239-240; 295-297, 676-677)*.

Überdies zeigt sich der gemeinsame Pflegealltag durch die gemeinsame Vorbereitung auf die Pflege, durch in das Handeln eingebettete Erklärungen (S. 261) seitens des Praxisanleitenden oder auch durch Fragen (S. 283) seitens des Lernenden. Pflegerisches Handeln wird also mit Gestaltungsaktivitäten der Praxisanleitung verknüpft. Es kommt zum »learning by doing«. Folgende Auszüge sollen einen Einblick in den gemeinsamen Pflegealltag liefern:

> *Schülerin Leila und Praxisanleiterin Annelie packen den Wagen. [...) Schülerin Leila und Praxisanleiterin Annelie befinden sich im Stationsarbeitszim-*

82 NFK: Nierenfistelkatheter; SFK: suprapubischer Nierenfistelkatheter.

83 Hier wird deutlich, dass es erneut um die Benennung von Einzelhandlungen geht – die evtl. auch innerhalb des gemeinsamen Pflegealltags in Form eines „Zufallsprodukts" zum Gegenstand einer Anleitung werden können.

mer. Sie haben die Übergabe bereits abgeschlossen und bereiten sich auf die 'Morgenrunde' vor. Praxisanleiterin Annelie und Schülerin Leila haben sich die Patientenkurven bereitgelegt, um die Medikamente/Tabletten der Patienten zu kontrollieren. Praxisanleiterin Annelie erklärt die Wirkung der Medikamente während der Kontrolle. Den beiden fällt auf, dass keine Infusionen zu richten sind, aber dennoch welche im Stationszimmer bereitstehen. Schülerin Leila erkundigt sich, ob man beim Infusionen richten, Handschuhe tragen darf. Praxisanleiterin Annelie bejaht dies „jaja, kannst du". […] (Stat_01_Beobachtung, Pos. 19-35).

Bevor wir das Patientenzimmer von Herrn I. betreten, erfolgt eine kurze Information von Praxisanleiterin Annelie an Schülerin Leila bezüglich des Ablaufs im Zimmer. Sie erklärt, dass zunächst die Vitalzeichen von Herrn I. gemessen werden und er anschließend an die Toilette im Raum nebenan mobilisiert werden soll. In dieser Zeit soll das Bett des Patienten gerichtet werden. Wir betreten das Zimmer. Praxisanleiterin Annelie schaltet das Licht des Zimmers ein. […] Beide begrüßen den Patienten. Schülerin Leila bemerkt beim Vitalzeichen kontrollieren, dass der rechte Arm von Herrn I. stark geschwollen ist und wartet auf Annelie, die gerade ein Sauerstoff-Messgerät besorgt, da Herr I. eine Rippenfraktur hat und schwer abhusten kann (aber sehr stark verschleimt ist). Mit diesem wird der O2-Gehalt im Blut gemessen. Dieser liegt bei 96 %. Leila zeigt den geschwollenen Arm Praxisanleiterin Annelie und misst den Blutdruck am linken Arm. (Stat_01_Beobachtung, Pos. 54-59).

Dieser Ausschnitt veranschaulicht die vorherige Information an Schülerin Leila bezüglich des Vorgehens im Patientenzimmer. Praxisanleiterin Annelie erläutert den von ihr geplanten Ablauf im Zimmer. Sie dirigiert und macht vorher ihr geplantes Handeln transparent (siehe hierzu S. 269). Zugleich stellt die Situation heraus, dass beide Akteure v. a. als Pflegende im Zimmer agieren: Schülerin Leila misst die Vitalzeichen, während Praxisanleiterin Annelie das Sauerstoffmessgerät besorgt. Gleichzeitig wird aber eine Unsicherheit (hierzu S. 284) bei Schülerin Leila deutlich: Sie „*wartet auf Annelie*" bezüglich des geschwollenen Armes – hier ist die Lernendenrolle erkennbar – sie weiß (noch) nicht, wie sie mit dieser Veränderung des Armes umgehen soll und zeigt diesen ihrer Praxisanleiterin. Im folgenden Ausschnitt erkundigt sich Praxisanleiterin Yvonne nach einer möglichen Vorgehensweise für die anstehende Pflege (siehe Wissenszuwachs fördern, S. 261). Sie möchte wissen, wie Schülerin Bettina den nachfolgenden Ablauf gestalten würde. Schülerin Bettina erklärt ihre potenzielle Ablaufstruktur. Praxisanleiterin Yvonne bestätigt die Schülerin, korrigiert jedoch dahingehend, als dass sie die Strukturierungspunkte der Pflege (wie z. B. die Untersuchungen) als Begründungsrahmen für ihren geplanten Ablauf anführt. Sie möchte, dass die Patienten „*fertig*" sind, wenn diese zur Untersuchung müssen. Zugleich gibt sie Informationen, wie sie im Zimmer vorgehen würde (siehe hierzu S. 269). Sie leitet folglich die bevorstehende, pflegerische Versorgung der Patientengruppe im Vorhinein.

„Welches Zimmer würdest du anfangen", fragt Praxisanleiterin Yvonne. Schülerin Bettina erzählt, dass Sie mit Herrn Z. beginnen würde und dass sie die-

sen am gestrigen Tag auch in der Waschecke versorgt und mit „Schmerzöl" am Rücken und an der Schulter eingerieben habe. Danach würde sie zu Frau K. gehen und würde schauen, ob sie hier bei der Körperpflege unterstützen und ihr eine ASE anbieten könne. Mit ihr war sie bereits einmal duschen und habe bemerkt, dass sie häufig unter Luftnot leide. Dies bestätigt Praxisanleiterin Yvonne und sagt aber auch, dass die Patientin sich das auch ein bisschen einteilen würde. Dann sagt Praxisanleiterin Yvonne: „Also ich würde auch sagen, wir fangen auf X (Zimmernummer) an, weil die auch beide Untersuchungen bekommen. Nicht, dass die so früh drankommen und dann sind die vielleicht noch nicht fertig. Ich mach' es in der Regel so, dass ich immer erst alle Patienten durchmesse. Also ich mach Blutdruck, Puls, Temperatur und äh, frage halt nach Schmerzen und Verdauung – […]. Dann sagt sie, dass sie sich bezüglich der Messung bei den Herren aufteilen könnten und jeder einen misst (Stat_03_Beobachtung, Pos. 141-158).

Rollen der Beteiligten

Innerhalb des gemeinsamen Pflegealltags befindet sich der Praxisanleitende permanent und aktiv zwischen seinen Rollen als Praxisanleiter und Pflegekraft. Zum einen muss er seine pflegerische Arbeit sicherstellen (siehe hierzu S. 237). Zum anderen möchte er seine praxisanleitende Funktion wahrnehmen (hierzu Kap. 5.2.2 Praxisanleitung gestalten zwischen Rollenklarheit und Rollendiffusität). Um beiden gerecht zu werden, übernimmt er innerhalb dieser Anleitungsform eine dirigierende Rolle: Er entscheidet oftmals über anstehende Vorgehensweisen bzw. gibt Anweisungen (siehe hierzu S. 268). Verbunden ist diese führende Rolle des Praxisanleitenden oftmals mit einer sogenannten Pseudowahlmöglichkeit seitens der Auszubildenden. Dem Lernenden wird zwar eine Wahl suggeriert (*„Welches Zimmer würdest du anfangen", fragt Praxisanleiterin Yvonne (Stat_03_Beobachtung, Pos. 141)*), die jedoch (vielleicht auch aufgrund der noch anstehenden Beurteilung – hierzu S. 225) eher weniger genutzt wird. Die Lernenden nehmen somit oftmals die Anweisungen und Vorschläge des stationsgebundenen Praxisanleitenden an (hierzu S. 288). Der Auszubildende hingegen befindet sich in einer Diskrepanz zwischen Lernen und Arbeiten (hierzu Kap. 5.2.2 Praxisanleitung gestalten zwischen Rollenklarheit und Rollendiffusität). Es gibt innerhalb des gemeinsamen Pflegealltags viele Anteile, in denen ein Lernen ermöglicht wird (z. B. wenn die Praxisanleitenden etwas erklären (S. 261) oder die Auszubildenden Fragen stellen (S. 283), wie in den obigen Auszügen bereits deutlich wurde. Jedoch existieren auch viele Momente, in denen der Lernende vorrangig als (ausführende) Pflegekraft agiert. Die Rollen innerhalb des gemeinsamen Pflegealltags sind diffus und nicht gänzlich voneinander abzugrenzen. Zugleich stellt sich auch die Frage, ob ein Auszubildender tatsächlich bereits in der Rolle als Pflegekraft agieren kann oder innerhalb seiner Lehrjahre permanent in der Rolle des Lernenden verbleibt. Da es innerhalb dieser Anleitungsform jedoch oftmals auch zu selbstständigen Handlungen ohne Unterstützung des Praxisanleitenden kommt bzw. es bereits einige Handlungen gibt, die der Lernende bereits beherrscht, wurde sich dafür entschieden, dies mit seiner Rolle als Pflegekraft zu verbinden.[84]

Innerhalb von Stat_03 war es so geplant, dass Praxisanleiterin Yvonne für den Tag zusätzlich eingeplant wird, um praxisanleitend tätig zu sein. Dennoch ist es selbst an solchen Tagen schwierig, sich dem Arbeitsalltag zu entziehen, wie Schülerin Bettina wahrnimmt:

> *„Dass man dann, ähm, einfach den ganzen Tag zwar raus ist. Aber trotzdem wird man ja dann von, ähm-. Wenn es, zum Beispiel, anderes Personal, wie Therapeuten oder (I: Hm.) Ärzte oder sonst was-. Die nehmen ja dann meistens-. Oder die Ärzte zu mindestens, nehmen ja dann nicht so viel Rücksicht, ob man außen vor ist oder nicht. (I: Hm.) Die geben dann was weiter." (Stat_03_Interview_Schülerin_Bettina, Pos. 498-503).*

Dieses Zitat stellt klar, dass eine Rollenklarheit selbst an geplanten, stationsgebundenen Anleitungstagen kaum möglich ist, da die praxisanleitenden Pflegekräfte hier oftmals von anderen Berufsgruppen in ihrer Rolle als Pflegende gefragt werden.

5.2.5.3 Die Anleitung nach Aufforderung

Die Anleitung nach Aufforderung ist die letzte eruierte Anleitungsform, die innerhalb des Datenmaterials analysiert werden konnte.[85] Die folgenden Ausführungen beziehen sich ausschließlich auf Interviewdaten, sodass diese Anleitungsform nur skizziert werden kann. Aus diesem Grund findet hier auch keine Einteilung in Beschreibung, Anleitungsgegenstände und Vorgehensweise sowie Rollen der Beteiligten statt. Es handelt sich dabei um Praxisanleitung, die lediglich stattfindet, wenn der Auszubildende darum bittet bzw. sich für seine Praxisanleitung einsetzt. Sie findet weniger durch die Motivation des Praxisanleitenden statt. Dies hat auch Praxisanleiterin Jasmin beobachtet:

> *„Das ist die internistische Station. […]. Da müssen aber auch die Schüler ihre Anleitung EINFORDERN. Also, die kommen jetzt nicht so wie auf der Station X, so auf die Schüler zu und sagen dir ‚Mach das mal so und mach das mal so', sondern die sagen eher ‚Okay, ich, ich zeig denen alles, was die wollen, aber die müssen eher auf mich zukommen. Die müssen mit Fragen auf mich zukommen. Die müssen mit Fragen auf mich zukommen. Dann beantworte ich denen alles'. Aber so dieses Aktive, fehlt da glaub' ich, manchmal." (Frei_02_PA_Interview_Jasmin, Pos. 275-286).*

---

84 Es ist anzumerken, dass es auch in den eher geplanten Anleitungsformen häufig zu selbstständigen Handlungen seitens des Lernenden kommt. Dennoch verbleibt der Auszubildende hier in seiner Rolle als Lernender – er wird beobachtet und das Handeln des Lernenden wird protokolliert. Allen Anleitungsformen mit einem ausgeprägten Planungsgrad ist eine permanente Beobachtung durch den Anleitenden gemein. Dies ist innerhalb des gemeinsamen Pflegealltags eher weniger der Fall.

85 Diese Anleitungsform konnte nicht beobachtet werden, da wahrscheinlich auch eher aktivere Praxisanleitende an der Studie teilgenommen haben. Somit sind hierzu bisher erst wenige Merkmale bekannt.

Der Lernende ist in erster Linie für das Lernen selbst verantwortlich und befindet sich folglich, wenn er dann aktiv wird, in seiner Lernendenrolle. Falls der Auszubildende nicht aktiv wird, lässt sich vermuten, dass er innerhalb des Praxiseinsatzes eher als Pflegekraft im Arbeitsbereich agiert. Dass Praxisanleitung nach Aufforderung stattfindet, hat auch Schülerin Bettina erlebt:

> *I: „Ja. Und nehmen die Sie dann mit? Sagen: „Ja, komme einmal eben mit. Ich zeige dir das mal eben." Oder, ähm, wie läuft das? Oder müssen Sie das einfordern? Oder wie-, wie machen Sie das?*
>
> *Schülerin Bettina: Teils, teils. Also, viel muss man auch einfordern. Wenn man, zum Beispiel, noch nie so einen Verband gesehen hat, kann man ruhig sagen. (I: Hm.) ‚Kann ich mal mitkommen?' (I: Hm.) Also, da-. Hm. Das muss man auch schon einfordern." (Stat_03_Interview_Schülerin_Bettina, Pos. 313-318).*

Abschließend erläutert auch Schüler Marc, dass Praxisanleitung in kleinen Teilen manchmal erst stattfindet, wenn er danach fragt. Zugleich macht er aber auch deutlich, dass er eine Rückmeldung bekommt, „*wenn die das mitkriegen*", d.h. hier würde die mitgehende Person doch aktiv: „*Das ist immer so kleine äh (…) Teile. So, die die, wenn die das mitkriegen. Ne, oder wenn ich die frage, ne. (I: Mhm) Oder wenn die das sehen (lacht), so*". (Frei_03_Interview_Schüler_Marc, Pos. 327-329).

5.2.6 Ausgewählte Anleitungsformen im Lichte Erving Goffmans (2013)

Zur Selbstdarstellung im Alltag von Erving Goffman

„Wir alle spielen Theater" – so lautet der Titel des Buches von Goffman (2013), welches im Zuge der Rollentheorie eine große Popularität besitzt – lässt es doch vermuten, dass Individuen etwas spielen, was eher unwirklich ist. So nehmen Personen Rollen an und halten die an ihnen gestellten Vorgaben – ihr Drehbuch – ein, um im Theater mitspielen zu können. Goffman (2013, S. 19) setzt dabei voraus, dass „der Glaube an die eigene Rolle" zentraler Bestandteil der eigenen Realität ist, insofern „sein Publikum diesen Glauben an sein Spiel" teilt. Für die vorliegende Untersuchung bedeutet dies, dass das Rollenspiel der Praxisanleitenden und Lernenden so lange als tatsächliche Realität fungiert, wie es nicht hinterfragt bzw. „irgendwelche Zweifel an der »Realität«" (Goffman 2013, S. 19, Hervorh. im Original) konstatiert werden. Das zentrale Phänomen: Praxisanleitung gestalten wird zu einer Darstellung einer geglaubten Realität, bedingt durch die Rollenspieler der Praxisanleitenden, Lernenden und auch der Patienten. Innerhalb dieser Darstellung präsentieren sich die Einzelnen selbst. Diese Selbstdarstellung konkretisiert Goffmann mit dem Begriff der „‚Fassade'" (Goffman 2013, 23, Hervorh. im Original). Darunter versteht er „das standardisierte Ausdrucksrepertoire, das der Einzelne im Verlauf seiner Vorstellung bewußt oder unbewußt anwendet" (Goffman 2013, S. 23). Die Fassade des Einzelnen hängt zunächst vom „»Bühnenbild« (Goffman 2013, S. 23; Hervorh. im

Original) ab, dem Ort des Geschehens, in welchem die Rollen agieren. Als weiteren Bestandteil der Fassade konstatiert Goffman den Begriff der „‚persönlichen Fassade'" (2013, S. 25, Hervorh. im Original), welche sich u. a. durch die Attribute „Kleidung, Geschlecht, Alter, Rasse, Größe [...], Sprechweise, Gesichtsausdruck, Gestik" (Goffman 2013, S. 25) zusammensetzt. Dabei wird zwischen „‚Erscheinung' und ‚Verhalten'" unterschieden (Goffman 2013, S. 25, Hervorh. im Original). Die Erscheinung gibt Auskunft über die soziale Rolle des Rollenspielenden (z. B. über die Rolle des Lernenden). Das Verhalten hingegen verdeutlicht, wie diese Rolle gespielt wird. Dabei wird davon ausgegangen, dass das Bühnenbild das Verhalten und die Erscheinung zueinander passen, übereinstimmen. Diese Übereinstimmung definiert Goffman mit dem Begriff der „Kohärenz" (2013, S. 26). Das Handeln innerhalb dieser Rollen – die Selbstdarstellung dieser Rolle – wird auch als „dramatische Gestaltung" (Goffman 2013, S. 31-34) tituliert, in welchem die jeweiligen Rollenspieler sich dazu angehalten fühlen, „die offiziell anerkannten Werte der Gesellschaft zu verkörpern und zu belegen", um einen „idealisierten Eindruck zu erwecken" (Goffman 2013, S. 35). Um einen solchen Eindruck hinterlassen zu können, sind die Rollenspielenden dazu aufgefordert, Verhaltensweisen oder Tätigkeiten, welche nicht im Einklang mit diesen Idealen stehen, zu vermeiden bzw. den Ausdruck ihrer Rolle zu kontrollieren, sich entsprechend den Erwartungen an dieser Rolle anzupassen (Goffman 2013, S. 48–54). Dabei ist nicht der einzelne Rollenspieler zu sehen. Vielmehr sei ein Blick auf die Zusammenarbeit dieser Rollenspieler zu werfen, welche Goffman unter dem Begriff des „Ensemble" (Goffman 2013, S. 75) zusammenführt. Die Rollenspielenden innerhalb der Praxisanleitung: Praxisanleiter, Auszubildender und Patient (insofern er an der Darstellung beteiligt ist) sind somit als Ensemble zu bezeichnen, welche eine Beziehung zueinander aufbauen, innerhalb derer sie interagieren. Das Zusammenwirken dieser Rollen findet auf einer Bühne statt. Goffman unterscheidet zwischen „»Vorderbühne«" (2013, S. 100; Hervorh. im Original) und „»Hinterbühne«" (2013, S. 104; Hervorh. im Original). Auf der Vorderbühne werden Höflichkeit und Anstand demonstriert, es werden Regeln der Kommunikation eingehalten: Man lässt sich bspw. ausreden, hält entsprechende Anrede-Formen ein, kontrolliert das Nähe-Distanz-Verhältnis zu den anderen Rollenspielenden (um auch hier wieder eine idealisierte Vorstellung abzuliefern) (Goffman 2013, S. 100–103). Gleichwohl kommen eben diese unterdrückten Emotionen möglicherweise auf der Hinterbühne zum Ausdruck. Zugleich stellt die Hinterbühne jenen geschützten Rahmen dar, in dem Interaktionen geübt werden können – sie fungiert als Rückzugsort für die Rollenspielenden der Vorderbühne. (Goffman 2013, S. 104–106). Werfen wir nun einen Blick auf die Darstellung verschiedener Anleitungsformen und ausgewählter Phänomene von Praxisanleitung vor dem Hintergrund Erving Goffmans.

Vom Inszenieren und Dirigieren im Rahmen von Praxisanleitung

Werden die unterschiedlichen Formen der Anleitung im Rahmen von Goffman analysiert, so lassen sich zunächst die Rollen Praxisanleitender, Lernender und Patient (insofern er an der Anleitungssituation beteiligt ist) als Ensemble festlegen, welches innerhalb seiner Darstellung miteinander interagiert. Dabei können verschiedene

Vorderbühnen bzw. Hinterbühnen konkretisiert werden. Innerhalb von Anleitungssituationen mit Patientenbeteiligung kann das Patientenzimmer als Vorderbühne bezeichnet werden. Beim Austreten aus diesem Patientenzimmer in den Stationsflur könnte dieser als Hinterbühne deklariert werden, auf welcher die Rollen Praxisanleitender und Lernender sich über den Patienten austauschen können – hier können Anstandsregeln, welche im Patientenzimmer dem zu Pflegenden gegenüber gewahrt werden, ausgeblendet werden. Gleichwohl agieren Praxisanleitender und Lernender weiterhin als Ensemble – nur ohne die Rolle des Patienten. Da im Rahmen der Erhebung meine Person – als Forscherin, resp. Publikum – zugegen war, inszenieren Praxisanleitender und Lernender die Praxisanleitung weiter – als Tandem agieren sie im Rahmen der Forschung – weiterhin auf der Vorderbühne. Es sei jedoch im Folgenden der Schwerpunkt auf die Vorderbühne des Patientenzimmers bzw. der Anleitungssituation (unabhängig meiner Anwesenheit) in den Mittelpunkt gestellt. Dabei sollen zwei Formen der Anleitung im Lichte der Ausführungen Goffmans skizziert werden: die benotete Inszenierung und der gemeinsame Pflegealltag.

Innerhalb der benoteten Inszenierung (Kap. 5.2.4.1) sei die Vorderbühne auf den Raum der Beratung festgelegt – das Bühnenbild besteht folglich aus dem Tagesraum mit einem Bitte-nicht-stören-Schild an der Tür. Dieses Bühnenbild wurde von Schülerin Annika erschaffen:

> *Schülerin Annika hat für das Beratungsgespräch den sogenannten Tagesraum hergerichtet, der sehr hell ist, da sich eine Fensterfront dort befindet. Ein „Bitte nicht stören"-Schild hängt an der Tür des Tagesraumes. Dieses hat Schülerin Annika dort befestigt, wie uns die dortigen Pflegekräfte mitteilen. (Frei_02_Beobachtung, Pos. 38-43).*

Schülerin Annika hat bezüglich ihrer Anleitungsvorbereitung (auf der Hinterbühne) eine umfassende Informationssammlung angelegt, welche sie im Rahmen der Übergabe an Praxisanleiterin Jasmin präsentiert. Beide tragen entsprechende Arbeitskleidung, welche ihre Erscheinung unterstreichen. Zugleich wird im Verhalten deutlich, wie sich die Rollen zeigen. Während Schülerin Annika ihre Übergabe präsentiert, hört Praxisanleiterin Jasmin aufmerksam zu. Durch die vorherigen umfassenden Vorbereitungen (Bühnenbild und Informationssammlung) ist Schülerin Annika in der Lage, sich den von ihr angenommenen Werten Praxisanleiterin Jasmins zu nähern: Sie inszeniert (idealtypisch) eine umfangreiche Übergabe und hat im weiteren Verlauf der Anleitungssituation diese Inszenierung innerhalb des Beratungsgesprächs (aufgrund der Benotung) weiterzuführen. Wie bereits innerhalb von Kap. 5.2.4.1 deutlich wurde, stört der zu Beratende Herr X. die Situation: Er zeigt sich zuweilen eher desinteressiert an den Beratungsinhalten und kommt somit den an ihn gestellten Erwartungen (interessiert zu sein am Beratungsgespräch) von Schülerin Annika nicht nach. Es kommt nicht zu einer Rollenerfüllung. Diese wird definiert als die „Anpassung des Verhaltens an die Rollenerwartungen der Partner" (Buchhofer 2011a, S. 582). Während Praxisanleiterin Jasmin in ihrer Beobachterrolle verbleibt, inszeniert Schülerin Annika das Beratungsgespräch (trotz nicht vorhandener Rollenerfüllung seitens des Patienten) weiter. Reflektiert wird die vorliegende Beratungssituation innerhalb des Büros von Praxisanleiterin Jasmin – es hat also einen Bühnenbildwechsel stattgefunden – auch hier ist Schülerin Annika in ihrer Rolle als Lernende gefragt – das Büro der Praxisanleiterin fungiert somit (bezüglich der Anleitungssituation) als Vorderbühne.

Innerhalb des gemeinsamen Pflegealltags ist das Bühnenbild etwas beweglicher. Neben den Zimmern der Patienten seien auch die Räumlichkeiten sowie der Flur, auf dem der gemeinsame Pflegealltag gestaltet wird, als Bühnenbild festgelegt. Hier erscheinen sowohl die Praxisanleitenden als auch die Auszubildenden in entsprechender Arbeitskleidung, welche sich jedoch bezüglich ihrer anzunehmenden Rollen als Pflegende, Lernende und Praxisanleitende nicht unterscheiden. Goffman beschreibt hierzu, dass „für verschiedene Rollen die gleiche Fassade verwendet werden kann" (2013, S. 28), wie dies hier bezüglich der Arbeitskleidung der Fall ist. Da jedoch eine Rollendiffusität (hierzu Kap. 5.2.2) vorherrscht, sind auch unterschiedliche Erwartungen an die Darsteller gestellt: Der Auszubildende hat Erwartungen als Pflegekraft und Lernender zu erfüllen, der Praxisanleitende ist ebenfalls in den Rollen Praxisanleiter und Pflegekraft aktiv (hierzu Kap. 5.2.2). Um diesen Erwartungen gerecht zu werden, übernimmt die praxisanleitende Pflegekraft oftmals die Leitung über die Darstellung. Ihr wird „das Recht übertragen, […] die dramatische Handlung zu regeln und zu dirigieren" (Goffman 2013, S. 90). Der Praxisanleiter agiert als Regisseur. Als Darstellung sei hier der gemeinsame Pflegealltag bezeichnet, welcher entsprechend auf der Vorderbühne zu bewältigen ist. Gleichwohl existieren auch innerhalb des gemeinsamen Pflegealltags Hinterbühnen, welche es den Rollen ermöglichen, sich verhältnismäßig „informell, vertraulich und entspannt" zu verhalten (Goffman 2013, S. 121). In der Rolle als Pflegende könnte z. B. der Aufenthaltsraum als Hinterbühne fungieren – hier können die Pflegenden „dem schlechten Benehmen freien Lauf lassen" (Goffman 2013, S. 121); sie können (schlecht) über Patienten oder Kollegen reden oder fluchen. Jedoch haben sie (selbst auf dieser Hinterbühne) die Rollen als Praxisanleitende resp. Lernende zu erfüllen, sodass die Hinterbühne oftmals zum Ort von Absprachen bzw. dirigierenden Verhaltensweisen seitens der stationsgebundenen, praxisanleitenden Pflegekraft wird (wie z. B. innerhalb von Stat_01 und Stat_03 ersichtlich wurde). Im Rahmen des gemeinsamen Pflegealltags kommt es folglich nicht nur zur Rollendiffusität, sondern auch zu einer Diffusität der Bühnen. So hat die soziale Rolle der Pflegekraft die Möglichkeit, sich auf eine Hinterbühne zurückzuziehen. Diese Möglichkeit besteht jedoch nicht für die Rollen des Praxisanleitenden/Lernenden – sie agieren permanent auf der Vorderbühne.

5.2.7 Zusammenfassung

Alle zuvor dargestellten Anleitungsformen werden von einem Spannungsfeld – einem Kontext beeinflusst: Dem Spannungsfeld zwischen Pflegeanspruch und Pflegewirklichkeit. Praxisanleitung hat dabei oftmals das Ziel, einem Pflegeanspruch näher zu kommen, der in Kap. 5.2.4 konkretisiert wird. Gleichzeitig findet Praxisanleitung aber in der Pflegewirklichkeit statt, welche oftmals die Vorstellungen bzw.

den Pflegeanspruch konterkariert. Um sich diesem Anspruch dennoch zu nähern, wird versucht, mit Unterstützung einer eher ausgeprägten Planung einen Zeitraum zu schaffen, der eine Konzentration auf Praxisanleitung verbunden mit einer fachlich korrekten Durchführung der Pflege inklusive Berücksichtigung der Patientenbedürfnisse (im Sinne des Pflegeanspruchs) und anschließender Reflexion zulässt. Dabei finden die Anleitungsformen mit ausgeprägter Planung meist unabhängig vom pflegerischen Alltag statt – sie sind verbunden mit zeitlichen und manchmal auch räumlichen Ressourcen.

Innerhalb der eher geplanten Anleitungsformen findet die Praxisanleitung vorrangig durch freigestellte Praxisanleitende statt. Jedoch können festgelegte Tagesstrukturen dabei unterstützen, dass auch stationsgebundene Praxisanleitende eine geplante Anleitung anbieten können, wie dies beispielsweise in psychiatrischen Einrichtungen möglich ist. Fixierte Tagesstrukturen unterstützen dabei, Zeiten für Praxisanleitung verbindlich einzuplanen und einzuhalten. Sie ermöglichen ein Verbleiben in einer Rolle verbunden mit Rollenklarheit: Der Praxisanleitende agiert vorrangig als Praxisanleitender, während der Auszubildende vor allem als Lernender tätig wird.

Anleitungsformen geringeren Planungsgrades beinhalten neben dem Spannungsfeld Pflegeanspruch und Pflegewirklichkeit zusätzlich eine Rollendiffusität. Das heißt, die praxisanleitende Pflegekraft hat einerseits den Pflegealltag und andererseits die Praxisanleitung zu gestalten: Sie hat zwei Rollen gleichzeitig zu bedienen, welche mit der Bewältigung mannigfaltiger Erwartungen verbunden sind. Dabei können diese Anleitungsformen sowohl punktuell – als „Zufallsprodukt" – in den Pflegealltag integriert sein, als auch umfangreicher, im Sinne eines gemeinsamen Pflegealltags gestaltet werden. Ein besonderes Merkmal ist dabei das permanente Verschwimmen der Rollen als Praxisanleiter und Pflegekraft sowie für den Auszubildenden die Lernenden- und Pflegendenrolle. Am Ende bleibt anzumerken, dass die Anleitungsformen geringeren Planungsgrades den stationsgebundenen und die Anleitungsformen ausgeprägten Planungsgrades vornehmlich den freigestellten Praxisanleitenden zuzuordnen sind. Gleichwohl ist darauf hinzuweisen, dass die stationsgebundenen Anleitenden bei entsprechenden Planungsmöglichkeiten auf der Station in den Genuss einer Anleitungsform erhöhten Planungsgrades kommen können. Im weiteren Kapitel sollen nun die Ursachen der Praxisanleitung – die Anleitungsziele – dargelegt werden. Sie sind der Grund, warum es überhaupt zur Gestaltung von Praxisanleitung kommt.

5.3 Anleitungsziele als ursächliche Bedingung für Praxisanleitung

Praxisanleitung ist gesetzlich verankert (hierzu Kap. 2.1). Aufgabe der Praxisanleitung ist dabei, die Lernenden schrittweise an die selbstständige Übernahme der „beruflichen Aufgaben [als Pflegefachfrau oder als Pflegefachmann] heranzuführen" (§ 2 Abs. 2 KrpflAPrV; § 4 Abs. 1 PflAPrV). Die Anbahnung des selbstständigen Handelns als Anleitungsziel ist folglich gesetzlich legitimiert.

Innerhalb des vorliegenden Datenmaterials konnten weitere unterschiedliche Anleitungsziele eruiert werden. Die Kategorie der Ziele fungiert als Ursache für Praxisanleitung und ihre Ausgestaltung. Diese Ziele wurden von den Praxisanleitenden und Lernenden entweder im Rahmen der Beobachtungen oder innerhalb der Interviews verbalisiert[86] und werden folgend dargelegt (siehe Abbildung 5).

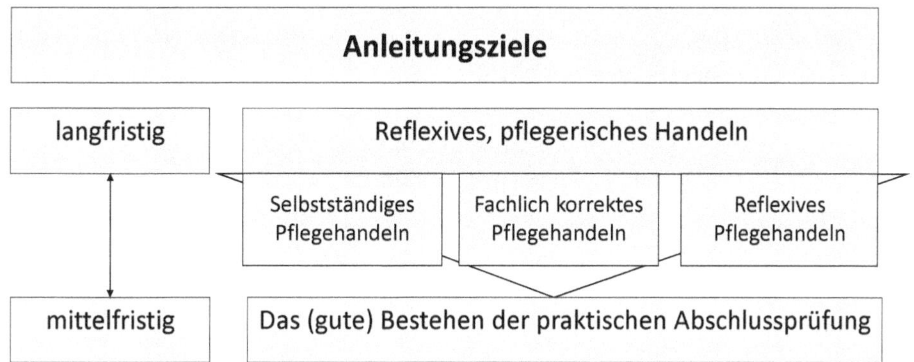

Abbildung 5: Anleitungsziele als ursächliche Bedingungen für Praxisanleitung (eigene Darstellung)

Dabei werden zunächst die langfristigen Anleitungsziele als erste Subkategorie in den Blick genommen. Dies sind die Ziele, die über die Ausbildungszeit hinausgehen und das pflegerische Handeln nach Beendigung der Pflegeausbildung ausmachen. Zugleich wird der Entwicklungsstand des reflexiven, pflegerischen Handelns innerhalb der praktischen Abschlussprüfung überprüft und beurteilt. Das Bestehen der praktischen Abschlussprüfung fungiert somit als mittelfristiges Ziel der Praxisanleitung. Hier konnten Zusammenhänge zur beruflichen Sozialisation eruiert werden, welche im Kap. 5.3.3 beleuchtet werden. So endet mit Bestehen der praktischen Abschlussprüfung die Praxisanleitung (formal). Sie stellt einen festgelegten Zeitpunkt dar, indem der Fortschritt der (formalen) beruflichen Sozialisation überprüft wird, sodass eine skizzenhafte Nachzeichnung dieser Prozesse im theoretischen Exkurs zur beruflichen Sozialisation erfolgt. Jedoch möchte Praxisanleitung auch über diese Ausbildungszeit hinausgehen. Sie möchte den Auszubildenden nicht nur zum Bestehen der praktischen Abschlussprüfung geleiten, sondern dazu beitragen, dass die Lernenden zu einem reflexiv, pflegerisch Handelnden werden.[87] Begonnen werden soll die Darstellung der Anleitungsziele mit dem reflexiven, pflegerischen Handeln.

86 Es sei darauf hingewiesen, dass die Ziele von den Beteiligten mündlich dargestellt wurden. Textstellen innerhalb der Beobachtungsprotokolle wurden an dieser Stelle nicht berücksichtigt; außer sie beinhalten eine wörtliche Rede der Akteure. Beobachtungen hätten eine Antizipation/Interpretation der Anleitungsziele seitens der Forscherin notwendig gemacht. Im Rahmen der Ziele war es jedoch wichtig, dass die Beteiligten selbst aussagen, WARUM ihnen Praxisanleitung wichtig ist.

87 Hier werden erste Ansätze deutlich, welche auf den sogenannten „Reflective practitioner" hinweisen, mit dem sich u. a. Johns (2017) in seinem Werk „Becoming a reflective practitioner" umfassend beschäftigt.

5.3.1 Langfristiges Anleitungsziel: reflexives, pflegerisches Handeln

Als langfristige Ziele von Anleitungen konnten drei Unterkategorien herausgearbeitet werden, welche als Ursache für Praxisanleitung und ihre Ausgestaltung fungieren: das selbstständige Pflegehandeln, das fachlich korrekte Pflegehandeln und das reflexive Pflegehandeln.

5.3.1.1 Selbstständiges Pflegehandeln[88]

„Dann zu denken, okay danach kann ich DAS, das und das."
(Stat_02_Interview_Schülerin_Saskia)

Als erstes Ziel von Praxisanleitung innerhalb aller Anleitungsformen steht die Unterkategorie des selbstständigen Pflegehandelns im Vordergrund. Selbstständiges Pflegehandeln bedeutet, dass die Lernenden *„alleine"* aktiv werden. Praxisanleiter Jonas äußert sich diesbezüglich folgendermaßen: *„Ähm, für sie selbst natürlich ähm Rückmeldung zu bekommen. (I: Hm) Kann ich mir das zutrauen, mit den beiden Kindern alleine was auf den Weg zu bringen?" (Stat_02_PA_Interview_Jonas, Pos. 630-633).* Er verdeutlicht, dass es ein Ziel seiner Anleitung sei, der Auszubildenden eine Rückmeldung bezüglich ihres selbstständigen Agierens zu ermöglichen. Schülerin Saskia möchte mit dem Fortgang ihrer Ausbildung ihre Aufgabenfelder erweitern, in denen sie selbstständig handeln kann: *„Dann zu denken, okay danach kann ich DAS, das und das. Oder das haben andere da gelernt, das möchte ich auch gerne machen. Genau. Also sein Aufgabenfeld quasi so erweitern zu können, natürlich. Ja." (Stat_02_Interview_Schülerin_Saskia, Pos. 628-630).* Sie hat das Ziel *„danach"*, also nach einem Einsatz in einem Arbeitsbereich ihr Handlungsrepertoire zu *„erweitern"* und mit jedem Einsatz selbstständiger zu werden. Schüler Marc ist der Meinung, dass das Ziel einer guten Praxisanleitung darin bestehe, dass der Praxisanleitende *„nix mehr zu sagen braucht"*, da der Auszubildende bereits alles beherrscht: *„Hmmm, also wenn man-, wenn der Praxisanleiter nix mehr zu sagen braucht, ist das für mich eine gute Anleitung, wollen Sie-, meinen Sie das, oder?" (Frei_03_Interview_Schüler_Marc, Pos. 44-46).* Wenn der Praxisanleitende *„nix mehr zu sagen braucht"*, heißt dies im Umkehrschluss vermutlich, dass der Lernende bereits selbstständig handeln kann. Gleichwohl lässt sich das selbstständige Handeln noch dezidierter ausführen: Es kann mit Unterstützung von drei Eigenschaften präzisiert werden: *strukturiertes*, *fallorientiertes* und *sicheres* Handeln.

Praxisanleitung möchte zu einem *strukturierten*, beruflichen Handeln verhelfen. Diese Struktur soll sich sowohl in der alltäglichen Ablaufgestaltung als auch in konkreten Einzelhandlungen entwickeln. So veranschaulicht Praxisanleiterin Annelie im

88 Das „Selbstständigwerden in der Pflegepraxis" wurde von Bohrer (2013) bereits empirisch im Hinblick auf das informelle Lernen untersucht. Somit fungiert das Ziel der Selbstständigkeit/ resp. des selbstständigen Handelns sowohl bezüglich informeller Lernprozesse innerhalb der Pflegeausbildung als auch als Anleitungsziel von Praxisanleitung.

Hinblick auf die Vorbereitung zum Redon ziehen, dass die Lernenden zunächst darüber nachdenken müssen, wie sie sich strukturieren. Dabei sind Überlegungen u. a. zur Materialvorbereitung, Raumvorbereitung und der eigenen Vorgehensweise notwendig (Stat_01_Interview_Annelie, Pos. 329-335). Schülerin Bettina führt hingegen das strukturierte Arbeiten im Arbeitsalltag folgendermaßen aus, nachdem sie gefragt wurde, was für sie an dem Morgen das Anleitende war:

> *„Ich finde das schwierig. Ich finde das gut, ähm, dass noch mal jemand so-. Also, ich finde es immer ein bisschen schwierig mit der Struktur, wie ich mir alles immer so-. Wen mache ich zuerst? Was ist vorrangig? Oder-. Also, klar, wenn da dann jemand liegt, der absolute Schmerzen, ... der absolute Vorrang. Aber jetzt so, wie bei den Dreien." (Stat_03_Interview_Schülerin_Bettina, Pos. 95-99).*

Strukturiertes Arbeiten geht oftmals mit einer *„Prioritätensetzung"* im Alltag einher, wie Herr Praxisanleiter erläutert: *„Ja. Also, dann 'ne Prioritätensetzung durch die Schüler, ne. Wenn Sie die dann erlernen könnten für den Arbeitsalltag, das wäre natürlich gut." (Frei_01_PA_Interview_Herr Praxisanleiter, Pos. 532-535).* Prioritäten ermöglichen oftmals erst ein strukturiertes Arbeiten – sie setzen eine Entscheidung und Ablaufplanung zur selbstständigen Bewältigung der verschiedenen Tätigkeiten voraus, welche innerhalb von Praxisanleitung geübt werden sollen. Praxisanleiterin Melanie versucht dieses strukturierte Handeln im Rahmen der Anleitungsform der teilnehmenden Beobachtung (hierzu Kap. 5.2.4.2) zu fördern. Sie merkt an, dass durch das *„RAUSHALTEN"* des Praxisanleitenden aus der Pflegesituation diese Kompetenz gefördert werden kann, indem die Lernenden *„diese [pflegerischen] Entscheidungen dann selber treffen"* müssen *(Frei_03_PA_Interview_Melanie, Pos. 488-491).*

Strukturiertes Handeln erfordert neben einer Prioritätensetzung auch einen Rundumblick, der im pflegerischen Alltag zu Zeitersparnissen und einer Reduktion von Laufwegen führen soll. Praxisanleiterin Melanie skizziert dies folgend:

> *„Dass sie halt so 'n Rundumblick auch für's Zimmer kriegen, ähm und nicht dann für jede Tasse extra gehen zum Beispiel, sondern wenn die dann aus dem Zimmer rausgehen, dass das Zimmer dann halt tip, also was heißt tipptop, aber FERTIG ist, weil man nicht weiß, wann man's nächste Mal nochmal reinkommt." (Frei_03_PA_Interview_Melanie, Pos. 540-544).*

Praxisanleiterin Melanie stellt klar, dass das Zimmer *„FERTIG"* sein soll, wenn man dieses verlässt – die durchzuführenden Tätigkeiten sollten möglichst erledigt sein. Dies scheint wichtig, um für die weiteren anfallenden Arbeiten zur Verfügung stehen zu können, welche unvorhersehbar resp. nicht planbar dazwischenkommen: *„weil man nicht weiß, wann man's nächste Mal nochmal reinkommt".*

Eine weitere Eigenschaft, die das berufliche Handeln konkretisiert, stellt das *fallorientierte Handeln* dar. Fallorientiertes Handeln meint hier ein Handeln, welches auf den individuellen zu Pflegenden und seine (Kranken-) Geschichte bezogen ist. Die Kommunikation mit dem Patienten ist dabei als immanenter Bestandteil des fallorientierten Handelns zu verstehen. Fallorientiertes Handeln geht häufig mit situativem Handeln einher, da Patienten die Pflege- und Anleitungssituation meistens[89] mitgestalten. Das fallorientierte Handeln ist als Ziel innerhalb der Praxisanleitung zu sehen. Gleichwohl ist darauf hinzuweisen, dass dieses Ziel eher weniger planbar ist, es aber in allen Anleitungsformen mit Patientenbeteiligung beobachtet (und beurteilt) werden kann. Innerhalb der Anleitungssituation in der Kinder- und Jugendpsychiatrie (Stat_02) ist das fallorientierte Handeln nahezu als wichtigstes Anleitungsziel zu verstehen, welches von Praxisanleiter Jonas als erstes genannt wird:

> *„Das Anleitungsziel ähm, äh zu gucken, die beiden ins Spiel einzubinden, Interessen äh, ähm zu wecken. Ähm, ein Miteinander äh, äh ja, dann zu lenken. Ähm, aber auch zu gucken, äh, äh ‚was habe ich für Alternativen, wenn es nicht funktioniert?' (I: Hm) So, ne? Damit sollte man sich schon auch auseinandersetzen." (Stat_02_PA_Interview_Jonas, Pos. 625-630).*

Er stellt klar, dass er die Lernende beobachtet, wie sie *„die beiden ins Spiel einbindet"*. Er begründet auch, dass er innerhalb dieser Einzelhandlung – innerhalb dieses Spiels, welches Schülerin Saskia mit den Kindern spielt – schauen kann, wie sie das *„Miteinander"* leitet oder *„Alternativen"* zulässt, wenn die Kinder nicht so reagieren, wie antizipiert. Schülerin Saskia bestätigt das Ziel des fallorientierten und damit des situativen Handelns folgendermaßen:

> *„Aber auch durch die verschiedenen Kinder. Oder durch Montags-, Dienstags-Block. Und Mittwoch- bis Freitags-Block sozusagen auch immer wieder in unterschiedlichen Situationen ist. Und ja auch nie weiß, wie benimmt oder wie verhält sich das Kind in der Gruppe, oder wie verhält es sich da?" (Stat_02_Interview_Schülerin_Saskia, Pos. 433-437).*

Fallorientiertes, situatives Handeln ist weniger innerhalb von Anleitung planbar, auch wenn es als fortwährendes Anleitungsziel zu verstehen ist. Es wird vor allem innerhalb der Kommunikation mit den Patienten erkennbar. Praxisanleiterin Yvonne skizziert dazu, dass die Auszubildenden manchmal Schwierigkeiten haben, auf die Patienten zuzugehen. *„Die Schüler müssen manchmal noch ein bisschen lernen, auf die Patienten mit einzugehen. (I: Hm.) Und das war, fand ich, in dem Moment, nicht so. Die ist halt so ein bisschen so drüber weggegangen." (Stat_03_Interview_Yvonne, Pos. 54-57).* Auslöser für diese Äußerung war ein venöser Zugang, der von der Auszubildenden nicht entfernt wurde, obwohl der Patient hier Schmerzen geäußert und Praxisanleiterin Yvonne auf das Entfernen dieses Zugangs hingewiesen hatte.

Schülerin Leila hat ebenfalls eine unzureichende Kommunikation bei sich selbst wahrgenommen: *„Ja. Also irgendwann machts bei mir dann auch KLICK, wo ich mir denke „ok, es ist ruhig, du musst jetzt irgendwas sagen"*, äußert sie auf die Nachfrage, wie sie die Situation beim Redon ziehen mit Praxisanleiterin Annelie empfunden habe. Diese hatte vorrangig die Kommunikation mit der zu Pflegenden übernommen, damit sich Schülerin Leila auf die Handlung konzentrieren kann (siehe Kap. 5.2.5.1; Rollen der Beteiligten).

---

89 Diese Begrifflichkeit wurde gewählt, da es auch eine Vielzahl von Pflegehandlungen gibt, die ohne direkten Patientenkontakt stattfinden (wie z. B. das Aufziehen von Injektionen oder das Richten von Infusionen).

Neben der Kommunikation mit den Patienten wünscht sich Praxisanleiterin Jasmin, im Sinne des Pflegeanspruchs (Kap. 5.2.4; Über den Patienten informiert sein) ein *„FALLverständnis"*. Damit scheint sie ein Verständnis für den zu Pflegenden und seine individuelle Geschichte zu meinen, in die sich der Lernende einzuarbeiten hat *(Frei_02_PA_Interview_Jasmin, Pos. 317-321).* Praxisanleiterin Annelie geht sogar noch einen Schritt weiter. Sie wünscht sich, dass theoretisches Wissen fallorientiert auf den Patienten bezogen und die Pflege entsprechend danach ausgerichtet wird:[90]

> *„[...] sagen wir mal, Thromboseprophylaxe: Beine ausstreichen im Bett. Er hat gelernt PaVk[91], Beine nicht hochlegen und so. Aber wenn er das VERBINDEN kann mit diesem Patienten, der gerade im Bett liegt und gerade er hat PaVk und die Beine sind zum Beispiel dick oder ich wasche die Beine aber trotzdem streiche ich die Beine nicht aus und der hat es verstanden." (Stat_01_Interview_Annelie, Pos. 382-388).*

Das fallorientierte Handeln möchte den zu Pflegenden in den Fokus nehmen und ist Bestandteil aller Anleitungsformen. Besonders gut beobachtbar ist dieses Anleitungsziel jedoch in Anleitungsformen, in denen der Lernende aktiv und der Praxisanleitende vornehmlich im Hintergrund agiert. Dies ist v. a. innerhalb der Inszenierung (siehe Kap. 5.2.4.1) und der teilnehmenden Beobachtung (siehe Kap. 5.2.4.2) gegeben.

Eine weitere, hier abschließende Eigenschaft des selbstständigen Handelns ist die Entwicklung von *sicherem Handeln (*siehe hierzu auch S. 304). Angebahnt wird diese Sicherheit beispielsweise durch Routinen. Routinen entwickeln sich durch mehrmaliges Üben und sollen zu einer sicheren Handlungsdurchführung der Lernenden führen. Mehrmaliges Üben wird im Pflegealltag ermöglicht, wie folgend deutlich wird: *„[...] weil dadurch kommt ja auch diese Routine, weil man das ja dann auch täglich macht, dann." (Stat_01_Interview_Schülerin_Leila, Pos. 133-134*).

Auch Schülerin Annika berichtet vom mehrmaligen Üben: *„[...] das muss man einfach praktisch üben. Immer wieder üben. Ich mach' das zwar schon unbewusst jeden Tag, [...]." (Frei_02_Interview_Schülerin_Annika, Pos. 10-12).* Schülerin Annika formuliert hier ein Merkmal, welches den Übergang des Übens in eine Routine verdeutlicht: Es geschieht unbewusst.

Durch das mehrmalige Üben verschiedener Handlungen können sich Routinen entwickeln, die später nicht mehr bewusst vom Lernenden wahrgenommen werden. Sie werden zu einem Automatismus, der unbewusst in den Stationsalltag integriert wird. Eine beispielhafte Einzelhandlung, die zu einem unbewussten Automatismus werden kann – zur Routine – ist z. B. die Übergabe: *„Dass wir Übergaben und dass wir uns schon so langsam einfach auf diesen-, auch auf diesen Stationsalltag (I: Hm.) vorbereiten." (Stat_03_Interview_Schülerin_Bettina, Pos. 150-151).* Die Übergabe ist

90 Hier wird das Prinzip der sogenannten „doppelten Handlungslogik" deutlich, welches zum einen damit verbunden ist, Fachwissen zu beherrschen und dieses Fachwissen auf den Einzelfall – auf den individuellen zu Pflegenden und seinen Angehörigen begründet auszuwählen. Zur doppelten Handlungslogik siehe u. a. Walter (2015, S. 7) auf der Grundlage von Remmers (2000, S. 169–171).

91 PaVk: Periphere, arterielle Verschlusskrankheit

fester Bestandteil des pflegerischen Alltags. Sie entwickelt sich durch mehrmaliges Üben innerhalb der Praxisanleitung, zur Routine für *„diesen Stationsalltag"*.

Routinen geben Sicherheit, wie folgend klar wird: *„Das ist eigentlich auch in Ordnung, weil (...) ich das meiste (...) eigentlich kann, also (Pause) äh (Pause), also da nichts Neues ist, [...]." (Stat_01_Gemeinsames Interview, Pos. 42-45).* Solange *„nichts Neues"* ist, *„ist eigentlich auch [alles] in Ordnung"*, wie Schülerin Leila verdeutlicht – sie fühlt sich sicher und kann die ihr vertrauten Handlungen selbstständig durchführen. Nicht vorhandene Routinen, also neue Tätigkeiten führen hingegen zur Unsicherheit. So führt Schülerin Bettina auf die Frage nach den Zielen von Praxisanleitung aus, dass diese dazu führen, *„dass wir Schüler sicherer sind in dem, was wir machen. (I: Hm.) Und auch, dass wir neue Sachen dazulernen, die wir, (I: Hm.) zum Beispiel, noch nicht gesehen haben." (Stat_03_Interview_Schülerin_Bettina, Pos. 333-337).* Sie stellt klar, dass Praxisanleitung ein sicheres Handeln zum Ziel hat und führt zugleich aus, dass das Lernen *„neue[r] Sachen"*, in denen sich die Lernenden vermutlich unsicher fühlen, ebenfalls als Ziel von Praxisanleitung zu verstehen ist.

Das selbstständige Pflegehandeln ist ein sehr komplexes Anleitungsziel, welches ursächlich für alle Formen der Praxisanleitung ist. Es bestimmt einerseits die Gestaltung der eher geplanten Anleitungsformen in denen der Auszubildende aktiv als Lernender agiert. Andererseits formt es auch die eher ungeplanten Anleitungsformen, da der Dirigent (der Praxisanleitende) bei bereits ausgeprägtem, selbstständigen Pflegehandeln seitens des Lernenden möglicherweise weniger (an)leiten muss – das Musikstück spielt sich ein Stück weit von selbst. Zugleich formt es das „Zufallsprodukt", da auch hier ein selbstständiges Pflegehandeln seitens des Lernenden und eine beobachtende Funktion des Praxisanleitenden möglich ist, je nachdem, wie sicher der Auszubildende sich bezüglich der Durchführung dieser Einzelhandlung innerhalb des „Zufallsprodukts" fühlt. Dies hängt oftmals mit der Häufigkeit der durchzuführenden Tätigkeit zusammen.

Als weiteres Anleitungsziel des beruflichen Handelns fungiert das fachlich korrekte Pflegehandeln. Dieses Ziel wird im folgenden Kapitel in den Blick genommen.

5.3.1.2 Fachlich korrektes Pflegehandeln

„Ähm, und eben halt, das, was gerade auch zur Sprache kam, [dass] eigentlich wirklich ähm, das fachlich-korrekte im Vordergrund steht."
(Frei_01_PA_Interview_Herr Praxisanleiter)

Das fachlich korrekte Pflegehandeln ist ebenso als Ursache von Praxisanleitung zu verstehen und stellt zugleich die zweite Unterkategorie. Praxisanleitung will zu einem fachlich korrekten Pflegehandeln führen. Es ist als Ziel vieler Anleitungsformen erkennbar: So wird innerhalb der teilnehmenden Beobachtung das fachlich korrekte Pflegehandeln in den Mittelpunkt gestellt, wie Herr Praxisanleiter hierzu klarstellt: *„Ähm, und eben halt, das was gerade auch zur Sprache kam, eigentlich wirk-*

lich ähm, das fachlich-korrekte im Vordergrund steht.“ (Frei_01_PA_Interview_Herr Praxisanleiter, Pos. 503-505).

Auch Praxisanleiterin Jasmin erläutert auf die Frage nach dem Ziel, dass es ihr wichtig sei, dass *„die nach eben, AKTUELLem Wissensstand arbeiten.“ (Frei_02_PA_Interview_Jasmin, Pos. 377-378).* Nach dem *„AKTUELLem Wissensstand“* zu arbeiten bedeutet auch, fachlich korrektes Arbeiten umzusetzen. Das fachlich korrekte Pflegehandeln wird auch innerhalb von Stat_03 deutlich. Hier erläutert Praxisanleiterin Yvonne, dass die Pflegeplanung *„wie in der der Schule gelernt“* erfolgen müsse: *Dann erklärt Praxisanleiterin Yvonne die Funktionen der Pflegeplanung, die ebenfalls auf der Station – wie in der Schule gelernt – angefertigt würden. (Stat_03_Beobachtung, Pos. 510-512).* Praxisanleiterin Yvonne möchte innerhalb des pflegerischen Alltags ebenfalls fachlich korrektes Arbeiten evozieren. Das fachlich korrekte Pflegehandeln ist aber auch den Auszubildenden wichtig, wie Schülerin Lena skizziert:

> *„So können wir auch, wir als Schüler unsere zukünftige sozusagen Pflegekraft und die Patienten können wir immer die Pflege verbessern und ähm, wie gesagt. Die, dadurch werden auch die Patienten ähm, zufriedener. Und ähm gut versorgt. Wenn man auch fachlich korrekt arbeitet.“ (Frei_01_Gemeinsames Interview, Pos. 174-177).*

Sie vermutet sogar, dass die Patientenzufriedenheit ansteige, wenn sie fachlich korrekt arbeite. Auch Schüler Marc äußert, dass ihm das fachlich korrekte Pflegehandeln wichtig ist. Ihm ist wichtig, dass er weiß *„wie die Sachen gemacht werden sollen“*:

> *„[…] also (Pause) wie die Sachen halt äh, eigentlich gemacht werden, nicht eigentlich, also wie die Sachen gemacht werden sollen. (I: Hmm) Ja. Nimmt natürlich mehr Zeit, ne, aber ist auf jeden Fall äh (…) ähm (…) für die Examen gut und auch für später […].“ (Frei_03_Interview_Schüler_Marc, Pos. 187-190).*

Er erläutert, dass ihm das fachlich korrekte Pflegehandeln für das mittelfristige Ziel der praktischen Abschlussprüfung wichtig sei. Gleichwohl ist fachlich korrektes Pflegehandeln auch *„gut […] für später“*. Das fachlich korrekte Handeln ist als immanentes Ziel des beruflichen Handelns zu verstehen und findet seitens Schülerin Leila vermehrt Einzug in ihr pflegerisches Tun, sobald Praxisanleiterin Annelie zugegen ist, wie sie folgend berichtet:

> *„Ja (lacht). Ich, ähh, (…) hab' manchmal die, ähm, Händedesinfektion vergessen. Oder allgemein 'n bisschen hygienisch, so. Aber das weiß ich selber. Ich versuch' auch dabei, dran zu arbeiten. Also, wenn jetzt zum Beispiel Annelie oder jemand anders dabei ist, dann versuch' ich daran zu denken. Und dann klappt das auch. Aber, wenn ich dann alleine bin, dann bin ich (…) schon wieder so weit weg, dass ich da (…) gar nicht dran denke.“ (Stat_01_Interview_Schülerin_Leila, Pos. 54-59).*

Schülerin Leila stellt klar, dass sie vermehrt auf fachlich, korrektes Arbeiten achtet, sobald *„Annelie oder jemand anders dabei ist“*. Dieses würde, wenn sie *„alleine“* ist, eher weniger berücksichtigt, sodass diese Äußerung darauf hindeutet, dass bereits die Anwesenheit eines Praxisanleitenden dazu führt, fachlich korrektes Arbeiten umsetzen zu wollen. Zugleich geht Schülerin Leila davon aus, dass es *„Annelie oder jemand anders“* wichtig ist, dass sie fachlich korrekt agiert, da sie dann vermehrt darauf achtet.

Das fachlich korrekte Pflegehandeln wird sowohl von den Praxisanleitenden als auch von den Lernenden als fortwährendes Anleitungsziel verstanden, welches einerseits innerhalb des mittelfristigen Ziels der praktischen Abschlussprüfung durch Performanz dargestellt werden muss. Andererseits scheint es im späteren beruflichen Handeln notwendig zu sein, um beispielsweise die Patientenzufriedenheit zu gewährleisten oder auch für Sicherheit zu sorgen, indem u. a. das hygienische Arbeiten eingehalten wird.

Ein weiteres Anleitungsziel innerhalb des beruflichen Handelns stellt das reflexive Pflegehandeln dar.

5.3.1.3 Reflexives Pflegehandeln

Das reflexive Pflegehandeln als dritte Unterkategorie soll u. a. mit der Gestaltungsaktivität: Reflexionen strukturieren (siehe hierzu S. 265), angebahnt werden. Das reflexive Pflegehandeln wird zwar nicht so häufig von den an der Praxisanleitung Beteiligten verbalisiert, scheint aber aufgrund der Gestaltungsaktivität als Ziel zu fungieren.

Die Reflexivität sollt das zukünftige Pflegehandeln der Auszubildenden beeinflussen, da u. a. das bereits durchgeführte Handeln Gegenstand eines Reflexionsgespräches einer Praxisanleitung ist. Dies wird von Praxisanleiterin Jasmin folgend erläutert: *„Und das Reflexionsgespräch ist ja dann auch noch mal aufgeteilt in Eigenreflexion und Fremdreflexion. Die Eigenreflexion auch noch mal um das Bewusstwerden (…) des EIGENEN Handelns des Schülers ‚Warum habe ich so gehandelt?‘“ (Frei_02_PA_Interview_Jasmin, Pos. 354-357).* Praxisanleiterin Jasmin erklärt, dass die Lernenden mithilfe von Reflexivität ein *„Bewusstwerden (…) des EIGENEN Handelns“* erreichen. Sie möchte mit ihrer Anleitung dabei unterstützen, dass die Auszubildenden ihr Handeln begründen und folgend reflexives Pflegehandeln gefördert wird. Dies versucht sie im Rahmen eines Reflexionsgesprächs, welches im Anschluss an das pflegerische Handeln des Auszubildenden erfolgt, durch *„Eigenreflexion und Fremdreflexion“* anzubahnen. Die von ihr anzuleitende Schülerin Annika empfindet die Reflexion am Ende als das Anleitende:

> *„Das Praxisanleitende? War vor allem die Reflexion jetzt am Ende. Das ich noch mal widergespiegelt bekommen hab’, was habe ich richtig gemacht, was kann ich verbessern, […] so Beratungsgespräche, das muss man einfach praktisch üben. Immer wieder üben. […] man muss sich das einfach mal bewusst machen, bewusst werden und das sind Dinge, ähm, ich weiß ja nicht, wie ich auf einen Patienten wirke. Und das ist auf jeden Fall wichtig, das mal jemand DABEI sitzt, der auch mal uns BEIDE sieht, sieht wie ICH reagiere,*

> *sieht wie der Patient auf mich reagiert und andersrum und das ist auf jeden Fall jetzt Praxisanleitung, was ich wichtig finde, die Reflexion am Ende vor allem auch. Ja." (Frei_02_Interview_Schülerin_Annika, Pos. 5-19).*

Schülerin Annika ist dabei der Teil der Fremdreflexion wichtig: Sie wünscht sich eine Rückmeldung bezüglich ihres Handelns und der Interaktion mit dem Patienten. Zugleich ist ihr wichtig, dass ihr unbewusstes Handeln bewusst wird.

Praxisanleiterin Jasmin äußert, dass die Reflexion dabei unterstütze, *„[...] vielleicht auch noch mal, um den Theorie-Praxis-Konflikt, noch mal so bisschen zu besänftigen. Das auch Vieles, ähm, (...) oder der Theorie-Praxis-Konflikt auch häufig in den Personen SELBER mit liegt. Damit denen das noch mal bewusst wird." (Frei_02_PA_Interview_Jasmin, Pos. 799-803)*. Sie geht davon aus, dass Reflexivität dabei helfe, den *„Theorie-Praxis-Konflikt"* zum Anlass zu nehmen, um zu schauen, was die Auszubildenden selbst zu diesem Konflikt beitragen, da dieser *„häufig in den Personen SELBER"* läge.

Das Bewusstwerden des eigenen pflegerischen Handelns stellt auch Praxisanleiterin Yvonne in den Vordergrund. Ihr ist wichtig, dass die Auszubildenden innerhalb ihres pflegerischen Alltags diagnostische Untersuchungen begleiten, damit *„man mal sieht, was macht man da"*. Sie stellt dabei den ‚blinden Fleck' zwischen vorbereitenden und nachbereitenden, pflegerischen Tätigkeiten für diagnostische Untersuchungen heraus.[92] Ihr ist wichtig, diesen ‚blinden Fleck' auszuräumen, in dem sie einen Zugang zu den Untersuchungen ermöglicht, der mit einer Reflexion des eigenen Handelns einhergehen soll, damit *„man mal sieht, was macht man da"*:

> *Praxisanleiterin Yvonne antwortet, dass sie wisse, dass diese Aspekte auch mit dazugehören, sie aber finde, dass es wichtig sei, dass „man mal sieht, was macht man da". Schülerin Bettina bejaht. „Man schickt die einfach nach unten", sagt Praxisanleiter Yvonne. Schülerin Bettina entgegnet mit einem „Das stimmt". (Stat_03_Beobachtung, Pos. 730-734).*

Reflexivität kann dabei auch eher informell angebahnt werden, wie hier deutlich wird. Das Lernen findet im Arbeitsprozess statt und ist weniger formalisiert.[93] Sie ist aber auch formelles und vordergründiges Ziel, welches in Reflexionsgesprächen gefördert werden soll.

Abgeschlossen wird dieses Kapitel mit Praxisanleiterin Jasmin, die auf die Frage, was das Ziel von Praxisanleitung sei, antwortet, dass sie sich für das Ende der Ausbildung *„kritische"* und *„selbstbewusste Pflegekräfte"* wünsche, die ihr pflegerisches Handeln hinterfragen und nicht unkritisch bei dem bleiben, was sie *„jetzt schon hundert Jahre"* machen.

---

92 Innerhalb von Stat_03 wurde ein Patient für eine umfangreiche Untersuchung vorbereitet. Dazu erhielt er im Vorhinein ein OP-Hemd und durfte nicht frühstücken. Dann erfolgt die Untersuchung, in die das stationsgebundene Pflegepersonal nicht eingebunden ist. Es ist somit nicht klar, was dort mit dem Patienten geschieht.

93 Eine gute Übersicht über die Entwicklung des informellen Lernens auch in Abgrenzung zum formalen Lernen bieten Overwien (2014).

> *„Ähm (überlegt), damit die eben was mitnehmen können in der Praxis, sich was daraus ziehen können und ihren eigenen, selbstbewussten Weg gehen zu lernen und nicht das, das machen wir aber jetzt schon hundert Jahren so in der Pflege. Das darf man nicht überdenken. Das noch mal kritisch sehen und selbstbewusste Pflegekräfte werden, die nach eben, AKTUELLem Wissensstand arbeiten." (Frei_02_PA_Interview_Jasmin, Pos. 372-378).*

Nachfolgend soll nun der Fokus auf das mittelfristige Ziel: Das Bestehen der praktischen Abschlussprüfung, gelegt werden.

5.3.2 Mittelfristiges Anleitungsziel: das Bestehen der praktischen Abschlussprüfung

Das Bestehen der praktischen Abschlussprüfung konnte als mittelfristiges Anleitungsziel und zweite Subkategorie festgehalten werden. In der Regel soll dieses mittelfristige Ziel am Ausbildungsende (in der Regel nach drei Jahren) erreicht werden. Praxisanleiterin Melanie antwortet auf die Frage, welche Ziele Praxisanleitung hat, sehr klar: *„Ja, dass er sein Examen besteht (fragend). Also, das ist halt so (…) und das ist halt auch (…) als guter Pfleger oder gute Schwester besteht und nicht nur mit Hängen und Würgen gerade durchgekommen." (Frei_03_PA_Interview_Melanie, Pos. 800-802).* Sie verdeutlicht, dass Praxisanleitung das Bestehen der Abschlussprüfung zum Ziel hat, stellt aber im gleichen Zug klar, dass es ihr auch wichtig sei, dass diese Prüfung so bestanden wird, dass man *„als guter Pfleger oder gute Schwester"* aus dieser Prüfungssituation herauskommt. Sie empfindet die praktische Prüfung als Übergang von der Ausbildung in die Berufstätigkeit. Dies stellt nochmals das formale Ende der beruflichen Sozialisation heraus.

Mit dem Bestehen der Abschlussprüfung münden die Lernenden in eine Berufstätigkeit, die eigenständiges berufliches Handeln erfordert. Dieses eigenständige Handeln müssen die Auszubildenden im Rahmen einer praktischen Abschlussprüfung durch ihre Performanz zeigen. Viele der Lernenden und Praxisanleitenden sehen in der Praxisanleitung die Möglichkeit auf diese Performanzprüfung (welche von zwei Fachprüfenden innerhalb des letzten Einsatzes beurteilt wird[94]) vorzubereiten. Gleichwohl ist diese praktische Abschlussprüfung nicht unabhängig von den langfristigen Anleitungszielen zu sehen: Die eruierten Merkmale des reflexiven, pflegerischen Handelns (siehe Kap. 5.3.1) sollen innerhalb der abschließenden, praktischen Performanz überprüft werden, wie z. B. Praxisanleiterin Jasmin bezüglich des fallorientierten Handelns darlegt:

> *„Ähm, die Schülerin hat ja gestern schon eine Pflegeanamnese beim Patienten durchgeführt und die Pflegeplanung dazu geschrieben. Ähm, das ist ein, das ist VIEL Vorbereitung auf das Examen – das FALLverständnis zu fördern, um eben den Patienten noch mal in seinen vielen, individuellen Spezifika kennenzulernen." (Frei_02_PA_Interview_Jasmin, Pos. 315-320).*

94 Hierzu § 15 KrPflAPrV (alte Gesetzgebung) und § 15 PflAPrV (neue Gesetzgebung).

Schülerin Leila nimmt auch das fachlich korrekte Arbeiten als Prüfungsinhalt wahr: *„Also ich möchte ja dann auch das Richtige machen, auch zumal, ja (...) Irgendwann das Examen dann ansteht und (Pause) ich (...) das Richtige machen möchte (lacht am Ende des Satzes)." (Stat_01_Gemeinsames Interview, Pos. 252-255).* Ähnlich äußert sich auch Schüler Marc: *„Und wenn man irgendwie noch Examen vor sich hat oder so, dann will man schon äh, ähm, irgendwie so ausführlich haben. (...) Man wills äh, irgendwie alles so richtig machen, halt." (Frei_03_Interview_Schüler_Marc, Pos. 387-389).* Dass fachlich korrektes Arbeiten innerhalb der praktischen Abschlussprüfung wichtig ist, verdeutlicht auch ein Zitat von Praxisanleiterin Jasmin. Sie bietet den Auszubildenden einige Wochen vor den Prüfungen in Form der Einzelhandlung im Mittelpunkt (Kap. 5.2.4.3) an, korrekte Arbeitsabläufe bezüglich ausgewählter Handlungen zu üben, damit diese innerhalb der Prüfung präsent sind *(Frei_02_PA_Interview_Jasmin, Pos. 487-500).*

Innerhalb der unterschiedlichen Anleitungsformen werden unterschiedliche vorbereitende Maßnahmen im Hinblick auf die praktische Abschlussprüfung vollzogen. Praxisanleiterin Annelie erläutert bspw., dass Sie bei Examensschülern darauf achte, dass gemeinsame Dienste geplant werden, um nochmals einige Aspekte zu üben. Folgend wird deutlich, dass sie solche Übungssequenzen versucht in den gemeinsamen Pflegealltag (Kap. 5.2.5.2) einzubetten *„wenn wir mal Luft haben"*:

> *„Beim Examenspatienten versuchen wir das durchzusetzen, jetzt zum Beispiel mit einer Examenspatientin, da hab 'ich auch, äh Schülerin, [...] da hab' ich auch, ähm eine Woche Spät, eine Woche Früh komplett gearbeitet zusammen. Dass wir auch Zeit haben, wenn wir mal Luft haben auch mal Pflegeplanung zu schreiben, oder so was." (Stat_01_Interview_Annelie, Pos. 168-175).*

Eine weitere Maßnahme zur Vorbereitung der praktischen Abschlussprüfung ist das Geben von konkreten Hinweisen zum Inhalt oder zum Ablauf der Prüfung, wie in folgenden, beobachteten Situationen ersichtlich wird:

> *Im weiteren Verlauf der Übergabe fragt Herr Praxisanleiter noch einige Fragen zur Pflege bei Nierenzell-Karzinom: „Worauf muss man noch achten?" Lena kann hierzu nicht in Gänze Auskunft geben. Herr Praxisanleiter antwortet sinngemäß, dass der Urin und die Menge der Ausscheidung beobachtet werde müsse. Abschließend sagt er: „Das müsste im Examen schon kommen." (Frei_01_Beobachtung, Pos. 83-88).*

Herr Praxisanleiter weist darauf hin, an welchen Stellen sich Schülerin Lena noch genauer vorbereiten muss – er veranschaulicht Wissensdefizite, die innerhalb der praktischen Abschlussprüfung nicht (mehr) deutlich werden dürfen. Überdies gibt Herr Praxisanleiter auch Tipps, die den Lernenden innerhalb der Dokumentation im Rahmen der praktischen Abschlussprüfung unterstützen könnten:

> *Dabei erläutert Herr Praxisanleiter auch nochmals, auf welche Aspekte in der Abschlussprüfung geschaut wird. „Dann schreibst du so..." und zeigt dabei in der Akte auf Aspekte, die noch fehlen oder gibt Tipps, an welcher Stelle der Akte relevante Informationen aufgeschrieben werden können. (Frei_01_Beobachtung, Pos. 325-330).*

Praxisanleiterin Yvonne hingegen verdeutlicht sogar konkrete Prüfungsaufgaben und weist auf typische Vorlieben des Fachprüfenden seitens der Pflegeschule hin.

> *Sie erläutert, dass die Dokumentation in diesem Programm evtl. auch Inhalt der praktischen Prüfung in der Folgewoche sein könne und dass sie sich dann entsprechend auch einloggen müsse. Weiterhin erklärt Praxisanleiterin Yvonne, dass die prüfende Lehrende in der Folgewoche möchte, „dass ihr trotzdem 'ne Kurve anlegt." (Stat_03_Beobachtung, Pos. 606-610).*

Praxisanleiterin Melanie stellt klar, dass einige Tätigkeiten innerhalb der praktischen Abschlussprüfung auch an den fachprüfenden Praxisanleitenden delegiert werden dürfen:

> *„Sie können mich auch mit einbeziehen", entgegnet Praxisanleiterin Melanie und macht auf die Delegationsmöglichkeiten innerhalb der Prüfung aufmerksam und auch für den Alltag. Im Alltag würde er seine Kollegen ja schließlich auch dazu auffordern ein Bett zu richten. Es sei nur wichtig, dass er in der Prüfung an sie delegiere und dass dies Tätigkeiten sind, die im Alltag häufig zu erledigen sind (wie z.B. das Richten des Bettes oder die Unterstützung bei der Mobilisation). (Frei_03_Beobachtung, Pos. 509-515).*

Diese Aussage bekräftigt sie später nochmals im Rahmen der Reflexion: *Sie ermuntert ihn nochmals, mehr Tätigkeiten zu delegieren, auch an Kollegen und auch innerhalb der praktischen Abschlussprüfung (Frei_03_Beobachtung, Pos. 552-554).*

Neben kleinen Tipps zur Vorbereitung auf die praktische Abschlussprüfung, werden aber auch prüfungsähnliche Anleitungssituationen angeboten, um die Prüfungssituation zu üben, wie dies beispielsweise innerhalb der Lernaufgaben von Schülerin Annika stattfindet – hier ist die fünfte Lernaufgaben das *„VOREXAMEN" (Frei_02_Gemeinsames_Interview, Pos. 136-147)*. Im Falle von Annika würde dieses erneut als benotete Inszenierung (hierzu Kap. 5.2.4.1) fungieren – sie würde hier erneut überprüft und müsse sich wiederholt präsentieren. Überdies berichtet Praxisanleiterin Melanie von *„Zwischenexamen"*, in denen die Lernenden selbstständig agieren und entscheiden sollen, wie dies auch in der Abschlussprüfung verlangt wird *(Frei_03_PA_Interview_Melanie, Pos. 488-493)*. Auch Praxisanleiterin Yvonne stellt klar, dass sie manchmal das Examen *„nachspiele"*:

> *„Manchmal mache ich es auch so: Wir spielen Examen nach. Früher war es so, dass ich sogar zwei bis drei Anleitungstage mit allen Schülern hatte. (I: Hm.) Das wurde leider auch weggenommen. Weil so habe ich dann am ersten Tag mit den das zusammen gemacht. Und am zweiten Tag, zum Beispiel, ein Examen nachgespielt. (I: Hm.) Das heißt, ich habe mich auch so mit einem Klemmbrett hingesetzt. Und danach haben wir das besprochen. (I: Hm.) Und gesagt: ‚Was hättest du besser machen können als Übung.' Weil die ja alle so Angst haben, ne?" (Stat_03_Interview_Yvonne, Pos. 561-568).*

Die vorbereitenden Tipps werden von den Lernenden positiv wahrgenommen, wie hier kurz am Beispiel von Schülerin Bettina skizziert werden soll: *„Ich finde, sie hat gut unter die Arme gegriffen. Hat (I: Hm.) auch viel zum Examen noch mal-. Also,* *was ich dann noch mal machen kann. Und wo ich darauf achten sollte. Ich fand das gut." (Stat_03_Interview_Schülerin_Bettina, Pos. 139-141).*

Sowohl die Lernenden als auch die Praxisanleitenden nehmen Praxisanleitung als eine Möglichkeit wahr, sich auf das Examen vorzubereiten. Es wird eine Vielfalt an vorbereitenden Maßnahmen ergriffen, um ein Bestehen der praktischen Abschlussprüfung zu ermöglichen. Die praktische Abschlussprüfung scheint am Ausbildungsende oftmals als Endprodukt bzw. als Qualitätsmerkmal der Praxisanleitung angesehen zu werden, wie Praxisanleiterin Melanie hier abschließend darstellt: *„Ja, bei den Examen sowieso. Wenn du merkst so ‚oh, das war jetzt echt 'n tolles Examen, da haste jetzt die letzten drei Jahre gute Arbeit geleistet.' (Frei_03_PA_Interview_Melanie, Pos. 469-471)*

5.3.3 Die Anleitungsziele im Lichte der beruflichen Sozialisation

Die Auszubildenden treten mit dem Ausbildungsbeginn ein in für sie neue Rollen: Sie sind Auszubildende, Lernende aber auch Pflegende während ihrer dreijährigen Ausbildung zur Pflegefachkraft. Manchmal verschwimmen die Rollen, verbunden mit ihren Erwartungen, miteinander – die Auszubildenden haben dann zum Teil, wie bereits in den vorherigen Kapiteln erwähnt, an sie diffuse Erwartungen (als Lernende bzw. Pflegende) zu erfüllen. Mit dem Ausbildungsbeginn beginnt die (formale) berufliche Sozialisation vom Auszubildenden zur Pflegefachkraft. Auch die Praxisanleitenden sozialisieren sich innerhalb ihrer Tätigkeit als Pflegende und Praxisanleitende weiter, wenngleich der formale Prozess (mit dem Ausbildungsende und der berufspädagogischen Weiterbildung) als abgeschlossen zu bezeichnen ist. Eine entsprechende Unterscheidung nimmt auch Heinz (1995, S. 138 & 164) vor: Er unterscheidet die „Sozialisation für den Beruf" (Im Falle dieser Untersuchung die Sozialisation zur Pflegefachkraft – die Ausbildung) und die „Sozialisation durch den Beruf" (im Falle der Untersuchung die Sozialisation als praxisanleitende Pflegekraft). Der Begriff der Sozialisation kann u. a. folgendermaßen definiert werden:

> „Darunter [unter Sozialisation] kann man alle Prozesse verstehen, in denen die Individuen (1) mit den Werten und Normen der Gesellschaft, ihrer Kultur und ihren Institutionen vertraut gemacht werden, (2) sich aber auch in sozialen Interaktionen die Gesellschaft selbst aneignen und ihre Sozialisation durch ihr Handeln mitbestimmen und (3) eine soziale Persönlichkeit ausbilden, die sich ihrer eigenen Identität bewusst ist und sie auch gegen gesellschaftliche Zumutungen behauptet. Sozialisation ereignet sich im Spektrum von Vergesellschaftung und Individuation" (Abels 2019, S. 58).

Aufgrund der vielfältigen Auffassungen von Sozialisation (Abels 2019, S. 58–99; Hurrelmann, Grundmann & Walper 2008) soll hier keine ausführliche Darstellung erfolgen. Vielmehr geht es darum, den Fokus auf die berufliche Sozialisation der

Lernenden zu legen, um ihre Rolle näher zu beleuchten.[95] Dabei lässt sich zunächst ein Rückgriff auf den bereits skizzierten Strukturfunktionalismus Parsons vornehmen, welcher vornehmlich das normative Paradigma resp. das Lernen von Rollen durch Normen und Werte fokussiert: Zugleich „spiegelt Parsons Rollentheorie die gesellschaftliche Tatsache, daß Arbeitsnormen in der Betriebsorganisation institutionalisiert sind und die Erwerbstätigen [und somit auch die Praxisanleitenden und Lernenden] sich am gemeinsamen Bezugspunkt der arbeitsorganisatorischen und beruflichen Normen orientieren, …" (Heinz 1995, S. 54). Parsons ist einer der ersten, der sich mit dem Begriff der Sozialisation (strukturfunktionalistisch) auseinandersetzt und dabei fünf Phasen der Sozialisation konstatiert (Abels 2019, S. 74–76; Parsons 1991, S. 138–160):

1. Erste Phase der Sozialisation: Sozialisation durch die Abhängigkeit von der Mutter,
2. Zweite Phase der Sozialisation: Sozialisation durch die Familie und den Erwartungen der Familie an das Kind (z.B. Kontinenz und Kommunikation),
3. Dritte Phase der Sozialisation: Sozialisation durch Erkennung von Alter, Geschlecht und den damit verbundenen differenten (gelebten) Rollen der Familie und möglicher Hierarchieverhältnisse,
4. Vierte Phase der Sozialisation: Sozialisation durch Gleichaltrige im Kindergarten und
5. Fünfte Phase der Sozialisation: Sozialisation durch Schule und Beruf, in der „sich an den generellen Erwartungen, die an jeden ohne Ansehen der Person gerichtet sind, zu orientieren" ist (Abels 2019, S. 76).

Die Sozialisation der Praxisanleitenden und Lernenden lässt sich folglich auf die fünfte Phase der Sozialisation nach Parsons festlegen. Jedoch bleibt kritisch anzumerken, dass nach Parsons eine Sozialisation nur dann erfolgreich ist, insofern das Individuum sich rollenkonform verhält (Abels 2019, S. 77; Heinz 1995, S. 54).

Diese verkürzte Perspektive auf Sozialisation wurde kritisiert, sodass sich durch Weiterführungen bzw. Ergänzungen die Sozialisationstheorie neu ausgerichtet hat. Diese berücksichtigen besonders die Ausführungen Meads. So griffen u.a. Goffman und Krappmann (hierzu Kap. 5.2.2) diese auf (Veith 2008, S. 42). Mead stellt dabei das kommunikative Handeln in den Vordergrund, das Lernen durch Erfahrungen bzw. die Fähigkeit, das eigene Handeln zu organisieren und das des Gegenübers zu antizipieren (Heinz 1995, S. 55; Joas 2012, S. 191; Mead 2020, S. 299; Veith 2008, S. 36). Er vertritt den Standpunkt, dass „die menschliche Gesellschaft in der uns bekannten Form ohne Geist und Identität nicht bestehen (könnte), da alle ihre typischen Merkmale voraussetzen, daß ihre einzelnen Mitglieder über Geist und Identität verfügen" (Mead 2020, S. 273). Dabei ist das Sprechen einer gleichen (symbolischen) Sprache die Voraussetzung für Kommunikation (Mead 2020, S. 94) bzw. für das Verstehen des Gegenübers.

---

95 Die Fokussierung auf die Auszubildenden wird vorgenommen, da diese sich in einem formalen Prozess der beruflichen Sozialisation (Der dreijährigen Ausbildung) befinden.

Die oben angeführte Definition Abels beinhaltet beide Perspektiven der Sozialisation: Die individuelle Persönlichkeitsentwicklung (Individuation) und die damit verbundene Orientierung an den Normen der Gesellschaft (Enkulturation) (hierzu Beer & Bittlingmayer (2008, S. 57). Doch was bedeutet dies im Zusammenhang mit der beruflichen Sozialisation, welche von den Lernenden formal verlangt wird? Welche Aktivitäten finden bei den Beteiligten statt, um dieser beruflichen Sozialisation gerecht zu werden? Hierzu ist zunächst festzuhalten, was berufliche Sozialisation überhaupt bedeutet:

> „Berufliche Sozialisation ist ein über viele Jahre andauernder, komplexer und widersprüchlicher Vorgang. Sie prägt uns umfassend in unserem kognitiven, affektiven und körperlichen Sein, doch wir tragen durch unsere Entscheidungen dazu bei, dass eben dies geschieht. Die mit ihr verbundenen Ziele und Rollen sind historisch gewachsen und sozialpolitisch erkämpft, aber auch Ausdruck ökonomischer Rationalitäten und Interessen. Berufliche Sozialisation ermöglicht es uns, einen Platz in der Arbeitswelt auszufüllen …" (Clement 2020, S. 53).

Auszubildende sind dabei vor die Aufgabe gestellt, sich als Lernende auf dem Weg zur Pflegefachkraft zu sozialisieren. Im Folgenden sollen diese Sozialisationsprozesse näher beleuchtet werden. Der Pädagoge Wolfgang Lempert (2007, 2009) hat sich dezidiert mit beruflichen Sozialisationsprozessen auseinandergesetzt[96] und vertritt (ähnlich wie die o.g. Definition Abels) die Meinung, dass Sozialisation durch „Prozesse und Ergebnisse der Auseinandersetzung der Person mit ihrer sozialen Umwelt und mit den sozial gestalteten gegenständlichen Handlungsbedingungen [stattfindet], sowie diese Auseinandersetzung sich in der Persönlichkeitsentwicklung (als Entfaltung, Verfestigung oder Veränderung, unter Umständen auch Verkümmerung) niederschlägt" (Lempert 2009, S. 2). Folglich funktioniert Sozialisation über Interaktionen mit der Umwelt bzw. den Menschen, die in dieser Umwelt agieren. Dabei unterscheidet Lempert zwischen Sozialisationsprozessen im weitesten Sinne und denen im engeren Sinne. Sozialisationsprozesse im weiteren Sinne zeichnen sich dabei durch Interaktionen zwischen dem „Sozialisanden", den „Sozialisatoren" und deren (gemeinsame) Umwelt aus – beinhaltet also auch pädagogisches Verhalten (Lempert 2009, S. 2). Sozialisation im engeren Sinne hingegen, bezeichnet Interaktionen, welche eher unbewusst stattfinden, aber vermutlich auf die *„Entwicklung sozialer Fertigkeiten und Fähigkeiten"* (Lempert 2009, 3; Hervorh. im Original) einwirken. Gleichwohl stellt Lempert (2009, S. 2) klar, dass Sozialisation auch mit der Erfüllung

---

96 Lempert entwickelte einen interaktionistischen Rahmen der beruflichen Sozialisation (Lempert 2009, S. 41, 2007, S. 15), welcher u. a. eine umfassende Fallanalyse umfassender Sozialisationsprozesse ermöglicht. Im Rahmen dieser Arbeit stehen einzelne Sozialisationsprozesse eher weniger im Vordergrund. Vielmehr soll beleuchtet werden, an welchen Stellen Sozialisationsprozesse der Beteiligten im Datenmaterial erkennbar werden, ohne zu ausführlich auf Einzelfälle einzugehen.

der „normativen Erwartungen der Mitglieder der betreffenden sozialen Einheit" einhergeht.[97]

Die Anleitungsziele im Lichte der beruflichen Sozialisation

Die Lernenden vollziehen einen formalen, beruflichen Sozialisationsprozess, dessen Skizzierung möglich ist. Die Praxisanleitenden hingegen befinden sich in einer Sozialisation durch den Beruf. Lempert (2009, S. 3) beschreibt solche Sozialisationsprozesse als eher „unbewusst, zumindest unbeabsichtigt". Da die Sozialisation von Praxisanleitenden nicht zum primären Forschungsgegenstand gehört, soll hier der Fokus auf die berufliche Sozialisation der Lernenden gelegt werden.

Bezogen auf die vorliegenden Ergebnisse sind die Auszubildenden auf dem Weg zur Pflegekraft als Sozialisanden zu bezeichnen, während die Praxisanleitenden hier als Sozialisatoren fungieren. Als Tandem agieren sie in einer gemeinsamen Umwelt: der pflegerischen Praxis. Das Trägerkrankenhaus mit den Rahmenbedingungen, den dortigen Kollegen und Patienten stellen die soziale Einheit dar, in welcher das Tandem handelt. Innerhalb der Ausbildung zu Pflegefachkraft nutzen die Auszubildenden unterschiedliche Gestaltungsaktivitäten (hierzu Kap. 5.5.3), um sich ihrem Ziel: dem reflexiven, pflegerischen Handeln (hierzu Kap. 5.5.1) zu nähern. Dabei wird deutlich, dass eine berufliche Sozialisation als Lernende zur Pflegekraft auch eine zeitliche Komponente besitzt. So beschreibt Schülerin Bettina, dass sie im Laufe der Ausbildung gelernt hat, selbstbewusster auf die Pflegekräfte zuzugehen, Unsicherheiten zu verdeutlichen oder auch Fragen zu stellen:

> *Schülern Bettina: „Im Unterkurs traut man sich das dann natürlich doch noch nicht so ganz, wenn (I: Hm.) man das noch nicht weiß. Aber doch-. Einfach, wenn wir was nicht wissen, dass wir fragen.*
>
> *I: Hm. Also, das heißt, Sie machen da auch eine Entwicklung mit, was das Fragenstellen (Schülerin Bettina: Ja.) angeht vom Unterkurs bis (Schülerin Bettina: Ja.) zum Oberkurs? Hm. Warum, glauben Sie, trauen Sie sich im Unterkurs nicht so die Fragen zu stellen?*
>
> *Schülerin Bettina*: *Ach, ich glaube, weil man da noch generell so NEU ist. Und dann ist man noch so unsicher auf den Stationen. Wie geht man (I: Hm.) mit den Schwestern um? Und auch so was. Oder, zum Beispiel, im Unterkurs hat man auch noch nicht so dieses, ich sage mal, Selbstbewusstsein, wie man dann im-, nach (I: Hm.) drei Jahren hat. Oder auch nach-. Im Unterkurs sagt man auch noch nicht so, wenn man die Sachen nicht machen möchte oder wenn man damit nicht umgehen kann. (I: Hm.) Oder wenn man das vielleicht auch nicht darf, so, von der Schule aus. (I: Hm.) Das ist ja dann auch immer Theorie und Praxis. (I: Hm.) Ähm. Und ich glaube, im-. Dann macht man so mit den drei Jahren einfach eine Entwicklung mit, dass man selbstbewusster auf Station geht. (I: Hm.) Dass man Sachen schon auch schon weiß. (I: Hm.) Und dass man dann auch sagt: ‚Nein. Ich kann*

97 Hier wird die Verbindung zu Dahrendorf deutlich, welcher ebenfalls beschreibt, dass Erwartungen/Werte/ Normen meist von einer Bezugsgruppe ausgehen, welche mit der entsprechenden sozialen Rolle verbunden ist.

> *das noch nicht. Kannst du mir das bitte zeigen?' (I: Hm.) Ich glaube, da fordert man auch einfach mehr ein, weil man schon so bisschen Erfahrung hat. Und dann selbstbewusster ist. (I: Hm.) Ja." (Stat_03_Interview_Schülerin_Bettina, Pos. 363–383).*

An dieser Stelle wird deutlich, dass die Lernenden auch individuell an ihrer eigenen Sozialisation beteiligt sind und folglich ihre berufliche Sozialisation zur Pflegekraft durch interaktive Prozesse beeinflussen können. Eine erfolgreiche Sozialisation der Lernenden wird innerhalb der praktischen Abschlussprüfung (siehe Kap. 5.3.2) überprüft und wird auch an der Gestaltungsaktivität der Praxisanleitenden: Selbstständiges Handeln verstetigen (hierzu S. 276) deutlich. Hier haben sich die Praxisanleitenden bereits ein Bild über „die *Entwicklung sozialer Fertigkeiten und Fähigkeiten*" (Lempert 2009, 3; Hervorh. im Original) resp. den Fortgang der beruflichen Sozialisation des Auszubildenden gemacht und empfinden diese als fortgeschritten genug, um sein selbstständiges Handeln zu verstetigen/nicht zu unterbrechen. Dass berufliche Sozialisation funktioniert, wird am folgenden Auszug aus einem Beobachtungsprotokoll verdeutlicht. Hier gibt Praxisanleiterin Yvonne Schülerin Bettina eine *„kleine Übergabe"* (Stat_03_Beobachtung, Pos. 89) über die zu pflegenden Patienten und berichtet über Herrn Z.:

> *Dieser kam mit einer gastrointestinalen Blutung und habe dann eine Stanze bekommen und danach „heftigst geblutet". Dieser habe gestern „ne Colo" gehabt. Praxisanleiterin Yvonne wisse jedoch nicht, was dabei herausgekommen sei. Hier müsste die entsprechende Ärztin nochmals gefragt werden. Herr Z. sei zeitlich „ein bisschen tüddelig" und sei in der Nacht auch aus dem Bett gefallen. Er bekomme heute noch mal ein „CT Becken und LWS" – dafür müsse er aber nicht nüchtern bleiben. Zuhause käme ein Pflegedienst zur Versorgung. „Ich hatte ihn am Wochenende unten rum im Bett und dann in'ner Waschecke." (Stat_03_Beobachtung, Pos. 121–128).*

Praxisanleiterin Yvonne spricht hier eher umgangssprachlich über den zu Pflegenden Herrn Z. Sie nutzt u. a. Begriffe, wie *„heftigst geblutet"* oder *„ein bisschen tüddelig"*. Auch der Satz *„Ich hatte ihn am Wochenende unten rum im Bett und dann in 'ner Waschecke"* könnte missverständlich zu verstehen sein. Schülerin Bettina stellt jedoch keine Verständnisfragen. Ihr scheint klar zu sein, was Praxisanleiterin Yvonne mit ihren Äußerungen meint. Vermutlich geht sie davon aus, dass Herr Z. mehr geblutet habe, als es sonst üblich sei und dass er in Teilen desorientierte Phasen hat (*„tüddelig"*). Dass Praxisanleiterin Yvonne den Patienten *„am Wochenende unten rum im Bett"* hatte, bedeutet für Schülerin Bettina wahrscheinlich, dass der Intimbereich und das Gesäß von Herrn Z. am Wochenende im Bett gewaschen wurde. Sodann ist davon auszugehen, dass Schülerin Bettina sich beruflich als Pflegende sozialisiert hat – sie und Praxisanleiterin Yvonne sprechen die gleiche Sprache.[98]

---

98 Hier würde sich auch der Begriff des Berufsjargons anbieten. Dieser beschreibt „die den Angehörigen eines Berufes gemeinsame Sondersprache, in der vor allem ihre Arbeitsgegenstände, -instrumente und -tätigkeiten durch von der allgemeinen Sprache abweichende Bezeich-

5.3.4 Zusammenfassung

Die Anleitungsziele können unterteilt werden in ein langfristiges Anleitungsziel: dem reflexiven, pflegerischen Handeln und einem mittelfristigem Anleitungsziel: dem Bestehen der praktischen Abschlussprüfung. Jedoch sollen Anteile des reflexiven, pflegerischen Handelns bestehend aus selbstständigem Pflegehandeln, fachlich korrektem Pflegehandeln und reflexivem Pflegehandeln, innerhalb der praktischen Abschlussprüfung durch eine Performanz des Auszubildenden von zwei Fachprüfenden überprüft werden. Einer dieser Fachprüfenden ist eine praxisanleitende Pflegekraft. Das Bestehen der praktischen Abschlussprüfung fungiert als Anleitungsziel bis zum Ende der Ausbildung. Oftmals wird dieses Ziel durch kleine Tipps bezüglich der praktischen Abschlussprüfung von den Praxisanleitenden verfolgt. Zusätzlich sollen prüfungsähnliche Anleitungsformen (die benotete Inszenierung, siehe Kap. 5.2.4.1 oder die teilnehmende Beobachtung, siehe Kap. 5.2.4.2) auf die praktische Prüfung am Ende der Ausbildung vorbereiten.

Das reflexive, pflegerische Handeln hingegen soll über die Ausbildungszeit hinauswirken und findet in allen Anleitungsformen seine Anwendung. Dabei fungiert es formell als Anleitungsziel, indem das pflegerische Handeln des Auszubildenden in Anleitungssituationen mit einem ausgeprägten Planungsgrad vom Praxisanleitenden beobachtet und anschließend reflektiert wird. Zugleich wird es in Anleitungssituationen eines geringeren Planungsgrades auf einem Kontinuum sichtbar, welches sich zwischen formeller Berücksichtigung (z. B. in Gesprächen, siehe S. 231) und dem eher zufälligen Zustandekommen von Anleitungssituationen – auch während des gemeinsamen Pflegealltags – befindet.

5.4 Intervenierende Bedingungsfaktoren der Praxisanleitung

Die Formen der Anleitung bzw. v. a. ihr Planungsgrad (Kap. 5.2) und die Anleitungsziele (Kap. 5.3) werden durch die intervenierenden Bedingungen gerahmt (folgend in hellgrün unterlegt) und beeinflussen somit auch die Anleitungsgestaltung. Im Folgenden werden Eigenschaften der intervenierenden Bedingungsfaktoren in den Blick genommen: die zeitlichen, räumlichen und personellen Ressourcen (Kap. 5.4.1), die Strukturen im Arbeitsfeld (Kap. 5.4.3), die Einsatzlänge der Lernenden (Kap. 5.4.4), die materiellen Ressourcen (Kap. 5.4.5) und das Patientenklientel (Kap. 5.4.6). Einen Überblick über die intervenierenden Bedingungen der Praxisanleitung bietet folgende Abbildung 6.

---

nungen und Wendungen ausgedrückt werden. Der B. erleichtert die Kommunikation unter den Berufsangehörigen und wahrt gegenüber Berufsfremden soziale Distanz“ (Fuchs-Heinritz 2011a, S. 85).

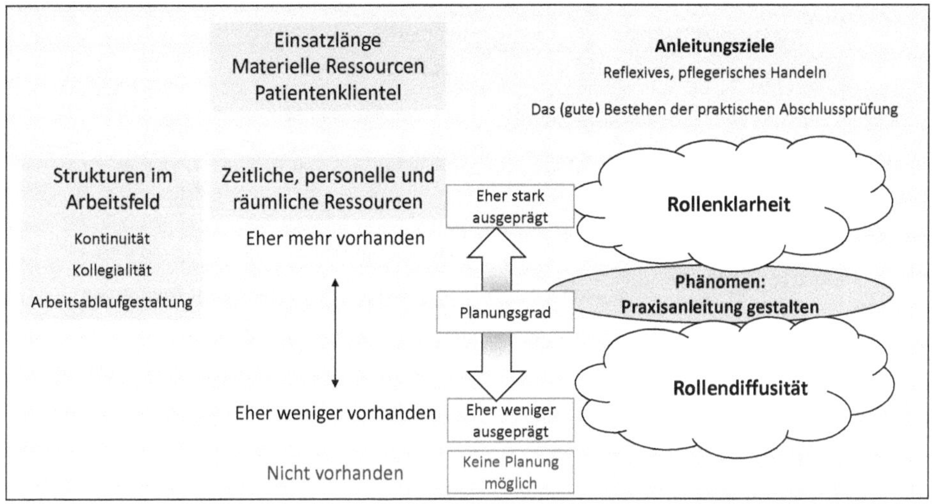

Abbildung 6: Intervenierende Bedingungsfaktoren der Praxisanleitung (eigene Darstellung)

5.4.1 Die zeitlichen und personellen Ressourcen

„Ja, wenn man mehr Zeit hat natürlich kann man besser die Anleitung machen. Man kann besser vorher besprechen und äh vorbereiten und so was." (Stat_01_PA_Interview_Annelie)

Um Anleitung gestalten zu können, werden zeitliche, personelle und räumliche Ressourcen benötigt. Da die Eigenschaften Zeit und Personal miteinander in einem kausalen Zusammenhang stehen, werden sie im Folgenden gemeinsam betrachtet.

Die zeitlichen und personellen Ressourcen

Die Eigenschaften Zeit und Personal sind in den Dimensionen eher vorhanden und weniger vorhanden zu trennen und stehen direkt miteinander in Verbindung. Zusätzlich konnte die Dimension nicht vorhanden herausgearbeitet werden. Wenngleich diese nicht innerhalb der Erhebung beobachtet werden konnte, so ist sie Bestandteil der nachfolgenden Interviews geworden.[99] Dabei nehmen die zeitlichen und personellen Ressourcen Einfluss auf den Planungsgrad der Praxisanleitung. Der Versuch einer Einordnung wird in Abbildung 7 vorgenommen.

99 Dies liegt vermutlich daran, dass alle hier beobachtenden Akteure sich sowohl zeitliche als auch personelle Ressourcen für die Beobachtung eingeplant haben.

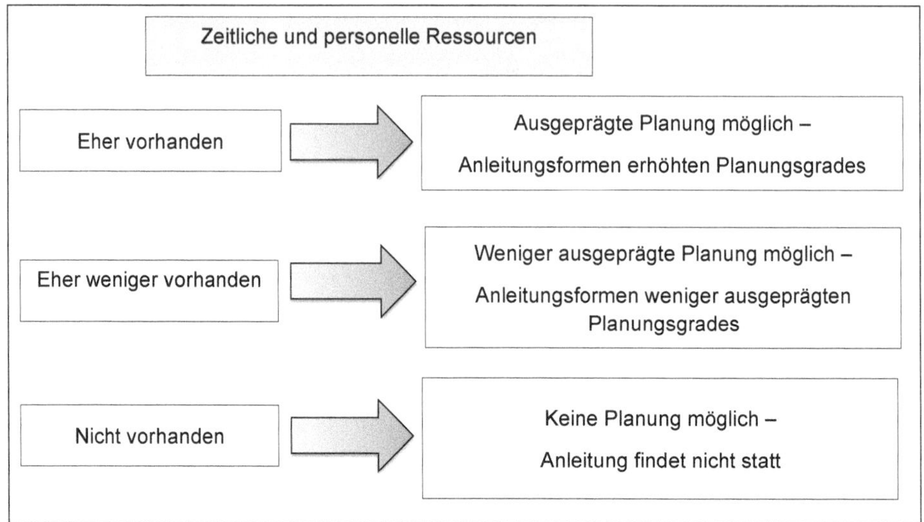

Abbildung 7: Zeitliche und personelle Ressourcen und ihre möglichen Auswirkungen auf den Planungsgrad von Praxisanleitung (eigene Darstellung)

Die Ausgangslage auf den Stationen

Innerhalb des pflegerischen Alltags ist die Einplanung von Zeit häufig eine große Herausforderung. Praxisanleiterin Melanie skizziert dies folgend: *„Also vieles macht man ja so im Alltag. Da bleibt dann gar nicht mehr so die Zeit für äh, groß vorbereiten oder sonst irgendwas.“ (Frei_03_PA_Interview_Melanie, Pos. 428-430).* Sie macht deutlich, dass Anleitungsvorbereitung oder -planung im pflegerischen Alltag eher schwierig sei. Der Zeitmangel auf der Station hängt dabei vorrangig mit der Personalsituation zusammen und lässt darauf schließen, dass zu wenig Personal[100] zum Zeitmangel führe und folglich Praxisanleitung schwer zu planen, geschweige denn umzusetzen sei. Schülerin Lena führt innerhalb des gemeinsamen Interviews an, dass die praxisanleitenden, stationsgebundenen Pflegekräfte oftmals keine Zeit für Praxisanleitung haben, da sie mit pflegerischen Aufgaben betraut seien *(Frei_01_Gemeinsames Interview, Pos. 83-89).*[101] Die Verbundenheit zwischen Personalmangel und zeitlichen Ressourcen für Praxisanleitung ist auch Schülerin Bettina aufgefallen:

> *„Und dann kommt halt auch das Zeitliche. (I: Hm. Ah, okay.) Wenn ich so wenig Personal da ist, dann muss alles schneller gehen. Und. Wenn man dann 20 Leute hat, von denen 15 Pflegefälle sind, ist es schwierig, dann noch eine Anleitung nebenbei zu machen. Und wenn man dann nur zu zweit oder zu dritt ist.“ (Stat_03_Interview_Schülerin_Bettina, Pos. 295-298).*

---

100 Es ist darauf hinzuweisen, dass die Ressource Personal aus Sicht der Beteiligten ausschließlich aus quantitativer Perspektive beleuchtet wird. Die Qualifikationen des Personals bleiben unbeachtet.

101 Hier wird erneut die Rollendiffusität der praxisanleitenden Pflegekräfte deutlich (hierzu Kap. 5.2.2)

Hier wird erstmalig klar, dass Anleitung neben den personellen und zeitlichen Ressourcen auch davon abhängt, wie pflegeintensiv das Patientenklientel ist (Kap. 5.4.6), welches auf den Stationen einer Versorgung bedarf, da dieses auch umfangreichere Pflegezeit erfordern könnte.

Auf dem Weg zur nicht-stattfindenden Praxisanleitung

Für Schülerin Bettina scheint es selbstverständlich zu sein, dass die Patientenversorgung der Praxisanleitung vorgeschaltet ist. Sie sieht zuerst die *„15 Pflegefälle"* und sagt dann, dass *„es schwierig [sei], dann noch eine Anleitung nebenbei zu machen"*.[102] Dieses *„nebenbei"* wird nahezu unmöglich, wenn unzureichend Zeit und Personal vorhanden ist, sodass zeitliche und personelle Ressourcen als Grundvoraussetzung für Praxisanleitung fungieren. Limitierte Ressourcen bergen hingegen die Gefahr, dass es zu KEINER Anleitungssituation kommt (auch nicht *„nebenbei"*). Manchmal führe diese Begrenzung von pflegerischem Personal eher dazu, dass die Lernenden vermehrt eigenständig arbeiten müssen/dürfen und folglich weniger bis gar nicht in ihrem Handeln kontrolliert und korrigiert werden, wie folglich Schülerin Annika konstatiert:

> *„Und das (...), oh, es ist schwierig zu beschreiben, man hat Stationen, die sind ähm (...) die sind sehr groß, die sind teilweise unterbesetzt, da ist es dann mit der Praxisanleitung so, dass viel mir selbst überlassen wird. Das heißt, ich darf viel selbstständig arbeiten, ähm, mir wird viel Verantwortung abgegeben. Ob das jetzt bewusst von denen gemacht wird oder einfach unbewusst, weil keine Zeit da ist für Praxisanleitung. Ähm, auf jeden Fall solche Situationen gibt es." (Frei_02_Interview_Schülerin_Annika, Pos. 122-130).*

Diese Aussage unterstützt Herr Praxisanleiter. Er ist der Meinung, dass die Begrenzung des Pflegepersonals oftmals dazu führe, dass Praxisanleitender und Lernender nicht gemeinsam arbeiten können. In einem solchen Fall evoziere dies bei den Lernenden ein *„eigenverantwortliches Versuchen"*, welches *„nicht unbedingt, ja, das wirklich faktische Lernen"* (*Frei_01_PA_Interview_Herr Praxisanleiter, Pos. 458-461*) fokussiere. Auch scheint es Einsatzbereiche zu geben, die über keinen Praxisanleiter verfügen. In einem solchen Falle „[...] *arbeiten sie [die Lernenden] leise, still vor sich hin. Und wissen gar nicht, ob sie das richtig oder falsch machen. (Stat_01_Interview_Annelie, Pos. 31-33).*

Schülerin Saskia stellt heraus, dass Aushilfstätigkeiten auf anderen Stationen dieses Phänomen unterstützen. Während sie ursprünglich mit ihrer Praxisanleiterin gemeinsam eingeplant war, muss sie dann ungeplant in einem anderen Arbeitsbereich aushelfen – somit kommt es erneut zu einem Fehlen von Praxisanleitung:

> *„Und hinderlich ist natürlich so, dass was ja jetzt auch so dieser Pflegemangel und dass das auf jeden Fall hinderlich ist. Zum Beispiel im Krankenhaus A ist das auch so, dass Schüler ganz oft aushelfen müssen. Auf anderen Sta-*

102 Dieses Zitat stellt erneut die Rollendiffusität der praxisanleitenden, stationsgebundenen Pflegekräfte heraus, die zuerst ihre Pflegendenrolle und dann die des Praxisanleitenden *„nebenbei"* bedienen (hierzu Kap. 5.2.2).

> *tionen. Wenn die Station selbst, auf der man eben selbst gerade ist, irgendwie gut besetzt ist. Dass man dann als Schüler auf eine andere Station geht. Und das finde ich auf jeden Fall hinderlich. Weil das wäre ja die Zeit, wo die Station selbst auch Zeit hätte Praxisanleitungen zu geben. Und wenn man dann eben auf eine andere Station ins Kalte Wasser geworfen wird, wo man wirklich so nur das macht, was man irgendwie machen kann, gerade, da hat man dann ja auch immer wenig Anleitung. Ähm ja. Für mich hindert das die Praxisanleitung auf der eigenen Station auf jeden Fall." (Stat_02_Interview_Schülerin_Saskia, Pos. 420-430).*

Die freigestellte Praxisanleiterin Melanie verdeutlicht, dass das Fehlen von Zeit und Personal die stationsgebundenen Praxisanleitenden im besonderen Maße betrifft: *„Also die Herausforderung für die nicht-Freigestellten (...) die Schüler halt tatsächlich ANZULEITEN und ähm, auch gut zu unterstützen, während des ganzen Alltagsstresses, mangelnder Zeit, Personalmangel." (Frei_03_PA_Interview_Melanie, Pos. 520-523)*

Auf dem Weg zur Praxisanleitung mit einem weniger ausgeprägten Planungsgrad

Die vorherigen Ausführungen münden darin, dass stationsgebundene Anleitende Vorbereitungen oftmals in *„ihrer Freizeit"* vornehmen und sich dafür dann entsprechend *„Stunden aufschreiben"* können, wobei diese Mehrarbeit auch *„immer so'n Ding"* ist, wie Praxisanleiterin Jasmin erklärt. Es sei es schwierig, diese Stunden später abzubauen *(Frei_02_PA_Interview_Jasmin, Pos. 625-634)*. Die stationsgebundene Praxisanleiterin Annelie bestätigt dies. Sie stellt klar, dass *„man besser die Anleitung machen"* könne, wenn eine vorherige Planung aufgrund von erhöhten Zeitressourcen umsetzbar wäre:

> *„Ja dass man mehr Zeit hat, dass man einfach, ähm mehr Personal hat (lacht). Ja, wenn man mehr Zeit hat natürlich kann man besser die Anleitung machen. Man kann besser vorher besprechen und äh vorbereiten und so was. Man kann viele Sachen dann machen, wie hier die atemstimulierende Einreibung oder so. Haben wir gar keine Zeit dafür, ne. So. Türlich, wenn man mehr Zeit hat, kann man auch besser anleiten, ist klar." (Stat_01_Interview_Annelie, Pos. 574-581).*

Um auf den Stationen Anleitungszeiten zu schaffen, werden gemeinsame Dienste für das Tandem Praxisanleitender und Lernender ermöglicht. Innerhalb dieser gemeinsamen Dienste kommt es (wenn die Rollen, Vorgehensweisen und Zuständigkeiten unbeachtet bleiben) zu Anleitungsformen eines weniger ausgeprägten Planungsgrades (hierzu Kap. 5.2.5). Gemeinsame Dienste werden dabei häufig zu Beginn eines Einsatzes geplant, um den Lernenden handlungsfähig zu machen – sie fungieren zunächst als Einarbeitung, wie folgend deutlich wird:

> *„Da ist es eben so, dass auch die ersten Tage man mit den Praxisanleitern möglichst die Dienste zusammen hat. Und dann eben möglichst auch mit dem Praxisanleiter gemeinsam Patienten übernimmt. Und dabei die ersten Tage auch eingearbeitet wird." (Stat_02_Interview_Schülerin_Saskia, Pos. 127-130).*

Überdies sollen gemeinsame Dienste den Auszubildenden selbstständiges Handeln ermöglichen, indem dies zunächst angebahnt und im weiteren Verlauf verstetigt wird (hierzu S. 274). Praxisanleiterin Annelie erklärt in dem Zuge, dass sie davon ausgehe, dass *„wenn wir mehr miteinander arbeiten" „sie [die Schülerin] mehr alleine machen kann" (Stat_01_Interview_Annelie, Pos. 106-108).* Dieser Prozess setzt jedoch einen gemeinsamen Dienstplan voraus. Gemeinsame Dienste lassen auch ein Kontrollieren und Korrigieren (hierzu S. 270) des Auszubildenden zu, wie erneut Praxisanleiterin Annelie skizziert, welche gemeinsame Dienste v.a. für Auszubildende des ersten Ausbildungsjahres als wichtig empfindet:

> *„Bei Unterkursschülern versuchen wir das durchzusetzen. Das der Unterkursschüler und das gelingt fast immer. Das der Unterkursschüler dann immer bei dem Praxisanleiter ist. [...]. Dass, dass wir dann auch wirklich auch alle Gespräche zusammen machen, dass ich auch Defizite sehe, ne." (Stat_01_Interview_Annelie, Pos. 157-163).*

Warum die Planung gemeinsamer Dienste für Unterkursschüler *„fast immer"* gelingt, für Lernende anderer Ausbildungsjahrgänge jedoch weniger, bleibt hier unbeantwortet. Klarer wird jedoch, dass auf diese Weise *„Defizite"* erkennbar werden. Es wird deutlich, dass nicht immer gemeinsame Dienste eingeplant werden. Dies resultiert u.a. aus einer ungünstigen Planung der Praxisanleitenden und Lernenden in unterschiedlichen Schichten, wie bei Praxisanleiterin Annelie und Schülerin Leila. So berichtet Schülerin Leila: *„Ich, ich mein, gut, ähm (...) ich glaub' diese Woche (...) war das erste Mal, dass wir jetzt wieder miteinander gearbeitet haben, weil ich eigentlich in 'ner anderen Schicht bin." (Stat_01_Interview_Schülerin_Leila, Pos. 223-225).* Dennoch wurden auf dieser Station Bemühungen erkennbar, gemeinsame Dienste einzuplanen. Andere (weniger planbare) Gründe, welche gemeinsame Dienste behindern, führt Herr Praxisanleiter aus: *„Dienstplanveränderungen, die Nachtwache fällt aus oder Ähnliches, verschiebt sich ja dann der Dienst des Praxisanleiters zu dem Dienst des Schülers, sodass also, selbst bei bester Planung, da hinterher vielleicht 'ne Nullnummer rauskommt." (Frei_01_PA_Interview_Herr Praxisanleiter, Pos. 465-469).* Gemeinsame Dienste könnten sowohl in eher weniger planbare Anleitungsformen („Zufallsprodukt" oder gemeinsamer Pflegealltag) oder – falls ganze Tage geplant werden (im Sinne eines Anleitungstages inkl. der Planung der Rollen innerhalb dieses Tages als auch der Zuständigkeiten) – in Anleitungsformen eines erhöhten Planungsgrades münden.

Auf dem Weg zur Praxisanleitung mit einem ausgeprägten Planungsgrad

Eine Bewältigungsstrategie, welche oftmals von Trägereinrichtungen genutzt wird, um diesen Schwierigkeiten entgegen zu treten, ist die Freistellung von Praxisanleitenden, welche dann zentral und stationsübergreifend agieren. Diese freigestellten Praxisanleitenden verfügen dann über entsprechende zeitliche Ressourcen für ihre Hauptaufgabe der Praxisanleitung. Verbunden ist damit oftmals die Schaffung einer entsprechenden Infrastruktur (z.B. in Form von Büros für die freigestellten Praxisanleitenden – hierzu Kap. 5.4.2). Innerhalb ihrer Anleitungssituationen (Anleitungsformen eines erhöhten Planungsgrades) ist fachlich korrektes Arbeiten möglich (hierzu Kap. 5.6.1). Die zugrundliegenden Bedingungen der freigestellten Praxisanleitenden wird von den an der Praxisanleitung beteiligten Akteuren positiv erlebt. So empfindet Schülerin Lena die Rahmenbedingungen *„Für die äh, jetzt Praxisanleitung bzw. Ausbildungsbeauftragte, wenn ich so rede für die, finde ich ganz in Ordnung."* *(Frei_01_Interview_Schülerin_Lena, Pos. 206-208).* Auch Herr Praxisanleiter ist der Meinung, dass *„die Freistellung [...] sicherlich die positive Rahmenbedingung [...]"* ist. *(Frei_01_PA_Interview_Herr Praxisanleiter, Pos. 285–286)*, da er hier *„unter keinem Zeitdruck [...] unterliege"* *(Frei_01_Gemeinsames Interview, Pos. 208-209).* Schüler Marc empfindet die Schaffung von zeitlichen und personellen Ressourcen in Form von freigestellten Anleitenden als positiv, da diese *„hier wirklich [...] beobachten, wie [ich] das mache"*. Schüler Marc hat den Eindruck, dass *„der [Praxisanleitende] wegen mir da"* ist. Es gibt eine praxisanleitende Person, die extra für Schüler Marc *„auf Station kommt"*. Weiterhin erläutert er, dass eine umfassende Praxisanleitung (im Sinne einer teilnehmenden Beobachtung; Kap. 5.2.4.2) im pflegerischen Alltag schwierig sei und bei ihm *„noch nicht so richtig geklappt"* habe, *„weil die halt auch ARBEITEN müssen, ne"* *(Frei_03_Interview_Schüler_Marc, Pos. 99-110).* Hier wird erneut die personelle und damit verbunden die zeitliche Limitierung deutlich.

Als Schwierigkeit hingegen wird konstatiert, dass die freigestellten Praxisanleiter nicht mehr in der Pflegepraxis, resp. im Pflegealltag agieren. Praxisanleitung ist ihre Hauptaufgabe, sie sehen den Lernenden nicht im Pflegealltag, sondern in *„herausgenommenen Situationen"* *(Frei_02_PA_Interview_Jasmin, Pos. 383-392)* – also innerhalb einer zweiten »Anleitungsrealität«, welche nicht gänzlich die Pflegerealität abbildet. Verbunden sind diese Situationen mit einer Rollenklarheit, einer zeitlichen Begrenzung und einer reduzieren Anzahl an zuvor ausgewählten Patienten, für dessen Versorgung sich Zeit genommen werden kann (hierzu Kap. 5.2.4.2 und Kap. 5.6.1). Aus diesem Grunde sind die freigestellten Praxisanleitenden eher weniger in der Lage, den Lernenden in ihrem pflegealltäglichen Handeln zu bewerten. Praxisanleiterin Yvonne konstatiert überdies, dass die freigestellten Anleitenden oft nur für ein zuvor geplantes Zeitfenster Praxisanleitung anbieten und sie trotzdem kontrollieren müsse, ob bei den zu Pflegenden alles in Ordnung sei.

> *„Man muss auch sagen, dass sie nicht so den Stationsalltag halt hier kennt, ne? Klar, die kommt und nimmt uns vielleicht zwei Patienten ab. Aber man muss trotzdem Auge darauf, äh, haben und gucken, ob das auch alles in Ordnung ist. Meine Kollegen wissen, wenn ich jetzt die Zimmer mache, brauchen sie nicht hinterhergehen und gucken. (I: Hm.) Dann mache ich auch die Zimmer, ne? (I: Hm.) Aber, ähm, das ist natürlich-." (Stat_03_Interview_Yvonne, Pos. 505-510).*

Dies liegt möglicherweise daran, dass die Verantwortung für die entsprechend ausgewählten Patienten nur bedingt an die freigestellte Praxisanleitende abgegeben werden kann: Zum einen wäre die zeitliche Limitierung als Grund denkbar, sodass diese Verantwortung mit dem Ende der Anleitung abgegeben wird. Zum anderen sind die Kollegen auf der Station für die Pflegedokumentation zuständig, sodass sie ohnehin über die Patienten jederzeit umfassend informiert sein sollten. Dies betrifft auch die Patienten, welche für die geplante Anleitungssituation, ausgewählt wurden, auf die man aber *„trotzdem"* ein *„Auge"* haben muss.

Zusätzlich sind die Lernenden innerhalb ihrer Anleitungssituation manchmal dazu aufgefordert, dem freigestellten Praxisanleitenden zu erklären, an welcher Stelle benötigtes Material lagert (da sich die zentralen Anleitenden auf der Station nicht auskennen), wie dies innerhalb von Frei_03 beobachtet werden konnte: *Schüler Marc erklärt Praxisanleiterin Melanie, wo die Netzhosen liegen. Praxisanleiterin Melanie verlässt das Patientenzimmer. (Frei_03_Beobachtung, Pos. 335-336).* Dieses Unwissen könnte ebenfalls zu Störungen innerhalb von Anleitungsformen eines ausgeprägten Planungsgrades führen.

Die zeitlichen und personellen Ressourcen sind eng miteinander verwoben. Insofern sowohl Zeit und Personal vorhanden ist, scheint Praxisanleitung besser planbar zu sein und mündet oftmals in Anleitungsformen eines stark ausgeprägten Planungsgrades. Da freigestellte Praxisanleitende als Person entsprechend Zeit für ihre Aufgabe mitbringen, sind die eher geplanten Anleitungsformen vorrangig (aber nicht nur) ihnen vorbehalten. Insofern diese Ressourcen im stationären Alltag vorhanden sind, können sich auch die stationsgebundenen Praxisanleitenden vermehrt auf ihre Rolle als Praxisanleiter konzentrieren. Sie erfahren eine Entlastung in ihrer Rolle als Pflegende. Praxisanleiter Jonas berichtet in diesem Zusammenhang, dass es *„das Schöne"* sei, dass innerhalb seines Arbeitsbereiches *„solche Dinge"* (damit meint er die aufgenommene Spielsituation mit anschließender Reflexion) möglich seien. Er spricht dabei vom *„Idealfall" (Stat_02_PA_Interview_Jonas, Pos. 320-324).* Bedingt wird diese Planung auch durch die dortigen Strukturen im Arbeitsfeld (hierzu Kap. 5.4.3). Doch zuvor soll auf die räumlichen Ressourcen eingegangen werden.

5.4.2 Die räumlichen Ressourcen

„Und da ist ein separater Raum für eine konkrete Lernsituation glaube ich eine gute, gute Idee." (Praxisanleiter Jonas in Stat_02_Gemeinsames_Interview).

Auch die räumlichen Ressourcen lassen sich in eher vorhanden und weniger vorhanden dimensionieren. Räumliche Rückzugsmöglichkeiten sind v.a. zur Führung von Gesprächen notwendig. Meist finden die sich anschließenden Reflexionsgespräche eher geplanter Anleitungen in einem separaten Raum außerhalb des Stationsbetriebes statt. Die freigestellten Anleitenden verfügen dabei über ein eigenes Büro, in welchem man *„die Möglichkeit"* hat *„ungestört"* zu reden, wie folgend von Herrn Praxisanleiter erläutert wird:

> *„Ähm, ja das wir eben halt auch eigene Büro haben, ja? Wodurch wir eben halt auch die Möglichkeit haben, ungestört eben halt unsere Gespräche zu führen. […] Da ist es eigentlich ganz gut, dass man 'n Rückzugsort hat und auch weiß, da kommt jetzt keiner rein und stört einen." (Frei_01_PA_Interview_Herr Praxisanleiter, Pos. 295-303).*

Auch Praxisanleiterin Jasmin und Praxisanleiterin Melanie nutzen für die anschließenden Reflexionsgespräche ihr eigenes Büro *(Frei_02_Beobachtung, Pos. 295-296, Frei_03_Beobachtung, Pos. 476-482).* Räumliche Ressourcen können aber auch in Anleitungssituationen auf der Station geschaffen werden. In Stat_02 wird diesbezüglich ein Therapieraum außerhalb des Gruppenraumes für eine ungestörte Anleitungssituation genutzt. Praxisanleiter Jonas hat die Möglichkeit innerhalb seines Arbeitsbereiches auf separate Räumlichkeiten zurückzugreifen. So verfügt die Tagesklinik neben einem großen Gruppenraum, über mehrere Therapiezimmer, die für Einzelsitzungen verwendet werden. Insofern keine Einzelsitzungen stattfinden, kann Praxisanleiter Jonas diese Räumlichkeiten für praxisanleitende Tätigkeiten nutzen. Jonas empfindet dies positiv, da eine Anleitungssituation *„im Gruppenraum"* *„auch mal zu Irritationen führen kann".* Vermutlich sind diese *„Irritationen"* sowohl bei den Kindern als auch bei den Auszubildenden möglich. Jonas spricht folgend von *„Teilnehmern".* Er stellt heraus, dass ein *„separater Raum für eine Lernsituation [...] eine gute Idee"* sei:

> *„Ähm, zum weiteren Ablauf den Raum zu wechseln fand ich eine gute Idee. Wir hätten auch im Gruppenraum bleiben können, um uns dann einen ruhigeren Bereich zu suchen. Ähm was aber sicherlich auch mal zu Irritationen führen kann, bei äh bei den Teilnehmern. (I: Mhm) Und da ist ein separater Raum für eine konkrete Lernsituation glaube ich eine gute, gute Idee. (I: Mhm) Ja." (Stat_02_Gemeinsames_Interview, Pos. 60-64).*

Räumliche Ressourcen stellen einen *„geschützten Rahmen"* dar, der einen ungestörten Anleitungsprozess ermöglicht, wie Schülerin Saskia innerhalb ihres Reflexionsgespräches nach ihrer Anleitungssituation verdeutlicht:

> *„Und was die Situation beeinflusst hat, (Praxisanleiter Jonas: Ja.) beziehungsweise, was anders war als sonst, glaube ich, das war dieser geschützte Rahmen. (Praxisanleiter Jonas: Ja.) Also, das ist einfach dadurch, (Praxisanleiter Jonas: Mhm.) genau, die Situation so war, wie sie war dann im Endeffekt." (Stat_02_Beobachtung, Pos. 814-818).*

Falls räumliche Ressourcen fehlen, kann dies zu Störungen innerhalb der Anleitung führen. Dies ist häufig auf den Stationen der Fall, welche nicht über separate Räume verfügen, um eine ungestörte Gesprächsatmosphäre zu ermöglichen. Diese Rückzugsmöglichkeit scheint aber gerade für stationsgebundene Anleitende notwendig zu sein, um anleitungsrelevante Gespräche als Praxisanleitende führen zu können, ohne mit pflegealltäglichen Aufgaben konfrontiert zu werden. Dies wurde beispielsweise innerhalb zweier Interviews mit stationsgebundenen Anleitenden deutlich: So musste innerhalb von Stat_01 die Frage, aufgrund einer Unterbrechung durch eine Stationsleitung wiederholt werden:

I: „[...] Ähm, du hast einmal kurz mit mir gesprochen und mir mal kurz erklärt, warum der, warums 'n großen Unterschied gab zu gestern

Unterbrechung durch Stationsleitung Anni bezüglich Belegungsplanung auf der Station.

I: Alles klar. Du hast mir heute Morgen einmal kurz, ähm, den Unterschied zwischen gestern und heute erklärt." (Stat_01_Interview_Annelie, Pos. 341-347).

Eine ähnliche Situation fand sich innerhalb von Stat_03: So wurden Praxisanleiterin Yvonne und ich zweimal während eines Interviews, welches im Aufenthaltsraum auf der Station stattfand, unterbrochen. Diese Unterbrechungen fanden statt, während Yvonne erzählte *(Stat_03_Interview_Yvonne, Pos. 136-140, Pos. 271-277)*. Dabei können sowohl Unterbrechungen durch andere Pflegekräfte als auch durch Patienten vorkommen.

Nicht vorhandene Räume veranlassen die an der Praxisanleitung Beteiligten dazu, sich andere Lösungen zu suchen. So werden freie Patientenzimmer, Aufenthaltsräume für Patienten und Besucher so ‚umfunktioniert'[103], damit sie für Anleitungssituationen oder zugehörige Gespräche genutzt werden können. Erkennbar wird dies auch innerhalb von Frei_02 – hier wurde ein Tagesraum für Patienten und Besucher ‚umfunktioniert': *„Schülerin Annika hat für das Beratungsgespräch den sogenannten Tagesraum hergerichtet, der sehr hell ist, da sich eine Fensterfront dort befindet. Ein „Bitte nicht stören"-Schild hängt an der Tür des Tagesraumes" (Frei_02_Beobachtung, Pos. 38-42).*

Falls Räume für die Praxisanleitung zur Verfügung gestellt werden, so wird dies eher positiv wahrgenommen, ein Fehlen desgleichen wirkt sich eher ungünstig auf die Praxisanleitung aus. Während die freigestellten Praxisanleitenden häufig über ein eigenes Büro verfügen, sind die stationsgebundenen Praxisanleitenden dazu aufgefordert, innerhalb des Stationsalltags nach Räumen zu suchen, welche ein ungestörtes Reden oder Agieren ermöglichen, *„dass man auch vielleicht irgendwie Platz hat, wo man sich zusammen in der Anleitung in Ruhe hinsetzen kann." (Frei_01_Interview_Schülerin_Lena, Pos. 360-362)*. Dies evoziert ein ‚Umfunktionieren' von Räumen, um sich einer ungestörten Atmosphäre zu nähern. Sogar die räumlichen Strukturen lassen sich mit Rollenklarheit und Rollendiffusität verbinden. Die freigestellten, praxisanleitenden Pflegekräfte verfügen über ein eigenes Büro, welche nochmals ihre Rollenklarheit (Praxisanleiterbüro) unterstreicht. Stationsgebundene Anleitende erhalten eine solche Ressource in der Regel nicht, sodass sich ihre Rollendiffusität auch hier widerspiegelt – sie nutzen die Räumlichkeiten der Station, wohlwissend, dass sie hier (von Patienten, Besuchern oder Kollegen) innerhalb ihrer

103 Ein ‚Umfunktionieren' von Räumen lässt sich häufig in den Arbeitsbereichen erkennen. So wurden auch die Räumlichkeiten in Stat_02 – das Therapiezimmer für Einzelsitzungen – ‚umfunktioniert' und als separate Räumlichkeit für anleitungsrelevante Gespräche genutzt. Auch der Tagesraum in Stat_03 wurde so ‚umfunktioniert', dass er als Raum für die Interviews fungierte.

Rolle als Praxisanleitender jederzeit gestört werden könnten (um die Rolle der Pflegekraft einzunehmen).

5.4.3 Die Strukturen im Arbeitsfeld

In den folgenden Ausführungen werden die Strukturen der Stationen bzw. der Arbeitsbereiche konstatiert, in denen Praxisanleitung durch stationsgebundene Praxisanleitende stattfindet. Da die freigestellten Praxisanleitenden nicht (mehr) im Pflegealltag agieren, sind sie von den folgenden Strukturen auch nicht betroffen. Vielmehr wird das Arbeitsfeld der stationsgebundenen Praxisanleitenden in den Blick genommen. Dabei konnten drei Unterkategorien eruiert werden. Die Ermöglichung von *Kontinuität,* auch bedingt durch *Kollegialität,* ist dabei als querliegend zu bezeichnen. Sie wirken sich zwar nicht direkt auf den Planungsgrad von Praxisanleitung aus, sind aber immanenter Bestandteil, um Praxisanleitung überhaupt zu ermöglichen. Die Klarheit bzw. auch Unklarheit von *Arbeitsabläufen* hingegen beeinflusst den Planungsgrad von Anleitungssituationen (siehe Abbildung 8).

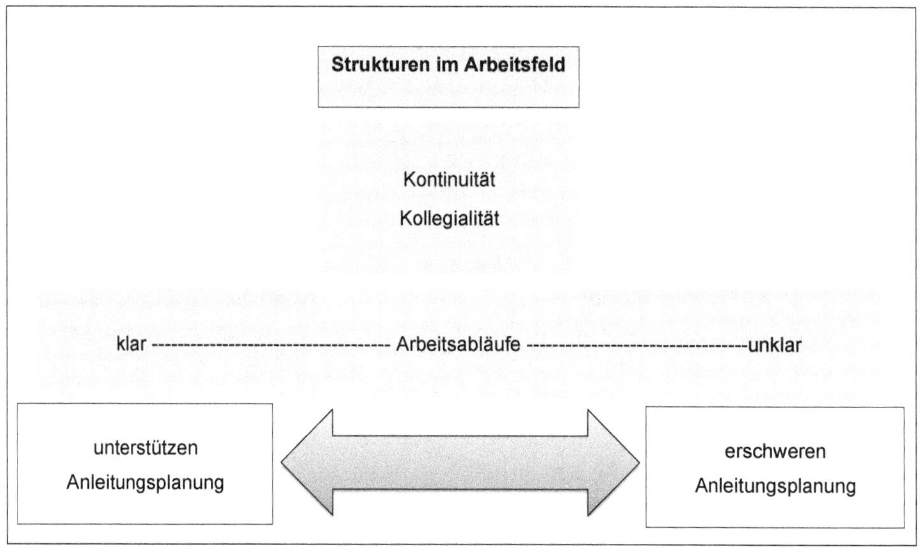

Abbildung 8: Strukturen im Arbeitsfeld der stationsgebundenen Praxisanleitung (eigene Darstellung)

5.4.3.1 Kontinuität

„Auf Station habe ich dann immer diese eine Person, die dann für mich praktisch zuständig ist. Ähm, das finde ich gut. Das man immer einen Ansprechpartner hat. Das man natürlich jemanden hat, der einen [...] unterstützt, [...] kontrolliert, [...] Hilfestellung bieten kann.“ (Frei_02_Interview_Schülerin_Annika)

Kontinuität betrifft v. a. die Ansprechbarkeit des Praxisanleitenden auf der Station. Sie sorgt dafür, dass die Lernenden sich gut begleitet fühlen. Kontinuität wirkt sich dabei nicht auf den Planungsgrad konkreter Anleitungssituationen aus. Vielmehr stellt sie sicher, dass die Lernenden während ihres Einsatzes auf den Stationen jemanden haben, an denen sie sich bei Fragen, Unklarheiten oder Unsicherheiten wenden können und sich nicht alleingelassen fühlen. Leila antwortet auf die Frage, was sie positiv an der stationsgebundenen Praxisanleitung findet u. a., „[...] *dass man immer 'n Ansprechpartner hat.“ (Stat_01_Gemeinsames Interview, Pos. 182-183).* Schülerin Lena ist ebenfalls der Meinung, dass es positiv sei, wenn die Praxisanleitenden *„dieses Gefühl“* vermitteln, *„immer [...] da“ (Frei_01_Interview_Schülerin_Lena, Pos. 286-287)* zu sein. Diese Ansprechbarkeit verdeutlicht auch Praxisanleiter Jonas: *„Äh, äh ich bin verfügbar. Ich bin Ansprechpartner. Äh, nicht nur zu bestimmten Zeiten, sondern den Tag über.“ (Stat_02_PA_Interview_Jonas, Pos. 779-781).* Ihm ist es wichtig, dass er permanent *„verfügbar“* ist, um den Lernenden zu unterstützen. Dass er *„den Tag über“* ansprechbar ist, suggeriert, dass er mit dem Lernenden kontinuierlich zusammenarbeitet: Er ist der *„Ansprechpartner“*. Schülerin Annika berichtet, dass es *„immer super“* sei, wenn es *„auf Station“* einen *„Ansprechpartner“* gibt, *„der einen unterstützt, der einen kontrolliert, der einem Hilfestellung bieten kann.“ (Frei_02_Interview_Schülerin_Annika, Pos. 195-200).* Kontinuität fungiert in gewisser Weise als Backup in unsicheren Situationen, sie *„unterstützt, [...], kontrolliert“* und gibt *„Hilfestellung“* – sie ermöglicht Sicherheit. Sicherheit stellt eine Folge von gelungener Praxisanleitung dar (hierzu auch Kap. 5.6.2). Erlebte Kontinuität erleichtert das Fragen stellen (siehe hierzu S. 283) seitens der Lernenden, wie Schülerin Saskia, auf die Frage, wer ihr Ansprechpartner ist, klarstellt: *„Auf jeden Fall Jonas. Ja, genau. Also das ist halt auch immer so. Wenn man Sachen nicht weiß, so vom organisaTORISCHEN. Dann frage ich ihn. [...].“ (Stat_02_Interview_Schülerin_Saskia, Pos. 69 & 70).*

Kontinuität soll auch gewährleistet werden, wenn der Praxisanleitende nicht zugegen ist. Praxisanleiterin Yvonne und Praxisanleiterin Annelie führen dazu aus, dass es wichtig sei, stationsintern Ansprechpartner festzulegen, wenn sie mal nicht zugegen sind *(Stat_03_Interview_Yvonne, Pos. 422-429, Stat_01_Interview_Annelie, Pos. 600-605).*

Fehlende Kontinuität hingegen wird als hinderlich erlebt. So beschreibt die freigestellte Praxisanleiterin Jasmin, dass es ungünstig sei, wenn der Auszubildende mit verschiedenen Pflegekräften zusammenarbeite. Dies führe dazu, dass Fehler evtl.

nicht oder erst später auffallen, wenn der Lernende *„noch mal viel genauer von eben Praxisanleitern auch betreut“* werde (Frei_02_PA_Interview_Jasmin, Pos. 643-648).

Ferner ist mit Kontinuität aber auch ein gewisses Maß an Einheitlichkeit bezüglich erklärter oder durchgeführter Pflegehandlungen verbunden. So führt eine Meinungsvielfalt innerhalb des Kollegiums zu Unsicherheiten seitens der Lernenden, welche dazu veranlasst, diese Diskrepanz auszugleichen, wie folgend Schülerin Leila ausführt: *„Ähm, gibt 'ne teilweise verschiedene Meinungen zu einigen Sachen, deswegen hatte ich Praxisanleiterin Annelie noch mal gefragt, weil da gestern 'ne Situation mit 'ner anderen Kollegin war und ähm (Pause) ja-.“ (Stat_01_Gemeinsames Interview, Pos. 243-246).* Wie wichtig diese Einheitlichkeit verbunden mit Kontinuität ist, beschreibt auch Schülerin Annika:

> *„Ähm, (Pause) und dass man auch einheitlich dann angeleitet wird. Weil, im Regelfall ist es so, dass ich, wenn ich einen Praxisanleiter zugewiesen bekomme, auch ziemlich viele Tage mit ihm zusammenarbeite und dass das dann auch eingehalten wird. Im Regelfall ist das so. Und dementsprechend, ähm, hat man natürlich auch 'ne gute Vertrauensbasis […]. Und das finde ich halt besonders gut. Das ich halt immer 'n bisschen einen Ansprechpartner hab'.“ (Frei_02_Interview_Schülerin_Annika, Pos. 200-209).*

Neben einer einheitlichen Anleitung stellt sie heraus, dass eine kontinuierliche Zusammenarbeit auch zu einer *„gute[n] Vertrauensbasis“* führe. Kontinuität stellt eine Voraussetzung für Praxisanleitung während des gesamten Einsatzes dar. Sie bietet Verbindlichkeiten, verbunden mit einem Sicherheitsgefühl des Lernenden. Besonders unterstützend wird sie wahrgenommen, wenn Kontinuität auch personell verbindlich ermöglicht wird, d. h. es gibt nur eine begrenzte Anzahl an Ansprechpartnern. Kontinuität wird unterstützt durch Kollegialität.

5.4.3.2 Kollegialität

„Ohne, ohne ihre Hilfe [der Stationsleitung] würde ich das auch nicht können. Oder Hilfe von anderen Kollegen, ne.“ (Stat_01_Interview_Annelie)

Kollegialität bedeutet, dass die praxisanleitenden Pflegekräfte auf den Stationen sich auf die helfende Mitarbeit von Stationsleitung und Kollegen verlassen können. Wie diese Unterstützung aussehen kann und dass es ohne sie nicht geht, erklärt Praxisanleiterin Annelie:

> *„Ja, also bei uns auf 'er Station läuft das natürlich sehr gut. Wir müssen das mit Anni, mit Stationsleitung immer besprechen. (Pause) Und äh, eben, sie müssen mir auch den Rücken freihalten, die anderen Schwestern. Wenn ich dann wirklich so eine Anleitung mache, wie heute mit ihr oder morgen haben wir auch geplant, dann muss auch Anni zusehen, dass sie alleine den hinteren Bereich komplett macht, mit OPs wegfahren und bringen und mit ihre Leitungssachen auch noch machen. Äh. Ohne, ohne ihre Hilfe würde ich das auch nicht können. Oder Hilfe von anderen Kollegen, ne. Das ist ja. Natür-*

> *lich kann ich ja nicht die ganze Station (…) übernehmen, wenn ich dann so 'ne, so 'ne Anleitung mache. Ne, das ist, also. Andere Kollegen müssen mich auch unterstützen dann. (I: Ja. Ok. Hmh) Aber das läuft bei uns auf der Station, finde ich, sehr gut." (Stat_01_Interview_Annelie, Pos. 182-196).*

Praxisanleiterin Annelie klärt auf, dass sie Anleitungstage (hier war es der gemeinsame Pflegealltag) nur anbieten kann, wenn eine andere Pflegekraft *„den hinteren Bereich komplett"*[104] übernimmt. Ohne diese Kollegialität könnte Praxisanleitung in ihren Augen nicht stattfinden (*„ohne ihre Hilfe würde ich das auch nicht können"*, lässt darauf schließen). Sie ist folglich darauf angewiesen.

Eine solche Kollegialität erlebt auch Schülerin Saskia. Sie stellt klar, dass sie eine *„enge Begleitung"* durch *„viele Personen"* der Tagesklinik erfahre *(Stat_02_Gemeinsames_Interview, Pos. 109-115)*. Vermutlich liegt dies auch daran, dass innerhalb der Tagesklinik nicht im Schichtsystem gearbeitet wird und somit immer die gleichen Kollegen mit Praxisanleiter Jonas als Ansprechpartner mit ihr gemeinsam arbeiten. Praxisanleiterin Yvonne erfährt auch kollegiale Unterstützung, wenn sie sich selbst unsicher ist. Sie erläutert, dass sie beispielsweise bei Neuerungen, die sie noch nicht kennt, auf das Wissen ihrer Kollegen zurückgreifen kann (hierzu auch „Up-to-date sein", S. 217): *„Aber wenn so Neuerung dazu (Schülerin Bettina: Ja.) kommt. Ich lerne, zum Beispiel, dann von unserem jüngeren Kollegen. (Schülerin Bettina: Ja.) Dann gehe ich auch mal zu Julia oder zur Samira" (Stat_03_Gemeinsames Interview, Pos. 155-157).*

Inwiefern sich ein Fehlen dieser Kollegialität auswirkt, kann hier nicht wiedergegeben werden, da dazu kein Datenmaterial vorliegt. Demzufolge erfahren alle Praxisanleitenden, die sich im Rahmen dieser Studie diesbezüglich geäußert haben, vermutlich Kollegialität. Es lässt sich lediglich vermuten, dass fehlende Kollegialität die Planung und Umsetzung von Praxisanleitung erschwert. In einem solchen Falle sind Abstimmungsprozesse kaum oder gar nicht möglich. Dies lässt ein Interviewausschnitt aus Stat_01 vermuten:

> *I: „Ok. Ist das das Erste, was dann quasi auf der Strecke bleibt. Die Praxisanleitung? Wenn jemand krank ist? Oder andere Sachen?*
>
> *Schülerin Leila: Ich sach mal so, also, die anderen Kollegen, die bemühen sich eigentlich auch. Also, die jetzt keine Praxisanleiter sind.*
>
> *I: Mhm. Und das ist auch auf allen Stationen so, die du jetzt erleben durftest?*
>
> *Schülerin Leila: Joaoaaahhh (verneinend). Nicht, nicht auf allen.*
>
> *I: Ok. Also es nicht 'ne Selbstverständlichkeit- [ ]*
>
> *Schülerin Leila: Nein. HmHm (kopfschüttelnd)." (Stat_01_Interview_Schülerin_Leila, Pos. 243–250).*

---

104 „Bei der Bereichspflege wird die Station in Einzelbereiche unterteilt, unabhängig von den Krankheitsbildern. Jedem Bereich wird ein Pflegeteam bzw. eine Pflegeperson zugeordnet, die Einteilung erfolgt durch die Stationsleitung [oder durch kollegiale Absprachen]" (Bartholomeyczik, Ewers, Friesacher & Hokenbecker-Belke 2009, S. 97).

Das angedeutete Verneinen von Schülerin Saskia lässt annehmen, dass Kollegialität nicht auf jeder Station gelebt wird. Gleichwohl scheint sie eine Grundvoraussetzung für stationsgebundene Praxisanleitende zu sein, um sich ihrer sozialen Rolle als Praxisanleiter zu nähern und die damit verbundenen Erwartungen (seitens der Lernenden) zu erfüllen. Im Folgenden werden die Auswirkungen der Arbeitsablaufgestaltung in den Blick genommen.

5.4.3.3 Arbeitsablaufgestaltung

> **„POSITIV finde ich für den Rahmen hier, dass ich äh, äh weil die Strukturen so feststehen, schon lange im Voraus planen kann." (Stat_02_PA_Interview_Jonas)**

Innerhalb von Stat_02 wurde deutlich, dass der Arbeitsablauf innerhalb der Kinder- und Jugendpsychiatrie klar strukturiert ist und genaue Zeiten bezüglich Gruppen- oder Einzelaktivitäten mit den Kindern und ihren Sorgeberechtigten festgesetzt sind:[105] *„Wir haben unsere festen Strukturen hier. Wir starten immer um PUNKT neun Uhr 30 und wir enden um PUNKT zehn Uhr 15 mit dem äh, was wir da in der Kindergruppe starten." (Stat_02_Gemeinsames_Interview, Pos. 52-54).* Diese Tagesstruktur bietet dem Praxisanleitenden die Möglichkeit, konkrete Anleitungssituationen innerhalb des pflegerischen Alltags zu planen. So kann die eher geplante Anleitungsform: Die Einzelhandlung im Mittelpunkt (Kap. 5.2.4.3), von einem stationsgebundenen Praxisanleitenden durchgeführt und reflektiert werden. Praxisanleiter Jonas erläutert den Planungsvorteil durch das Vorhandensein dieser Strukturen folgendermaßen:

> *„POSITIV finde ich für den Rahmen hier, dass ich äh, äh weil die Strukturen so feststehen, schon lange im Voraus planen kann. (I: Hm (bejahend)) So, wie jetzt auch heute, ne? Ich kann lange vorher schon fest äh legen so, ähm dann brauche ich die und die Zeit, um die und die äh Möglichkeiten zu schaffen. (I: Hm) Das braucht aber einen langen Vorlauf. (I: Hm) Das geht nicht von Woche auf Woche. (I: Hm) Muss gut gucken so, äh, wie gesagt, den Blick darauf haben, auf, auf die äh, auf die äh personelle Besetzung und ähm aber auch auf dem Blick." (Stat_02_PA_Interview_Jonas, Pos. 539-548).*

Den geplanten Tagesablauf empfindet auch Schülerin Saskia positiv:

> *„Aber ich finde das-. Also den Rahmen hier total gut. Also ich hätte mir am Anfang jetzt nicht das, was ich jetzt mache darunter vorgestellt. Unter Tagesklinik. Aber ich finde einfach diesen geplanten, strukturellen Ablauf, finde ich total cool. Also man weiß immer genau, was kommt jetzt. Was ist jetzt meine Aufgabe. Wie-, ja. Wie gebe ich mich jetzt? Das finde ich sehr gut. Dass es einfach einen geplanten Tagesablauf gibt. Und wo man sich dann eben so einordnen kann." (Stat_02_Interview_Schülerin_Saskia, Pos. 24-30).*

105 Festgelegte Tagesstrukturen konnten innerhalb dieser Erhebung lediglich in Stat_02 erhoben werden. Eine Übertragbarkeit auf andere Arbeitsbereiche (z. B. Psychiatrien oder Einrichtungen der Kinder- und Jugendhilfe) ist jedoch denkbar. Aus diesem Grunde soll diese Eigenschaft hier mit aufgeführt werden.

Neben einer konkreten Anleitungsplanung beeinflusst der festgelegte Tagesablauf auch den pflegerischen Alltag: Die Lernenden können sich *„einordnen“*. *„Man weiß immer, was kommt jetzt“*. Dieses Wissen führt auch zu einem selbstständigen Handeln innerhalb des Einsatzes, da die Auszubildenden wissen, welche Aufgaben sie zu erledigen haben. Dieses Wissen wirkt sich auch auf den gemeinsamen Pflegealltag aus, welcher außerhalb der geplanten Einzelhandlung innerhalb von Stat_02 die vorherrschende Anleitungsform sein wird, da Praxisanleiter Jonas und Schülern Saskia auch außerhalb der geplanten Einzelhandlung zusammenarbeiten, sich aber für die Anleitungssituation einen separaten Lernort außerhalb des Alltags – eine zweite »Anleitungsrealität« – geschaffen haben.

Zugleich erlebt Praxisanleiter Jonas aber auch eine gewisse Enge, bedingt durch diese Tagesstrukturen, welche ihm wenig *„Freiräume“* lassen – so hat er zwar die Möglichkeit innerhalb dieser Zeitfenster Anleitungssituationen durchzuführen, ist aber auch dazu aufgefordert, diese zu einem festgelegten Zeitpunkt zu beenden. Somit kann die zum einen positiv erlebte Tagesstruktur innerhalb der Praxisanleitung auch zum Stolperstein werden, insofern die Anleitungssituation eventuell ein größeres Zeitfenster erfordert *(Stat_02_PA_Interview_Jonas, Pos. 392-398)*, als es die festgelegten Arbeitsabläufe innerhalb der Tagesklinik vorgeben.

Klare Arbeitsabläufe sind innerhalb der somatischen Pflege im Krankenhaus eher weniger gegeben, wie Schülerin Saskia auf die Frage nach dem Unterschied der Praxisanleitung zwischen Krankenhaus und psychiatrischer Tagesklinik erläutert: *„Ähm da ist dann so. Also ich finde, das unterscheidet sich wirklich vom Stationsalltag zu HIER. So, da gibt es ja natürlich keinen festen Ablauf. Also so ungefähr natürlich immer, aber-. Genau.“ (Stat_02_Interview_Schülerin_Saskia, Pos. 125-127)*. Auf den Stationen im Krankenhaus orientiert sich Pflege eher an Strukturierungspunkten des Alltags, die selten zeitlich konkret festgelegt, folglich unklar sind. Typische Strukturierungspunkte sind bspw.: Untersuchungen, Mahlzeiten oder Arztvisiten, die teilweise zu wechselhaften Zeiten stattfinden und somit eine konkrete Planung sowohl von Praxisanleitung als auch von Pflege erschweren, wie von Schülerin Bettina dargelegt:

> *„Boah, ich glaube auch-. Äh. Erstens auch, ähm, dass man alle Patienten gleichbehandelt. (I: Hm.) Und dass man auch alle versucht, gleich zu versorgen. Gleiche Zeit und so was zu investieren. Also auch immer schwierig, weil, zum Beispiel, dann Ärzte oder Untersuchungen zwischenfunken (I: Hm.), oder, oder, oder. Also dieser-. Da ist auch wieder dieser ganz stinknormale Alltag, der dann ist. Weil dann-. Der eine muss zum OP. Der andere muss zur Untersuchung. (I: Hm.) Oder, ähm, der andere hat jetzt gerade so starke Schmerzen. Aber der andere muss gleichzeitig zum OP. (I: Hm.) Und der andere zu-. Da-. Das ist ja einfach sehr schwierig, dieses ganze Managen auch.“ (Stat_03_Interview_Schülerin_Bettina, Pos. 512-520).*

Innerhalb des gemeinsamen Pflegealltags von Stat_03 legt Praxisanleiterin Yvonne fest, in welchem Zimmer sie mit der Versorgung der zu Pflegenden starten. Dabei orientiert sie sich an den Strukturierungspunkten – in diesem Fall der Untersuchungen – und erläutert, dass sie mit den Patienten beginnen würde, für die am Morgen eine diagnostische Maßnahme geplant wurde. Sie begründet dies folgend *„Nicht, dass die so früh drankommen und dann sind die vielleicht noch nicht fertig" (Stat_03_ Beobachtung, Pos. 149-151).* Praxisanleiterin Yvonne ist wichtig, dass die Patienten *„fertig"* sind, wenn die Untersuchungen beginnen. Sie weiß aber nicht genau, wann die Patienten *„drankommen"* – der Zeitpunkt dieser Untersuchung ist unklar – eine Planung folglich kaum möglich. Es wird deutlich, dass klare Arbeitsabläufe Anleitungsplanungen eher ermöglichen als unklare Strukturierungspunkte innerhalb des pflegerischen Alltags, die vorherige Planungen seitens der praxisanleitenden Pflegekraft stören (könnten).

Ein weiterer wichtiger Aspekt innerhalb der Praxisanleitung auf den Stationen ist die Einsatzlänge der Auszubildenden, die nachfolgend in den Blick genommen wird.

5.4.4 Die Einsatzlänge der Lernenden

„Und das ist natürlich, […] deutlich besser. Was die Beziehungsarbeit an äh geht, wenn Du zehn Wochen äh das Kind kennst, […] als jetzt nach vier Wochen den Bereich wechseln musst." (Stat_02_PA_Interview_Jonas)

Die Einsatzlänge des Auszubildenden hat Einfluss auf mögliche Anleitungsgegenstände, die innerhalb der praktischen Zeit in den Mittelpunkt genommen werden können. Zugleich scheint auch die Förderung des selbstständigen Pflegehandelns (Hierzu Kap. 5.3.1.1) von der Länge des Einsatzes abhängig zu sein. Die Einsatzlänge lässt sich in den Dimensionen: eher kurz bzw. eher lang unterscheiden. Vor allem die stationsgebundenen Praxisanleitenden vertreten bezüglich der Einsatzlänge einen gemeinsamen Standpunkt: Sie sind der Meinung, dass Auszubildende wesentlich mehr mitnehmen und lernen können, je länger sie in einem Arbeitsfeld eingesetzt sind. Zusätzlich würden die Auszubildenden mehr Sicherheit erlangen, wenn der Einsatz für einen längeren Zeitraum geplant ist. Praxisanleiter Jonas nimmt dies folgendermaßen wahr:

> *„Und dann sind auch äh einfach Meinungen gefragt. Also beispielsweise in Oberarztvisiten äh, äh können Auszubildende immer sehr gut ihre Eindrücke zum Kontakt äh mit dem Kind äh schildern. (I: Hm (bejahend)) Und das ist natürlich, was die Gestaltung anbetrifft, deutlich besser. Was die Beziehungsarbeit an äh geht, wenn Du zehn Wochen äh das Kind kennst, (Telefonklingeln) als jetzt nach vier Wochen den Bereich wechseln musst. (I: Hm (bejahend) (Telefonklingeln) Da ist ja viel mehr an Vertrauen und, und Bindung und Beziehung da. (I: Ja) Und das ist schon, schon ähm viel äh also viel, viel besser für uns auch und für alle Beteiligten auch. Äh, häufig die Rückmeldung der Schü- äh der Auszubildenden ja ist, äh: ‚Mensch, ich bin jetzt gerade sicher, so. (I: Hm (bejahend)) Und dann muss ich wieder gehen.' (I: Ja) Ja? ‚Ich weiß jetzt so, wie der Hase läuft.'" (Stat_02_PA_Interview_Jonas, Pos. 219-234).*

Praxisanleiter Jonas berichtet, dass v. a. das selbstständige Pflegehandeln verbunden mit einem sicheren Agieren besonders dann fokussiert werden kann, wenn auch die Zeit vorhanden ist, dies anzubahnen. Dies scheint bei längeren Einsätzen eher möglich zu sein, da dann *„ja viel mehr an Vertrauen und, und Bindung und Beziehung da“* ist. Diese Beziehung ist vor allem in Arbeitsfeldern nötig, in denen die zu Pflegenden über einen längeren Zeitraum zu versorgen sind. Praxisanleiter Jonas erläutert weiterhin, dass die Lernenden, insofern sie längere Einsätze und damit verbunden auch eine entsprechende Beziehung zu den Patienten aufgebaut haben, sich bspw. besser in die Visite einbringen können, da sie Veränderungen seitens des Patienten besser wahrnehmen können. Hier wird v. a. der Anleitungsgegenstand des kollegialen Handelns und der Patientenbeobachtung fokussiert (zu den Anleitungsgegenständen siehe S. 117).

Die Einsatzlänge hat aber auch Einfluss auf die Vielfalt an Anleitungsgegenständen. Praxisanleiterin Yvonne antwortet auf die Frage, ob die Einsatzlänge die Praxisanleitung beeinflusst Folgendes:

> *„Finde ich schon. Ja. Weil gerade-. Wir haben ja hier den vorderen Bereich, die Onkologie. Und hinten noch mal den palliativen Bereich. Wir arbeiten da schon sehr gleich. Aber im Palliativbereich hast du ja noch mal andere Sachen, die du mit denen machst. (I: Hm.) Und wenn du dann nur drei Wochen hier eingesetzt bist, ist das schon schwierig, denen ALLES (I: Hm.) zu zeigen.“ (Stat_03_Interview_Yvonne, Pos. 217-222).*

Praxisanleiterin Yvonne hat den Anspruch, den Auszubildenden *„ALLES“* zu zeigen. *„ALLES“* können in diesem Fall auch viele verschiedene Einzelhandlungen sein, die innerhalb des gemeinsamen Pflegealltags aufkommen. Innerhalb von Stat_03 konnten beispielsweise Erklärungen (hierzu S. 261) bzw. das Zeigen von Tätigkeiten (hierzu S. 274) zur PC-gestützten Patientendokumentation, zur Aroma-Therapie, zur Pflegeplanung, zum Umgang mit dem Snoezel-Gerät, zur Übergabe am Patientenbett oder zur Entfernung eines Blasenkatheters beobachtet werden. Diese Tätigkeiten wurden im Rahmen des gemeinsamen Pflegealltags mehr oder weniger von beiden übernommen bzw. hat Praxisanleiterin Yvonne Schülerin Bettina dazu angeleitet, wenngleich dies oftmals mit eher lenkenden und leitenden Gestaltungsaktivitäten (hierzu Kap. 5.5.3.1) einherging. Dennoch könnte dieses Repertoire so ergänzt werden, dass der Auszubildende am Ende des Einsatzes *„ALLES“* gezeigt bekommen hat. Insofern der Einsatz zu kurz ist, sieht Praxisanleiterin Yvonne das Zeigen von *„ALLES“* als gefährdet. Dass man bei einem längeren Einsatz mehr Möglichkeiten hat, skizziert auch Praxisanleiter Jonas. Er ist der Meinung, dass man dann *„noch mal mehr draus […] gewinnen“* kann. Zusätzlich merkt er an, dass eine längere Einsatzdauer auch die Integration ins Team begünstige *(Stat_02_PA_Interview_Jonas, Pos. 197-211).*

Die Einsatzzeit als Bedingungsfaktor für Praxisanleitung betrifft die stationsgebundene Praxisanleitung. Die Länge des Einsatzes beeinflusst die Auswahl und Vielfalt der Anleitungsgegenstände und wirkt auf das sichere (und selbstständige) Pflegehandeln des Lernenden ein. Je länger ein Einsatz geht, desto selbstständiger können die Auszubildenden in dem entsprechenden Arbeitsfeld agieren (siehe hierzu S. 274). Die Länge eines Einsatzes wird von den freigestellten Praxisanleitenden nicht als Bedingungsfaktor für Praxisanleitung aufgeführt. Dies liegt vermutlich daran, dass sie die Lernenden immer nur geplant und punktuell innerhalb von Anleitungssituationen erleben und nicht wahrnehmen, wie sie sich innerhalb eines Einsatzes (weiter-)entwickeln.

Als Nächstes sollen die materiellen Ressourcen als Bedingungsfaktor von Praxisanleitung beleuchtet werden.

5.4.5 Die materiellen Ressourcen: ‚Artefakte' der Praxisanleitung

„Was wichtig ist, dass man immer Sauerstoffbrille und Inhalationsgerät auch wechseln, ne. Jeden Morgen kommt 'n neues Gerät. Wegen Corona hieß es, dürfen wir die nicht wechseln, aber für das Examen oder für so 'ne Anleitungsgeschichte machen wir das [...]"
(Praxisanleiterin Yvonne in Frei_03_Beobachtung)

Innerhalb der pflegerischen Akutpflege im Setting Krankenhaus scheint benötigtes Material eher zu einer immer vorhandenen Selbstverständlichkeit geworden zu sein, über die weniger nachgedacht wird.

Berufskleidung, Patientenbetten, Bettwäsche, Handtücher, Injektions-, Infusions- und Verbandsmaterial, Blutdruckmessgeräte, Pflegewagen, Desinfektionsmittel, Toiletten- und Rollstühle stellen nur eine kleine Auswahl von alltäglichem Material bzw. Gegenständen dar, welche im Pflege- und Anleitungsalltag sehr häufig genutzt werden. Erst das Fehlen oder die Limitierung alltäglicher Gegenstände veranlasst die an der Praxisanleitung beteiligten Akteure dazu, über sie zu sprechen. Dabei gibt es Bewältigungsstrategien, um mit Limitierungen bzw. dem Fehlen von Anleitungsmaterial umzugehen. Innerhalb von Frei_03 wurde sich bezüglich der geplanten Anleitungssituationen dafür entschieden, einen zusätzlichen Pflegewagen anzuschaffen, um den stationären Alltag nicht zu stören. Die Anzahl der Pflegewagen auf den Stationen sind offensichtlich nur begrenzt verfügbar. Zugleich sorgt dieser Pflegewagen dafür, dass Praxisanleiterin Melanie die von ihr geplanten Anleitungen unabhängig von den stationsgebundenen Kollegen gestalten kann. Der eigens dafür angeschaffte Pflegewagen fungiert in gewisser Weise als ‚Artefakt' der Praxisanleitung – als Requisit einer parallelen »Anleitungsrealität«, neben dem Pflegealltag. Ein Artefakt ist „ein von Menschen hergestelltes Objekt" (Lange 2011, S. 60). In diesem Fall wurde der Pflegewagen extra für die Praxisanleitung angeschafft, wie im folgenden Beispiel deutlich wird:

> *I: „Ach, apropos Pflegewagen. Das fällt mir gerade noch ein. Ähm, gibts extra 'n Pflegewagen für Schüler? (Praxisanleiterin Melanie: Ja. (...)) Warum?*
>
> *Praxisanleiterin Melanie: Ähm, weil wir den ja die ganze Zeit haben und meistens ja der normale, ähm Ablauf auf Station ähm, weiterläuft und die haben meistens Zwei auf Station und teilen sich auch dann immer in zwei Bereiche und brauchen den dann selber in der morgendlichen Pflege und deswegen haben wir einen eigenen.*
>
> *I: Ahh, ok. Und der steht immer an ein- und derselben Stelle?*
>
> *Praxisanleiterin Melanie: Der steht immer an ein- und derselben Stelle oder wird dann halt, wenn morgen jetzt wieder 'ne Anleitung gewesen wäre, hätte ich dem Schüler Marc gesagt: ‚Bring den auf die und die Station'. (I: Mhm) Und dann wird der eigentlich freitags immer wieder runtergebracht und montags wieder auf die jeweilige Station dann geholt." (Frei_03_PA_Interview_Melanie, Pos. 548-561).*

Artefakte der Praxisanleitung sollen die praxisanleitende Tätigkeit unterstützen. Sie finden sich auch noch in anderen Formen wieder, wie in folgender Beobachtung deutlich wird:

> *Sowohl Herr T. als auch Herr Z. werden über die Vitalzeichen informiert. Auch dokumentieren Schülerin Bettina und Praxisanleiterin Yvonne die Werte direkt in die Kurve (die auf dem Silberwagen liegen – auf dem Deckel der Kurvenmappe steht in großen Buchstaben PRAXISANLEITUNG geschrieben). (Stat_03_Beobachtung, Pos. 210-213).*

Praxisanleiterin Yvonne hat sich für ihre Praxisanleitungssituationen eine eigens dafür angelegte Kurvenmappe zugelegt. Diese soll den Kollegen verdeutlichen, dass sie sich gerade in einer Praxisanleitungssituation befinde und folglich die Kurven nicht ohne Absprache entwendet werden sollen, wie sie folgend erläutert:

> *„Und dann, ähm, ja, gehen wir morgens, ähm, los. Dann habe ich so eine eigene Kladde, die wir da neh-, mitnehmen. Dann wissen unsere Ärzte auch immer Bescheid, dass ich halt Praxisanleitung an dem Tag mache. (I: Ah, okay.) Weil sonst suchen die nachher die Kurven, wenn wir (I: Hm.) dann irgendwo mal verschwunden sind." (Stat_03_Interview_Yvonne, Pos. 283-287).*

Yvonne stellt klar, dass das ärztliche Personal oftmals die Kurven suche. Sie geht davon aus, dass dies eher weniger vorkommt, wenn den Medizinern klar ist, dass sie gerade Praxisanleitung „*macht*". Zugleich setzt sie voraus, dass das ärztliche Personal das „*Praxisanleitung [...] machen*" insofern respektiert, als dass sie bereit sind, auf die Patientenkurven zu verzichten (die evtl. für die Visite benötigt werden). Durch die „*eigene Kladde*" versucht sie, von den Kollegen unabhängig tätig sein zu können. Zugleich möchte sie mit dieser „*Kladde*" und der Aufschrift „*PRAXISANLEITUNG*" ein Verfügungsrecht über die Patientenkurven erwirken: Sie möchte, dass nicht danach gesucht wird.

Praxisanleiterin Yvonne hat sich neben der „*Kladde*" noch ein weiteres ‚Artefakt' geschaffen, wie aus dem folgenden Beobachtungsprotokollausschnitt ersichtlich wird: *Als wir im Dienstzimmer vor dem Schrank stehen, sehe ich oben einen beschrifteten Schrank mit der Aufschrift: Yvonnes Schülerschrank (Stat_03_Beobachtung, Pos. 401-403).* Sie stellt sicher, dass sie für sie wichtiges Material zur Praxisanleitung auf der Station hinterlegen bzw. lagern kann, indem sie einen eigenen Schrank dafür zu Verfügung hat, dessen Notwendigkeit und Zweck auch von den stationsgebundenen Kollegen akzeptiert wird.

Limitierungen von Material können auch weitere Bewältigungsstrategien notwendig machen, wie im folgenden Beispiel deutlich wird: Praxisanleiterin Yvonne möchte innerhalb einer „*Anleitungsgeschichte*“ und des „*Examens*“ ein fachlich korrektes Arbeiten ermöglichen. Sie möchte es so „*machen [...] wie das auch sein soll*“, unterstreicht diese Äußerung. Zugleich zeigt dieses Zitat auf, dass ein fachlich korrektes Arbeiten außerhalb einer „*Anleitungsgeschichte*“ oder des „*Examens*“ eher in den Hintergrund gerät (Stat_03_Beobachtung, Pos. 96-100) – sie priorisiert die Situationen, in denen sie begrenzt verfügbares Material nutzt bzw. nicht nutzt.

Als letzter Bedingungsfaktor von Praxisanleitung sollen die Personen in den Blick genommen werden, ohne die Pflege und Praxisanleitung gar nicht möglich wäre: die Patienten.

5.4.6 Das Patientenklientel

„Ich wusste halt [...], es könnte so oder so laufen“
(Frei_02_Schülerin_Annika)

Die Patienten beeinflussen Praxisanleitung und damit verbunden auch die Anleitungsformen. Viele Pflegehandlungen, zu denen Praxisanleitung stattfindet, erfolgen mit Patientenbeteiligung. Innerhalb geplanter Anleitungsformen werden Patienten sogar oftmals zielgerichtet ‚ausgesucht‘. Neben den durchzuführenden Tätigkeiten zu denen angeleitet werden soll, stellt auch die Kooperation von Patienten ein Kriterium für die Patientenauswahl (siehe hierzu auch S. 281) dar. Inwiefern die Kooperation von Patienten auf die Praxisanleitung einwirken kann, erläutert Schülerin Saskia:

> *„Und dann habe ich mit dem Karl und mit der Luna zusammen Ball gespielt. Also haben wir so uns zugeworfen und dann meinte Jonas auch schon: ‚Ja, das könnte eine gute Kombination sein.‘ Und dann habe ich auch noch mal darüber nachgedacht und das hat echt so in dieser Konstellation in der Turnhalle gut harmoniert, sodass ich und Jonas auch, sich dann vorstellen konnte, dass man das eben gut, auch in diesem Rahmen noch mal machen kann. (I: Mhm) Genau.“ (Stat_02_Gemeinsames_Interview, Pos. 126-132).*

Sie verdeutlicht, dass sie sich gut mit den Patienten – hier mit den Kindern – verstanden hat. Sie hat Luna und Karl bereits vor der geplanten Einzelhandlung (der Spielsituation – siehe Kap. 5.2.4.3) als gemeinsame Spielpartner kennengelernt. Diese erlebte Harmonie brachte sie dazu, mit Karl und Luna in die gemeinsame anzuleitende Spielsituation zu gehen.

Ohne des Einverständnisses der Patienten sind Anleitungssituationen kaum möglich. Innerhalb von Anleitungsformen eines ausgeprägten Planungsgrades werden die Patienten im Vorhinein gefragt, ob sie mit der Anleitungssituation einverstanden sind. Dies ist innerhalb des pflegerischen Alltags nicht immer möglich.[106] Praxisanleiter Jonas skizziert spontane Anleitungen innerhalb der Kinder- und Jugendpsychiatrie folgendermaßen:

> *„Spontane sind einfach äh, äh wenn-. Das muss man dann situativ auch abmach-. Äh ähm also ausmachen. Wenn ich sehe, eine Gruppenkonstellation, das können auch äh sechs ganz schwierige Jungs sein. Wenn ich aber sehe, das harmoniert jetzt ganz wunderbar, aus welchem Grund auch immer, (I: Hm) äh fange ich die Situation ein. Also dann laufe ich schnell in den Technikraum, hol mir die Kamera und filme das einen kleinen Moment. Äh und nutz dieses Material dann für die Eltern und Rückmeldung (I: Hm.) oder mal jetzt natürlich für die Reflexion mit den, mit den Auszubildenden." (Stat_02_PA_Interview_Jonas, Pos. 566-576).*

Jonas macht deutlich, *dass auch „schwierige Jungs"* zum Gegenstand von Praxisanleitung werden können, wenn es *„harmoniert"*. Ihm ist wichtig, dass von ihm aufgenommene Filmsequenzen einen positiven Effekt für den Auszubildenden und auch für die Eltern haben sollen: Er fängt vorrangig Situationen ein, in denen es *„harmoniert"*. Dies spricht dafür, dass der Umgang mit eher herausfordernden Patienten weniger zum Gegenstand von geplanter Anleitung wird. Eher unbeabsichtigt werden sie zum Anleitungsinhalt. Deutlich wird dies innerhalb von Frei_02. Schülerin Annika hatte bezüglich ihrer Inszenierung (Kap. 5.2.4.1) – ihres durchzuführenden Beratungsgespräches – die Patientenauswahl selbst vorzunehmen. Ihre Patientenauswahl begründet sie im gemeinsamen Interview folgendermaßen:

> *„Es gab die Auswahl zwischen zwei Patienten zu dem Zeitpunkt. Ähm, der eine Patient war gar nicht in der Lage das Gespräch zu führen. Der Patient war auch nicht optimal, also hätte ich andere Gegebenheiten gehabt, andere Patientenmöglichkeiten gehabt, hätte ich auch 'n anderen Patienten gewählt. Dementsprechend blieb die Auswahl nur bei dem Pfarrer und ähm, ja." (Frei_02_Gemeinsames_Interview, Pos. 53-59).*

Sie stellt klar, dass sie keine *„Auswahl"* hatte – ihr *„blieb (...) nur [der] Pfarrer"*. Ihr war wichtig, dass sie die Anleitung – die Inszenierung – mit einem Patienten darstellt, der mit ihr das Beratungsgespräch durchführt: Jedoch nahm sie eine Auswahl vor, welche ihr nicht *„geheuer"* war, wie sie folgend ausführt:

---

106 Es sei darauf hingewiesen, dass die hier beobachteten Anleitungssituationen alle terminlich im Vorhinein geplant waren. Um die ethische Arbeitsweise zu berücksichtigen, wurden auch alle Patienten im Vorhinein zwecks ihres Einverständnisses befragt. Tatsächlich spontane Anleitungssituationen konnten somit nicht beobachtet werden – in einem solchen Fall müssten verdeckte Beobachtungen seitens des Forschenden durchgeführt werden.

> *Schülerin Annika: „Ähm, und auch so'n Nähe-Distanz-Wahrung. Ähm, da hat er ganz häufig gegen appelliert und dann wollte er da auch meine Hand, Hände gegriffen: ‚Oh, Sie haben aber schöne Haut' (ahmt den Patienten nach) und angefangen, dann SEIN GESICHT DAMIT ZU STREICHELN. Und das war halt so GRENZWERTIG. Es konnte höflich aufgefasst werden. So hab ICHs jetzt einfach aufgefasst, aber es gab Situationen, da war es wirklich GRENZWERTIG. Wo es wirklich unangenehm wurde. Deswegen war mir das nicht ganz so geheuer.*
>
> *I: Ah. Ok. Das ist ja noch mal ein ganz anderes Bild jetzt auch, ne. Von äh dem Patienten. (Schülerin Annika: Ja) Interessant. (Pause) Haben Sie das mal thematisiert auf der Station?*
>
> *Schülerin Annika: Ähm, Habe ich das? Ich glaub', ich hab' das mal angesprochen, aber ich glaub jetzt nicht auf der Station, sondern eher so unter Kollegen, jetzt. Also jetzt nicht so direkt, weils, es war halt kein direktes Auffordern, oder Ähnliches. Es war zu 'ner Grenze zu UNANGENEHM, ähm (…), aber es war halt auffällig, dass das mehr wurde, definitiv." (Frei_02_Gemeinsames_Interview, Pos. 95-114)*

Schülerin Annika berichtete von Äußerungen und Handlungen eines Patienten, die ihr „*unangenehm*" waren. Ihr war „*das nicht ganz so geheuer*". Sie scheint, sich belästigt gefühlt zu haben. Besprochen hat sie diese Situation aber nicht mit Praxisanleiterin Jasmin, „*sondern eher so unter Kollegen*". Dennoch wurde die Kommunikation mit Herrn X. während des Beratungsgesprächs eher unbeabsichtigt und ungeplant zu einem Anleitungsgegenstand, welche ein situatives Pflegehandeln erfordert (hierzu Kap. 5.3.1.1). Die Vorgeschichte von Schülerin Annika und Herrn X. wirkt sich auf die Anleitungssituation aus. Schülerin Annika führt das Beratungsgespräch, obwohl ihr das Verhalten von Herrn X. „*nicht ganz so geheuer*" war. Zugleich empfand sie sein Verhalten „*zu 'ner Grenze zu UNANGENEHM*" und „*GRENZWERTIG*". Sie hatte Schwierigkeiten, ihn einzuschätzen, fühlte sich unsicher. Diese Erfahrung hat sie auch im vorherigen Anamnesegespräch gemacht. Im folgenden Belegzitat wird ihre Unsicherheit verbunden mit dem Gefühl der Belästigung („*dass vielleicht noch 'n bisschen anzüglicher werden könnte*") deutlich:

> *„Ähm, (…) ansonsten, wie gesagt, der Patient ist halt. Ich wusste halt vom Anamnesegespräch, es könnte so oder so laufen. Da war ich schon so 'n bisschen ängstlich, dass vielleicht noch 'n bisschen anzüglicher werden könnte. Das er vielleicht so was auch in anderer Gegenwart dann noch mal sagt, oder ähm, (…) noch mal komplett abschweift, ich ihn gar nicht zurück bekomm', er das lächerlich findet, was ich ihm erzähle. Da hatte ich so 'n bisschen Angst vor, ehrlich gesagt." (Frei_02_Interview_Schülerin_Annika, Pos. 28-37).*

Schülerin Annika war sich nicht sicher, wie der Patient innerhalb der geplanten Anleitungssituation reagieren würde. Diese Unsicherheit thematisiert sie jedoch nicht vor der Anleitungssituation. Denkbar wäre, dass es Schülerin Annika wichtig war, ihre Lernaufgabe – ihre benotete Inszenierung – hinter sich zu bringen und deshalb ihre Unsicherheit unerwähnt blieb. Praxisanleiterin Jasmin erfuhr erst innerhalb des Interviews (welches im Anschluss an die Beobachtung von mir durchgeführt wurde), von den Gefühlen Schülerin Annikas. Herr X. ‚störte' das zu führende Beratungsgespräch von Schülerin Annika mehrmals. Dabei scheint er sich durch die Anwesenheit von Praxisanleiterin Jasmin und meiner Person ablenken zu lassen. Mehrmals wird deutlich, dass Schülerin Annika zurück zum Anleitungsinhalt – zum Beratungsgespräch – kommen möchte: Sie *fokussiert sich wieder auf die Bearbeitung der Risikofaktoren* bzw. erkundigt sich nach Fragen. Herr X. hingegen lässt sich von der Anwesenheit Praxisanleiterin Jasmins (und meiner Person) ablenken – er scheint mit den Gedanken weniger bei dem Beratungsgespräch zu sein und wirkt folglich sehr ausgeprägt auf diese Anleitungssituation ein *(Frei_02_Beobachtung, Pos. 179-190, 239-244)*. An einem Beispiel soll dies verdeutlich werden:

> *Nachdem Schülerin Annika einige Aspekte markiert hat, äußert Herr X.: „Wir können auch alles ankreuzen." Die Schülerin antwortet darauf „Nein, das können wir nicht, es gibt ja auch individuelle Faktoren." Praxisanleiterin Jasmin beobachtet die Situation und dokumentiert mit. Während Praxisanleiterin Jasmin und ich schreiben, sagt Herr X. „Wir dürfen nicht so schnell reden. Die kommt nicht mit, mit dem Tippen". Damit scheint er Praxisanleiterin Jasmin zu meinen, da diese auf dem Tablet mitschreibt (tippt). Die Schülerin fokussiert sich wieder auf die Bearbeitung der Risikofaktoren. (Frei_02_Beobachtung, Pos. 179-190).*

Auf diese Weise werden herausfordernde Situationen und somit das fallorientierte, situative Handeln eher unbeabsichtigt und ungeplant zum Ziel von Praxisanleitung. Praxisanleiter Jonas äußert diesbezüglich, dass es auch manchmal schwierig sei, kooperative Patienten für konkrete Lernsituationen zu finden, insofern die zu versorgenden Kinder *„schwer aggressiv"* sind und es *„dann rappelt […] im Karton"* (Stat_02_PA_Interview_Jonas, Pos. 548-559). Folglich kann es dazu kommen, dass es weniger zu Anleitungssituationen eines ausgeprägten Planungsgrades kommt, weil schlichtweg kooperatives Patientenklientel fehlt.

Patienten können aber auch anderweitig Anleitungssituationen bedingen. Dies fällt besonders dann auf, wenn geplante Abläufe nicht so verlaufen, wie von dem Lernenden (oder den Praxisanleitenden) gewünscht. Schüler Marc erläutert, dass es für ihn eine Herausforderung darstellt, wenn Patienten länger brauchen: *„Ja, also wenn ich merke, ich krieg' das nicht so hin, wie ich mir das vorgestellt hab', ne. Weil, keine Ahnung, der Patient 'n bisschen länger braucht" (Frei_03_Gemeinsames_Interview, Pos. 129-131)*. Das Handeln des Patienten wirkt sich somit unmittelbar auf das Handeln und die Planungen des Lernenden aus und fordert dazu auf, situativ und fallorientiertes Pflegehandeln (hierzu Kap. 5.3.1.1) umzusetzen. Schülerin Saskia erläutert ebenfalls, dass sie innerhalb von Anleitungssituationen wünscht, dass *„der Patient gut MIT macht"* und somit die eigene Ablaufplanung bestehen bleiben kann *(Stat_02_Interview_Schülerin_Saskia, Pos. 520-522)*.

Es bleibt anzumerken, dass Pflege- und Anleitungssituationen permanent vom Patienten (und Angehörigen) beeinflusst werden und es somit häufig zu unvorhergesehenen und weniger planbaren Situationen kommt. Gerade dieses fallorientierte und situative Pflegehandeln (hierzu Kap. 5.3.1.1) *„ist ja auch Gegenstand von Praxisanleitungen"*, wie Schülerin Saskia abschließend zu Wort kommen soll:

> *„Man hofft ja immer, dass das so alles glatt läuft. Aber das ist ja, dass man davon halt nie ausgehen kann. Also es sind ja immer Situationen, die man nie planen kann, eigentlich. Und genau, das ist ja auch Gegenstand von Praxisanleitungen." (Stat_02_Interview_Schülerin_Saskia, Pos. 522-525).*

5.4.7 Zusammenfassung

Die Bedingungsfaktoren beeinflussen zum einen den Planungsgrad von Praxisanleitung und wirken zum anderen auf die Anleitungsziele und Anleitungsgegenstände ein. Das Vorhandensein von zeitlichen, personellen und räumlichen Ressourcen lässt Planungen zu und mündet oftmals in Anleitungsformen eines stark ausgeprägten Planungsgrades, die mit einer Reflexion verbunden sind. Diese Reflexion findet dann in den dafür zur Verfügung stehenden Räumlichkeiten statt. Falls diese Ressourcen nicht zur Verfügung stehen, ist sowohl der Planungsgrad als auch eine Reflexion eher weniger gegeben. Praxisanleitung findet somit eher spontan und ungeplant im Pflegealltag statt. Positiv wirken sich feststehende Strukturen im Arbeitsfeld auf die Planungsmöglichkeit von Praxisanleitung aus.

Bedingt werden die Anleitungsziele innerhalb der stationsgebundenen Praxisanleitung auch von der Einsatzlänge der Lernenden. Je länger der Einsatz in einem Arbeitsfeld geplant ist, desto mehr können die Auszubildenden innerhalb dieses Bereiches lernen. Zusätzlich geht eine längere Einsatzdauer oftmals mit einem größeren Umfang an selbstständigem Pflegehandeln einher: Das Handlungsrepertoire der Auszubildenden nimmt mit der Einsatzlänge zu.

Materielle Ressourcen beeinflussen die Praxisanleitung nur bedingt. Innerhalb der Pflege- und Anleitungssituationen im Setting Krankenhaus scheinen diese kontinuierlich zur Verfügung zu stehen. Ihr Vorhandensein wird auch nicht infrage gestellt, sondern eher als selbstverständlich angenommen. Material wird erst dann interessant, wenn es nicht zur Verfügung steht bzw. limitiert wird und folglich ein fachlich korrektes Handeln gefährden könnte. Für den Pflegealltag scheint diese Limitierung und damit verbunden auch eher weniger fachlich korrektes Handeln in Kauf genommen zu werden, während innerhalb von Anleitungs- und Prüfungssituationen dafür gesorgt wird, fachlich korrektes Handeln umsetzen (und zeigen) zu wollen. Oftmals finden sich materielle Ressourcen eher als ‚Artefakte' von Praxisanleitung wieder. ‚Artefakte' sind Gegenstände, die eigens zur Unterstützung von Praxisanleitung beschafft oder kreiert werden.

Der abschließende und größte Bedingungsfaktor bezüglich der Anleitungsformen und Anleitungsziele stellt das Patientenklientel dar. Patienten gestalten Praxisanleitung maßgeblich mit: Sie können kooperieren oder auch nicht. Falls sie nicht kooperieren, so wird das situative und fallorientierte Pflegehandeln unbeabsichtigt gefördert. Innerhalb geplanter Anleitungsformen ist die Kooperation von Patienten ein

Einschlusskriterium, wohingegen unkooperatives Patientenklientel die Anleitungsplanung verhindert oder erschwert. Zugleich wirken Patienten auch unmittelbar auf die Anleitungssituation ein: Sie stellen Fragen, haben Wünsche und Bedürfnisse, die häufig mit einem Abweichen zuvor erstellter Ablaufplanungen einhergehen und somit ein situatives Handeln von Auszubildenden und Praxisanleitenden erfordern.

5.5 Aufgaben und Gestaltungsaktivitäten der beteiligten Akteure

Die Aufgaben und Gestaltungsaktivitäten sollen im nächsten Kapitel in den Mittelpunkt gestellt werden. Aufgaben sind dabei weniger mit unmittelbarer Kommunikation innerhalb einer Anleitungssituation verbunden, müssen aber sowohl von den Lernenden als auch von Praxisanleitenden durchgeführt werden, um Praxisanleitung zu gestalten. Sie stellen die Erwartungen an ihre soziale Rolle als Praxisanleitender, Pflegender und Lernender dar, auf die bereits innerhalb des theoretischen Exkurses zur Rollentheorie eingegangen wurde (Kap. 5.2.3). Diese Erwartungshaltung spiegelt sich in den Gestaltungsaktivitäten – dem Verhalten der Akteure wider (Dahrendorf 2010, S. 51). Gestaltungsaktivitäten innerhalb dieser Untersuchung stellen interaktive Prozesse zwischen Lernenden und Praxisanleitenden dar. Sie finden unmittelbar in einer Anleitungssituation ihre Anwendung (hierzu Kap. 5.5.3). Abbildung 9 verdeutlicht den Zusammenhang zwischen den Praxisanleitenden, den Lernenden, den Aufgaben und den Gestaltungsaktivitäten (hellblau hinterlegt) im Rahmen des Modells.

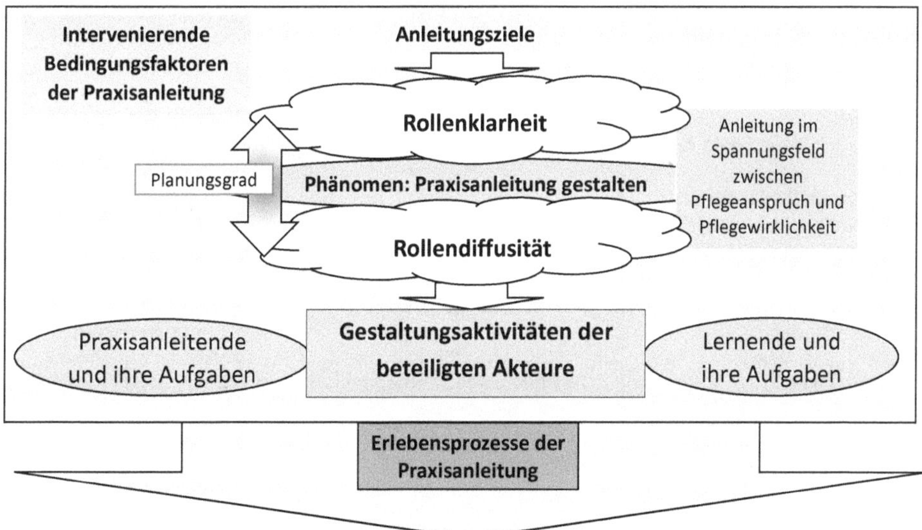

Abbildung 9: Aufgaben und Gestaltungsaktivitäten der beteiligten Akteure (eigene Darstellung)

Nachfolgend soll zuerst die Kategorie der Aufgaben und dann die Kategorie der Gestaltungsaktivitäten in den Blick genommen werden.

5.5.1 Praxisanleitende und ihre Aufgaben

Die Aufgaben von Praxisanleitenden lassen sich in drei Subkategorien unterteilen:

- Allgemeine anleitungsrelevante Aufgaben (Kap. 5.5.1.1)
- Besondere Aufgaben von stationsgebundenen Praxisanleitenden (Kap. 5.5.1.2)
- Besondere Aufgaben von freigestellten Praxisanleitenden (Kap. 5.5.1.3)

Innerhalb dieser Kategorie ist eine Unterscheidung zwischen stationsgebundener und freigestellter Praxisanleitung möglich. Gleichwohl existieren auch viele Aufgaben, die sowohl von den praxisanleitenden Pflegekräften auf der Station als auch von den freigestellten Praxisanleitenden eines Trägers ausgeführt werden müssen. Eine Übersicht bietet Tabelle 6. Die folgenden Ausführungen beleuchten zuerst die Gemeinsamkeiten bezüglich der Aufgabenfelder, um anknüpfend die Unterschiede darzulegen.

Tabelle 6: Aufgaben von Praxisanleitenden (eigene Darstellung)

<table>
<tr><th>Aufgaben von stationsgebundenen Praxisanleitenden</th><th>Gemeinsame anleitungsrelevante Aufgaben</th><th>Besondere Aufgaben von freigestellten Praxisanleitenden</th></tr>
<tr><td rowspan="7">Allgemeine, anleitungsrelevante Aufgaben
• Den Einsatz der Lernenden gestalten
• Für mehrere Lernende gleichzeitig zuständig sein

Aufgaben im Rahmen der Rollendiffusität: Praxisanleiter und Pflegekraft
• Sich mit Kollegen abstimmen
• Anleiten zwischen Kontrolle und Vertrauen
• Die eigene Arbeit sicherstellen

Als passives Bindeglied zwischen Schule und Pflegepraxis agieren</td><td>„Up to date sein"</td><td rowspan="7">Allgemeine, anleitungsrelevante Aufgaben:
• Sich mit Stationen abstimmen
• Sich über die Patienten informieren
• Anleitung protokollieren

Als aktives Bindeglied zwischen Schule und Pflegepraxis agieren
• Als Ansprechpartner und Unterstützer fungieren
• Lernaufgaben abnehmen</td></tr>
<tr><td>Konzeptionell arbeiten</td></tr>
<tr><td>Anleitungen planen</td></tr>
<tr><td>Den Lernenden in seiner Rolle unterstützen</td></tr>
<tr><td>Einschätzen und beurteilen</td></tr>
<tr><td>Das Wohl der Patienten im Blick haben</td></tr>
<tr><td>Die eigene Rolle reflektieren</td></tr>
</table>

5.5.1.1 Gemeinsame, anleitungsrelevante Aufgaben

Die gemeinsamen anleitungsrelevanten Aufgaben beinhalten sieben Aufgaben, die in Tabelle 6 der mittleren Spalte zu entnehmen sind. Dabei werden die ersten beiden Aufgaben gemeinsam betrachtet.

1. „Up to date" sein und konzeptionell arbeiten

„Probier sicherlich, ähm, klar so up to date zu sein, was die fachlichen Dinge angeht". (Frei_01_PA_Herr Praxisanleiter)

Die ersten beiden Aufgaben, welche auf übergeordneter Ebene Einfluss auf die Praxisanleitung nehmen, sind das *Up to date bleiben* und das *Konzeptionelle Arbeiten.* Diese beiden Aufgaben finden ohne Beteiligung des Lernenden statt, wirken aber auf die Praxisanleitung ein. Mit dem *Up to date* bleiben meinen die Beteiligten, dass sie nach den aktuellen Wissensbeständen arbeiten und dieses in die Praxisanleitung einfließen lassen, wie Herr Praxisanleiter folgend skizziert: *„Probier' sicherlich, ähm, klar so up to date zu sein, was die fachlichen Dinge angeht und das probier' ich eigentlich auch den Auszubildenden zu vermitteln, ne." (Frei_01_PA_Interview_Herr Praxisanleiter, Pos. 17-19)*. Dabei werden unterschiedliche Wissensquellen hinzugezogen, welche das „Up to date bleiben" ermöglichen. Praxisanleiterin Jasmin nutzt dafür den *„engen Kontakt"* zur *„Schule"* bzw. die Teilnahme an hausinternen *„Fortbildungen"*, damit sie den *„Schülern keinen Quatsch erzählt" (Frei_02_PA_Interview_Jasmin, Pos. 287-298)*.

Auch die freigestellte Praxisanleiterin Melanie nutzt Fortbildungen, ergänzt aber auch, dass sie durch das Lesen von Sitzungsprotokollen oder Fachzeitschriften ('Die Schwester, der Pfleger') viel Wissen mitnehme:

> *„Jaa. Also Stationsleiterprotokolle sind da immer ganz hilfreich. Gerade jetzt-, bei uns ist ja Name_eines_Behandlungskonzepts eingeführt worden mit den Hüften an einem Tag. Dass die dann direkt wieder aufstehen dürfen am ersten-, also AM OP-TAG noch. Und kaum noch Drainagen- so was. Ehm, das geht halt viel über Stationsleitersitzungen (…). Dann halt hausinterne Fortbildungen. Dazu gab's zum Beispiel auch Fortbildungen. Dann arbeite ich ja noch in der QS-Gruppe mit und Susanne bei den Expertenstandards, die im Haus eingeführt werden. Also, dass wir uns dann immer gegenseitig ergänzen. (Pause) Ja, der 'Schwester, die Pfleger' haben wir über die Akademie halt, über die ähm, na Treffen. Da tauscht man sich auch aus und liest dann vielleicht noch mal was nach. Ja, und gerade, wenn wir so Lerntreffs oder so was vorbereiten, gerade so Wunden, ähm, da privat halt viel." (Frei_03_PA_Interview_Melanie, Pos. 395-406).*

Ergänzend fügt sie hinzu, dass vor allem auch Arbeitsgruppen bezüglich der Qualitätssicherung *(„QS-Gruppe")* oder zur Einführung von *„Expertenstandards"* dabei unterstützen, auf dem aktuellen Wissensstand zu bleiben. Die stationsgebundene

Praxisanleiterin Yvonne nutzt vor allem Fachbücher oder die (ärztlichen) Kollegen als Wissensquellen, wie folgend deutlich wird:

> *„Wenn ich das nicht weiß, weiß ich das nicht. Dann muss man halt, zum Beispiel, (Schülerin Bettina: Nein.) bei Frau Doktor halt nachfragen. (Schülerin Bettina: Ja.) Bringt ja nichts, irgendwas sich aus den Fingern zu saugen, ne?" [...] Die gängigen Sachen weiß man. Aber wenn so Neuerung dazu (Schülerin Bettina: Ja.) kommt. [...] Ich lerne, zum Beispiel, dann von unserem jüngeren Kollegen. (Schülerin Bettina: Ja.) [...] Oder ich habe mir jetzt so ein Buch bestellt, wo das auch ganz nett erklärt ist." (Stat_03_Gemeinsames Interview, Pos. 154-159).*

Auch erläutert Praxisanleiterin Annelie ein Lernen von den Auszubildenden, welche Neuerungen einbringen, auf die sie zurückgreifen kann:[107]

> *„[...] aber, dann viele Sachen sind dann auch neu. Dass die Schüler auch viel mitbringen. Wir lernen ja auch von den Schülern. (I: Hmm) Ne. Und ich denke dann, kann man auch vieles nachlesen. Wir haben 'n Anatomiebuch, wir haben Hygienebuch. Wir können Hygiene anrufen. Wir können auch andere Stationen anrufen." (Stat_01_Interview_Annelie, Pos. 613-619).*

Schülerin Annika empfiehlt in diesem Zuge, dass Weiterbildungen notwendig sind, um das Wissen zur *„Praxisanleitung aufzufrischen"*. Dieses sei v.a. für die praxisanleitenden Pflegekräfte wichtig, welche schon sehr lange als Praxisanleiter tätig, *„alt eingestanden"* sind. Hier wünsche sie sich *„Auffrischungskurse"* (Frei_02_Interview_Schülerin_Annika, Pos. 771-782).

Das konzeptionelle Arbeiten ist ebenfalls als gemeinsame Aufgabe zu verstehen. Dies betrifft entweder die Entwicklung von Konzepten oder die Arbeit mit ihnen. Praxisanleiterin Jasmin berichtet bspw., dass sie bereits ein Anleitungskonzept formuliert habe und zusätzlich die Entwicklung von Praxisaufgaben als ihre Aufgabe ansieht:

> *„Ansonsten habe ich, ähm, im letzten Jahr 'n Praxisanleitungskonzept erstellt. ich versuch' Praxisaufgaben zu erstellen, obwohl da halt, neben den Lernaufgaben in der Regel, relativ wenig Zeit bleibt. (...) Sodass ich da nicht SO viel Zeit noch hab' dann noch andere Sachen nebenher zu machen." (Frei_02_PA_Interview_Jasmin, Pos. 115-120).*

Die Begründung für die Entwicklung dieser Praxisaufgaben liefert Jasmin einige Sekunden später im Laufe des Interviews:

> *„Damit die ähm, Praxisanleiter was an der Hand haben, mit vergleichsweise geringen Anleitungsaufwand, 'ne hochwertige Praxisanleitung zu machen. (I: Aha) Da ist noch mal, zum Beispiel hinterlegt, ähm (...) welchen theoretischen Input die brauchen. Wie die Schüler sich den aneignen können, 'n kurzen, kleinen theoretischen Test, damit die einfach in der Praxis auch sichergehen können (schnippt mit den Fingern) ‚Ok, der hats zumindest theoretisch*

107 Hier wird ein informelles Lernen während der Arbeit deutlich (hierzu auch Overwien (2014)).

> *schon mal drauf'. (I: Hmhm) Und dann wirklich nur noch mehr (...) dann den wirklich PRAKTISCHEN Anleitungsaufwand haben. Den sie dann noch mal mit den Schülern machen müssen und äh, reflektieren müssen. Also dass die sich da nicht mehr so drum kümmern müssen: ‚so und so muss du das jetzt machen'. Um eben diesen theoretischen Input, der im Vorhinein wichtig ist ja für Praxisaufgaben oder für praktische Tätigkeiten in der Praxis, sind zum Beispiel auch Strukturlegepläne, die die vorher erstellen müssen. (I: Ah, ok) Oder eben ähm, ich hab' zu subcutan Injektion (Pause) im Rahmen der Thromboseprophylaxe eine Praxisaufgabe erstellt, wo die sich eben einfach noch mal informieren müssten. Weil die das vielleicht auch in der Theorie noch nicht hatten. Aber es in der Praxis häufig schon im ersten/zweiten Einsatz gefordert ist, dass die sich noch mal damit auseinandersetzen." (Frei_02_PA_Interview_Jasmin, Pos. 123-147).*

Auch die stationsgebundene Praxisanleiterin Yvonne arbeitet konzeptionell und stellt den Auszubildenden einen stationsinternen Ordner zur Verfügung: *[...] und einmal geht es um die Praxismappe, welche von Praxisanleiterin Yvonne von der Station zur Verfügung gestellt wird (Stat_03_Beobachtung, Pos. 670-671).* Diese Mappe erhalten die Lernenden bereits vor ihrem Einsatz auf der Station, *„wenn die sich hier vorstellen" (Stat_03_Interview_Yvonne, Pos. 179-183).* Sie soll auf den kommenden Einsatz vorbereiten.

2. Anleitungen planen

„Wir haben montags immer Bürotag. Ähm, wo wir dann-, also erst mal wir planen halt auch diese ganzen Anleitungen".
(Frei_03_PA_Interview_Melanie)

Die Planung von Anleitungen betrifft v.a. die Praxisanleitenden, welche vornehmlich Anleitungsformen eines stark ausgeprägten Planungsgrades anbieten. Praxisanleiterin Jasmin nimmt innerhalb der Inszenierung vorrangig Lernaufgaben ab, welche mit einer beobachtenden und benotenden Funktion ihrer Person einhergehen. Sie skizziert die Planung ihrer Anleitung folgendermaßen:

> *„Ich plane die Lernaufgabe, also ich setze die Termine an, setz' mich dafür dann mit den Stationsleitungen auseinander, sprech' die ab, wenn's da auch irgendwelche Probleme gibt bezüglich der Termine, war das mal – mit dem DIENSTPLAN nicht passt oder die Besetzung auf Station zu gering ist. Oder vielleicht auch mal wenig Patienten da sind, obwohl das SEHR SELTEN ist. Ähm (...) organisier' das Ganze." (Frei_02_PA_Interview_Jasmin, Pos. 96-104).*

Die freigestellte Praxisanleiterin Melanie (und ihre Kollegin) nutzen den Montag zur Planung von Anleitungssituationen, da sie hier ihren *„Bürotag"* haben *(Frei_03_PA_Interview_Melanie, Pos. 245-247).* Praxisanleiter Jonas hingegen hatte die Aufgabe, seine Anleitung innerhalb des Stationsalltags – hier Alltag der Tagesklinik – zu planen. Am Tag der Anleitungssituation, berichtet er jedoch von „*Startschwierigkeiten*", die er folgend verdeutlicht:

> „*Zur Schülerbegleitung? (I: Hm (bejahend)) Ja, wie gesagt, mit den Startschwierigkeiten, dass es so ein bisschen unorganisiert war wegen der fehlenden äh Leute heute. Äh, äh eine Auszubildende krank, eine Kollegin äh, äh erst mal beim, beim Arzt. Ähm, alles gut.*" *(Stat_02_PA_Interview_Jonas, Pos. 7-11).*

Im weiteren Verlauf des Interviews berichtet Jonas, dass die zuvor feststehende Planung und die damit verbundene Absprache mit Kollegen dabei unterstützt hat, eine geplante Anleitungsform innerhalb des pflegerischen Alltags durchzuführen *(Stat_02_PA_Interview_Jonas, Pos. 22-28)* (hierzu Kap. 5.4.3.3 Arbeitsablaufgestaltung).

3. Den Lernenden in seiner Rolle unterstützen

„Und so kann man ja auch gucken, was kann der Schüler besonders gut? Und wo sind vielleicht noch Defizite".
(Stat_03_PA_Interview_Yvonne)

Diese Aufgabe lässt sich mit drei Eigenschaften konkretisieren. Zum einen geht's darum, die *Praxisanleitung auf den Lernstand des Auszubildenden abzustimmen*. Zum anderen stellt der *Schutz der Lernenden-Patienten-Beziehung* eine wichtige Aufgabe für Praxisanleitende dar. Abschließend stellt die *Unterstützung des Lernenden beim Lernen* eine Eigenschaft dar. Zunächst werden die Abstimmungsprozesse fokussiert.

Praxisanleitung auf den Lernenden abstimmen

Die Abstimmung der Praxisanleitung findet zum einen bezogen auf das Ausbildungsjahr und zum anderen hinsichtlich seiner individuellen Bedarfe statt. Herr Praxisanleiter stellt klar, dass „*die Struktur [...] natürlich 'ne andere (ist), ob ich jetzt jemanden habe, der im dritten Ausbildungsjahr ist oder im ersten Ausbildungsjahr.*" *(Frei_01_PA_Interview_Herr Praxisanleiter, Pos. 82-84).* Um Praxisanleitung auf den Lernenden abstimmen zu können, hält Praxisanleiterin Jasmin unterschiedliche komplexe Lernaufgaben vor:

> „*Ähm, im ersten Ausbildungsjahr gehts ja erst mal darum überhaupt 'n Patienten sich mal vorzunehmen, da mal 'n FALLverständnis zu entwickeln und im dritten Ausbildungsjahr ist es dann ja schon wesentlich komplexer. Da müssen die DAS noch verknüpfen mit 'ner, mit der DIREKTEN Pflege, die sie dann auch im Anschluss durchführen und mir zeigen.*" *(Frei_02_PA_Interview_Jasmin, Pos. 470–476).*

Praxisanleiterin Melanie erläutert diesbezüglich, dass die Aufgaben innerhalb ihrer teilnehmenden Beobachtungen je nach Ausbildungsjahr zunehmen. Während im ersten Ausbildungsjahr „*nur Körperpflege*" Mittelpunkt der Praxisanleitung ist, erfolgen im weiteren Verlauf Anleitungssequenzen bezüglich *„Infusionen“*, *„Subkutansachen“* oder *„Verbände“ (Frei_03_PA_Interview_Melanie, Pos. 482-486).*

Dass Praxisanleitung auf das Ausbildungsjahr abgestimmt wird, nimmt auch Schülerin Bettina wahr:

> *„Das kommt auch immer darauf an so, welcher Kurs man ist. (I: Hm.) [...] Auf vielen Stationen wird das dann auch so gehandhabt, dass, zum Beispiel, jetzt wie Oberkursler, also, die jetzt im letzten Lehrjahr sind-. Dass wir dann auch, zum Beispiel, die Übergaben machen dürfen, (I: Hm.) damit wir das lernen. Oder auch im Mittelkurs auch schon.“ (Stat_03_Interview_Schülerin_Bettina, Pos. 75-80).*

Aber Praxisanleitung wird nicht nur auf das Ausbildungsjahr abgestimmt, sondern soll zusätzlich die individuellen Bedarfe des Lernenden berücksichtigen. Praxisanleiterin Melanie äußert hierzu: *„Ähm. Ziel ist schon, um zu gucken, wie ist der Schüler? Was kann er besonders gut? Was-? Wo kann man noch was verbessern?“ (Stat_03_Interview_Yvonne, Pos. 529-530).* Ihr ist es wichtig, die Stärken und Schwächen des Auszubildenden zu eruieren, um nachfolgend Praxisanleitung dahingehend auszurichten, *„Wo (kann) man noch was verbessern“*. Die Orientierung an den Bedarfen des Lernenden konstatiert auch Schülerin Annika: *„Wir machen 'n Erstgespräch, indem ICH meine Erwartungen erläuterte, der Praxisanleiter genauso. Ähm, indem der Praxisanleiter mir auch vermittelt, WAS habe ich hier für'n Lernbedarf, WAS KANN ich auf dieser Station lernen.“ (Frei_02_Interview_Schülerin_Annika, Pos. 168-172).* Schülerin Annika erläutert, dass geschaut wird, welchen Lernbedarf sie mitbringt und ein Abgleich stattfindet, *„WAS“* sie auf *„dieser Station lernen“* kann.

Praxisanleiterin Annelie gibt weiterhin zu verstehen, dass besonders wissbegierige Auszubildende auch mehr von ihr geboten bekommen und sie Praxisanleitung auch auf das Interesse der Auszubildenden ausrichtet:

> *„Mehr anbieten zu lernen. Ja. Ich biete ihm einfach mehr an. Etwas von mir (Pause) also von meinem Wissen gebe ich dann weiter. (I: Ja) Wenn die interessiert sind und wenn sie können. Also, das mach ich auch nicht nur von, von äh Kurs, sondern auch von Schüler zu Schüler unterschiedlich.“ (Stat_01_Interview_Annelie, Pos. 522-527).*

Eine weitere Anpassung wird im Hinblick auf die Berücksichtigung der Lerntypen[108] der Auszubildenden vorgenommen, wie Herr Praxisanleiter äußert:

> *„Ist auch immer 'ne Frage, welchen Lerntypen habe ich vor mir. Ja?! Ich hab' auch schon mal Leute gehabt, die eben halt wirklich dann das Lehrbuch brauchten, um verstehen, was ich sagen wollte. Ja?! Die anderen sind eben halt dann mehr praxisorientiert durch Lernen durch Nachahmen oder Ähnliches.“ (Frei_01_PA_Interview_Herr Praxisanleiter, Pos. 398-403).*

108 Lerntypen sind innerhalb dieses Kontextes vermutlich die bekannten Typen nach Vester (zit. in Hardaland (2014, S. 126), welcher haptische, visuelle, auditive und abstrakt-verbale Lerntypen voneinander unterscheidet. Hardaland (2014, S. 126) weist darauf hin, dass frei zugängliche Lerntypentests nach Vester oft noch Eingang in die Schule finden, jedoch kritisch zu reflektieren sind, da sie nicht empirisch belegt sind.

Die Beachtung der Lerntypen nimmt auch Schülerin Saskia wahr. Sie berichtet, dass sie *„im Vorgespräch […] gefragt“* wird *„was für ein Lerntyp“* sie ist. Sie nimmt wahr, dass Praxisanleitende bemüht sind, Anleitung entsprechend auszurichten *(Stat_02_Interview_Schülerin_Saskia, Pos. 397-400).*

Jedoch ist eine Abstimmung auf den Lernenden manchmal schwierig. So könnten zu viele Erklärungen die Auszubildenden überfrachten. Vor allem im ersten Ausbildungsjahr muss darauf geachtet werden, den Lernenden nicht zu überfordern, wie Praxisanleiterin Annelie (selbstkritisch) ausführt:

> *„Also d-, also von Unterkurs, da habe ich schon 'n paarmal, von einem Jungen habe ich einmal schon eine Rückmeldung bekommen. Und von 'n Mädchen auch, dass es dann eben zu viel und die waren gar nicht mehr aufnahmefähig nach einem Dienst, ne. Mittelkurs weiß ja schon die Hälfte, was ich erzähle, wissen sie. Das ist ja nur Wiederholung, ne. Aber so beim Unterkurs, wenn ich dann so 'n Tag wie heute mit Leila und dann noch weiter, dann sagen sie schon ‚Oh, das war aber viel‘“. (Stat_01_Interview_Annelie, Pos. 247-255)*

Praxisanleitung wird folglich sowohl auf das Ausbildungsjahr des Lernenden als auch auf seine persönlichen Belange und Bedarfe abgestimmt. Eine weitere Unterstützung der Lernendenrolle erfahren die Auszubildenden dann, wenn Praxisanleitende das Ziel haben, die Beziehung zwischen ihnen und den Patienten zu schützen.

Die Beziehung zwischen den Patienten und den Lernenden schützen

Zum Schutz der Beziehung ist es ein Anliegen der Praxisanleitenden Unsicherheiten von zu Pflegenden und Auszubildenden zu reduzieren bzw. zu vermeiden. Um diesem Wunsch gerecht zu werden, werden Hilfestellungen seitens des Praxisanleitenden beispielsweise nonverbal angeboten, sodass der Patient diese Unterstützung nicht wahrnimmt und dem Lernenden die Kompetenz zum eigenen, korrekten Handeln beimisst. Zugleich wird dadurch auch ein unsicheres Handeln seitens des Auszubildenden vorgebeugt, wie Praxisanleiterin Annelie erläutert:

> *„Weil sie das noch nie so oft gemacht hat. Dann übernehme ich das Atmen und in dem Moment zeige ich ihnen mit dem, mit der Hand ‚Und jetzt kannst du ziehen, ne‘. Für die Patientin sieht es nicht (Stimme wird höher). ne, das ich so (macht eine fließende Handbewegung) mache und der Schüler weiß (ahmt einen Schüler nach) ‚Ah, jetzt muss ich ziehen‘. (I: Ja. Okay. Hm) Weil es ist ja auch Unsicherheit für den Patienten, wenn ich sage ‚Ja, jetzt muss du ziehen und jetzt langsam ziehen‘ und ne, also dann (…) konzentrier ich mich auf die Atmung und zeig dem Schüler jetzt so (macht nochmals die Handbewegung), ne. (I: Ah, okay.) Und ganz langsam, ne. Hast du ja auch gesehen mit diesen (macht nochmals die Handbewegung). (Schülerin Leila: Ja, genau). So, und das ist dann einfach die Hilfestellung nonverbal.“ (Stat_01_Gemeinsames Interview, Pos. 119-134).*

Auch Praxisanleiterin Melanie ist es wichtig, dass *„der Patient das nicht unbedingt so mitbekommt"*, wenn sie dem Auszubildenden Verbesserungsvorschläge bezüglich seines Handelns unterbreitet bzw. *„kritisiert"*. Sie empfindet es *„manchmal auch schwierig [...] den Azubi direkt in der Situation [...] zu kritisieren." (Frei_03_PA_Interview_Melanie, Pos. 446-450)*.

Herr Praxisanleiter beschreibt ein ähnliches Vorgehen. Er hat die Erfahrung gemacht, dass *„das Vertrauen [...] total verloren gegangen"* ist, wenn er vor dem Patienten Korrekturen vorgenommen habe. Ihm sei wichtig, dass Verbesserungen nicht *„direkt"* angesprochen werden, um das Vertrauen, welches der Patient zum Lernenden hat, aufrecht zu erhalten (Frei_01_PA_Interview_Herr Praxisanleiter, Pos. 53-57).

Praxisanleiterin Jasmin berichtet, dass es manchmal schwierig sei, die Auszubildenden nicht zu verunsichern, insofern der zu Pflegende sich bezüglich des Lernendenhandelns bei ihr innerhalb der Situation rückversichern möchte:

> *„Ähm, inwiefern, also, wenn die Schüler unsicher wirken, suchen die immer, suchen die Patienten häufig Bestätigung bei mir. Hat der Patient ja heute auch gemacht. Der hat immer wieder zu mir mit rüber geguckt: ‚Stimmt das denn, was die mir erzählt?' (I: Hmm) Ähm, (Pause) Und es ist dann immer schwierig, so damit umzugehen. Ähm, ohne die Schüler noch mal dabei zu verunsichern." (Frei_02_PA_Interview_Jasmin, Pos. 562-569).*

Allen gemein ist, dass Korrekturen vor dem Patienten eher weniger vorgenommen werden, da sie das Vertrauen des Patienten in den Auszubildenden gefährden könnten, wenngleich eine Rückversicherung der Patienten beim Praxisanleitenden bezüglich des Auszubildendenhandelns oftmals (nonverbal) vorgenommen wird.

Das Lernen des Lernenden unterstützen

Die Unterstützung des Lernens der Lernenden zeigt sich darin, dass die freigestellte Praxisanleiterin Jasmin die Auszubildenden auf Anfrage *„einfach so [...] mal begleiten" (Frei_02_Interview_Schülerin_Annika, Pos. 105-106)* könnte. Weiterführend fungiert sie als Ansprechpartnerin, wenn *„irgendwas sein sollte auf Station"*, was das Lernen gefährden könnte, wie Schülerin Annika erzählt:

> *„Jasmin ist auch immer ein Ansprechpartner, wenn irgendwas sein sollte auf Station, also wenn ich zum Beispiel merke, da klappts mit der Praxisanleitung auf Station nicht, da habe ich das und das Problem, da merke ich, ich werde als Schüler nur ausgenutzt und ähm, ich lern, hab' gar keine Lernerfolge, dann kann ich mich an Jasmin wenden, weil sie natürlich die praxisnähere Person ist." (Frei_02_Interview_Schülerin_Annika, Pos. 81-87).*

Zusätzlich gestalten die Praxisanleitenden den Ausbildungsbeginn mit, indem sie die Lernenden an ihrem ersten Einsatztag mit dem Ziel unterstützen, Unsicherheiten zu reduzieren. Dies möchten sie u.a. mit einem zwanglosen Frühstück verbunden mit einem offenen Austausch erreichen. Daran knüpfen sich nochmals Anleitungssequenzen zu ausgewählten Einzelhandlungen an:

> *„Dann machen wir meistens auch 'n Einführungstag. Das heißt, die kommen morgens auf Station erst mal bis halb zehn. Und dann treffen wir uns, frühstücken mit denen gemeinsam und machen dann noch mal: Wie desinfizier' ich meine Hände? Wie betrete ich und verlasse ich ein Patientenzimmer? Wie messe ich den Blutdruck? Wie messe ich den Puls, Temperatur? Wie trage ich das alles in die Kurve ein?" (Frei_03_PA_Interview_Melanie, Pos. 274-279).*

Manchmal formalisiert sich diese Ansprechbarkeit auch, in Form von „*Haustagen*" oder „*Lerntreffs*", wie Praxisanleiterin Melanie darlegt:

> *„Die ganzen Haustage, mit den neuen Unterkursschülern, da machen wir dann auch Lerntreffs zur Pflegeplanung, Wie führen Sie Ihre Praxismappe, ähm, diese ganze Arbeitssicherheit äh, Gesundheitsschutzunterweisungen, die ganzen Prophylaxen und Standards vom Haus, dass wir das an die Schüler alle weitergeben. (…) Ähm (überlegt) (Pause 6 Sekunden). Ja, mehr fällt mir jetzt gerade spontan nicht ein aber wir machen bestimmt noch viel mehr (lacht). (I: Hmm. Wenn ihr jetzt diese Lerntreffs macht. Über was für einen Zeitraum gehen die dann?) Ähm, das ist eigentlich immer eine Stunde, einmal die Woche -also meistens montags haben wir das gemacht und dann also Unterkurs auf alle Fälle (…) ja, schon die ersten zwei Wochen." (Frei_03_PA_Interview_Melanie, Pos. 264-274).*

„*Haustage*" thematisieren dabei vermutlich die „*Standards vom Haus*" oder auch die dortige „*Arbeitssicherheit*", während Lerntreffs eher pflegerelevante Inhalte, wie z.B. „*Prophylaxen*" oder „*Pflegeplanung*" aufgreifen.

4. Einschätzen und beurteilen

**„Man hat dann so' ne Beurteilung, ne. Und man wird dann äh (…) ähm genau beurteilt, WIE man, wie man auf der Station war."
(Frei_03_Interview_Schüler_Marc)**

Alle Praxisanleitenden sind mit der Aufgabe betraut, Einschätzungen bezüglich des Lernenden vorzunehmen. Manchmal ist diese Einschätzung auch mit einer Notenvergabe verbunden. Praxisanleiterin Jasmin benotet innerhalb der Inszenierung (Kap. 5.2.4.1) die zu erfüllende Lernaufgabe *(Frei_02_Beobachtung, Pos. 19-21)*. Auch im Rahmen von teilnehmenden Beobachtungen beurteilt der Praxisanleitende das Auszubildendenhandeln. Diese Beurteilungen erläutert er im Anschluss an die Reflexion: Er gibt eine Rückmeldung zu seinen Einschätzungen, wie folgendes Beobachtungsprotokoll von Frei_03 darlegt.

> *Praxisanleiterin Melanie möchte nun noch eine Rückmeldung geben und geht zuerst auf die Pflegeanamnese und auf die Pflegeplanung ein. Sie sagt, dass diese gut aufgeführt würden. Nur die Einschätzung des Sturzrisikos habe gefehlt. Aufgrund der Schmerzsituation wäre es noch wichtig gewesen, die Bedarfsmedikamente mit aufzuführen. Sie könne die gewählten Pflegemaßnahmen nachvollziehen. Bezüglich der pflegerischen Durchführung nimmt sie*

Bezug zu den Aspekten, die Schüler Marc genannt hat. Sie sagt, dass das hygienische Arbeiten in Ordnung gewesen sei und dass auch die sterilen Verbandwechsel gut gewesen seien. Diese hätte Schüler Marc auch allein geschafft. Sie erläutert weiterhin, dass die Übergabe teilweise etwas schwierig gewesen sei, da die Prioritäten manchmal nicht ganz richtig gesetzt wurden. Dabei nimmt sie vor allem Bezug dazu, dass Schüler Marc manchmal nicht in die gesamte Patientenkurve schaue, wenn er die Übergabe mache und dies aber wichtig sei, um alles zu erwähnen. (Frei_03_Beobachtung, Pos. 536-549).

Beurteilungen gehen dabei oftmals mit einer Überprüfung gesetzter Ziele und deren Umsetzung einher, wie in folgenden Beobachtungsprotokollen deutlich wird:

Am Ende des Gespräches macht Herr Praxisanleiter deutlich, dass die letzten gesetzten Ziele weitestgehend erreicht wurden (Frei_01_Beobachtung, Pos. 382-383).

Praxisanleiterin Jasmin fragt: „Hast du deine Ziele erreicht?". Schülerin Annika antwortet, dass sie diese meistens schon erreicht habe, sie aber manchmal etwas belehrend gewesen sei und sie den Eindruck hatte, dass das Gespräch teilweise etwas einseitig war, da sie am Flyer geblieben sei. (Frei_02_Beobachtung, Pos. 351-356).

Im Rahmen der stationsgebundenen Praxisanleitung finden häufig Anleitungsformen eines weniger ausgeprägten Planungsgrades statt. Beurteilungen werden hier eher am Einsatzende vorgenommen, wenn die Lernenden ein Zeugnis bzw. einen Beurteilungsbogen zum erfolgten Einsatz erhalten. Schülerin Lena und Schüler Marc beschreiben eine solche Beurteilung im Rahmen eines Abschlussgespräches dergestalt:

„Ja, auch beim Bewertungsbogen, also wo die uns bewerten (…) und ähm, dann wird alles noch mal (…) ähm besprochen, warum man so bewertet wurde und (I: Ja) Ja. (I: Mhm. okay). Dann entsteht das Gespräch einfach." (Stat_01_Interview_Schülerin_Leila, Pos. 309-312).

„Man hat dann so 'ne Beurteilung, ne. Und man wird dann äh (…) ähm genau beurteilt, WIE man, wie man auf der Station war und dann hat man noch so'n (…) ja, auch so 'n Abschlussgespräch, ne, wo man, wo die, ja genau, wo die auch dann so, das passt eher zur Reflexion, wo die dann so sagen, wie man äh, war. Oder wie die einen empfunden haben auf der Station." (Frei_03_Interview_Schüler_Marc, Pos. 341-345).

Schülerin Saskia erläutert diesbezüglich, dass es für den Praxisanleitenden *„auch ein bisschen schwierig"* sein kann, eine realistische Einsatzbeurteilung vorzunehmen, wenn wenig gemeinsam gearbeitet wurde *(Stat_02_Interview_Schülerin_Saskia, Pos. 144-148)*. Gemeinsames Arbeiten fungiert somit als Voraussetzung, um eine Beurteilung des Lernenden überhaupt vornehmen zu können. Praxisanleiterin Yvonne unterstützt die Aussage von Saskia und berichtet, dass sie bezüglich der Zeugnisse auf die Einschätzungen ihrer Kollegen zurückgreife, wenn sie *„nur zwei, drei Mal"* mit dem Auszubildenden *„zusammengearbeitet habe“* (*Stat_03_Interview_Yvonne, Pos. 429-433)*.

Die beurteilende Funktion eines Praxisanleitenden lässt auf eine hierarchische Beziehung schließen, in der der Auszubildende von der praxisanleitenden Pflegekraft abhängig ist – er ist abhängig von seiner Bewertung, wie Schülerin Annika skizziert:

> *„Weil natürlich krieg ich am Abschluss dieses, äh dieses Praxisblockes 'ne Bewertung. (I: Hmh) Und ähm, wenn ich diese Bewertung NICHT im Hinterkopf hab', wenn ich handele, dann ist das immer 'n positives Zeichen. Wenn ich das Gefühl hab', ich DARF Fehler machen ohne, dass mir das negativ angemerkt, angemarkert wird, ist das immer gut. Wenn ich das Gefühl hab', der Praxisanleiter nimmt MICH als Person ernst, mich als Schüler ernst, nimmt mich auch als VOLL, als volle Pflegekraft irgendwo auch, wahr.“ (Frei_02_Interview_Schülerin_Annika, Pos. 518-527).*

Schülerin Annika beschreibt, dass sie es positiv empfindet, wenn sie diese Abhängigkeit *„NICHT im Hinterkopf“* habe und sie sich *„als Person ernst“* und *„als Schüler ernst“* genommen fühlt, sodass die hierarchische Beziehung zwischen Lernenden und Praxisanleitenden hintergründig ist. Verbunden ist die Beurteilung der Lernenden oftmals auch mit einer Empfehlung bezüglich des Bestehens der Probezeit oder der späteren Übernahme als ausgebildete Pflegekraft. Inwiefern Praxisanleitende sich im Rahmen der Probezeit für Lernende, entsprechend ihrer Beurteilung einsetzen, skizziert Praxisanleiterin Melanie:

> *„Wobei es auch dann immer wieder schön ist, wenn dann Stationen vielleicht auch rückmelden (…): ‚Ja, der ist nicht geeignet.‘ Und wir dann aber vielleicht doch denken, äh: ‚Ja, ne so wie ihr den seht, so sehen wir den gar nicht.‘ Und dann vielleicht dann auch DOCH kämpfen, dass er bleibt, was manchmal (…) GUT und richtig war und vielleicht beim anderen Mal, Na ja (…), vielleicht doch nicht so die beste Entscheidung.“ (Frei_03_PA_Interview_Melanie, Pos. 808-813).*

Herr Praxisanleiter (und seine praxisanleitenden Kollegen) können sogar Empfehlungen zwecks einer Übernahme des Lernenden nach Ausbildungsende, vornehmen: *„Klar, geben wir auch noch Empfehlungen an die Pflegedienstleitung raus, wen wa' nehmen könnten, also übernehmen könnten oder wen nicht“ (Frei_01_PA_Interview_Herr Praxisanleiter, Pos. 266-268).*

5. Das Wohl der Patienten im Blick haben

„Schüler müssen manchmal noch ein bisschen lernen, auf die Patienten mit einzugehen. (I: Hm.) Und das war, fand ich, in dem Moment, nicht so.“ (Stat_03_PA_Interview_Yvonne)

Die Praxisanleitenden haben es sich zur Aufgabe gemacht, das Wohl der Patienten im Blick zu halten. Es wird deutlich, dass es den praxisanleitenden Pflegekräften wichtig ist, dass es den zu Pflegenden während der Praxisanleitung gut geht. Gut gehen heißt beispielsweise auch, dass die Patienten „*versorgt*" (*Stat_01_Gemeinsames Interview, Pos. 27; Stat_03_Interview_Yvonne, Pos. 600*) sind bzw. nicht mit unangenehmen Gefühlen konfrontiert werden, wie Praxisanleiterin Annelie (hier bezogen auf das Erleben der Beobachtungssituation) erläutert: „*Gar nicht. Und auch die Patienten, ne, haben das auch nicht störend empfunden. Also ich hab' nicht so (…) irgendwie Rückmeldung gehabt von Patienten, dass (…) dass sie das unangenehm fanden" (Stat_01_Gemeinsames Interview, Pos. 12-15).*

Ihr Wohl steht auch an erster Stelle, wenn es darum geht, Patienten für Anleitungssituationen auszuwählen:

> *„Wir haben gestern zwei neue Patienten auch bekommen. Die will ich nicht gleich, wenn die auf so eine Station-. ‚Ja, kann dann morgen jemand mal mitkommen?' (I: Hm.) Und so. Ich finde, die müssen halt erst einmal ankommen, ne? Und deswegen. Die Patienten hatte ich am Wochenende schon gefragt. Die haben alle sofort gesagt: ‚Ja, mache ich mit.' und so. (I: Ah, super.) Und deswegen habe ich die ausgesucht einfach." (Stat_03_Interview_Yvonne, Pos. 679-684).*

Praxisanleiterin Yvonne ist es wichtig, dass die Patienten „*erst einmal ankommen*" und nicht direkt mit Praxisanleitung konfrontiert werden. Das „*Ankommen*", verbunden mit positiven Gefühlen, erklärt auch Praxisanleiter Jonas. Bezogen auf die Frage, warum es zu der Entscheidung mit dem Spiel gekommen ist, erläutert er:

> *„Da kommen wir aber erst im Verlauf der Behandlung hin, also beide sind ja relativ neu und wir sind starten immer mit dem, was so auch Spaß macht, was Freude macht, um auch äh ja natürlich so Beziehung noch mal zu festigen, zu gestalten, zu auf den Weg zu bringen und äh direkt mit Anforderungssituationen zu kommen, die einem überhaupt nicht liegen oder gefallen ähm, ist das eher unpassender." (Stat_02_Gemeinsames_Interview, Pos. 260-265).*

Zugleich ist das Patientenwohl auch innerhalb von Anleitungssituationen wichtig. Wenn es nicht nach den Wünschen des Praxisanleitenden berücksichtigt wird, sieht sich die praxisanleitende Pflegekraft dazu aufgefordert, dies zu kompensieren, wie Praxisanleiterin Yvonne erklärt:

> *„Ich habe halt gerne Patientenkontakt. Und ich möchte halt schon, dass die auch ein bisschen Vertrauen zu mir halt auf-. Ich weiß, ich-. Ich-. Manchmal bin ich, glaube ich, zu sehr, dass ich mich einmische. Aber ich mag das nicht, wenn dann keine Antwort von dem anderem halt kommt. Dann dauert mir das manchmal vielleicht etwas zu lang, weil ich Angst habe, dass die Patienten dann denken: ‚Warum geht keiner auf mich ein?'" (Stat_03_Interview_Yvonne, Pos. 68-73).*

Praxisanleiter Jonas sieht dies ähnlich. Auf die Frage, warum er die Kinder innerhalb von Stat_02 (der Spielsituation) mehrmals gelobt hat und dies ihm wichtig sei, antwortet er folgend: „*Um eine direkte Rückmeldung zu geben an die Kinder äh um auch daraus ähm ja, daran zu lernen sage ich mal, ja" (Stat_02_Gemeinsames_Interview, Pos. 333-336).* Sein Ziel ist es, den Kindern „*direkt*" ein gutes Gefühl zu vermitteln und ihnen deutlich zu machen, dass alles gut ist, was sie gerade tun.

Die Lernenden wünschen sich ein Eingreifen seitens des Praxisanleitenden, insofern sie patientengefährdend agieren:

> *„Vielleicht äh, ich würde mir dann wünschen, wenn ich die Patienten in eine Gefahr setzen würde, dass der mir das sagt, ähm: ‚Stopp'. (I: Ja) Irgendwas, stimmt das jetzt nicht, ne. Und das ich glaub, das würde der auch machen. (I: Hmhm) Wenn äh, ich so patientengefährdet arbeiten würde. (I: Ja) Genau. Ja." (Frei_01_Interview_Schülerin_Lena, Pos. 53-58).*

Die Berücksichtigung des Patientenwohls ist eine Aufgabe, die alle praxisanleitenden Pflegekräfte betrifft. Gleichwohl konnte sie vordergründig im Rahmen der stationsgebundenen Anleitungssituationen erfasst werden. Dies hängt vermutlich damit zusammen, dass die stationsgebundenen Praxisanleitenden meistens eine längere Beziehung zu den zu Pflegenden aufbauen (können), als dies bei freigestellten Praxisanleitenden möglich ist. Zugleich agieren stationsgebundene Pflegekräfte permanent im Spannungsfeld zwischen den Rollen als Praxisanleitung und Pflegekraft (hierzu Kap. 5.2.5), sodass die Berücksichtigung während dieses Balanceakts einen ganz anderen Stellenwert erhält als bei freigestellten Praxisanleitenden, die sich ohnehin gänzlich auf die Anleitungssituation, den Patienten und den Lernenden konzentrieren können.

6. Die eigene Rolle reflektieren

„Mache ich meine Anleitung gut so? Oder kann ich es auch noch mal intensivieren?" (Stat_02_PA_Interview_Jonas)

Die Reflexion der eigenen Berufsrolle scheint eine Aufgabe zu sein, die ebenso wie das konzeptionelle Arbeiten oder das „*Up to date sein*" eine eher übergeordnete Rolle spielt, die sich eher mittelbar auf zukünftige Anleitungssituationen auswirkt. Oftmals findet diese Selbstreflexion mit Unterstützung von Lernendenrückmeldungen ungeplant statt. Formelle, zeitliche Ressourcen zur Selbstreflexion des Praxisanleitenden werden in keiner der Erhebungen deutlich.

Herr Praxisanleiter erläutert beispielsweise, dass er „*als Trainer*" mit einem Auszubildenden einmal „*nicht weiter[ge]kommen*" sei und daraufhin einen „*Trainer auswechseln*" musste. In diesem Fall wurde der zuständige Praxisanleitende (zuvor Herr Praxisanleiter) durch eine andere praxisanleitende Pflegekraft ausgewechselt, nachdem Herr Praxisanleiter sich nach erfolgter Selbstreflexion eingestanden hat, dass er mit dem Auszubildenden nicht weiterkommt (Frei_01_PA_Interview_Herr Praxisanleiter, Pos. 26-39).

Auch Praxisanleiter Jonas reflektiert sich selbst. Dazu nutzt er u.a. das in Anleitungssituationen erstellte Filmmaterial: „*Oder vielleicht auch ich so äh das zu nutzen für den Auszubildenden und für mich auch. Mache ich meine Anleitung gut so? Oder kann ich es auch noch mal intensivieren? Oder-. (I: Hm (bejahend)) Genau. (Stat_02_PA_Interview_Jonas, Pos. 159-163).* Zugleich erkundigt sich Jonas nach Rückmeldungen der Lernenden, um diese dann im zukünftigen Handeln zu berücksichtigen: *„Ähm, Kritiken umsetzen, äh entsprechend der Rückmeldungen der Schüler äh, ob was zu verändern oder zu verbessern ist, das umzusetzen." (Stat_02_PA_Interview_Jonas, Pos. 1026-1028).* Um Veränderungspotenziale zu eruieren, fordert Praxisanleiterin Yvonne ebenfalls eine Rückmeldung ein, deren *„Kritik"* sie gerne *„annimmt"*, *„weil sonst bringt ja nichts, wenn man [der Lernende] sagt ‚Ist alles super'" (Stat_03_Gemeinsames Interview, Pos. 128-132).*

Die Reflexion der eigenen Rolle fand oftmals ungeplant im Rahmen der Interviews, der sich anschließenden Beobachtungen, statt.[109] Jedoch machen diese Interviewstellen deutlich, dass Selbstreflexion seitens der Praxisanleitenden stattfindet und ernst genommen wird. Sie hinterfragen ihr eigenes Handeln und stellen vereinzelt alternative Handlungsstrategien dar, wie z. B. Praxisanleiterin Melanie, der es *„schwerfällt [...] Kritik zu äußern"*:

> *„Dass es mir meistens selber auch schwerfällt, dann Kritik zu äußern, also ähm (Pause) Aber ich denke, dass ich das ich das dann irgendwie ganz gut immer noch hinkriege. (Pause) Vielleicht sollte es manchmal 'n bisschen DEUTLICHER sein. Also, dass man dann nicht gleich wieder äh (Pause) ja, schwammig wird, sag' ich mal." (Frei_03_PA_Interview_Melanie, Pos. 567-571).*

Praxisanleiterin Yvonne bemerkt bei sich selbst, dass sie zu schnell eingreift und damit das Handeln des Lernenden unterbricht. Sie müsse lernen, *„sich auch so ein bisschen zurückzunehmen"*, erläutert dann aber direkt die Gründe, warum ihr dies schwerfällt:

> *„Weiß ja, habe ich ja selber auch gesagt, dass man manchmal lernen muss, sich auch so ein bisschen zurückzunehmen, ne? (Schülerin Bettina: Ja.) Und dass man das eigentlich laufen lassen muss. Aber dann denke ich immer: ‚Hm. Komm, warum sagst du jetzt nicht mal das und das.' (Schülerin Bettina lacht) Und dann bin ich halt jemand, der dann vielleicht zu sehr (Schülerin Bettina: Ja.) rausprescht." (Stat_03_Gemeinsames Interview, Pos. 55-60).*

Praxisanleiterin Jasmin hingegen erläutert, dass es ihre Schwachstelle sei *„immer auf den schlechten Sachen [...] rumzuhak(en)"*. Um den Lernenden jedoch auch wieder Sicherheit zu vermitteln, macht sie deutlich, was *„gut gelaufen"* ist *(Frei_02_PA_Interview_Jasmin, Pos. 723-727).*

Herr Praxisanleiter nimmt selbstreflexiv Stellung, bezogen auf die Unterbrechung der Selbstreflexion von Schülerin Lena:

---

109 Dieses Phänomen ist nochmals vor dem Hintergrund der sozialen Erwünschtheit zu diskutieren. Soziale Erwünschtheit auch soziale Desirabilität ist dabei eine „Bezeichnung für die Tendenz, seine Verhaltens- und Meinungsäußerungen an den Wünschen und Erwartungen der sozialen Umwelt auszurichten" (Klima & Wienold 2011, S. 133) Somit könnten die reflexiven Äußerungen auch vorgenommen werden, da die Praxisanleitenden den Wünschen meiner Person gerecht werden wollten.

„Nee, die ist eigentlich so vom, vom Stilistischen her immer so, wie ich das gerad gemacht hab'. Ich habe nur gerade gemerkt, dass ich ähm irgendwo dann doch schon zu schnell in, in meine Reflexion reingegangen bin, bei den einen oder anderen Unterpunkten. Ja. Wo ich Schülerin Lena gar nicht hab' zur Sprache kommen lassen. Ähm, bei Wirtschaftlichen oder bei Zeitfaktor, wie sie's selber empfunden hat. Ne?! (I: Hmhm) Das habe ich selber irgendwo für mich gemerkt. Das ich da heute zu schnell war, gedanklich." (Frei_01_PA_Interview_Herr Praxisanleiter, Pos. 435-444).

Die Reflexion der eigenen Rolle nehmen Praxisanleitende als wichtige Aufgabe wahr, um ihre Praxisanleitung zu verbessern. Manchmal werden sie dabei von Schülerrückmeldungen unterstützt. Oftmals findet diese Rückschau aber eher ungeplant statt, da formelle, zeitliche Räume nicht zur Verfügung stehen.

5.5.1.2 Besondere Aufgaben von stationsgebundenen Praxisanleitenden

Die Aufgaben von stationsgebundenen Praxisanleitenden beinhalten sowohl allgemeine, anleitungsrelevante Aufgaben als auch solche, die anfallen, um Praxisanleitung zwischen den Rollen als Pflegekraft und Praxisanleiter (hierzu auch Kap. 5.2.2) zu gestalten. Als Drittes können Aufgaben analysiert werden, welche als eher passives Bindeglied zwischen Schule und Pflegepraxis zu erledigen sind.

1. Allgemeine, anleitungsrelevante Aufgaben

Die folgenden beiden Aufgaben sind Aufgaben, die unabhängig der passiven Bindegliedfunktion oder der Rollendiffusität deutlich werden. Dabei ist zunächst die Gestaltung des Einsatzes der Auszubildenden notwendig.

Den Einsatz der Lernenden gestalten

„Als Erstes natürlich ist meine Aufgabe, sie zu integrieren ins Team hier. [...] Ich zeige ihr äh die Räumlichkeiten". (Stat_02_Interview_Praxisanleiter_Jonas)

Um den Einsatz der Lernenden zu gestalten, sind die Praxisanleitenden zunächst damit beauftragt, den Auszubildenden einen guten *Start in das praktische Arbeitsfeld* zu ermöglichen. Dazu gehört zuerst das Zeigen der Räumlichkeiten oder der Versuch, die Auszubildenden in das Stationsteam zu integrieren: *„Als Erstes natürlich ist meine Aufgabe, sie zu integrieren ins Team hier. Ich äh, äh leite an. Ich zeige ihr äh die Räumlichkeiten. Das sind so die ersten Schritte." (Stat_02_PA_Interview_Jonas, Pos. 776-779).* Schülerin Saskia berichtet, dass auch das gemeinsame Arbeiten und damit verbunden die gemeinsame Patientenversorgung oftmals in den ersten Tagen wünschenswert sei:

> *„Da ist es eben so, dass auch die ersten Tage man mit den Praxisanleitern möglichst die Dienste zusammen hat. Und dann eben möglichst auch mit dem Praxisanleiter gemeinsam Patienten übernimmt. Und dabei die ersten Tage auch eingearbeitet wird.“ (Stat_02_Interview_Schülerin_Saskia, Pos. 127-130).*

Sie erklärt weiterhin, dass sie zu Beginn erst mal *„den Stationsablauf“* und die *„Räumlichkeiten“* kennenlernen muss *(Stat_02_Interview_Schülerin_Saskia, Pos. 199–202)*. Weiterhin stellt sie heraus, so wie Praxisanleiter Jonas auch, dass eine Integration ins Team eher ermöglicht wird, wenn die Praxisanleitenden hier als Vermittler fungieren:

> *„Sich so in das Team einzufinden. Und da spielt ja die Praxisanleitung auch eine große Rolle. Weil die vermittelt einem ja auch das Gefühl, so, dass man ankommt. Und, dass man sich in das Team integrieren kann.“ (Stat_02_Interview_Schülerin_Saskia, Pos. 608-611).*

Dass das Kennenlernen der Stationsabläufe ein wichtiges Merkmal bezüglich des Einsatzbeginns darstellt, konstatiert auch Schülerin Annika *(Frei_02_Interview_Schülerin_Annika, Pos. 172-177)*. Zur Orientierung in den ersten Tagen nutzen einige Einsatzbereiche entsprechend dafür erarbeitete Konzepte. Solche Konzepte bilden die Tagesstruktur des Arbeitsfeldes oder auch für den Bereich typische *„Inhalte“* ab, welche *„den Auszubildenden in der ersten Woche [...] an die Hand“* gegeben werden *„damit die besser sich, ähm ja, orientieren können“ (Frei_01_PA_Interview_Herr Praxisanleiter, Pos. 315-323)*. Herr Praxisanleiter empfindet es auch als wichtig, dass die stationsgebundenen Praxisanleitenden als verbindliche Ansprechpartner (hierzu Kap. 5.4.3.1 Kontinuität) fungieren und dass diese Aufgabe für das Trägerkrankenhaus bereits *„klar definiert“* ist:

> *„Ich denke schon, weil wir haben zwar klar definiert für alle drei Häuser jetzt, für alle drei Betriebsteile, dass eben halt zu Einsatzbeginn den Auszubildenden ein Praxisanleiter zugeteilt wird. ja?! Aber, wie wir ja gerade auch schon von Schülerin Lena gehört haben, ist es wirklich so, dass die Ansprechpartner auf jeden Fall da sind.“ (Frei_01_PA_Interview_Herr Praxisanleiter, Pos. 452-458).*

Als nächstes Merkmal der Einsatzgestaltung lassen sich Gespräche, in Form von *Erst-, Zwischen- und Endgesprächen* anführen, welche in der Regel zu Beginn, in der Mitte und am Ende eines Einsatzes geführt werden. Praxisanleiterin Yvonne erläutert, dass es *„regelmäßige Gespräche“ (Stat_03_Interview_Yvonne, Pos. 248-249)* gäbe und dass diese aufgeteilt sind in *„ein Vorgespräch, ein Zwischengespräch und auch noch einmal ein Endgespräch“ (Stat_03_Interview_Yvonne, Pos. 249-250)*. Innerhalb des Erstgespräches sollen die Erwartungen, Lernbedarfe und Zielvorstellungen thematisiert werden, wie Schülerin Saskia, Schülerin Lena und Schülerin Annika klarstellen *(Frei_01_Interview_Schülerin_Lena, Pos. 253-260, Frei_02_Interview_Schülerin_Annika, Pos. 170-172)*. Exemplarisch soll hier Schülerin Saskia zu Wort kommen:

> *„Also, dass man sich halt eben auch im Vorfeld überlegt, was möchte ich überhaupt lernen? Also was sind MEINE Ziele? Was möchte ich am Ende dieses Einsatzes gelernt haben. Dass man das eben auch in so einem Vorgespräch mit dem Praxisanleiter bespricht. So, wo liegen die Wünsche? Und-." (Stat_02_Interview_Schülerin_Saskia, Pos. 671-675).*

Im Zwischengespräch geht es vorrangig darum, *„[...] zu gucken okay. Woran kann man arbeiten? Was ist irgendwie eine Kritik? Ja. So in dem Sinne dann. Ja" (Stat_02_Interview_Schülerin_Saskia, Pos. 494-495).*

Innerhalb des Abschlussgespräches soll dem Lernenden eine Rückmeldung zum Einsatz gegeben werden. Dies ist häufig verbunden mit der Besprechung des Beurteilungsbogens oder einem Rückblick auf die erfolgte Praxiszeit: *[...] beim Abschlussgespräch, dann. Einfach. Oder, neee. Ja, auch beim Bewertungsbogen, also wo die uns bewerten (...) und ähm, dann wird alles noch mal (...) ähm besprochen, warum man so bewertet wurde." (Stat_01_Interview_Schülerin_Leila, Pos. 309-311).* Dies erlebt auch Schüler Marc:

> *„[...] und dann hat man noch so'n (...) ja, auch so'n Abschlussgespräch, ne, wo man, wo die, ja genau, wo die auch dann so, das passt eher zur Reflexion, wo die dann so sagen, wie man äh, war. Oder wie die einen empfunden haben auf der Station." (Frei_03_Interview_Schüler_Marc, Pos. 342-345).*

Für mehrere Lernende gleichzeitig zuständig sein

„[...] weil wenn wir auf einmal drei, vier Schüler haben, ist es schon schwierig, das manchmal nachzuvollziehen, „hab' ich das auch wirklich mit dem gemacht?" (Praxisanleiterin Yvonne in Stat_03_Beobachtung)

Diese Aufgabe beruht auf einer Erhebung (Stat_03) und ist folglich nicht theoretisch gesättigt. Dennoch bietet sie einen Einblick in die Aufgabe eines stationsgebundenen Praxisanleitenden, der gleichzeitig für mehrere Lernende verantwortlich ist. So ist Praxisanleiterin Yvonne, neben Schülerin Bettina auch noch für eine weitere Lernende zuständig, die am Tag der Erhebung den ersten Tag ihrer praktischen Abschlussprüfung (bestehend aus dem Schreiben einer Pflegeplanung für eine ausgewählte Patientengruppe) absolviert. So ist Praxisanleiterin Yvonne dazu aufgefordert, beide Lernenden zu berücksichtigen, wie im folgenden Beobachtungsprotokoll ersichtlich wird:

> *Eine weitere anwesende Schülerin Julia ist scheinbar etwas aufgeregt. Es wird deutlich, dass sie heute den ersten Tag (von zwei Tagen) der praktischen Prüfung hat. Sie darf an diesem Morgen vier Patienten allein versorgen. Am Mittag müsse sie in die Schule, um dort die Pflegeplanung zu schreiben (dies wird in den planerischen Gesprächen zwischen den Pflegekräften deutlich). Als Schülerin Julia nach der Übergabe aufsteht, um mit der Pflege der vier Patienten zu beginnen, gibt Praxisanleiterin Yvonne ihr einige Tipps. Sie sagt beispielsweise, dass sie mit den Patienten anfangen solle, die am Morgen eine Untersuchung haben, damit sie entsprechend auch zur Untersuchung können. Weiterhin äußert sie, dass sie auf die Zeiten der Insulingaben achten solle.*

„Kannste fragen, wenn was ist", sagt Praxisanleiterin Yvonne zu Schülerin Julia (Stat_03_Beobachtung, Pos. 48-58).

Praxisanleiterin Yvonne versucht Schülerin Julia mit kleinen Tipps zur Prioritätensetzung bezüglich der anstehenden Pflege zu unterstützen, bevor sie im weiteren Verlauf des Morgens eher für Schülerin Bettina verantwortlich ist. Dass sie häufiger für mehrere Lernende gleichzeitig zuständig ist, erläutert sie auch im weiteren Verlauf der Beobachtung:

> *Sie erläutert, dass sie ca. einmal die Woche nach dem Ordner der Schule schaue, „weil sie es blöd finde, wenn man das erst nach dem Einsatz macht, weil wenn wir auf einmal drei, vier Schüler haben, ist es schon schwierig, das manchmal nachzuvollziehen, „hab' ich das auch wirklich mit dem gemacht?" (Stat_03_Beobachtung, Pos. 690-694).*

Das Zuständigsein für mehrere Lernende ist offensichtlich damit verbunden, seine durchgeführten Anleitungssituationen zeitnah zu dokumentieren. Praxisanleiterin Yvonne berichtet, dass sie sonst den Überblick darüber verliere, da es manchmal nur schwer „*nachzuvollziehen*" sei, was sie bereits mit dem Lernenden „*gemacht*" habe.

2. Aufgaben im Rahmen der Rollendiffusität: Praxisanleiter und Pflegekraft

Die folgenden drei Aufgaben konnten innerhalb der Rollendiffusität der beiden gleichzeitigen Rollen Praxisanleiter und Pflegekraft analysiert werden:

Sich mit Kollegen abstimmen

„Ok, vielleicht könnt ihr da auf die Schellen achten oder wenn irgendwas sein sollte, meldet euch". (Frei_02_Interview_Schülerin_Annika)

Die Umsetzung der Praxisanleitung kann nicht ohne die Abstimmung mit den stationsgebundenen Kollegen erfolgen. Diese tragen maßgeblich zum Gelingen der Praxisanleitung bei (siehe hierzu Kap. 5.4.3.2 Kollegialität.) Schülerin Annika erläutert diesbezüglich, dass v. a. das „Zufallsprodukt" einer kurzen Abstimmung bedarf, um sich Zeiträume für eine im Pflegealltag ausgewählte Einzelhandlung zu verschaffen:

> *„[...] es wird schon gesagt ‚Ja, ich bin jetzt mit, in meinem Fall Annika, ähm, kurz in 'ner Besprechung. Wir diskutieren jetzt das und das und wie wir's angehen wollen und dann machen wir gemeinsam das und das', zum Beispiel. Sei es, es ist DK legen, dann machen wir das gemeinsam, bei der Frau Sowieso. Dann wird schon gesagt: ‚Ok, vielleicht könnt ihr da auf die Schellen achten oder wenn irgendwas sein sollte, meldet euch. Aber wir sind mal kurz eben zurückgezogen.'" (Frei_02_Interview_Schülerin_Annika, Pos. 568-576)*

Praxisanleiter Jonas erläutert ebenfalls, dass die Abstimmung unter Kollegen zuträglich ist (auch für die von ihm geplante Einzelhandlung – siehe Kap. 5.2.4.3): „*Aber da das lange vorbereitet war, beziehungsweise auch äh wir die Planung schon so hat-*

ten, äh, äh dann im Ganzen ging das gut. (I: Hm (bejahend) Auch mit den Kollegen zu besprechen" (Stat_02_PA_Interview_Jonas, Pos. 22-25).

Praxisanleiterin Annelie stellt klar, dass es wichtig sei, das Kollegium auch in die Praxisanleitung zu integrieren. Innerhalb ihres Teams ist es so geregelt, dass alle Pflegekräfte für Fragen zur Verfügung stehen:

> *„Und ich, ich muss ja auch wissen, wenn ich mal nicht da bin, dass mein Schüler auch von den anderen, also zu jedem kommen kann und fragen kann. Nicht. dass die Kollegen nicht sagen ‚Ich bin keine Praxisanleiterin, damit habe ich nichts zu tun'. Das JEDER Mal auch Fragen, auf Fragen antwortet." (Stat_01_Interview_Annelie, Pos. 600-605).*

Die Abstimmung mit Kollegen geht häufig auch mit einer Absprache zum Vorgesetzten einher. Diese planen Anleitungszeiten oder Anleitungstage mit ein. Praxisanleiterin Yvonne hat bei ihrer Vorgesetzten „*Moni*" Anleitungstage eingefordert, an denen sie „*zusätzlich*" kommt. Diese Anleitungstage wurden ihr mit einem Stationsumzug genommen. Daraufhin hat Praxisanleiterin Yvonne mit Stationsleitung „*Moni auch gesprochen*" und deutlich gemacht „*Das funktioniert nicht." (Stat_03_Interview_Yvonne, Pos. 393-399)*, sodass zum Zeitpunkt der Beobachtung Anleitungstage im Dienstplan hinterlegt wurden.

Anleiten zwischen Kontrolle und Vertrauen

„Dann geben die mir auch Verantwortung ab und das finde ich wichtig. Das ist halt, dieses ZWISCHENMAß zu finden, scheint schwierig zu sein." (Frei_02_Interview_Schülerin_Annika)

Praxisanleitung im stationsgebundenen Setting stellt die praxisanleitenden Pflegekräfte vor die Herausforderung, dem Auszubildenden bezüglich selbstständigen Pflegehandelns zu vertrauen und gleichzeitig aber auch die Kontrolle über sein Tun nicht zu verlieren. Dies ist als Balanceakt zu verstehen, der zum einen in eine für die Lernenden wahrgenommene unangenehme Kontrolle münden kann oder im anderen Extrem dazu führt, dass nicht richtig hingesehen wird und folglich fehlerhaftes Auszubildendenhandeln unentdeckt bleibt. Zunächst ist festzuhalten, dass Praxisanleitende für das Handeln des Lernenden im Arbeitsbereich mitverantwortlich sind, wie u. a. Schülerin Saskia darstellt: „*Also sozusagen, er ist ja auch verantwortlich für den Schüler und für das Handeln des Schülers. Und wenn irgendwas schiefgeht, dann schiebt, jetzt sage ich mal so-, fällt das ja auch oft auf den Praxisanleiter mit zurück." (Stat_02_Interview_Schülerin_Saskia, Pos. 459-461).*

Auch Praxisanleiterin Annelie nimmt dies wahr und verbindet diese Verantwortung mit Kontrolle: „*Trotzdem habe ich ja die Aufsicht und muss kontrollieren und nachschauen" (Stat_01_Gemeinsames Interview, Pos. 68-69)*. Demzufolge sind Praxisanleitende dazu aufgefordert, Vertrauen zu dem Lernenden aufzubauen, um sein selbstständiges Handeln anzubahnen. Wie das geht, erklärt Schülerin Annika:

> *„Hm, ja und dann gibt's natürlich auch Praxisanleiter, wo man das Gefühl hat, man fühlt sich wirklich gut aufgehoben. Die können einen, die können das Maß gut einschätzen, die bieten einem Hilfe an, die ähm, geben aber einem auch so Verantwortung ab, wie es angemessen ist. Das heißt, die schauen erst mal, wie arbeite ich, ähm, bin ich verlässlich? Und wenn sie das Gefühl haben – nach einigen Wochen – es dauert natürlich auch erst mal seine Zeit, bis man sich kennengelernt hat, aber wenn sie das Gefühl haben nach einigen Wochen ‚Doch, das macht sie gut, sie ist verlässlich'. Dann geben die mir auch Verantwortung ab und das finde ich wichtig. Das ist halt, dieses ZWISCHENMASS zu finden, scheint schwierig zu sein." (Frei_02_Interview_Schülerin_Annika, Pos. 140-152).*

Dabei konstatiert Annika, dass dieser Balanceakt auch schwierig sei – sie bezeichnet dies als „*ZWISCHENMASS*". Schülerin Bettina äußert eine ähnliche Vorgehensweise. Sie stellt klar, dass „*wenn die [Praxisanleitenden] sich dann vergewissert*" haben, man auch selbstständig arbeiten dürfe *(Stat_03_Interview_Schülerin_Bettina, Pos. 328-330).* Den Auszubildenden ist dabei wichtig, dass die Praxisanleitenden eine „*grobe Vorstellung*" davon haben sollten, was der Lernende gerade mache, da er „*eine Beobachtungsrolle*" habe *(Stat_02_Interview_Schülerin_Saskia, Pos. 461-466)* (hierzu auch Kap. 5.5.3.1 Gestaltungsaktivitäten von Praxisanleitenden S. 270 Kontrollieren und Korrigieren). Zusätzlich wünscht sich Schülerin Saskia auch einen Vertrauensvorschuss und dass ein „*ja*", ich kann das, „*auch irgendwie so akzeptiert wird*" *(Stat_02_Interview_Schülerin_Saskia, Pos. 330-334).* Praxisanleitung zwischen Vertrauen und Kontrolle ist verbunden mit der Möglichkeit, ein „*Erproben*" des Lernenden zuzulassen. Schülerin Annika konkretisiert den Begriff des „*Erprobens*":

> *„Ähm, lässt mich dann Stück für Stück immer wieder alleine arbeiten beziehungsweise auch selbstständig arbeiten. Ähm, genau, das wär' so mein idealer Praxisanleiter, der mich dann praktisch BEGLETET, mich ANLEITET, mich da ERPROBEN lässt und mich dann auch arbeiten lässt. Das wär' super." (Frei_02_Interview_Schülerin_Annika, Pos. 177-182).*

Sie führt aus, dass sie sich wünscht, zunächst „*BEGLEITET*" und „*AN(GE)LEITET*" zu werden, also auch kontrolliert zu werden, um nach dem „*ERPROBEN*" selbstständig zu agieren – also Vertrauen in ihrem Handeln zu erfahren.

Manchmal fällt es den Praxisanleitenden scheinbar eher schwer, den Lernenden in seinem Pflegehandeln zu vertrauen, dann kommt es zu einem Übermaß an Kontrolle, wie Schülerin Annika an zwei Beispielen ausführt:

> *„Dann gibt es Situationen, da werde ich bis aufs kleinste Detail kontrolliert. Da werden so Dinge kontrolliert, wo ich eigentlich, ich bin jetzt Ende des zweiten Lehrjahres, jetzt im September/Oktober bin ich im dritten Lehrjahr. Es gibt Dinge, die müssten eigentlich sitzen, die wurden schon von klein auf immer kontrolliert, wo ich sag' ‚Ok, da muss jetzt nicht jedes Mal noch jemand dabei sein'. Ähm, die werden dann trotzdem noch mal überkontrolliert, dass man praktisch immer wie so 'n kleinen Helikopter über sich schweben hat, das ist natürlich auch ANSTRENGEND." (Frei_02_Interview_Schülerin_Annika, Pos. 130-140).*

> *„Hm, (…) und ähm, da gab's mal eine Situation, da ähm, wurde ich eben aufgefordert, in ein Patientenzimmer zu gehen, zu fragen, ob die Patientin eben Hilfe bräuchte, oder nicht. Das war 'ne Patientin, die saß im Rollstuhl. Dann bin ich reingegangen, […]. Die Patientin war aber so gut selbst organisiert, dass sie keine Hilfe brauchte. Da hab' ich ihr halt angeboten, wenn was sein sollte, könne sie sich melden. (…) In zwei Jahren Ausbildung PLUS FSJ, […], bin ich der Meinung, dass ich solche Dinge einschätzen KANN, […] ob ein Patient wirklich Hilfe braucht oder ob das vielleicht nur 'ne Fassade ist, […] Dann bin ich halt dann raus gegangen, hab' meiner Praxisanleitung gesagt, so ‚Ja, die Patientin sagt, sie braucht in dem Moment keine Hilfe. Wenn was sein sollte, meldet sie sich'. […] Fünf Minuten später ist meine Praxisanleitung aber dann in dieses Zimmer gegangen, hat noch mal nachgefragt, ob die Patientin WIRKLICH keine Hilfe bräuchte, weil ich das ja gerad einfach so erzählt hätte. Kommt dann raus. Erzählt mir dann ‚Ja, du hattest ja recht, die Patientin braucht ja wirklich keine Hilfe'" (Frei_02_Interview_Schülerin_Annika, Pos. 596-625).*

Schülerin Annika fühlt sich mit dieser übermäßigen Kontrolle offensichtlich unwohl und in ihrer Kompetenz degradiert. Sie berichtet, dass es manchmal wirke, als hätte sie einen „*Helikopter*" über sich schweben, der sie permanent im Auge habe. Sie ist der Meinung, dass eine solche Überkontrolle am Ende des zweiten Ausbildungsjahres nicht mehr nötig sei, bei „*Dingen, die […] eigentlich sitzen*" müssten. Eine solche Überkontrolle skizziert sie auch im zweiten Beispiel – hier kontrolliert die Pflegekraft nochmals nach, ob die Patientin „*wirklich keine Hilfe*" benötige, obgleich Schülerin Annika dies bereits erfragt hat. An dieser Stelle fühlt sich die Auszubildende vermutlich nicht ernst genommen – zudem ist anzunehmen, dass sie sich in ihrer Ehrlichkeit angegriffen fühlt – warum sonst sollte die Pflegekraft der Patientin nochmals die gleiche Frage stellen. Ein möglicher Erklärungsansatz wäre innerhalb dieser Situation, dass die Praxisanleitende die Schülerin noch nicht gut genug kennt, um zu wissen, wie sie agiert. Im Interview wird jedoch deutlich, dass Schülerin Annika auf der betreffenden Station ein Freiwilliges Soziales Jahr abgeleistet hat und die beteiligten Akteure schon bereits seit längerer Zeit miteinander bekannt sind. Warum genau die praxisanleitende Pflegekraft hier so agiert, bleibt unbeantwortet. Neben der Überkontrolle kann aber auch das Alleingelassen werden als Stolperstein deklariert werden. Die Lernenden erfahren keine Rückmeldungen, wissen nicht, was richtig und was falsch ist: „*Zum Beispiel, dass Praxisanleiter während des Einsatzes eigentlich dem Schüler keine negativen Rückmeldungen gegeben haben. Sondern den Schüler quasi immer nur machen haben lassen*" *(Stat_02_Interview_Schülerin_Saskia, Pos. 478-480).*

Der Lernende erfährt somit nicht von seinen Stärken und Schwächen. Das Problem dieses Alleinlassens, verbunden mit dem Kontrollverlust der „*ordentlich[en]*" Patientenversorgung, hat auch Praxisanleiterin Yvonne erkannt: „*Das fällt mir nicht auf, wenn, ich sage: ‚Gehe einmal da in das Zimmer zum Waschen. Und ich gehe in das andere.' (I: Hm.) Dann weiß ich doch gar nicht, ob der ordentlich versorgt ist.*" *(Stat_03_Interview_Yvonne, Pos. 348-350).*

Ein ausschließliches selbstständiges Agieren des Auszubildenden im Pflegealltag, verbunden mit zu wenig Kontrolle und entsprechenden Rückmeldungen führt dazu, dass die Lernenden sich nur unter erschwerten Bedingungen weiterentwickeln können, da sie auf sich (und ihre selbstreflexiven Fähigkeiten) gestellt sind. Die freigestellte Praxisanleiterin Jasmin hat dieses Phänomen offensichtlich schon häufiger beobachtet. Sie berichtet dies an einem Beispiel, indem die Defizite bezüglich der Arbeitsstruktur einer Auszubildenden erst im dritten Einsatz erkannt wurden, da innerhalb der ersten Beurteilungen *„nach gut Dünken angekreuzt"* wurde und die Lernenden folglich davon ausgehen, dass alles in Ordnung sei *(Frei_02_PA_Interview_Jasmin, Pos. 636-640).*

Abschließend hat der stationsgebundene Praxisanleitende noch eine wesentliche Aufgabe in seinem Arbeitsalltag: das Sicherstellen der eigenen, pflegerischen Arbeit.

Die eigene Arbeit sicherstellen

„Oder mal muss was schnell gehen und dann, hab' ich auch schon erlebt, dass die Praxisanleiter sagen ‚Ja. ok. wir machen das das nächste Mal. Ich mach' das jetzt schnell'". (Stat_01_Interview_Schülerin_Leila)

Die Rollendiffusität zwischen Pflegekraft und Praxisanleiter fordert neben den bereits beschriebenen eine wesentliche Aufgabe, die v. a. das pflegerische (und weniger das praxisanleitende) Handeln fokussiert: die Sicherstellung der eigenen (pflegerischen) Arbeit seitens der Praxisanleitenden. Mit dieser Unterkategorie wird dem Prinzip Patientenversorgung vor Praxisanleitung Genüge getan.

Schüler Marc berichtet hierzu, dass die stationsgebundenen Praxisanleitenden *„ja auch arbeiten"* müssen und deswegen sei es *„schwer umsetzbar"*, Praxisanleitung durchzuführen bzw. dem Lernenden *„EIN ZIMMER komplett versorgen zu lassen"* während der Praxisanleitende *„guckt […], ob alles okay ist" (Frei_03_Interview_Schüler_Marc, Pos. 115-120).* Dies deutet darauf hin, dass das *„gucken" „ob alles okay ist"*, während die Lernenden handeln, nicht realisiert werden kann, weil der Praxisanleitende seine pflegerischen Tätigkeiten durchzuführen habe.

Innerhalb des Interviews mit Praxisanleiter Jonas wird ebenfalls deutlich, dass er das Sicherstellen der eigenen Arbeit während der Erhebung permanent im Blick hat. So weist er Schülerin Saskia an, mit dem Interview zu beginnen, da er wegen der *„Abläufe" „auch gucken"* müsse *(Stat_02_Gemeinsames_Interview, Pos. 424-427).*

Innerhalb von Stat_03 wird das Sicherstellen der eigenen Arbeit sogar beobachtbar. Während Schülerin Bettina an der Pflegeplanung schreibt, erledigt Praxisanleiterin Yvonne einige Aufgaben und *„verlässt das Dienstzimmer"*, um pflegerischen Tätigkeiten nachzugehen (*Stat_03_Beobachtung, Pos. 815-819*).

Die freigestellte Praxisanleiterin Jasmin nimmt diese Aufgabe der praxisanleitenden Pflegekräfte auf der Station ebenfalls wahr. Sie macht deutlich, dass die stationsgebundenen Anleitenden oftmals *„nicht wissen"*, wie sie sich *„Zeit nehmen […] können"*, da diese häufig gedanklich bei der nächsten pflegerischen Aufgabe seien *(Frei_02_PA_Interview_Jasmin, Pos. 79-81)*, um ihre Arbeit sicherzustellen.

Die Praxisanleitenden nutzen innerhalb des pflegerischen Alltags unterschiedliche Strategien, um die eigene Arbeit sicherzustellen. Schülerin Saskia konstatiert, dass diese zunächst dazu aufgefordert sind, den Lernenden in die Sicherstellung der eigenen Arbeit zu integrieren bzw. einzubinden *(Stat_02_Interview_Schülerin_Saskia, Pos. 466-470)*. Eine solche Einbindung setzt voraus, dass die Lernenden sich auch einbinden lassen, bzw. diese Arbeitsabläufe nicht unterbrechen, damit die praxisanleitende Pflegekraft den *„eigenen Arbeitsablauf routiniert [...] fortführen“ (Stat_02_Interview_Schülerin_Saskia, Pos. 467-468)* kann.

Falls die Praxisanleitenden der Meinung sind, dass die Arbeit (durch sie selbst oder durch den Lernenden) bisher unzureichend bzw. nicht ihren Vorstellungen entsprechend sichergestellt wurde, versuchen sie diese ‚Missverhältnis‘ zu kompensieren. Praxisanleiterin Yvonne erklärt beispielsweise, dass sie sich einbringt, wenn sie glaubt, dass der Patient sich nicht ernst genommen fühlt *(Stat_03_Interview_Yvonne, Pos. 71-74)*. Auch Praxisanleiter Jonas bringt sich ein, wenn ihm was *„für den Moment so manchmal äh da fehlte“ (Stat_02_Gemeinsames_Interview, Pos. 329-331)*.

Eine weitere Strategie des Sicherstellens liegt darin, das pflegerische Handeln nicht vom Lernenden durchführen zu lassen (oder ihn ggf. darin anzuleiten), sondern die anfallenden Tätigkeiten selbst zu übernehmen, wie Schülerin Saskia erkannt hat: *„Oder mal muss was schnell gehen und dann, hab' ich auch schon erlebt, dass die Praxisanleiter sagen ‚Ja. Ok. Wir machen das das nächste Mal. Ich mach' das jetzt schnell.‘“ (Stat_01_Interview_Schülerin_Leila, Pos. 213-215)*. Dies geht mit dem Glauben der Praxisanleitenden einher, dass die Auszubildenden nicht schnell genug handeln bzw. sie davon ausgehen, dass die pflegerische Tätigkeit durch ihre Person zügiger durchgeführt werden kann. Sodann stellen sie ihre Arbeit zügig selbst sicher und stellen mal mehr die Rolle als Pflegekraft in den Fokus ihrer Arbeit.

Die letzte Unterkategorie der stationsgebundenen Aufgaben liegt in der eher passiven Bindegliedfunktion zwischen Schule und Pflegepraxis.

3. Als passives Bindeglied zwischen Schule und Pflegepraxis agieren[110]

Bindegliedaufgaben können ganz unterschiedlich vorkommen. Dabei kann zwischen passivem Bindeglied und aktivem Bindeglied unterschieden werden. Bei den stationsgebundenen Praxisanleitenden handelt es sich häufig um eher passive Aufgaben des Mitgehens – des Korrektivs – z.B. bei Praxisbegleitungen durch die Lehrkräfte der Schule, wie u.a. von Schülerin Saskia berichtet wird: *„Wir hatten ähm-. (...) wir haben da immer Praxisbegleitungen. Das heißt, da kommt die Schule vorbei. Eine Lehrerin der Schule. Und dann eben die Praxisanleitung der Station.“ (Stat_02_Interview_Schülerin_Saskia, Pos. 359-361)*.

Die stationsgebundenen Praxisanleitenden übernehmen punktuell (aber nicht regelmäßig) Aufgaben der Schule. Manchmal werden ihnen punktuell Aufgaben übertragen. Meist suchen sie lediglich den Kontakt zur Bildungseinrichtung, wenn es

110 Diese Bindegliedfunktion findet sich auch innerhalb der gesetzlichen Grundlagen wieder. So wird sowohl § 2 Abs. 2 KrPflAPrV als auch § 4 Abs. 1PflAPrV festgelegt, dass die Praxisanleitenden dazu aufgefordert sind, „die Verbindung mit der (Pflege)schule“ zu gewährleisten.

notwendig erscheint, wie Praxisanleiterin Yvonne erklärt, als sie von dem Umgang mit unmotivierten Lernenden berichtet:

> *„Oder andere sind halt einfach total unmotiviert, ne? (I: Ja.) Und wenn das der Fall ist, schalten wir auch die Schule schon ein, ne? (I: Okay.) Dass die auch drüben Bescheid wissen. Oder die sagen vorher: ‚Pass mal auf. Es kommt jetzt jemand, der nicht so gut ist. Halten wir einmal ein Auge darauf', dass die das mal so ein bisschen bestätigt bekommen, ne" (I: Hm.). (Stat_03_Interview_Yvonne, Pos. 252-257).*

Innerhalb dieses Zitats wird aber auch deutlich, dass Yvonne *„ein Auge"* auf einen Lernenden hat, wenn *„die"* (Schule) dies im Vorhinein ankündigt. Dennoch sehen es die stationsgebundenen Praxisanleitenden nicht als ihre Hauptaufgabe an, als Bindeglied zu fungieren. Praxisanleiterin Yvonne macht dies deutlich, als sie davon berichtet, dass sie in die Schule eingeladen wurde, um ein konkretes Projekt vorzustellen. Dass dies nicht ihre Hauptaufgabe ist, macht sich v.a. an dem Wort *„muss"* deutlich. „[…] *dann musste ich das halt vorstellen" (Stat_03_PA_Interview_Yvonne, Pos. 339).* Sie macht es nicht regelmäßig. Sie wurde von der Schule zu einem Treffen eingeladen. Sie hat dieses Treffen nicht selbst initiiert und sie hat auch die Vorstellung des Projektes nicht selbstständig vorangetrieben. Sie macht es auf Verlangen der Bildungseinrichtung.

Die passive Bindegliedfunktion beinhaltet auch den Besuch von Praxisanleitertreffen, die von der Schule oder den freigestellten Praxisanleitenden organisiert werden *(Stat_03_PA_Interview_Yvonne, Pos. 337-338).*

Eine weitere Aufgabe, die mit dieser passiven Bindegliedfunktion zusammenhängt, ist die Dokumentation der Anleitung. Diese Dokumentation wird innerhalb der Beobachtung von Stat_03 deutlich:

> *Nach ca. zwei Minuten des Blätterns äußert Praxisanleiterin Yvonne zu Schülerin Bettina, dass es auch ok sei, wenn sie nun nichts zum Abzeichnen habe – sie sei ja auch noch zwei Wochen auf der Station eingesetzt. Weiterhin äußert sie, dass ja auch am Donnerstag (Heute ist Dienstag) das Zwischengespräch sei und weist darauf hin, dass es manchmal auch in Ordnung sei, den Katalog nochmals in Ruhe durchzugehen, weil dieser ja auch sehr umfangreich sei. Sie schlägt vor, den Ordner nochmals mit nach Hause zu nehmen, mit Bleistift die Aspekte anzukreuzen und den Katalog mit „Klebis" so zu kennzeichnen, damit man die abzuzeichnenden Tätigkeiten besser wiederfände. (Stat_03_Beobachtung, Pos. 713-721).*

Praxisanleiterin Yvonne nimmt in dem vorherigen Beleg Bezug auf den *„Katalog"*, der Schule, in dem die Auszubildenden Tätigkeiten abzuzeichnen haben, zu denen bereits eine Anleitung stattgefunden habe.

Die Aufgabe als passives Bindeglied ist mit mittelbarer Kommunikation mit der Schule verbunden (z.B. über den Besuch von Praxisanleitertreffen, dem Abzeichnen von Tätigkeitskatalogen oder dem Schreiben von Beurteilungsbögen). Eher selten erhalten stationsgebundene Praxisanleitende einen konkreten Auftrag der Schule. Anders ist dies bei den freigestellten Praxisanleitenden, die sich sehr häufig als eher aktives Bindeglied zwischen Schule und Pflegepraxis sehen, wie im nächsten Kapitel ausgeführt wird.

5.5.1.3 Besondere Aufgaben von freigestellten Praxisanleitenden

Diese Subkategorie stellt die besonderen Aufgaben der freigestellten Praxisanleitenden heraus. Im Gegensatz zu den stationsgebundenen Praxisanleiteten lassen sich hier vermehrt Aufgaben eines aktiven Bindeglieds zur Schule eruieren. Zuvor sollen jedoch die allgemeinen, anleitungsrelevanten Aufgaben der freigestellten Praxisanleitenden offeriert werden (siehe Tabelle 6).

1. Allgemeine, anleitungsrelevante Aufgaben

Die folgenden drei Aufgaben stellen vorbereitende oder nachbereitende Tätigkeiten dar, welche die freigestellten Praxisanleitenden innerhalb ihrer Anleitungssituationen durchzuführen haben. Hier wird die Bindegliedfunktion weniger deutlich.

Sich mit Stationen abstimmen

„Und die, ähm, kommt, zum Beispiel, und sagt: ‚In drei Wochen mache ich mit der und der Schülerin Anleitung hier'". (Stat_03_Interview_Yvonne)

Diese Aufgabe ist eng verbunden mit der allgemeinen Aufgabe ‚Anleitungen planen' (siehe hierzu Seite 225). Dies geht bei den freigestellten Praxisanleitenden mit dem Auftrag einher, sich im Vorhinein mit der Station abzustimmen, wie dies u. a. von Praxisanleiterin Jasmin konstatiert wird, welche sich dazu *„mit den Stationsleitungen auseinander(setzt)"* (Frei_02_PA_Interview_Jasmin, Pos. 96-101). Praxisanleiterin Yvonne berichtet zusätzlich von terminlichen Abstimmungsprozessen bezüglich der Station und der freigestellten, praxisanleitenden Kollegin: *„Und die, ähm, kommt, zum Beispiel, und sagt: ‚In drei Wochen mache ich mit der und der Schülerin Anleitung hier, bei uns auf der Station.'" (Stat_03_Interview_Yvonne, Pos. 499-501).* Neben der terminlichen Übereinkunft finden weitere Abstimmungsprozesse mit der Station bezüglich der Patientenauswahl statt. So konnte ich bei dem Abstimmungsprozess von Praxisanleiterin Melanie mit der Station beobachtend dabei sein (hierzu auch Kap. 5.5.3.2 Gestaltungsaktivitäten beider Akteure, S. 280):

> *Wir gehen zuerst zum Pflegestützpunkt der Station. Es befindet sich keine Pflegekraft dort, so laufen wir weiter zur Teeküche/Pausenraum. Alle Pflegekräfte und Teammitglieder frühstücken dort derzeit. Die Stationsleitung (auf dem Teambild der Station konnte ich dies eruieren) kommt, nachdem wir kurz vor dem Pausenraum gewartet haben, mit uns zum Pflegestützpunkt und ruft am PC die digitalen Patientendaten auf, um nach Patienten zu schauen, die für die Anleitungssituation am Donnerstag in Frage kommen. Dabei stellt sie Praxisanleiterin Melanie kurz fünf Patienten vor, erläutert kurz deren Einweisungsdiagnose und welche Therapien bzw. Operationen*

diese Patienten erhalten haben. Weiterhin erläutert die Stationsleitung kurz, welche pflegerischen Handlungen bei diesen Patienten durchzuführen seien. (Frei_03_Beobachtung, Pos. 30-41).

Praxisanleiterin Melanie übernimmt diese Patientenauswahl am Vortag der geplanten Anleitungsform der teilnehmenden Beobachtung. Nach einer bereits durchgeführten Beobachtung geht sie „*dann quasi noch zum Nächsten*“ und „*würde schon wieder Patientenauswahl*“ machen (Frei_03_PA_Interview_Melanie, Pos. 244-245).

Sich über die Patienten informieren

Praxisanleiterin Melanie […] lässt sich im Rahmen einer Übergabe die Informationen von der Stationsleitung im Pflegestützpunkt geben. (Frei_03_Beobachtung)

Da die freigestellten Praxisanleitenden die Patienten häufig vorher nicht kennen bzw. diese noch nie pflegerisch versorgt haben, besteht eine weitere Aufgabe darin, sich über die Patienten zu informieren, bei denen eine Anleitung eines stark ausgeprägten Planungsgrades stattfinden soll. Praxisanleiterin Jasmin macht dies am Morgen vor der Anleitung. Dazu gleicht sie die angefertigte Pflegeplanung der Lernenden mit der digitalen Patientenakte ab, insofern sie dies eruieren kann:

> *„Also, ich hab' mich, ich hab mir den heuten Morgen. Ich hab' die Pflegeplanung heute Morgen bekommen. Dadurch konnte ich den halt schon mal kennenlernen. Durch das Lesen der Pflegeplanung. Ich kann auch im Computer nachgucken. Ähm, wenn's denn rausfindbar ist, weil die Pflegeplanungen ja anonymisiert geschrieben werden. Aber ich weiß ja, auf welcher Station die sind. Und KENN' ja dann die Patientengeschichte, sodass ich dann normalerweise immer sehr gut herausfinden kann, welcher Patient auf der Station das dann auch ist. […]. Dadurch, dass wir aber noch nicht sooo viel digitale Patientenakte haben, ist es manchmal auch schwierig.“ (Frei_02_PA_Interview_Jasmin, Pos. 190-203).*

Insofern diese Informationen über den Patienten nicht ausreichen, greift Praxisanleiterin Jasmin auf die „*relativ detaillierte Übergabe*“ der Auszubildenden zurück oder informiert sich bei den „*Kollegen auf Station*“ *(Frei_02_PA_Interview_Jasmin, Pos. 215-219)*. Praxisanleiterin Melanie hingegen holt sich die Informationen am Tag zuvor von den Kollegen der Station im Rahmen der Patientenauswahl, wie folgender Auszug aus dem Beobachtungsprotokoll verdeutlicht:

> *Die Beobachtung für diesen Tag scheint abgeschlossen. Praxisanleiterin Melanie sagt jedoch dann, dass wir dann ja auch direkt die Übergabe machen können. Damit scheint sie die Informationen über die ausgewählten Patienten zu meinen. Praxisanleiterin Melanie benötigt diese Informationen und lässt sich im Rahmen einer Übergabe die Informationen von der Stationsleitung im Pflegestützpunkt geben. (Frei_03_Beobachtung, Pos. 80-84).*

Anleitung protokollieren

Praxisanleiterin Melanie schreibt diese Informationen auf einem Formular (Protokoll einer umfassenden Anleitung) mit (Frei_03_Beobachtung)

Die Protokollierung der durchgeführten Praxisanleitungen durch freigestellte Praxisanleitende konnte in vielerlei Hinsicht beobachtet werden. Praxisanleiterin Jasmin nutzt dazu ein Tablet *(Frei_02_Beobachtung, Pos. 98-102)*. Auf die Nachfrage, was sie dort genau protokolliert, antwortet Jasmin Folgendes:

> *„Ich schreib' mir so meine Eindrücke auf. Alles, was mir irgendwo POSITIV auffällt. Ich hab' ja meine Bewertungskriterien so grob im Kopf, ähm. Heute habe ich mir zum Beispiel aufgeschrieben, ähm ‚Schülerin bestärkt den Patienten positiv'. […] Damit eben nichts vergessen wird. Im Nachhinein bei der Reflexion." (Frei_02_PA_Interview_Jasmin, Pos. 441-451).*

Herr Praxisanleiter hingegen *macht sich (…) Notizen. Dazu nutzt er einen leeren Zettel. (Frei_01_Beobachtung, Pos. 114-115)*. Im Interview berichtet er, was er genau notiert. Dabei wird deutlich, dass er Schwerpunkte setzt. Ihm geht's um die *„Infosammlung, die vorbereitenden Tätigkeiten, die Durchführung"*, dessen Ausführung er auf *„positiv/negativ"* hin überprüft, um sie *„im reflektorischen Bereich"* zu thematisieren *(Frei_01_PA_Interview_Herr Praxisanleiter, Pos. 131-141)*.

Praxisanleiterin Melanie hingegen verwendet unterschiedliche Formulare für die Protokollierung, wie in folgenden Belegen dargelegt werden kann:

> *Praxisanleiterin Melanie schreibt diese Informationen auf einem Formular (Protokoll einer umfassenden Anleitung) mit. Auf diesem wurde auch der Name von Schüler Marc fixiert sowie die Initialen der Nachnamen der ausgewählten Patientengruppe. Schüler Marc ist bei dieser Übergabe ebenfalls dabei. Er erhält hier die Informationen zu der ausgewählten Patientengruppe, die er am Donnerstag versorgen soll. (Frei_03_Beobachtung, Pos. 87-92).*

Neben dem *„Protokoll einer umfassenden Anleitung"* nutzt Praxisanleiterin Melanie noch weitere Formulare:

> *I: „Mhm. Und dann gibts ja unterschiedliche Formulare ‚Übergabe an den Praxisanleiter' habe ich gesehen. Heute hab' ich dann noch ‚Reflexion' gesehen. (Mhm.) Dann hast du, glaub ich auch, dokumentiert. (Mhm.) Was dokumentierst du während des Verlaufs?*
>
> *Praxisanleiterin Melanie: Ähm, na, den Ablauf. Was (…) der Auszubildende tut oder nicht tut oder was ich ihn vielleicht erinner' oder drauf hinweise (atmet ein). Ja! Was er vielleicht vergisst." (Frei_03_PA_Interview_Melanie, Pos. 41-48)*

Die Protokolle dienen dabei als Kommunikationsmedium mit anderen, freigestellten, praxisanleitenden Kollegen. Zusätzlich *„sehen"* die Kollegen, was Herr Praxisanleiter *„mit denjenigen gemacht"* hat – somit sollen diese Protokolle auch für Transparenz über die Anleitungssituationen gegenüber den praxisanleitenden Kollegen sorgen *(Frei_01_PA_Interview_Herr Praxisanleiter, Pos. 230-233)*. Zusätzlich werden in dem Protokoll die *„Fehler“* der Auszubildenden festgehalten und dem Lernenden mitgeteilt, sodass diese sich für zukünftige Praxisanleitungen *„vorbereiten“* können *(Frei_01_Interview_Schülerin_Lena, Pos. 224-233)*.

Was genau mitgeschrieben wird, wissen die Lernenden jedoch nicht. Auf die Nachfrage, ob sie wisse, was Praxisanleiterin Jasmin notiert, antwortet Schülerin Annika Folgendes:

> *„Also, ich weiß ja nie konkret, was sie schreibt. Das sagt sie mir meistens erst im Nachhinein, dann. Ähm. ich weiß, dass sie sich Notizen zum Gespräch macht, vor allem aber zu MEINEM Verhalten, wie ich mich dem Patienten gegenüber, gegenüber gebe, wie ich auf bestimmte Situationen reagiere, ähm.“ (Frei_02_Gemeinsames_Interview, Pos. 219-224).*

Schülerin Annika *„weiß“* jedoch, dass sie und ihr *„Verhalten“* im Fokus der Beobachtung stehen.

2. Als aktives Bindeglied[111] zwischen Schule und Pflegepraxis agieren ODER Aufgaben „zwischen den Stühlen“ von Lernort Schule und Lernort Praxis

Der freigestellte Praxisanleitende arbeitet wesentlich enger mit der zugehörigen Bildungseinrichtung zusammen und verfügt aus diesem Grunde auch über einen anderweitigen Aufgabenpool, der mit vielfältigen Kooperationsaktivitäten zwischen den Lernorten Schule und Krankenhaus einhergeht. Dies führt dazu, dass die Praxisanleitenden sich häufig nicht richtig einem Lernort zuordnen können, wie in folgenden Zitaten deutlich wird. So antworten Praxisanleiterin Jasmin und Praxisanleiterin Melanie, bezogen auf die Frage, ob sich die Praxisanleitenden eher dem Lernort Schule oder dem Lernort Krankenhaus zuordnen würden, folgendermaßen:

> *„Dazwischen. Also, äh, ich, ich kann mich, glaub ich auch nicht mehr SOO mit der Praxis identifizieren. Ich bin ja jetzt doch auch schon (...) eineinhalb Jahre aus dem Alltag so richtig raus und das merkt man auch. (I: Hmm) Und aber auch nicht so richtig mit der Schule. Weil (...) ich dafür viel zu wenig Lehre mache und dann doch noch zu wenig Kontakt zu der Schule hab' (I: Ja. (...)) Ich stehe zwischen den Stühlen.“ (Frei_02_PA_Interview_Jasmin, Pos. 410-417).*

> *„Hmmhhh! (Pause 4 Sekunden) Krankenhaus. (...) Also, weiß ich nicht. Kann man glaub ich, gar nicht so trennen. Weil wir sind genau dazwischen.“ (Frei_03_PA_Interview_Melanie, Pos. 508-509).*

Diese Bindegliedfunktion – dieses *„dazwischen“* – wird auch von Schülerin Annika wahrgenommen: *„Ich finde, Sie ist so 'n BINDEglied. Sie ist so diejenige, die so die Theorie in die Praxis holt. (I: Ok) Mhm (bejahend), so würde ich das beschreiben.“ (Frei_02_Interview_Schülerin_Annika, Pos. 269-273)*. Praxisanleiterin Jasmin pflegt

---

111 Diese Bindegliedfunktion findet sich auch innerhalb der gesetzlichen Grundlagen wieder. So wird sowohl § 2 Abs. 2 KrPflAPrV als auch § 4 Abs. 1PflAPrV festgelegt, dass die Praxisanleitenden dazu aufgefordert sind, die „Verbindung mit der (Pflege)schule zu gewährleisten“.

einen „*engen Kontakt*" zur Schule. Sie antwortet auf die Frage, wie sie ihren Wissensstand aktuell hält, spontan: „*Durch die Schule. […], da ich eben auch das Bindeglied bin, erfahre ich viele Neuerungen, Änderungen durch Fortbildungen […].*" *(Frei_02_PA_Interview_Jasmin, Pos. 288-290).*

Diese Bindegliedfunktion ist mit unterschiedlichen Aufgaben betraut. Innerhalb des Datenmaterials konnten zwei Aufgaben von freigestellten Praxisanleitenden analysiert werden, welche vornehmlich mit der Kooperation der Lernorte verbunden sind:

Als Ansprechpartner und Unterstützer fungieren

„Das ist da halt ganz gut, dass ich eben montags den Rundgang mach', […]. Die erhalten dadurch total viel Vertrauen in meine Person, rufen mich somit schon viel schneller an, […]." (Frei_02_PA_Interview_Jasmin)

Die Praxisanleitenden treten vor allem als Ansprechpartner für die Stationen (und die dortigen Praxisanleitenden) hervor. Die Ansprechbarkeit für die Stationen zeigt sich z. B. durch „*Rundgänge*" der freigestellten Praxisanleitenden über die verschiedenen Stationen des Krankenhauses, wie Praxisanleiterin Jasmin berichtet:

> *„Das ist da halt ganz gut, dass ich eben montags den Rundgang mach', weil da stellt man so was auch fest. Die erhalten dadurch total viel Vertrauen in meine Person, rufen mich somit schon viel schneller an, […] Weil ich dadurch viel näher an den ganzen Stationen, an den Praxisanleiter ABER auch an den Stationsleitungen dran bin. Oder auch an den Schüler." (Frei_02_PA_Interview_Jasmin, Pos. 20-27).*

Innerhalb dieses Rundgangs wenden sich die Stationen manchmal an Praxisanleiterin Jasmin, die dann auf Wunsch der Station und „*außerhalb der Lernaufgaben*" eine „*Lernbegleitung*"[112] macht:

> *„Das man da halt auch ganz schnell (seufzt) man noch mal reinspringen kann. Da hatte ich letztens noch den Fall, dass 'ne Schülerin mega unterstrukturiert ist in der Arbeit. Da hab' ich dann auch einfach mal zwischendurch 'ne ähm, Lernbegleitung tatsächlich gemacht, ausnahms-, also außerhalb von den Lernaufgaben. Weil die auf Station einfach nicht mehr so richtig sich zu helfen wussten, ‚wie kriegen wa' das jetzt raus?'" (Frei_02_PA_Interview_Jasmin, Pos. 13-20).*

Weiterhin initiieren die freigestellten Praxisanleitenden unterstützende Workshops für die stationsgebundenen Praxisanleitenden, wie Praxisanleiterin Melanie im Interview berichtet:

---

112 Die Lernbegleitung könnte ebenfalls als Anleitungsform fungieren. Jedoch war diesbezüglich kein weiteres Datenmaterial vorhanden, sodass die Gestaltung von „Lernbegleitung" als Praxisanleitung weiter untersucht werden könnte/müsste, um genauere Aussagen diesbezüglich treffen zu können.

„Dieses Jahr kommt noch ähm, dann für die (…) haben wir von der Apotheke jemanden bestellt, der noch mal so über Hautpflegeprodukte äh, so'n Backup macht – zum Auffrischen – welche Pflegeprodukte sind gut, welche sollten wir unbedingt benutzen, welche sind vielleicht einfach nicht mehr (…) zeitgemäß. (I: Hmm) Sowas. Den organisieren wir noch. Mit Workshops." (Frei_03_PA_Interview_Melanie, Pos. 366-370).

Praxisanleiterin Jasmin hingegen stellt eigens entwickelte Praxisaufgaben zur Verfügung, um Theorie und Praxis stärker zu verbinden und die stationsgebundenen Anleitenden zu unterstützen. Praxisanleiterin Jasmin ist es wichtig, dass die Auszubildenden *„diesen theoretischen Input"* erhalten, der für die jeweiligen anzuleitenden Tätigkeiten *„wichtig ist"*. Sie möchte, dass die stationsgebundenen Praxisanleitenden *„was an der Hand haben, mit vergleichsweise geringen Anleitungsaufwand" (Frei_02_PA_Interview_Jasmin, Pos. 121-140).* Um die Zugänglichkeit zu erleichtern, werden die Praxisaufgaben *„online hinterlegt" (Frei_02_PA_Interview_Jasmin, Pos. 155)* und könnten folglich unterstützend eingesetzt werden.

Um diese Unterstützung zu formalisieren, organisieren die freigestellten Praxisanleitenden (manchmal im Benehmen mit der Schule) Praxisanleitertreffen, zu denen die stationsgebundenen Praxisanleitenden eingeladen werden. Herr Praxisanleiter bietet diese Treffen *„alle zwei Monate" (Frei_01_Gemeinsames Interview, Pos. 77-78)* an. Praxisanleiterin Jasmin berichtet, dass sie innerhalb eines Praxisanleitertreffens erneut das von ihr erstellte Anleitungskonzept vorstellen möchte. Sie entscheidet also über den Inhalt des Treffens mit:[113]

„[…] werd' das aber auf Wunsch der Praxisanleiter, weil eben bei diesem Treffen nicht so viele da waren, und es dann noch mal weiterzugeben ist schwierig, im nächsten Praxisanleitertag auch noch mal ganz detailliert vorstellen. (I: Ah ja) Noch mal sagen, wie das angedacht ist." (Frei_02_PA_Interview_Jasmin, Pos. 695-699).

Auch Praxisanleiterin Melanie bietet mit ihrer freigestellten Kollegin *„die Praxisanleitertreffen […] einmal im Monat" (Frei_03_PA_Interview_Melanie, Pos. 341-342)* an.

Lernaufgaben abnehmen

„Also meine Hauptaufgabe besteht tatsächlich darin, äh, die Lernaufgaben abzunehmen." (Frei_02_PA_Interview_Jasmin)

Innerhalb von Frei_02 hat Praxisanleiterin Jasmin in ihrer Institution primär die eine *„Hauptaufgabe"*: Sie nimmt die Lernaufgaben ab, wie sie selbst berichtet:

„Also meine Hauptaufgabe besteht tatsächlich darin, äh, die Lernaufgaben abzunehmen. Da das ja ungefähr fast zwei Lernaufgaben im Jahr pro Schüler sind und ich habe insgesamt ungefähr 90 Schüler zu betreuen mit. Und dann

113 Da ich mein Forschungsvorhaben in der Einrichtung von Praxisanleiterin Jasmin vorgestellt habe, konnte ich in Erfahrung bringen, dass die Schule ebenfalls an diesem Treffen teilnimmt und dies mitorganisiert.

ist das schon eigentlich eine sehr (…) zeitfüllende Aufgabe." (Frei_02_PA_Interview_Jasmin, Pos. 103-108).

Schülerin Annika nimmt Praxisanleiterin Jasmin ebenfalls dort am *„häufigsten"* wahr. *(Frei_02_Interview_Schülerin_Annika, Pos. 91-94).* Dies bestätigt sie, indem sie erläutert, dass *„da halt, neben den Lernaufgaben in der Regel, relativ wenig Zeit bleibt* (…)" *(Frei_02_PA_Interview_Jasmin, Pos. 117-119)* für andere praxisanleitende Tätigkeiten, wie z.B. die Weiterentwicklung ihrer Praxisaufträge oder die Anleitung ohne Note. Es bleibt unbeantwortet, wer ihr die Hauptaufgabe der Lernaufgaben zugetragen hat (die Trägereinrichtung oder die Schule). Sie gehören zu Praxisanleiterin Jasmins *„Alltag"*, wie folgend deutlich wird: *„Mein Alltag! Ähm, es kommt immer drauf an, äh, wie so, wie viele Schüler momentan in der Praxis sind, beziehungsweise welche Lernaufgaben anstehen." (Frei_02_PA_Interview_Jasmin, Pos. 4-6).* Gleichwohl ist anzunehmen, dass Praxisanleiterin Jasmin sich noch ein weiteres Tätigkeitsfeld (außerhalb der Lernaufgaben) wünscht.

Die von der Schule erstellten Lernaufgaben werden von Praxisanleiterin Jasmin benotet. Insgesamt haben die Lernenden dabei sechs benotete Lernaufgaben zu absolvieren, die alle (bis auf die letzte Lernaufgabe) von Praxisanleiterin Jasmin bewertet werden. Die Komplexität der Lernaufgaben steigt mit dem Ausbildungsverlauf an (siehe hierzu auch Kap. 5.2.4.1). Die Abnahme der Lernaufgaben ist mit dem Umgang eines von der Schule vorgegebenen Bewertungsbogens verbunden, dessen Anwendung scheinbar nicht gänzlich den Vorstellungen von Praxisanleiterin Jasmin entspricht. Dieses stellt sich im Interview bezogen auf die Frage, was ihr besonders im Gedächtnis geblieben ist, heraus: *„Das ich mich mal wieder über die Schule geärgert hab'. Und über den Bewertungsbogen. Aber das ist-." (Frei_02_Gemeinsames_Interview, Pos. 20-21).* Dass sie mit dem Bewertungsbogen *„nicht so glücklich ist"*, konkretisiert Praxisanleiterin Jasmin am Ende des Interviews, wenngleich sie wahrnimmt, dass sich die Schule *„MegaMühe"* gibt *(Frei_02_PA_Interview_Jasmin, Pos. 738-744).*[114]

Zusammenfassung

Die Aufgaben der Praxisanleitenden sind vielfältig und bedingt durch die vorherrschenden Rahmenbedingungen der Praxisanleitenden. Dabei wird klar, dass stationsgebundene Praxisanleitende u.a. Aufgaben zu erledigen haben, welche die Bewältigung bzw. die Sicherstellung von Praxisanleitung innerhalb der Rollendiffusität zwischen den sozialen Rollen Praxisanleiter und Pflegekraft vorhalten. Die freigestellten Praxisanleitenden hingegen, führen u.a. Kooperationsaktivitäten durch – sie agieren als aktives Bindeglied zwischen Pflegepraxis und Pflegeschule. Diese aktive Bindegliedfunktion ist bei den stationsgebundenen Anleitenden eher weniger gegeben, wenngleich sie eher passiv an Gesprächen mit der Schule teilnehmen

114 Innerhalb dieses Zitats werden Hinweise auf einen Intra-Rollenkonflikt deutlich. Ihre Erwartungen als Praxisanleiter, bezogen auf die Bewertung, konterkarieren die Erwartungshaltung der Schule bzw. stimmen diese Erwartungshaltungen (bisher) nicht überein. Das Phänomen wurde bereits innerhalb von Kap. 5.2.4.1, S. 140 skizziert.

oder auf Anfrage der Schule Aufgaben übernehmen. Zugleich werden auch allgemeine, anleitungsrelevante Aufgaben deutlich, welche sich bei den stationsgebundenen Praxisanleitenden z. B. mit der Einsatzgestaltung beschäftigen. Die freigestellten Praxisanleitenden hingegen sind außerhalb ihrer aktiven Bindegliedfunktion mit Planungsprozessen ihrer Anleitungssituationen betraut.

Gleichwohl existieren auch viele Aufgaben, die alle Praxisanleitende betreffen. So sind doch alle anleitenden Pflegekräfte dazu aufgefordert, sich auf dem aktuellen Wissensstand zu halten, Anleitungen zu planen (unabhängig des Ausprägungsgrades), den Lernenden in seiner Rolle zu unterstützen oder Beurteilungen bzw. Bewertungen vorzunehmen.

Im weiteren Verlauf der Arbeit werden nun die Aufgaben der Auszubildenden herausgearbeitet.

5.5.2 Aufgaben der Auszubildenden

Diese Kategorie beschreibt die Aufgaben der Auszubildenden. Diese haben innerhalb ihrer Einsätze unterschiedliche anleitungsrelevante Aufgaben zu erledigen, welche Einfluss auf die Gestaltung der Praxisanleitung nehmen. Dabei konnten neben dem zum Zeitpunkt der Erhebung geltendem § 11 KrpflG (heute gilt § 17 PflBG) fixierten „Pflichten der Schülerin und des Schülers" weitere Aufgaben der Auszubildenden eruiert werden. Gleichwohl fließen die gesetzlichen Grundlagen bei Bedarf in die folgenden Ergebnisse ein. Zugleich werden bei der Illustration der folgenden Aufgaben auch unterstützende Funktionen/Aufgaben der Praxisanleitenden sichtbar. Diese werden an den entsprechenden Stellen thematisiert, um die Zusammenhänge (auch zum vorherigen Kapitel) abzubilden. Folgende Aufgaben haben die Lernenden zu erledigen: Praxisanleitung einfordern, Interesse zeigen, Einsatzwechsel gestalten, „Schüleraufgaben" erledigen, Lernaufgaben erledigen, Anleitung dokumentieren und mit Beurteilungen umgehen.

1. Praxisanleitung einfordern

> **„Dass wir das auch einfordern. Dass wir sagen, wenn wir was noch nicht können." (Stat_03_Interview_Schülerin_Bettina)**

Die erste Aufgabe, die hier näher beleuchtet werden soll, ist die Einforderung von Praxisanleitung. Dieses Verlangen nach Praxisanleitung kann gegenüber den freigestellten oder den stationsgebundenen Praxisanleitenden ausgesprochen werden. So berichtet Schülerin Annika, dass sie von Praxisanleiterin Jasmin *„unbenotete Praxisanleitungen einfordern"* kann. Sie nennt in diesem Zusammenhang konkrete Anleitungsgegenstände (z. B. die Korrektur von Pflegeanamnesen):

> *„Ich kann mir von Jasmin auch unbenotete Praxisanleitungen einfordern. Also ich kann auch fragen, ob sie mir zum Beispiel (unverständlich) also 'ne Pflegediagnose oder so diese ganzen ähm, Anamnesedinger, ob sie sich die*

> *durchlesen möchte. Kann ich immer nachfragen. Ich kann auch fragen, ob sie einfach so mich mal begleiten möchte in der Pflege. Das kann ich auch machen." (Frei_02_Interview_Schülerin_Annika, Pos. 100-106).*

Während Schülerin Annika darauf hinweist, dass dies eine Kann-Erwartung ihrerseits an Praxisanleiterin Jasmin ist, macht Schülerin Saskia deutlich, dass sie dies eher als Muss-Erwartung ihrer eigenen Person wahrnimmt. Sie führt an, „*dass man selbst für sich verantwortlich ist*", *(w)enn man spezielle Untersuchungen sehen möchte*" und dass das Einfordern von Praxisanleitung eine Aufgabe ist „*die man überall hat*" *(Stat_02_Interview_Schülerin_Saskia, Pos. 668-671).* Schülerin Bettina unterstützt diese Aussage und stellt klar, dass noch nicht gesehene oder noch nicht gekonnte pflegerische Tätigkeiten zum Gegenstand dieses Einforderns werden sollten. Auf die Frage, was Lernende für Aufgaben haben, antwortet sie folgendes:

> *„Dass wir das auch einfordern. Dass wir sagen, wenn wir was noch nicht können. Oder was wir noch nicht wissen. (I: Hm.) Dass wir das sagen und dann einfordern." (Stat_03_Interview_Schülerin_Bettina, Pos. 359-362).*

> *„Und dass man dann auch sagt: ‚Nein. Ich kann das noch nicht. Kannst du mir das bitte zeigen.' (I: Hm.) Ich glaube, da fordert man auch einfach mehr ein, weil man schon so bisschen Erfahrung hat. Und dann selbstbewusster ist. (I: Hm.) Ja." (Stat_03_Interview_Schülerin_Bettina, Pos. 380-383).*

Schülerin Bettina stellt aber auch klar, dass das Einfordern leichter fällt, wenn „*man schon so bisschen Erfahrung hat*". Damit meint sie, dass dieses Einfordern mit der Ausbildungszeit besser umsetzbar sei (hierzu auch Kap. 5.3.3. Die Anleitungsziele im Lichte der beruflichen Sozialisation). Dabei ist anzunehmen, dass dieses Einfordern oftmals zum Bestandteil des gemeinsamen Pflegealltags wird, in welchem die Lernenden „*immer auf diese Person*" zugehen und einfordern können und fragen: „[…} *können Sie bitte zeigen, wie das geht und so*" *(Frei_01_Gemeinsames Interview, Pos. 58-60).*

Die freigestellte Praxisanleiterin Jasmin *(Frei_02_PA_Interview_Jasmin, Pos. 278–285)* stellt heraus, dass das „*EINFORDERN*" von Praxisanleitung auf manchen Stationen besonders wichtig sei, um überhaupt Praxisanleitung zu erhalten (hierzu Kap. 5.2.5.3 Die Anleitung nach Aufforderung).

Praxisanleiterin Melanie wünscht sich „*manchmal MEHR Mut von*" den Lernenden, „*sich halt Anleitungen mehr einzufordern, auch wenn die Rahmenbedingungen nicht unbedingt die Besten sind." (Frei_03_PA_Interview_Melanie, Pos. 696-698).* Diesen Mut stellt auch Praxisanleiterin Yvonne heraus. Sie möchte, dass die Lernenden „*auch selbst darauf achten, wenn sie mal etwas von einer für sie interessanten Untersuchung mitbekommen." (Stat_03_Beobachtung, Pos. 727-728).*

Für die Entwicklung dieses Mutes setzt sich Praxisanleiterin Jasmin ein. Sie sieht es als ihre Aufgabe an, „*die Schüler noch mal zu motivieren, da auch noch mal sich für SICH SELBER auch einzusetzen, weil die sind da, um zu lernen […]*". Ihr ist wichtig, dass die Lernenden dazu befähigt werden, Praxisanleitung einzufordern: „*Hey, hier ich BIN Lernender und ich hab' auch das Recht darauf, irgendwo angeleitet zu werden." (Frei_02_PA_Interview_Jasmin, Pos. 59-65).* Das Einfordern von Praxisanleitung bildet auch die Pflicht des Lernenden ab, „sich zu bemühen, die in § 3 des KrpflG genannten Kompetenzen zu erwerben, die erforderlich sind, um das Ausbildungsziel zu erreichen" (§ 11 KrPflG).[115]

2. Interesse zeigen

„Erst mal muss der Schüler ja, finde ich, ein grundsätzliches Interesse mitbringen für den Bereich." (Stat_02_PA_Interview_Jonas)

Als Grundvoraussetzung für (v. a. stationsgebundene) Praxisanleitung besteht eine weitere Aufgabe der Lernenden darin, Interesse bezüglich des Einsatzbereiches bzw. gegenüber den Praxisanleitenden zu zeigen. Interesse dient als Grundlage, um in dem jeweiligen Einsatzbereich etwas lernen zu können. Mangelndes Interesse führt dazu, dass der Anleitende es für *„müßig"* hält, dem Lernenden etwas zu zeigen, wie Praxisanleiter Jonas erklärt:

> *„Erst mal muss der Schüler ja, finde ich, ein grundsätzliches Interesse mitbringen für den Bereich. (I: Hm) Sonst ist das manchmal auch müßig. Also, wenn ich merke, da ist jemand nicht geeignet für unseren Arbeitsbereich hier, würde ich auch entsprechende Wege auf den Weg bringen, äh, äh den Einsatzbereich zu wechseln." (Stat_02_PA_Interview_Jonas, Pos. 989-994).*

Praxisanleiter Jonas stellt klar, dass ein grundsätzliches Interesse notwendig ist. Er verbindet dieses Interesse auch mit einer Eignung für den Fachbereich bzw. macht deutlich, dass nicht vorhandenes Interesse dazu führt, dass der Lernende als *„nicht geeignet für unseren Arbeitsbereich"* wahrgenommen wird.

Praxisanleiterin Yvonne verdeutlicht, dass die Auszubildenden *„alles machen. Sehen (können), was die wollen" (Stat_03_Interview_Yvonne, Pos. 237-242). „(W)as die wollen"*, setzt voraus, DASS die Lernenden etwas wollen und ihren Willen auch deutlich verbalisieren, um in den Genuss kommen zu können, Praxisanleitung zu den vielen genannten Anleitungsgegenständen (Untersuchungen, Visite, PC-gestützte Patientendokumentation – siehe hierzu S. 117) zu erhalten.

Interesse seitens des Lernenden ist oftmals mit *Praxisanleitung einfordern* (siehe S. 247) verbunden. Dieses Auszubildendenengagement schätzen die Praxisanleitenden. Häufig beeinflusst vorhandenes Interesse die Gestaltung von Praxisanleitung positiv. Praxisanleiterin Annelie verdeutlicht, dass *„(W)enn die [Lernenden] interessiert sind und wenn sie können"*, sie mehr Wissen weitergibt, sie mehr erklärt *(Stat_01_Interview_Annelie, Pos. 525-527).* Neben dem vermehrten Erklären kommt es auch zum Zeigen ausgewählter Tätigkeiten seitens des Praxisanleitenden. Voraussetzung ist jedoch, dass die Lernenden ihr Interesse daran verdeutlichen *„(Z)eige mir das doch noch mal" (Stat_03_Interview_Yvonne, Pos. 198-203).* Verbunden mit dem Zeigen von Interesse ist eine vorherige Zielsetzung seitens des Lernenden. Wenngleich sie auch als Aufgabe verstanden werden kann, so wurde sich hier dafür ent-

115 Analog dazu, siehe in der aktuellen Gesetzgebung § 17 PflBG.

schieden, sie als Gestaltungsaktivität aufzuführen – ist das Setzen der eigenen Ziele doch ein immanenter Bestandteil einer Anleitungssituation (hierzu S. 282).

Jedoch empfinden auch die Auszubildenden das Zeigen von Interesse als Voraussetzung, die sie mitbringen sollten. So ist Schülerin Lena ebenfalls der Meinung, dass man *„als Schüler […] auch so Interesse auch zeigen“ (Frei_01_Interview_Schülerin_Lena, Pos. 383)* muss. Für Schülerin Saskia gehört das Zeigen von Interesse ebenfalls zu einer Grundvoraussetzung ihrer selbst. Sie erklärt, dass *„(m)an […] ja auch irgendwie lernbereit (ist). Man möchte ja auch viel mitnehmen, von der Station, auch so. Und dadurch, dass die Stationen sich auch immer unterscheiden, gibt es ja auch immer wieder was Neues.“ (Stat_02_Interview_Schülerin_Saskia, Pos. 256-259)* Schülerin Bettina erklärt, dass das Zeigen von Interesse dazu führt, dass der Anleitende sich auch besser auf den Lernenden *„fokussier(en)“* könne und so auch die Abstimmung von Anleitung auf den Auszubildenden unterstütze. Um sich darauf einzulassen *„was der Schüler auch braucht“*, benötigt die praxisanleitende Pflegekraft Informationen darüber *„was der noch lernen möchte“ (Stat_03_Interview_Schülerin_Bettina, Pos. 160-162)*. Dieses Formulieren von Bedarfen oder Wünschen *„was er noch sehen möchte“*, setzt voraus, dass der Lernende diese verbalisiert. Diese Verbalisierung setzt ein Zeigen von Interesse voraus. Bei mangelndem Interesse würde der Auszubildende vermutlich dazu eher wenig äußern (können/wollen). Auch an dieser Stelle kann auf § 11 KrpflG verwiesen werden, in welchem die Pflicht des Lernenden formuliert wird, „sich zu bemühen, die […] Kompetenzen zu erwerben, die erforderlich sind, um das Ausbildungsziel zu erreichen“.

3. Einsatzwechsel gestalten

„[…] ich finde es immer wieder sich alle sechs Wochen, alle zehn Wochen auf ein neues Team einzustellen. Das finde ich schon eine Herausforderung.“ (Stat_02_Interview_Schülerin_Saskia)

Die Gestaltung der Einsatzwechsel wurde v. a. von Schülerin Saskia verdeutlicht. Eine besondere Schwierigkeit stellen dabei die regelmäßigen Anpassungsprozesse der Lernenden an die immer wieder neuen Teams dar. Sie berichtet:

> *„[…] ich finde es immer wieder sich alle sechs Wochen, alle zehn Wochen auf ein neues Team einzustellen. Das finde ich schon eine Herausforderung für einen selbst. Also ich habe jetzt ja in diesem ersten Jahr, hatte ich jetzt-. Also ist jetzt mein fünfter, ne mein vierter, mein vierter Einsatz. Und das ist ja so das vierte Team, was man schon kennenlernt. Und man ist ja wieder-, immer wieder in, in einer neuen Umgebung. Kennt nichts. Kennt niemanden.“ (Stat_02_Interview_Schülerin_Saskia, Pos. 598-604).*

Diese regelmäßigen Einsatzwechsel gehen damit einher, dass man *„immer wieder erst mal die Neue“* ist, die sich *„so in das Team einzufinden“* hat. Zum wiederholten Male ist sie dazu aufgefordert *„alles neu kennen(zu)lernen“*. Dies nimmt Schülerin Saskia als *„eine Herausforderung“* wahr (*Stat_02_Interview_Schülerin_Saskia, Pos. 606-608*).

Praxisanleiter Jonas verbindet die Einsatzwechsel mit neuen Anfängen: Die Lernenden müssen erst ankommen und dies brauche Zeit: *„Du hast einfach Deine, Deine Zeit, um auch anzukommen. Für den einen Bereich brauchst Du länger. Für den anderen vielleicht weniger an Zeit." (Stat_02_PA_Interview_Jonas, Pos. 200–203).* Dennoch können die praxisanleitenden Pflegekräfte in dieser, für die Lernenden oftmals herausfordernden Zeit beistehen: Sie können die Einsatzanfänge unterstützen (hierzu Kap. 5.5.1.2 Besondere Aufgaben von stationsgebundenen Praxisanleitenden, S. 230).

Das Einsatzende der Lernenden ist erneut verbunden mit einem Anfang. Praxisanleiter Jonas nimmt wahr, dass die Lernenden *„häufig"* dann gehen, wenn sie sich *„gerade so sicher"* fühlen. Dies würde die Lernenden scheinbar manchmal traurig machen, wie die Formulierungen *„Mensch"* und *„dann muss ich wieder gehen"* vermuten lassen. Das *„muss ich wieder"* spricht für eine Wiederholung von etwas Unangenehmen – in diesem Fall könnte dies die erneute Unsicherheit im nächsten Einsatz sein *(Stat_02_PA_Interview_Jonas, Pos. 231-234).*

4. „Schüleraufgaben" erledigen

„Ja, diese typischen Schüleraufgaben. […] Also so Essensbestellungen, Entlassungen machen. Ähm, Botengänge." (Stat_02_Interview_Schülerin_Saskia)

„Schüleraufgaben" als in-vivo-Code, sind Aufgaben *„die man überall"* hat, wie Schülerin Saskia erläutert, nachdem ihr die Frage gestellt wurde, welche Aufgaben sie innerhalb eines Einsatzes habe.

> *Schülerin Saskia: „Im Sinne von, die man überall hat? So diese Aufgaben?*
>
> *I: Was sind denn die Aufgaben, die man ÜBERALL hat?*
>
> *Schülerin Saskia: Ja, diese typischen Schüleraufgaben. […] Also so Essensbestellungen, Entlassungen machen. Ähm, Botengänge. So was. Also die hatten eigentlich fast-." (Stat_02_Interview_Schülerin_Saskia, Pos. 658-665)*

Schülerin Saskia nimmt hier Bezug zu Aufgaben, die sie innerhalb eines Einsatzes zu erledigen habe. Diese Aufgaben gehen weniger mit Praxisanleitung einher, werden jedoch von den Lernenden verlangt, da man sie *„überall hat"*. Eine ähnliche Erfahrung mit *„Schüleraufgaben"* hat auch die Auszubildende Bettina gemacht: *„So. In vielen Stationen. Dass wir dann mal eine Entlassung machen, obwohl, äh, eine Kraft da ist dafür. Oder, dass wir dann das Essen mit austeilen. Wenn wir-. Wenn wir Zeit haben, ist das auch meistens kein Problem." (Stat_03_Interview_Schülerin_Bettina, Pos. 455-458).*

Schülerin Bettina führt aus, dass sie manchmal Aufgaben zu erledigen habe, *„obwohl äh, eine Kraft da ist dafür"*. Dieses *„obwohl"* deutet darauf hin, dass sie den Sinn dieser Aufgabenerledigung infrage stellt. Dabei wären zwei Lesarten denkbar: Sie empfindet das Essen austeilen als eine Aufgabe unter ihrem Niveau, die sie wahrnimmt, *„wenn (sie) Zeit habe(n)"*, da eigentlich *„eine [evtl. helfende] Kraft da ist da-*

für". Eine andere Lesart würde bedeuten, dass das Essen austeilen nicht zu ihrem Kompetenzbereich gehört, da *„eine Kraft da ist dafür"*, die sich möglicherweise auch mit Allergien oder besonderen Kostformen der zu Pflegenden auskennt. Dies würde bedeuten, dass Schülerin Bettina helfend tätig wird, *„wenn (sie) Zeit habe(n)"*.

Niedergeschrieben werden diese sogenannten *„Schüleraufgaben"* jedoch nicht, sie werden eher informell geregelt, wie im folgenden Zitat deutlich wird:[116]

> *„Genau. So. Also, dass es definiert, ist das jetzt nirgendswo. Dass das steht, das und das und das muss man machen. Sondern man sagt, also man-. Ja, bekommt das so zugeteilt so dann. Könntet ihr gut das machen und das […]." (Stat_02_Interview_Schülerin_Saskia, Pos. 653-655).*

Dass die Erledigung dieser *„Schüleraufgaben"* eher weniger mit Praxisanleitung einhergeht und die Auszubildenden von anderen Tätigkeiten fernhält, erklärt Praxisanleiterin Yvonne genauer:

> *„Weil, ich finde halt, dass die oft auf den anderen Stationen nicht so die Gelegenheit bekommen, in die Kurven mal reinzugucken. Oder meistens, wenn Übergabe ist, dürfen die dann Kaffee verteilen und so. Und das finde ich nicht gut. (I: Hm.) Ich finde, die haben die auch gepflegt. Und dann haben die auch ein Recht darauf, ähm, mit auch bei der Visite und bei der Übergabe mit zu sein" (Stat_03_Interview_Yvonne, Pos. 327-332).*

Sie berichtet, dass die Auszubildenden *„Schüleraufgaben"* (hier z. B. *„Kaffee verteilen"*) zu erledigen haben, *„wenn Übergabe ist"* und somit nicht an der Übergabe teilnehmen können. Ihr ist es wichtig, dass die Lernenden *„bei der Visite und bei der Übergabe"* dabei sind. Die Erledigung von *„Schüleraufgaben"* wird auch von der Auszubildenden Bettina als weniger lernförderlich angesehen. Sie erzählt, dass man

> *„[…] noch viel, […] beim Austeilen vom Essen hilft. (I: Hm.) Und so was. Und anreichen. (I: Hm.) Und das ist, im Oberkurs, finde ich, nicht mehr so. Also, zumindestens nicht das Essen austeilen. (I: Hm.) Weil wir eben andere Aufgaben noch jetzt haben." (Stat_03_Interview_Schülerin_Bettina, Pos. 202-206).*

Schülerin Bettina führt hier jedoch aus, dass die Erledigung von *„Schüleraufgaben"* (wie z. B. das Essen austeilen) gerade *„im Oberkurs"* nicht mehr angebracht ist. Sie ist der Meinung, dass man im dritten Ausbildungsjahr *„eben andere Aufgaben"* habe, die eher auf den Pflegealltag und die praktische Abschlussprüfung ausgerichtet sind *(Stat_03_Interview_Schülerin_Bettina, Pos. 207-211)*. Überdies werden in den oberen Belegzitaten verschiedene Arten von „Schüleraufgaben" deutlich. So ist zu vermuten, dass das Essen austeilen als „Schüleraufgabe" in den ersten Ausbildungsjahren legitim ist, während es *„im Oberkurs […] nich mehr so"* als „Schüleraufgabe" anerkannt wird, da man hier *„eben andere Aufgaben"* habe. Dies spricht dafür, dass sich „Schüleraufgaben" im Laufe der Zeit verändern. Zum anderen werden „Schüleraufgaben"

116 Dieses Phänomen weist auf den „heimlichen Lehrplan" nach Lempert (2009, S. 27) hin. So umfasst dieser u. a. eine „als verpflichtend empfundene Haltung" des Lernenden (z. B. bezüglich der Ausführung der „Schüleraufgaben") bedingt durch die Organisation sowie Hierarchiegefüge der Arbeitsbereiche.

deutlich, welche unbedingt von den Auszubildenden übernommen werden sollten, da sie als Anleitungsgegenstand fungieren. Praxisanleiterin Yvonne spricht diesbezüglich von der „*Übergabe*" oder „*der Visite*" im Beisein der Lernenden. Diese sollten nicht „*Kaffee verteilen*", „*wenn Übergabe ist*". Daraus lässt sich vermuten, dass Praxisanleiterin Yvonne das „*Kaffee verteilen*" als Aufgabe deklariert, welche NICHT von den Lernenden übernommen werden solle, insofern zum selben Zeitpunkt andere Anleitungsgegenstände (wie Übergabe oder Visite) in den Blick genommen werden können. Gleichwohl ist Praxisanleiterin Yvonne bewusst, dass ihre Meinung zu den „Schüleraufgaben" „*auf den anderen Stationen*" nicht unbedingt geteilt wird. Sie geht davon aus, dass die Lernenden hier „*nicht so die Gelegenheit bekommen*" (um z. B. bei der Übergabe oder Visite dabei zu sein), da diese „*dann Kaffee verteilen und so*". Abschließend ist darauf hinzuweisen, dass „Schüleraufgaben" scheinbar sowohl vom Ausbildungsjahr abhängig sind als auch teilweise in den Arbeitsbereichen ausgehandelt werden. Gleichwohl berichten die Lernenden, dass es einige Tätigkeiten gäbe, die in jedem Bereich zu erledigen sind. Sie sind informell festgelegt. Meist betrifft dies Putztätigkeiten (z. B. beim Entlassungen machen) oder Botengänge.

Schülerin Saskia berichtet, dass die Auferlegung von „*Schüleraufgaben*" dazu führe, dass sie die von ihr eigens geplanten Tätigkeiten unterbrechen müsse. Sie ist der Meinung, dass diese „*Schüleraufgaben*" „*nichts mehr mit Praxisanleitung zu tun*" haben. Gleichwohl können solche Unterbrechungen als Vorbereitung auf den Pflegealltag angesehen werden.

> *„Störend ist es für mich, wenn man in seinem Arbeitsalltag irgendwie immer unterbrochen wird. Oder wenn man auch immer nur-. Also man denkt, okay ich habe einen PLAN und bespricht das vielleicht vorher auch. Aber wenn dann zwischendurch immer so Aufgaben kommen, wie die Entlassung kann gemacht werden. Und so jetzt auf den Stationsalltag bezogen. Von wegen, dass man eben die Aufgaben bekommt, wo man merkt das ist jetzt was, worauf der Praxisanleiter selbst vielleicht gerade keine Lust hat. Oder genau so was. Also, wenn das eben immer an die Auszubildenden oder Praktikanten oder FSJler abgeschoben wird, oder so. Dann-. Ja. Fühlt man sich schon so ein bisschen, ich sage mal, ausgenutzt. Ja. Das ist dann-. Hat, für mich nichts mehr mit Praxisanleitung zu tun. Sondern einfach mit mehr oder weniger so Arbeitsbeschaffungsmaßnahmen. Und obwohl man denkt ja: ‚Aber ich hätte trotzdem noch andere Sachen zu tun.' Und dann ist man manchmal irgendwie auch ein bisschen verärgert, weil man dann irgendwie denkt. Also oder sieht: ‚Die sitzen vorne am PC und unterhalten sich nett und man selbst muss dann die Entlassung DA machen, hat da noch-, soll da noch irgendwie-'. Also ja. Weil man selbst so viele Aufgaben dann hat." (Stat_02_Interview_Schülerin_Saskia, Pos. 222-238).*

Schülerin Saskia sieht die „Schüleraufgaben" als „*Arbeitsbeschaffungsmaßnahme*", auf die „*der Praxisanleiter selbst vielleicht gerade keine Lust hat*". Sie offeriert hier noch ein anderes Phänomen: Das Ärgernis über den Praxisanleitenden, da Tätigkeiten im Sinne von „Schüleraufgaben" „*abgeschoben*" werden, obwohl dieser scheinbar selbst Zeit hätte („*Die sitzen vorne am PC und unterhalten sich nett*"). Schülerin Saskia fühlt sich vermutlich nicht wertgeschätzt (siehe hierzu Kap. 5.6.1), sie ist „*verärgert*". Dies liegt möglicherweise auch daran, dass der Praxisanleitende zu diesem Zeitpunkt nicht erkennt, dass sie „*so viele Aufgaben dann hat*" – sie fühlt sich in ihrer Arbeit nicht gesehen.

Auch wenn die „*Schüleraufgaben*" häufig weniger mit Praxisanleitung zu tun haben, so sind sie doch Bestandteil des pflegerischen Alltags und können von den Auszubildenden selbstständig erledigt werden, wenngleich sie von den Lernenden nicht als Vorbereitung auf den pflegerischen Alltag wahrgenommen werden. Vermutlich verbinden die Lernenden diese „Schüleraufgaben" eher mit helfenden Tätigkeiten, für die man nicht besonders geschult werden muss und weniger als Vorbereitung auf den Pflegealltag. Zusätzlich lässt sich ein Zusammenhang zum § 11 Nr. 2 KrflG[117] finden. In diesem ist festgelegt, dass die Lernenden dazu verpflichtet sind, „die ihnen im Rahmen der Ausbildung übertragenen Aufgaben und Verrichtungen sorgfältig auszuführen". Vor diesem Hintergrund bleibt den Auszubildenden kaum eine Wahl, als die ihnen übertragenen „Schüleraufgaben" zu erledigen. Zugleich fördern sie, wenn auch nicht von den Beteiligten verbalisiert, die Kommunikation mit den Patienten (z. B. beim Essen austeilen) oder das situative Pflegehandeln (wenn z. B. beim Essen austeilen, Patientenbedürfnisse geäußert werden). Überdies erhalten die Lernenden einen Einblick in die Stationsorganisation (z. B. beim Entlassungen machen). Jedoch kann hier nur vermutet werden, dass es sich um informelle Ziele handelt, die weder von den Praxisanleitenden noch von den Lernenden geäußert werden. Möglicherweise ist dies bedingt durch die Schwerpunkte, auf die während der Handlung geachtet werden: So steht beim Essen austeilen weniger die Kommunikation mit den Patienten im Vordergrund als das Essen austeilen selbst. Beim Entlassen werden vermehrt die damit zusammenhängenden Putztätigkeiten wahrgenommen als die Stationsorganisation. Nachdem die „Schüleraufgaben" nun hinreichend analysiert wurden, geht es folgend mit der Erledigung von Lernaufgaben weiter.

5. Lernaufgaben erledigen

„Wir haben von der Schule die Ziele, zum Beispiel sagen wir mal Wundverband. Und, das machen wir dann zusammen."
(Schülerin Leila in Frei_01_Gemeinsames Interview)

Lernaufgaben sind Aufgaben, die von der Schule vorgegeben werden und innerhalb der praktischen Einsätze von den Auszubildenden zu erledigen sind. Insofern es sich nicht um benotete Lernaufgaben handelt (wie z. B. innerhalb der Inszenierung – hierzu Kap. 5.2.4.1), führen die Lernenden die Aufgaben nach Rücksprache mit dem stationsgebundenen Praxisanleitenden aus, wie Schülerin Lena erläutert: „*Wir haben von Schule die Ziele zum Beispiel sagen wir mal Wundverband. Und, das machen wir dann zusammen. Also Praxisanleiter, die auf Station sind und die zeigen uns, wie das genau geht und so. Genau" (Frei_01_Gemeinsames Interview, Pos. 63-65).* Die Schule gibt dabei den Anleitungsgegenstand (z. B. „*Wundverband*") vor. Die Erledigung

117 Vergleiche analog dazu die aktuelle Gesetzgebung § 17 Nr. 2 PflBG.

solcher Lernaufgaben, im Sinne einer konkreten, durchzuführenden Einzelhandlung, mündet innerhalb der Anleitungsformen eines weniger ausgeprägten Planungsgrades möglicherweise in ein „Zufallsprodukt" im Stationsalltag (hierzu Kap. 5.2.5.1).

Schülerin Annika hat hingegen sechs benotete Lernaufgaben zu erledigen, die von der freigestellten Praxisanleiterin Jasmin benotet werden. *„Die SECHSTE ist das Examen" (Frei_02_Gemeinsames_Interview, Pos. 132-147).* Die Erledigung von Lernaufgaben konnte lediglich aus zwei Datensätzen eruiert werden. Bereits innerhalb dieser zwei Datensätze wird eine völlig unterschiedliche Handhabung von Lernaufgaben deutlich. Während innerhalb der Einrichtungen von Frei_02 jede Lernaufgabe zu einer benoteten Inszenierung (Kap. 5.2.4.1) wird, scheint sich der Umgang mit den Lernaufgaben im Rahmen der Ausbildung von Schülerin Leila (Stat_01) zu unterscheiden. Sie berichtet, dass sie eine Lernaufgabe (hier bezogen auf die Einzelhandlung Wundverband) von der Schule bekommt und diese dann gemeinsam mit dem stationsgebundenen Praxisanleitenden durchzuführen habe – von einer Benotung spricht sie nicht.

6. Anleitung dokumentieren

„Also wir müssen zum Beispiel Nachweise der Praxisanleitung führen."
(Stat_02_Interview_Schülerin)

Wie die stationsgebundenen Praxisanleitenden (siehe S. 239) haben ebenfalls die Lernenden die Aufgabe, die durchgeführte Praxisanleitung zu dokumentieren. Dies erfolgt zunächst auf quantitative Weise, indem die Stundenanzahl, welche für praxisanleitende Tätigkeiten verwendet wurde, auf einem *„Stundennachweis"* festgehalten wird. Schülerin Annika fühlt sich für das Erbringen von insgesamt *„250 Stunden"* verantwortlich:

> *„Aber ich muss natürlich diese 250 Stunden [Gesetzlich festgelegte Anzahl an Praxisanleitungsstunden nach § 4 Abs. 2 DVO[118]], glaub ich, erbringen – am Ende der drei Jahre. Und andererseits würde ich da gar nicht auf meine Stundenanzahl kommen. Wenn ich das genauso machen würde. (I: Sie müssen die erbringen?) Ich muss die erbringen. Das ist ein praktischer Nachweis, den ich erbringen muss. (I: Ok. Das ist ja auch spannend) Mhm. (I: Hat man Ihnen das so vermittelt, dass Sie das erbringen müssen? Die 250 Stunden?) Ja. Also zumindest habe ich das so verstanden. Vielleicht hab' ich das auch falsch verstanden. Mir war's immer so, dass ich, ich muss noch diesen Stundennachweis machen und (unverständlich) das sind so 25 Stunden, die ich pro, pro Einsatz circa brauche, damit ich auf meine – ich weiß nicht – 250 Stunden, waren's 150? 250? (I: 250 Stunden ist schon richtig) Genau. Dass ich die dann am Ende brauche. Dass ich die nachweisen muss." (Frei_02_Interview_Schülerin_Annika, Pos. 441-462).*

118 Verordnung zur Durchführung des Krankenpflegegesetzes (DVO-KrPflG NRW) vom 7. März 2006. Schülerin Annika absolvierte ihre Ausbildung in NRW.

Interessant ist hier der Aspekt, dass Schülerin Annika sich für diesen Nachweis verantwortlich fühlt. Gleichwohl ist nach dem zu dem Zeitpunkt der Erhebung geltenden, gesetzlichen Grundlagen festgelegt, dass die Sicherstellung der Praxisanleitung den „Einrichtungen der praktischen Ausbildung" (§ 2 Abs. 2 KrPflAPrV) zuzuschreiben ist. Im weiteren Verlauf des Interviews wird deutlich, dass die Schule den Lernenden vermittelt hat, dass sie die 250 Stunden Anleitungszeit nachweisen müssen. Während zwar die Einrichtungen der praktischen Ausbildung für die Sicherstellung der Praxisanleitung verantwortlich sind, trägt die Bildungseinrichtung die „Gesamtverantwortung für die Organisation und Koordination des theoretischen und praktischen Unterrichts und der praktischen Ausbildung entsprechend dem Ausbildungsziel" (§ 4 Abs. 5 KrPflG), d. h. die Schule koordiniert und organisiert die praktische Ausbildung, was mit einem Nachhalten der Praxisanleiterstunden verbunden ist.[119] Schülerin Annika berichtet weiter, nach welchen Kriterien dieser Stundennachweis *„eigentlich"* ausgefüllt werden sollte:

> *„Ähm, das so richtige Praxisanleitertage, bestimmte Praxisanleitungssituationen zustande kommen, weil eigentlich-. Ich muss ja diesen Stundennachweis erbringen. (I: Hmm) Dieser Stundenachweis besteht ja eigentlich aus gewissen Praxisanleitersituationen – KONKRETE Praxisanleitersituationen, in denen der Praxisanleiter mich zur Seite zieht, mir eine Information gibt – das ist dann die Informationsaufgabe. ICH das Ganze dann beobachte, das ist dann die Beobachtungsaufgabe. Das Ganze dann von mir ERPROBT wird. (I: Mhm) Also, dann führ' ich das Ganze durch und das Ganze auch reflektiert wird. Das sind eigentlich die verschie-, die verschiedenen Stufen, die als Stundennachweis erbringen muss. (I: Das steht auch so drauf, auf dem Dokument?) So wurd' uns das beigebracht. Also, das sind, das sind eigentlich. Ich glaub' ich hab' das gar nicht dabei, ich hab' jetzt nur diese Stunden generell. Ähm, das sind eigentlich so das-. Das ist das, was eigentlich in diesen Stundennachweisen stehen sollte." (Frei_02_Interview_Schülerin_Annika, Pos. 401-420).*

Oftmals gerät sie bezüglich der korrekten Ausführung dieses Stundennachweises in die Bredouille, da *„SELTEN"* solch oben beschriebene *„Praxisanleitertage"* bzw. *„bestimmte Praxisanleitungssituationen"* zustande kommen". Sie stellt klar, dass *„DIE Schule"* andere Vorstellungen bezüglich dieses Stundenachweises habe, es aber im *„Stationsalltag […] SELTEN durchgeführt"* würde. Sie verdeutlicht, dass sie *„den Stundennachweis […] gar nicht erbringen" kann […], so wie sich das – DIE Schule eben vorstellt." (Frei_02_Interview_Schülerin_Annika, Pos. 420-432).*

Hier wird nochmals deutlich, dass Schülerin Annika in ihrer klaren Rolle als Lernende unterschiedliche Erwartungen erfüllen soll: Einerseits einen korrekten Anleitungsnachweis (Erwartungshaltung der Schule), andererseits eine relativ wenig in Anspruch genommene Praxisanleitungszeit (Erwartungshaltung der Pflegepraxis (hierzu auch Kap. 5.2.3 Praxisanleitung gestalten zwischen Rollenklarheit und

---

119 Nach § 17 Nr. 3 PflBG haben die Auszubildenden „einen schriftlichen Ausbildungsnachweis zu führen". Ein Muster eines solchen Nachweises ist zu finden beim Bundesinstitut für Berufsbildung (BIBB) (2019).

Rollendiffusität, S. 137). Insofern solche *„Praxisanleitungssituationen"* im Pflegealltag zustande kommen, können sie als „Zufallsprodukt" im Pflegealltag (hierzu Kap. 5.2.5.1) beschrieben werden. Gleichwohl führt die *„SELTEN(E)"* Durchführung häufig dazu, dass Schülerin Annika *„nebensächliche Situationen"* dokumentiert *(Frei_02_Interview_Schülerin_Annika, Pos. 437-441).*

Schülerin Bettina hingegen hat innerhalb ihrer Einsätze einen Katalog zu führen, den sie vom Praxisanleitenden abzeichnen lassen muss (hierzu S. 239), wie sie folgend erklärt: *„Also wir müssen zum Beispiel Nachweise der Praxisanleitung führen, wo dann eben einmal, einmal GESEHEN. Also das habe ich gesehen, das habe ich unter Anleitung durchgeführt. Und das habe ich selbstständig durchgeführt." (Stat_02_Interview_Schülerin_Saskia, Pos. 288-290).* Die Verantwortung für das Abzeichnen des Tätigkeitskatalogs vom Praxisanleitenden obliegt offensichtlich den Lernenden (*„Also wir müssen"* deutet darauf hin).

Die Dokumentation von Praxisanleitung erfolgt auf unterschiedliche Weise. Während die Lernenden hier immer nur einen Aspekt (z. B. das Führen eines Tätigkeitskatalogs) nennen, sind jedoch auch Kombinationen oder Mischformen denkbar (z. B. die Führung von Stundennachweisen und die Führung von Praxismappen). Dies konnte jedoch im vorliegenden Datenmaterial nicht analysiert werden.

7. Mit Beurteilungen umgehen

„Und dann kann ICH MIR jetzt schon sicher sein, dass ich von dieser Anleitung, dieser Praxisanleitung in meiner Bewertung auf jeden Fall rückgemeldet bekomme, dass ich nicht kritikfähig bin."
(Frei_02_Interview_Schülerin_Annika)

Abschließende Aufgabe der Lernenden ist es, mit Einsatzbeurteilungen oder mit Lernaufgabennoten umzugehen. Schülerin Saskia berichtet in diesem Zusammenhang von den Erfahrungen, die sie mit einer anderen Lernenden gemacht hat:

> *„Und dann haben die Schüler in Endeffekt auch ein Zeugnis zurückbekommen. Wo sie dann auch total bestürzt waren. Also auch viel weinen musste darüber, weil sie einfach, ja, so unzufrieden war. Und dann halt auch immer probiert das Gespräch zu suchen. Also so können wir noch mal darüber reden? Und dann hatte die URLAUB und dann wurde das mit einer anderen besprochen. Und-, also das war total drunter und drüber irgendwie." (Stat_02_Interview_Schülerin_Saskia, Pos. 484-489).*

Schülerin Saskia hat innerhalb dieser Situation wahrgenommen, dass es der lernenden Kollegin leichter gefallen wäre, mit dieser Beurteilung umzugehen, insofern die beurteilende Praxisanleitende nochmals für ein Gespräch zur Verfügung gestanden hätte.

Auch Praxisanleiterin Jasmin nimmt Enttäuschungen bei den Lernenden wahr. So hatte sie den Eindruck, dass Schülerin Annika bezogen auf ihre Note, unzufrieden sei. Häufig kann sie diese Enttäuschungen nachvollziehen und stellt klar, dass dies an *„diese(n) Bewertungskriterien der vierten Lernaufgabe"* läge *(Frei_02_PA_*

Interview_Jasmin, Pos. 736-748). Schülerin Annika bestätigt diese „*Enttäuschung*" im gemeinsamen Interview:

> *„Für mich definitiv auch, dass ich die Pflegediagnose anscheinend falsch erkannt hab' und mir jetzt die ganze Note da versaut hat. Das ähm, ärgert mich. Definitiv. (I: Ja. Sie sind sonst äh, besser?) Ich bin sehr, sehr selbstkritisch und hab' hohe, sehr hohe Anforderungen an mich selbst. Und normalerweise bin ich besser, ja. (I: Ah. Ok.) Das ärgert einen." (Frei_02_Gemeinsames_Interview, Pos. 22-29)*

Jedoch lässt das „*anscheinend falsch*" vermuten, dass sie nur bedingt versteht, warum sie eine Zwei (und keine Eins) bekommen hat. Im sich anschließenden Einzelinterview hingegen (bis dahin ist etwas Zeit vergangen) hat sie offensichtlich die Bewertung akzeptiert, da sie hier ihre ‚Fehler' direkt anspricht *(Frei_02_Interview_Schülerin_Annika, Pos. 65-69)*.

Dass Beurteilungen aufgrund des hierarchischen Gefälles zwischen Praxisanleitenden und Lernenden manchmal schwierig sind, wird im folgenden Beispiel deutlich. Schülerin Annika fühlt sich von ihrer derzeitigen stationsgebundenen Praxisanleiterin weniger ernst genommen und „*kontrolliert*".

> *„Und bei ihr ist es halt so, ähm, dass sie jemand ist, der eben alles kontrolliert, was ich tue, mir gar keine Freiheiten lässt und dann kommen da so ganz lächerliche Sachen, wie ‚Ja, hast du schon mal 'n Blutzuckerplan gesehen? Weißt du, wie man das liest? Lass mal jemanden drüber lesen.' Ähm, ich so ‚Ja ich bin-', Klar, ich bin Schülerin, man muss Dinge kontrollieren, die ich tue, definitiv. Ich MACH AUCH NICHTS, ohne vorher Bescheid zu geben. Ich geh' jetzt nicht einfach, hol das Insulin, spritz' den Patienten das Insulin. Definitiv nicht. (I: Hmm). […] Ähm, und das ist 'ne Person, da fühl' ich mich halt wirklich degradiert. Und ähm, dann heißt es, wenn ich das halt wiedergebe, dass ich das Gefühl hab', dass man mir keine Verantwortung lässt, beziehungsweise ähm, ich einfach das Gefühl hab', dass man sich nicht auf mich verLASSEN kann und ich das so nicht kenne. Da war die Antwort ‚Ja, da muss ich dich ja noch mehr kontrollieren, wenn andere Stationen das nicht gemacht haben'. (I: Mhm) So. Und dann kann ICH MIR jetzt schon sicher sein, dass ich von dieser Anleitung, dieser Praxisanleitung in meiner Bewertung auf jeden Fall rückgemeldet bekomme, dass ich nicht kritikfähig bin." (Frei_02_Interview_Schülerin_Annika, Pos. 706-729).*

Schülerin Annika antizipiert eine ungünstige Bewertung, da sie ihre Gefühle offen angesprochen hat, diese jedoch von der Praxisanleitenden anders aufgenommen wurden, als sich Schülerin Annika vermutlich gewünscht habe. Sie fühlt sich von der Praxisanleitenden „*degradiert*". Auf die Nachfrage hin, wie mit eher negativen Beurteilungen im Nachgang umgegangen wird, berichtet sie Folgendes:

> *„Also, wenn das jetzt ähm, irgendwas Gravierendes ist, dann wird Frau Lehrerin A – meine Praxisanleitung in der Schule – also meine (…) Praxisbegleitung – […], die liest sich mein Lernjournal durch, meine Stunden durch und eben auch diese Bewertungen. Wenn da irgendwas Gravierendes ist. Normalerweise halten wir auch immer Gespräche zu zweit, dann würd' sie da noch*

mal drauf (unverständlich) drauf eingehen, so. Und auch noch mal Rücksprache halten. Ähm, (...) Genau. Aber richtige Auswirkungen (...) hat das nicht. Also ich müsste schon wirklich einiges anstellen, damit es 'ne richtige Auswirkung für mich hätte und dadurch, dass ich einfach sehr gute Bewertungen bisher bekommen hab', ähm, auch schriftlich sehr gut bin und alles Mögliche – hätte es für mich jetzt keine großen Auswirkungen, würde ich nicht von ausgehen. (I: Ja.) Mhm. Aber es ist halt trotzdem schade, weil man es anders gewohnt ist [...] und ich hatte immer sehr, sehr gute Beurteilungen und das jetzt so zu hören und so mitzukriegen, das wundert mich. Und wenn ich das zu anderen Personen erzählt hab', dann hieß es immer so ‚Ja, das, du siehst ja selbst, das kann ja nicht an dir liegen.' So. Das finde ich halt schade." (Frei_02_Interview_Schülerin_Annika, Pos. 736-760)

Schülerin Annika geht davon aus, dass eine eher ungünstige Beurteilung für sie keine „*großen Auswirkungen*" habe, da sie sonst immer „*sehr, sehr gute Beurteilungen*" hatte. Um sich zu ihrem Erleben bestätigen zu lassen, sucht sie den Kontakt „*zu anderen Personen*", die ihr deutlich machen „*das kann ja nicht an dir liegen*". Somit lassen sich drei Strategien des Umgangs mit Bewertungen seitens der Lernenden vermuten:

1) Die Führung eines klärenden Gesprächs mit dem beurteilenden Praxisanleitenden,
2) das Akzeptieren der Bewertung und
3) das Gespräch mit Dritten, zur Bestätigung der eigenen Fähigkeiten (insofern die Bewertung nicht zufriedenstellend ausgefallen ist).

Zusammenfassung

Die anleitungsrelevanten Aufgaben der Auszubildenden sind kontinuierlich über die gesamte Ausbildungszeit zu erledigen. Auch sie finden zunächst ohne ein Zutun der Praxisanleitenden statt, können aber Kommunikationen zwischen Lernenden und Praxisanleitenden evozieren (wie z. B. bezüglich des Umgangs mit Beurteilungen oder der Anleitungsdokumentation). Durch die immer wiederkehrende bzw. permanente Aufgabenerledigung während eines Einsatzes sind die Lernenden kontinuierlich gefordert. Falls diese Aufgabe nicht erledigt werden, könnte negative Konsequenzen nach sich ziehen, wie z. B. weniger Anleitung, eine weniger gute Beurteilung oder sogar die Infragestellung der Eignung für den jeweiligen Arbeitsbereich. Eher weniger lernförderlich wird die Erledigung von „*Schüleraufgaben*" wahrgenommen. Diese sind seltener Gegenstand von Praxisanleitungen, können jedoch von den Auszubildenden selbstständig übernommen werden. Als besonders herausfordernd wird der Umgang mit eher weniger guten Bewertungen beschrieben. Hier konnten drei Bewältigungsstrategien aus dem Datenmaterial herausgearbeitet werden, welche die Lernenden nutzen. Diese Umgangsmöglichkeiten unterstützen die Auszubildenden darin, das Vergangene zu verarbeiten, um sich dann wieder erneut dieser Herausforderung, z. B. in Form eines Einsatzwechsels (und damit verbundenen neuen Praxisanleitenden) oder einer neuen Lernaufgabe, zu stellen.

5.5.3 Gestaltungsaktivitäten der an der Praxisanleitung beteiligten Akteure

Die Gestaltungsaktivitäten können sowohl vom Lernenden also auch vom Praxisanleitenden ausgehen. Eine Übersicht über die analysierten Gestaltungsaktivitäten bietet Abbildung 10. Die Kategorie der Gestaltungsaktivitäten lässt sich ebenfalls in drei Subkategorien unterteilen:

1. die Gestaltungsaktivitäten von Praxisanleitenden,
2. die Gestaltungsaktivitäten beider Akteure und
3. die Gestaltungsaktivitäten von Auszubildenden.

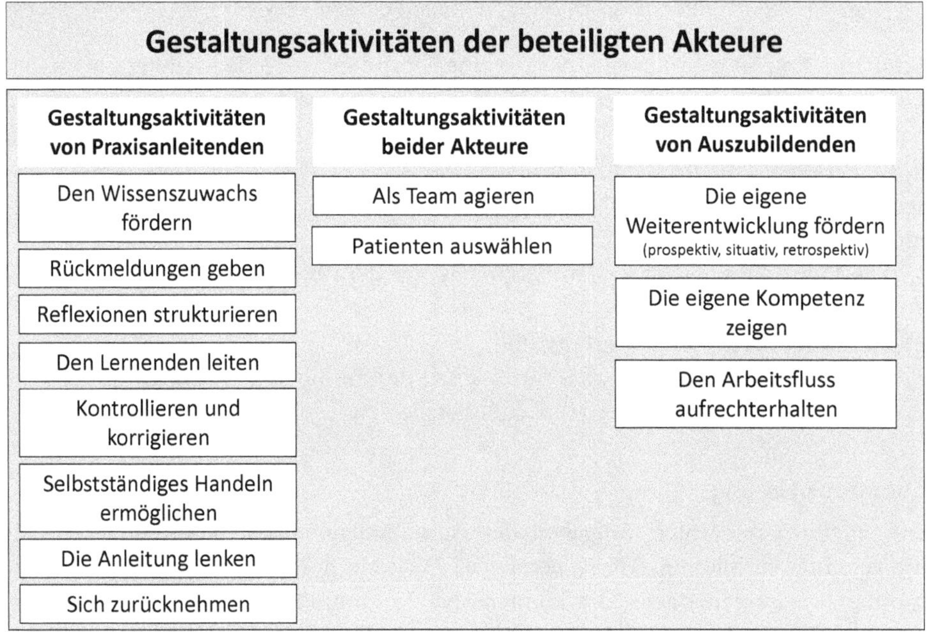

Abbildung 10: Gestaltungsaktivitäten der an der Praxisanleitung beteiligten Akteure (eigene Darstellung)

5.5.3.1 Gestaltungsaktivitäten von Praxisanleitenden

Die Subkategorie der Gestaltungsaktivitäten von Praxisanleitenden lassen wiederum acht Unterkategorien zu, welche im Folgenden erläutert werden.

Den Wissenszuwachs fördern

Praxisanleiterin Annelie erklärt die Wirkung der Medikamente während der Kontrolle. (Stat_01_Beobachtung)

Praxisanleitende gestalten die Anleitung mit, indem sie einen Wissenszuwachs evozieren. Innerhalb des Datenmaterials konnten vier Umsetzungsformen analysiert werden, welche eine Förderung des Wissenszuwachses ermöglichen.

Die erste Strategie bietet das *Erklären*. Praxisanleitende erklären dem Lernenden z. B. Aspekte der Krankheitslehre, konkrete pflegerische Handlungsketten, die Wirkung von Medikamenten oder stationsspezifische Abläufe. Erklärungen innerhalb des gemeinsamen Pflegealltags (Kap. 5.2.5.2), des „Zufallsprodukts" (Kap. 5.2.5.1) oder der teilnehmenden Beobachtung (Kap. 5.2.4.2) finden dabei oftmals eher ungeplant statt und ergeben sich situativ. Innerhalb einer geplanten Einzelhandlung (Kap. 5.2.4.3) sind sie indes immanenter Bestandteil der Anleitungsform. Da vor allem die benotete Inszenierung (Kap. 5.2.4.1) eher eine Anleitungsform ist, die mit einer eher aktiven Beobachterrolle des Praxisanleitenden einhergeht, finden Erklärungen innerhalb dieser Anleitungsform weniger Beachtung.

Das situative Erklären wird innerhalb des gemeinsamen Pflegealltags von Stat_01 folgendermaßen deutlich: *Praxisanleiterin Annelie erklärt die Wirkung der Medikamente während der Kontrolle (Stat_01_Beobachtung, Pos. 30-31).* Auch der freigestellte Herr Praxisanleiter erklärt während der Pflegedokumentation die Aspekte einer Dekubitusrisikoskala *(Frei_01_Beobachtung, Pos. 343-345).* Der folgende Auszug aus einem Beobachtungsprotokoll illustriert die Strategie des Erklärens von Praxisanleiterin Yvonne bezüglich der Pflegedokumentation:

> *„Dann arbeiten wir hier auf der Station ja auch mit Reitern. Kennst du die?", fragt Praxisanleiterin Yvonne […]. „Nicht alle" antwortet Schülerin Bettina und erläutert dann, welche Reiter ihr bekannt sind. Praxisanleiterin Yvonne erläutert daraufhin die Funktionen der unterschiedlichen Reiter und verdeutlicht in diesem Zusammenhang stationsgebundene Gepflogenheiten. (Stat_03_Beobachtung, Pos. 487-496).*

Erklärungen werden von den Lernenden sehr positiv aufgefasst, wie Schülerin Saskia verdeutlicht: *„Und, dass einem das dann aber auch andererseits noch mal erklärt wird" (Stat_02_Interview_Schülerin_Saskia, Pos. 48-49).* Dies bestätigt auch Schülerin Annika auf die Frage, wann eine Praxisanleitung eine gute Praxisanleitung ist: *„Das sie mir ähm, dass sie bereit ist, mir Dinge zu erklären, auch Dinge mehrmals zu erklären, wenn ich Dinge mehrmals nachfrage." (Frei_02_Interview_Schülerin_Annika, Pos. 310-312).*

Als zweite Möglichkeit kann das *Wissen einfordern* aufgeführt werden, welche in allen Anleitungsformen seine Anwendung findet. Diese Strategie wird durch die gestellten Fragen des Praxisanleitenden deutlich, welche die Lernenden dazu veranlassen, ihr Wissen (meist bezogen auf konkrete pflegerische Handlungen) darzulegen. So erkundigt sich Praxisanleiter Jonas bei Schülerin Saskia (welche zuvor zwei Kinder zum Händewaschen geschickt hat): *„Was wäre, wenn du denen direkt folgst, zum Hände waschen?", [...]. „Dass die sich dann beobachtet fühlen und schon so 'n bisschen „ich kann das auch alleine! Ich kann das selber!"; sagt Saskia. „Ja", äußert Praxisanleiter Jonas (Stat_02_Beobachtung, Pos. 157-161).* Das Fragenstellen fordert die Lernenden auf, ihr Handeln zu erklären bzw. zu begründen. Gleichzeitig kann es dazu dienen, das Wissen der Lernenden zu überprüfen, wie bei Herrn Praxisanleiter deutlich wird: *Im weiteren Verlauf der Übergabe fragt Herr Praxisanleiter noch einige Fragen zur Pflege bei Nierenzell-Karzinom: „Worauf muss man noch achten?" (Frei_01_Beobachtung, Pos. 83-84).*

Das Wissen kann folglich zu völlig unterschiedlichen Aspekten eingefordert werden. Neben der Begründung des eigenen Handelns oder der Wissensabfrage zu ausgewählten Erkrankungen werden aber auch Fragen zur Pflegedokumentation oder zur Versorgung eines Patienten gestellt, wie in dem folgenden Beispiel deutlich wird:

> *Praxisanleiterin Melanie fragt „Wie ist der so mobil/fit? Braucht der Hilfe?". Schüler Marc erläutert den Unterstützungsbedarf. Diesmal liest er von einem Notizzettel ab (ohne eine Überschrift – zuvor Blanko-Zettel). Praxisanleiterin Melanie fragt weiterhin „Merkt man seinen Parkinson? Kriegt der da irgendwas?". Schüler Marc schaut in die Kurve und antwortet „Madopar". Danach fragt Praxisanleiterin Melanie „Der Diabetes, ist der mit Insulin, Medikamenten oder diätetisch eingestellt?". Schüler Marc antwortet, dass Herr N. Medikamente bekomme. (Frei_03_Beobachtung, Pos. 184-191).*

Hier wird klar, dass Praxisanleiterin Melanie das Wissen über den Patienten überprüft, welches durchaus Einfluss auf die nachfolgende Pflege haben könnte. Praxisanleiterin Melanie stellt diese Fragen, während Schüler Marc ihr die Übergabe macht. Sie bringt sich also aktiv – mit ihren Fragen – in die Übergabe ein.

Als dritte Strategie, welche eng mit dem *Fragen stellen* (hierzu S. 283) der Lernenden verzahnt ist, kann das *Fragen beantworten* konstatiert werden. Zugleich ist das *Fragen beantworten* mit der Strategie des *Erklärens* verbunden. So werden neben Ja- und Nein-Antworten oftmals noch erklärende Begründungen zur Beantwortung einer Lernendenfrage genutzt. Dies kann folgend empirisch verankert werden:

> *Diese [Schülerin Leila] erkundigt sich nochmals nach der Arbeitsweise mit sterilen Handschuhen und ihren Möglichkeiten. Weiterhin fragt sie nochmals nach, wie sie sofort das richtige Pflaster dabeihaben kann. Praxisanleiterin Annelie antwortet, dass das Arbeiten mit steriler Pinzette meist leichter ist, da sie diese zurücklegen kann, wenn sie nicht mehr benötigt wird. Gleichzeitig könne sie aber mit ihren Händen weiterarbeiten und selbst wenn diese unsteril würden, so bliebe ja die Pinzette steril und könne weiter genutzt werden. (Stat_01_Beobachtung, Pos. 450-460).*

Als letzte Strategie zur Förderung des Wissenszuwachses soll das *Fragen aktivieren* aufgezeigt werden. So stellen Praxisanleitende häufig die Frage nach Fragen, womit sie einerseits ihre Ansprechbarkeit suggerieren und andererseits den Lernenden dazu auffordern wollen, Fragen zu stellen. Insofern Lernende dieses Angebot annehmen, kann auch die Beantwortung der generierten Frage den Wissenszuwachs fördern. Demzufolge ist diese Strategie eng mit dem *Erklären* und dem *Fragen beantworten* verbunden, bzw. wäre ohne diese beiden Verbindungen wenig nützlich: Die Aktivierung von Fragen ohne deren anschließende Beantwortung unterstützt weniger die Förderung des Wissenszuwachses. Wie in den folgenden Beispielen dargelegt werden kann, fordern Praxisanleitende aktiv zum Fragen stellen auf:

> *„Was mir heute wichtig ist, wenn du was sehen willst noch oder was gezeigt, frag' ne („Ja" sagt Schülerin Bettina entschlossen). Immer jetzt heute fragen, weil saug so viel auf, wie es geht und dann äh, ähm weiß ich auch, was du sehen willst, (…)." (Stat_03_Beobachtung, Pos. 82-85).*
>
> *Am Ende des Gespräches macht Herr Praxisanleiter deutlich, dass die letzten gesetzten Ziele weitestgehend erreicht wurden und erkundigt sich abschließend nach Fragen. (Frei_01_Beobachtung, Pos. 382-384).*

Rückmeldungen geben

„[…] und das finde ich ganz toll, dass der so ähm, mit ähm mir oder mit Schülern beziehungsweise so umgeht, das sagt sofort bei mmh, klare Ansage. „So und so musst du besser machen […]." (Frei_01_Interview_Schülerin_Lena)

Praxisanleitende geben den Auszubildenden eine Rückmeldung bezüglich ihres (pflegerischen) Handelns. Diese Rückmeldung kann sowohl innerhalb pflegerischer Handlungen stattfinden als auch in Form von sich anschließenden Gesprächen geäußert werden. Rückmeldungen können den Auszubildenden einerseits in seinem Handeln bestätigen. Andererseits sollen sie Verbesserungspotenziale aufzeigen. Rückmeldungen sollen zeitnah formuliert werden. Schülerin Saskia erklärt dies folgendermaßen:

> *„Also vor allem, dass man schnelle Rückmeldungen kriegt. Also so, vielleicht das hast du gut gemacht, aber du kannst gern noch mal DARAUF gucken. (I: Mhm.) Oder du solltest darauf noch mal gucken. Ähm. Das finde ich immer gut. Das man so direkt die Rückmeldung bekommt, auf jeden Fall." (Stat_02_Interview_Schülerin_Saskia, Pos. 167-170).*

Herr Praxisanleiter unterstützt diese Aussage und legt dar, dass bei einer zeitnahen Rückmeldung *„[…] 'n höherer Benefit sein wird, als wenn ich's wesentlich später mach'. (I: Hmhm) Ja? Hat einfach was mit dem Lernen zu tun, das man genau in der Situation einigen 'n Feedback dann gibt und dann eben halt 'ne Veränderung hat." (Frei_01_PA_Interview_Herr Praxisanleiter, Pos. 164-168).*

Diese Rückmeldungen lassen sich ebenfalls spezifizieren. Rückmeldungen können *bestätigenden*, *lobenden* oder *kritisierenden* Charakter haben.

Bestätigende Rückmeldungen sind eher neutral gehalten. Sie machen dem Lernenden deutlich, dass ihr Handeln korrekt ist und bestärken den Auszubildenden in seinem Tun. Innerhalb von Gesprächen wird diese Bestätigung neben verbalen Äußerungen wie „*Genau*" und „*Ja*", verdeutlicht. Während Schülerin Saskia nach der Spielsituation mit den beiden Kindern ausführt, warum sie wie gehandelt habe, bestätigt Praxisanleiter Jonas mehrmals.

> *Schülerin Saskia: Ja, auf jeden Fall, ja. (Praxisanleiter Jonas: Okay.) Genau. Und auch, dass-, dadurch, dass man die so ein bisschen einbezieht so: „Ihr dürft Euch eine Figur aussuchen, was ist das denn?" Und das so kurz bespricht (Praxisanleiter Jonas: Ja.) und, ja. (Praxisanleiter Jonas: Genau.) (Stat_02_Beobachtung, Pos. 585-589).*

Nonverbal wird den Auszubildenden diese Bestätigung oftmals mit einer dem Lernenden zugewandten Haltung und bejahenden „Mhm"'s suggeriert: Herr *Praxisanleiter äußert […] verbal einige „mmmhs" und sitzt Lena zugewandt (Frei_01_Beobachtung, Pos. 54-55).*

Lobende Rückmeldungen bekräftigen den Auszubildenden wesentlich ausgeprägter in seinem Handeln, als es die bestätigende Rückmeldung ermöglicht. Loben geht mit einer positiven Bewertung des Auszubildendenhandelns einher und vermittelt Anerkennung. Loben findet dabei direkt und verbal statt, wie in den folgenden Beispielen deutlich wird:

Praxisanleiter Jonas lobt Schülerin Saskia bezüglich ihres Handelns im Arbeitsbereich: „*Genau, richtig. (I: Mhm) Du hast die Abläufe schon sehr präsent. (Schülerin Saskia: Ja (lacht)) Jetzt die dritte Woche da und das ist echt schon erstaunlich gut. (Alle: Ja.)" (Stat_02_Gemeinsames_Interview, Pos. 84-86*). Praxisanleiterin Jasmin lobt Schülerin Annika bezüglich der Kommunikation mit dem (manchmal herausfordernden) Patienten*:*

> *„Ich fand auch die Atmosphäre gut. Ähm, auch wie du auf den Patienten reagiert hast (schaut dabei Schülerin Annika an), äh, es war ja nicht der einfachste Patient, fande ich. Und wie gut du den dann dafür doch äh, damit umgegangen bist." (Frei_02_Gemeinsames_Interview, Pos. 42-46).*

Jedoch sind an manchen Stellen auch *kritisierende Rückmeldungen* notwendig, welche von den Lernenden aber eher positiv aufgefasst werden, da sie zugleich auch Verbesserungspotenziale aufzeigen, wie Schülerin Lena und Schüler Marc konstatieren:

> *„Und, und das finde ich ganz toll, dass der so ähm, mit ähm mir oder mit Schülern beziehungsweise so umgeht, das sagt sofort bei mmh, klare Ansage. ‚So und so musst du besser machen und so ist besser.' (Frei_01_Interview_Schülerin_Lena, Pos. 28-32).*

> *„Wenn er (…) zum Beispiel bei der Praxisanleitung dann äh, zum Beispiel Kritik ähm, so ausübt, sodass ich das auch aufnehme (beide lachen). (Frei_03_Interview_Schüler_Marc, Pos. 243-245).*

Kritisierende Rückmeldungen scheinen dann gut zu sein, wenn sie wertschätzend kommuniziert werden (hierzu Kap. 5.6.1). Zugleich sollen sie dem Auszubildenden zum weiteren Lernen veranlassen, wie Praxisanleiterin Annelie klarstellt:

> *„Aber auch so Kritik äußern, dass sie das nicht als negativ wahrnehmen. Weil die Kritik, die ich dann äußer', ist ja nur, damit sie es lernen. Und richtig machen. Und ich denke, gerade bei solchen sensiblen Mädchen, muss man dann auch schon sensibler drauf reagieren." (Stat_01_Interview_Annelie, Pos. 43-48).*

Praxisanleiterin Jasmin verdeutlicht, dass es neben den lobenden Rückmeldungen wichtig sei, darzustellen, woran der Lernende *„noch arbeiten (kann), dass es eben perfekt wird" (Frei_02_PA_Interview_Jasmin, Pos. 362).* Hier wird abschließend nochmals deutlich, dass Rückmeldungen, Verbesserungspotenziale seitens des Lernenden aufzeigen sollen.

Reflexionen strukturieren

Praxisanleiterin Melanie erläutert, dass wir nun zur Reflexion kommen und Schüler Marc ruhig mit seiner Selbsteinschätzung und zunächst mit den Stärken beginnen solle. (Frei_03_Beobachtung)

Diese Gestaltungsaktivität setzt ein Gespräch zwischen Lernenden und Praxisanleitenden voraus, um das Geschehene, resp. die Anleitungssituation zu reflektieren (hierzu auch: Kap. 5.5.3.3; S. 282 – die eigene Weiterentwicklung retrospektiv fördern). Obwohl diese Reflexion eine Interaktion von beiden erfordert, wurde sie den Praxisanleitenden zugeschrieben, da diese vorrangig die Reflexionssituationen lenken und gestalten.

Reflexion wird dabei definiert als „kritische(r) Überprüfung der eigenen Denkinhalte und Theorienansätze sowie ihrer Rückbeziehung auf […] die eigene soziale Erfahrung" (Fuchs-Heinritz 2011b, S. 561). Hier soll eine Überlegung, ein Nachdenken, eine Überprüfung über die zuvor erlebte Anleitungssituation v. a. seitens des Lernenden angestellt werden. Reflexionen sind dabei breiter angelegt als die zuvor erwähnten Rückmeldungen, sie dauern länger an und werden häufig eingeplant. Daraus resultiert, dass Reflexionen vorrangig innerhalb der Anleitungsformen eines ausgeprägten Planungsgrades durchgeführt werden.

Vom Zeitpunkt her, finden diese Reflexionen meist direkt nach der jeweiligen pflegerischen Durchführung der Anleitungssituation statt, wie aus den Beobachtungsprotokollen *(Frei_03_Beobachtung, Pos. 476-485; Frei_01_Beobachtung, Pos. 354–360)* und im Interview mit Schülerin Annika ersichtlich wird: *„Das Praxisanleitende? War vor allem die Reflexion jetzt am Ende. Das ich noch mal widergespiegelt bekommen hab', was habe ich richtig gemacht, was kann ich verbessern." (Frei_02_Interview_Schülerin_Annika, Pos. 5-13).* Auch Praxisanleiter Jonas führt eine Reflexion durch, nutzt jedoch dafür zwei Arten: Eine zeitnahe *„Kurzreflexion"* (eher im Sinne einer Rückmeldung) und eine länger andauernde Reflexion, welche in diesem Fall zwei Tage später angesetzt wird (*Stat_02_Gemeinsames_Interview, Pos. 447-462).*

Reflexionen orientieren sich häufig an mehr oder weniger festgelegten Kriterien. Praxisanleiter Jonas und Praxisanleiterin Jasmin nutzen dafür ein Reflexionsmodell nach Korthagen[120], welches sie vermutlich innerhalb ihrer Weiterbildung oder ihres Studiums (Frei_02 verfügt über einen akademischen Abschluss) kennengelernt haben. (*Stat_02_PA_Interview_Jonas, Pos. 142-144, Frei_02_PA_Interview_Jasmin, Pos. 716-719).*

Auch Herr Praxisanleiter verwendet in der Reflexion mit Schülerin Lena einen Reflexionsbogen, der mit Kriterien versehen ist. Folgende Kriterien konnten während der Beobachtung des Reflexionsgespräches herausgearbeitet werden:

> *Herr Praxisanleiter nimmt Bezug zu fachlich-technischen Aspekten der Pflege, zur Kommunikation, welche sowohl von der Schülerin als auch von Herrn Praxisanleiter sehr positiv bewertet wurden. Es wird eine Rückmeldung zur Wirtschaftlichkeit und zur Koordination und Hygiene gegeben (alle Aspekte stehen auch auf dem Reflexionsbogen, den die Schülerin mit Notizen aus der Fremdreflexion füllt). Er gibt eine Rückmeldung zum Zeitmanagement, zur Übergabe und zur Dokumentation […]. (Frei_01_Beobachtung, Pos. 372-381).*

Im nachfolgenden Interview wird deutlich, dass es sich bei diesem Reflexionsbogen auch um das Formular handelt, welches später in den praktischen Abschlussprüfungen genutzt wird, sodass hier erneut eine Verbindung zum mittelfristigen Anleitungsziel: Das Bestehen der praktischen Abschlussprüfung (siehe Kap. 5.3.2) erkennbar wird (Frei_01_PA_Interview_Herr Praxisanleiter, Pos. 147-153).

Praxisanleiterin Melanie skizziert ähnliche Kriterien innerhalb des Interviews. Sie erwähnt, dass sie die *„Pflegeanamnese, Pflegeplanung […] Übergabe […] Körperpflege, Prophylaxen (…), Ausscheidung, Ernährung, […] Verbandswechsel […] HYGIENE, Kommunikation […] Zeitmanagement (…) Materialvorbereitung" (Frei_03_PA_Interview_Melanie, Pos. 662-666)* innerhalb der Reflexion fokussiere.

In den Ausführungen von Herrn Praxisanleiter und Praxisanleiterin Melanie kann ein Zusammenhang zu den Anleitungsgegenständen (siehe S. 117) festgestellt werden, die hier erneut zum Gegenstand der Reflexion werden, wie z. B. die Patientendokumentation (inkl. Pflegeplanung), die Beziehungsgestaltung (in Form von Kommunikation), hygienisches Arbeiten, Strukturierung von Pflegeabläufen, kollegiales Handeln (z. B. durch die Übergabe) oder auch entsprechende Einzelhandlungen (z. B. Verbandswechsel).

Bezüglich der Ausgestaltung von Reflexionsgesprächen konnte das Prinzip: Selbstreflexion vor Fremdreflexion identifiziert werden. Die Selbstreflexion ist dabei eine Rückschau auf die eigene Person. Dabei sollen die Auszubildenden zunächst darüber nachdenken, wie sie sich selbst in der Anleitungs- und Pflegesituation erlebt haben. Anknüpfend daran erfolgt eine Reflexion durch den Praxisanleitenden (eine

120 Das Reflexionsmodell von Korthagen wird u. a. in dem Buch „Schulwirklichkeit und Lehrerbildung" konstatiert (Korthagen 2002).

„*Fremdreflexion*"). Dieser stellt Gemeinsamkeiten und Unterschiede zwischen dem Erlebten heraus, wie folgend an einem Beispiel empirisch belegt werden soll:

> *„Und das Reflexionsgespräch ist ja dann auch noch mal aufgeteilt in Eigenreflexion und Fremdreflexion. Die Eigenreflexion auch noch mal um das Bewusstwerden (…) des EIGENEN Handelns des Schülers ‚Warum habe ich so gehandelt?' Die müssen ja auch immer sich begründen, warum, wieso, weshalb schätze ich jetzt was gut ein oder was nicht so gut. (…) Und dann noch mal meine Rückmeldung (…), um dann eben noch mal zu verstärken, […]." (Frei_02_PA_Interview_Jasmin, Pos. 354-361).*

Dem Prinzip Selbstreflexion vor Fremdreflexion soll mit Hilfe von Lenkungsstrategien seitens des Praxisanleitenden Rechnung getragen werden. Eine Lenkung findet v.a. dann statt, wenn dem Praxisanleitenden Aspekte fehlen, die ihm jedoch wichtig sind,[121] jedoch vom Lernenden bisher nicht benannt wurden. Als Strategie nutzen die Praxisanleitenden Fragen, welche die Auszubildenden zum weiteren Nachdenken veranlassen, wie in folgenden Beispielen deutlich wird:

> *„Da die Schüler eben erst mal noch mal selber sich reflektieren und ich dann nur noch mal mit Fragen da so 'n bisschen die Schüler auf manche Situationen LENKEN kann und da eher auf diese Selbst, diese selbstgesteuerte Reflexion." (Frei_02_PA_Interview_Jasmin, Pos. 718-722).*
>
> *Dann erkundigt sie [Praxisanleiterin Melanie] sich nach dem Zeitmanagement von Schüler Marc. Dies empfindet er selbst als schwierig, da er eigentlich innerhalb der Pflegesituation flexibel bleiben wolle, es aber schwierig sei, wenn beide Patienten einen zeitgleich in Anspruch nehmen möchten. (Frei_03_Beobachtung, Pos. 506-509).*

Praxisanleiter Jonas hat sogar noch ein weiteres Lenkungsinstrument zur Verfügung. Da innerhalb von Stat_02 Videomaterial (zur Reflexion) zur Verfügung steht, entscheidet Praxisanleiter Jonas mit Hilfe der Fernbedienung und der Spulfunktion, welche Stellen des Videos Gegenstand der Reflexion werden: Er skizziert zu Beginn der Reflexion: „*Wenn Dir etwas auffällt und einfällt, sagst Du mir kurz Bescheid, ich pausiere dann mal kurz." (Stat_02_Beobachtung, Pos. 393-395)* Hier wird deutlich, dass Praxisanleiter Jonas die Fernbedienung in der Hand hält. Während des Gespräches wird von ihm mehrmals das Video gestoppt (z.B. *Stat_02_Beobachtung, Pos. 403-405; Stat_02_Beobachtung, Pos. 470-473),* sodass er die zu reflektierenden Situationen vorgibt.

---

121 Wichtig sind dem Praxisanleitenden häufig die von ihm gesetzten Schwerpunkte, die eher weniger verbal formuliert werden; eine Anleitungssituation jedoch beeinflussen können (hierzu: die Anleitung lenken, 289).

Den Lernenden leiten

Bevor wir das Patientenzimmer von Herrn I. betreten, erfolgt eine kurze Information von Praxisanleiterin Annelie an Schülerin Leila bezüglich des Ablaufs im Zimmer. (Stat_01_Beobachtung)

Die Lernenden werden von den Praxisanleitenden auf unterschiedliche Formen (praxisan-)geleitet. Auch an dieser Stelle konnten drei Strategien herausgearbeitet werden (Anweisungen geben, das eigene geplante Handeln transparent machen und Handlungstipps geben).

Die erste Form des Leitens stellt das *Anweisungen geben* dar, welches oftmals damit verbunden ist, dass der Praxisanleitende über die (weitere) Vorgehensweise direkt und unmittelbar entscheidet[122]. Legitimiert wird diese Entscheidungsmacht (die hierarchische Höherstellung) des Praxisanleitenden vermutlich durch seine bereits vorhandene Qualifikation als Pflegefachkraft und Praxisanleitender und möglicherweise auch über die Befugnis, den Lernenden am Ende eines Einsatzes oder einer Anleitungssituation zu beurteilen. Der Lernende hat folglich eher weniger die Möglichkeit, die Anweisungen der praxisanleitenden Pflegekraft nicht anzunehmen bzw. auszuführen. Die gemachten Anweisungen sind häufig mit direkten Handlungsaufforderungen für den Lernenden verbunden, welche verbal oder nonverbal geäußert werden können. Folgende Beispiele illustrieren das verbale Anweisungen geben:

> *Praxisanleiter Jonas sagt nichts, er filmt. Nach ca. 5 Minuten sagt Jonas zu Saskia leise: „Versuch ein bisschen Tempo rauszunehmen, ein bisschen abzuwarten, die Kinder machen zu lassen." „Mhm", bejaht Saskia. (Stat_02_Beobachtung, Pos. 254-257).*

> *Gestern habe eine Schülerin gefragt: „Muss man im Sommer immer die Fenster zu machen?" „Nicht immer, aber bei einer Situation schon" habe er geantwortet (steht abwartend im Zimmer). Dann gibt er [Herr Praxisanleiter] selbst die Antwort: „Beim Verbandwechsel". (Frei_01_Beobachtung, Pos. 295-298).*

Herr Praxisanleiter wartet ab, ob Schülerin Lena selbstständig darauf kommt, das Fenster für den anstehenden Verbandwechsel zu schließen. Als diese jedoch nicht auf die Äußerung eingeht, stellt er sein Anliegen klar.

Praxisanleiterin Yvonne hat ihre eigene Taktik entwickelt, Anweisungen zu geben. Sie nutzt dabei oftmals das Personalpronomen „wir", wobei sie hier offensichtlich auch den Teamgedanken: Sie und die Lernende im Sinne eines „Wir" im Sinn hat. Gleichwohl lässt auch eine Anweisung in der „Wir"-Form wenige Handlungsmöglichkeiten für den Lernenden zu, wie folgend beispielhaft ausgeführt werden

122 Neben den Entscheidungen bezüglich des (weiteren) Vorgehens amplifiziert der Praxisanleitende seine hierarchische Höherstellung für weitere Zwecke, die nicht direkt mit *Anweisungen geben* verbunden sind. Er entscheidet beispielsweise, wann eine Praxisanleitung beginnt oder endet. Praxisanleiter Jonas entscheidet zudem darüber, was er konkret filmt (in der Spielsituation von Stat_02) und zu welchen Aspekten reflektiert wird (er hat während des Reflexionsgespräches die Fernbedienung in der Hand und spult nach seinen Belangen das Filmmaterial vor bzw. stoppt das Video).

kann: *Dann sagt Praxisanleiterin Yvonne zu Schülerin Bettina: „Was wir noch machen müssen, sind die Inhalationsgeräte und Sauerstoffbrillen". Schülerin Bettina bejaht und verlässt das Zimmer. (Stat_03_Beobachtung, Pos. 411-414).*

Praxisanleiterin Yvonne begründet diese Vorgehensweise im anschließenden Interview folgendermaßen: *„Ich würde schon die versuchen, die versuchen, so ein bisschen in meine Richtung zu lenken, wie ich arbeite." (Stat_03_Interview_Yvonne, Pos. 137-138)* Sie stellt klar, dass sie den Auszubildenden *„lenken"* möchte.

Nonverbale Anweisungen gibt u. a. Praxisanleiterin Melanie. Sie berichtet, dass sie dem Lernenden zwischendurch, *„[…] durch schon HANDLUNGEN, wie die Einmalwaschlappen reichen, signalisiert ‚Ok, nimm mal lieber die, anstatt die Frotteewaschlappen' oder die Pflegeschürze ihm dann einfach rausgegeben, weil er die halt vergessen hatte." (Frei_03_PA_Interview_Melanie, Pos. 451-454).*

Bis auf innerhalb der Inszenierung konnte in allen anderen Anleitungsformen die Gabe von Anweisungen analysiert werden. Gleichwohl ist darauf hinzuweisen, dass v. a. innerhalb des gemeinsamen Pflegealltags vermehrt diese Strategie kodiert werden konnte. Vermutlich liegt dies an den immerwährenden disparaten Rollen der anleitenden Pflegekraft (Praxisanleitende und Pflegende), welche ein permanentes Agieren zwischen diesen sozialen Rollen evoziert (hierzu Kap. 5.2.5).

Eine weitere Strategie des Praxisanleitenden, um den Lernenden zu leiten ist das: *Eigene (geplante) Handeln transparent zu machen.* Hier formulieren die praxisanleitenden Pflegekräfte eher subliminal ihr Anliegen für das (weitere) Vorgehen während der Anleitungssituation. Diese Strategie wurde ausschließlich innerhalb des gemeinsamen Pflegealltags (hierzu Kap. 5.2.5.2) analysiert. Sie lässt darauf schließen, dass vor allem innerhalb dieser Anleitungsform zwar ein gemeinsames Handeln von praxisanleitender Pflegekraft und Lernenden suggeriert werden soll, es aber gleichzeitig zu eher indirekten Anweisungen kommt, in dem das eigene (geplante) Handeln des Praxisanleitenden (oftmals vor dem Patientenzimmer) transparent gemacht wird. Überdies ist diese Strategie ebenfalls mit einer Entscheidungsmacht des Praxisanleitenden (genau wie beim Anweisungen geben) verbunden. Sie kann mit folgenden Auszügen aus den Beobachtungsprotokollen von Stat_01 und Stat_03 empirisch verankert werden:

> *Bevor wir das Patientenzimmer von Herrn I. betreten, erfolgt eine kurze Information von Praxisanleiterin Annelie an Schülerin Leila bezüglich des Ablaufs im Zimmer. Sie erklärt, dass zunächst die Vitalzeichen von Herrn J. gemessen werden und er anschließend an die Toilette im Raum nebenan mobilisiert werden soll. In dieser Zeit soll das Bett des Patienten gerichtet werden. (Stat_01_Beobachtung, Pos. 54-59).*

> *„Ich mach' es in der Regel so, dass ich immer erst alle Patienten durchmesse. Also ich mach Blutdruck, Puls, Temperatur und äh, frage halt nach Schmerzen und Verdauung – ist ja bei uns ganz wichtig, weil die Leute hier Betäubungsmittel ja auch einnehmen und das macht ja oft Verstopfung. Das sind die Sachen, die wir immer halt abfragen müssen." (Praxisanleiterin Yvonne in Stat_03_Beobachtung, Pos. 151-156).*

Die Praxisanleitenden begründen ihre Transparenz damit, dass sie den Lernenden handlungsfähig machen möchten. Sie wünschen sich, dass die Lernenden den von ihnen transparent gemachten Ablauf innerhalb ihres pflegerischen Handelns im Patientenzimmer berücksichtigen. Praxisanleiterin Annelie begründet diese Vorgehensweise damit, dass sie sich wünsche, dass die Lernende *„sich auch nicht irgendwie im Wege fühlt […], sondern sie weiß, wie ich dann, was ich vorhabe (…) und dann arbeiten wir zusammen und nicht, ich alleine"*. Sie hoffe damit für einen *„gleichen Gedankengang […] gleiche Ablaufstruktur"* zu sorgen *(Stat_01_Interview_Annelie, Pos. 272-279)*. Praxisanleiterin Yvonne erläutert sogar, dass sie sich wünsche, dass die Lernenden etwas von ihr *„annehmen"* und sie aus diesem Grunde in der Ich-Form ihr Handeln transparent mache. Jedoch sei ihr dies *„nicht so BEWUSST." (Stat_03_PA_Interview_Yvonne, Pos. 146-149)*.

Die letzte Strategie, den Lernenden zu leiten, stellt das *Handlungstipps geben dar*. Handlungstipps beziehen sich dabei weniger auf die unmittelbare Anleitungssituation, sondern sind als Handlungsvorschläge zu verstehen: *„Also mal einfach so Handlungsalternativen aufzeigen, so" (Stat_02_PA_Interview_Jonas, Pos. 319-320)*. Handlungstipps sind Bestandteil jeder Anleitungsform, beziehen sich jedoch auf das zukünftige Handeln der Lernenden oder auf das Bestehen der praktischen Abschlussprüfung. So geben Herr Praxisanleiter und Praxisanleiterin Yvonne konkrete Tipps zur Pflegedokumentation bezogen auf die Prüfung *(Frei_01_Beobachtung, Pos. 325-330, Stat_03_Beobachtung, Pos. 606-610)* (hierzu auch Kap. 5.3.2).

Es werden aber auch Tipps zum Pflegehandeln gegeben, wie dies innerhalb des gemeinsamen Pflegealltags von Stat_01 aufgezeigt werden kann. Hier gibt Praxisanleiterin Annelie Tipps, mit welchen unterschiedlichen Techniken ein steriler Verbandwechsel durchgeführt werden könne *(Stat_01_Beobachtung, Pos. 454-466)*.

Innerhalb von Anleitungsformen eines stark ausgeprägten Planungsgrades werden diese Tipps oftmals im Rahmen des Reflexionsgespräches kommuniziert, wie z.B. bei Frei_02 aus dem Beobachtungsprotokoll ersichtlich wird: *Praxisanleiterin Jasmin verdeutlicht […], dass es einige Ungenauigkeiten in der Anamnese gegeben habe. […] Sie […] gibt Tipps zu einigen Formulierungen bezüglich der Pflegeplanung. (Frei_02_Beobachtung, Pos. 373-381)*

Das Geben von Handlungstipps empfinden die Lernenden positiv. Schülerin Annika bezeichnet diese *„konkreten Vorschläge"* als *„wirklich GUT", da sie diese zukünftig „einbringen […] konkretisieren kann." (Frei_02_Gemeinsames_Interview, Pos. 241-245)*

Kontrollieren und korrigieren

> **„Und dass sie mich, zum Beispiel, wenn ich irgendwas falsch mache-. Wenn sie das merkt, dass sie das da korrigiert." (Stat_03_Interview_Schülerin_Bettina)**

Das Kontrollieren und Korrigieren als weitere Gestaltungsaktivität zeigt auf, dass dem Korrigieren immer ein Kontrollieren vorausgeht. Dies bedeutet, dass Praxisanleitende erst korrigieren können, nachdem sie etwas kontrolliert haben. Das Kontrollieren findet dadurch statt, dass der Praxisanleitende zunächst das Handeln des Lernenden beobachtet. Insofern er eine Korrektur für notwendig erachtet, mischt er sich ein. Dieses Einmischen stört das Handeln des Lernenden, da der Praxisanleitende an dieser Stelle entweder korrigierend eingreift oder durch Nachfragen bzw. Anweisungen[123] (hierzu S. 268) dem Lernenden zum weiteren (korrekten) Handeln lenken möchte. Abbildung 11 soll den Prozess des Kontrollierens und Korrigierens konkretisieren.

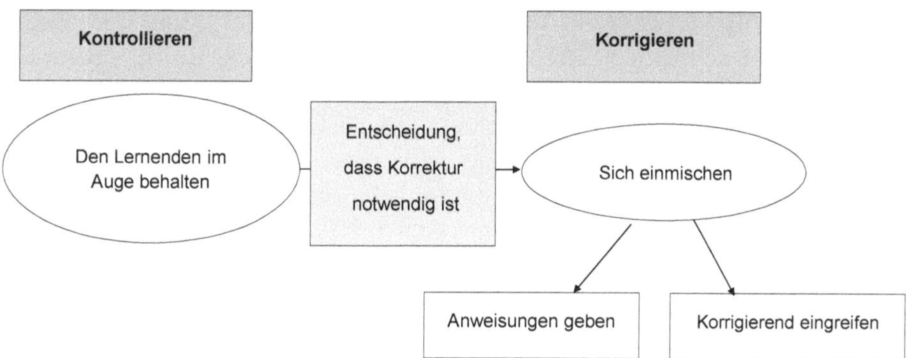

Abbildung 11: Prozess des Kontrollierens und Korrigierens (eigene Darstellung)

Das Kontrollieren findet dabei durch Beobachtungstätigkeiten des Praxisanleitenden statt. Dabei haben die Praxisanleitenden das Handeln der Auszubildenden während der Anleitungssituation im Blick. Innerhalb der Beobachtungen konnte dies dadurch apperzipiert werden, dass der Praxisanleitende immer wieder schaut, was der Lernende macht. Insofern er den Eindruck hat, Korrekturen vornehmen zu müssen, mischt er sich ein. Folgend wird zunächst das Kontrollieren deutlich. Da Herr Praxisanleiter keinen Handlungsbedarf erkennt, folgt dieser Beobachtung keine Einmischung und bleibt unkommentiert: *Herr Praxisanleiter schaut Schülerin Lena über die Schulter, während diese die Medikamente der beiden Patientinnen kontrolliert. Die Medikamentenkontrolle findet im Pflegestützpunkt statt (Frei_01_Beobachtung, Pos. 102-104).*

Überdies illustrieren die weiterführenden Auszüge die Aktivität des Kontrollierens mit der Überführung in eine korrigierende Einmischung. Praxisanleiterin Yvonne interveniert mit der Anweisung: *„leg die Sachen nicht ins Bett"*, nachdem sie inkorrektes Handeln von Schülerin Saskia beobachtet hat:

> *Frau K. liegt wieder im Bett und Schülerin Bettina reibt die Beine mit Öl ein. Sie steht dabei rechts vom Bett. Praxisanleiterin Yvonne steht links am Bett. Dabei legt Schülerin Bettina nach dem Öffnen der Flasche den Deckel ins Bett. „Denk dran, leg die Sachen nicht ins Bett", äußert Praxisanleiterin*

123 Es sei darauf hingewiesen, dass Anweisungen nicht ausschließlich zur Korrektur genutzt werden. Vielmehr dienen sie der Lenkung des Lernenden. Aus diesem Grund wird diese Gestaltungsaktivität auch an anderer Stelle thematisiert (siehe S. 268).

> *Yvonne. „Ich weiß, das macht man automatisch", äußert sie weiter. (Stat_03_Beobachtung, Pos. 465-470).*

Praxisanleiterin Melanie beobachtet, wie Schüler Marc Herrn. S., der zuvor eine Operation am Bein erhalten hat, eine Hose anzieht. Dabei nimmt sie wahr, dass der Patient Schmerzen hat und reagiert mit der Anweisung: „*Erst das Operierte, dann das Gesunde [Bein]*", um ein schmerzreduzierendes Anziehen der Hose zu erreichen (*Frei_03_Beobachtung, Pos. 406-409*).

Innerhalb von Frei_03 wird ein korrigierendes Eingreifen der dortigen stationsgebundenen Praxisanleiterin sichtbar, die eher sekundär[124] an der Anleitungssituation beteiligt ist. Die stationsgebundene Praxisanleiterin hat erkannt, dass Schüler Marc inkorrekte Informationen an Praxisanleiterin Melanie weitergegeben hat. Aus diesem Grund greift sie korrigierend ein und „*zeigt auf eine konkrete Stelle in der Patientenkurve*", welche die richtigen Informationen beinhaltet (*Frei_03_Beobachtung, Pos. 189-194*). Korrigieren kann sowohl verbal (durch z.B. Anweisungen) als auch handelnd (durch Eingreifen) erfolgen.

Manchmal wird das Handeln des Lernenden auch mit Fragen unterbrochen, sodass inkorrektes Handeln vermieden werden kann. Innerhalb von Stat_03 misst ein Pulsoxymeter scheinbar eher ungenau, sodass Praxisanleiterin Melanie die Entscheidung trifft, sich mit der Frage: „*Wäre es evtl. gut, noch mal manuell nachzumessen?*" *(Frei_03_Beobachtung, Pos. 270)* einzumischen. Bei dieser Einmischung handelt es sich aber auch eher um eine Anweisung, welche die Handlungsaufforderung der manuellen Pulsmessung beinhaltet.

Den Lernenden ist es wichtig, dass sie korrigiert werden, v.a. wenn sie „*irgendwas falsch machen*"; wie Schülerin Saskia äußert: „*Und dass sie mich, zum Beispiel, wenn ich irgendwas falsch mache-. Wenn sie das merkt, dass sie das da korrigiert*" *(Stat_03_Interview_Schülerin_Bettina, Pos. 235-236*). Dies sei v.a. dann wichtig, wenn patientengefährdendes Handeln vorliegt, so Schülerin Lena (*Frei_01_Interview_Schülerin_Lena, Pos. 53-58).*

Neben dem Pflegehandeln der Auszubildenden, werden auch Kontrollen und Korrekturen bezüglich der Pflegeplanungen und -dokumentationen vorgenommen. Diese folgen einem ähnlichen Prozess: Der Praxisanleitende beobachtet fehlerhafte und unvollständige Pflegeplanungen bzw. -dokumentationen und ergänzt daraufhin das Geschriebene bzw. gibt dem Lernenden konkrete Handlungstipps (hierzu S. 270) für zukünftigen Planungen und Dokumentationen.

So kontrolliert Praxisanleiterin Melanie *die Pflegeplanung und Pflegediagnosen von Schüler Marc (Frei_03_Beobachtung, Pos. 430).* Praxisanleiterin Jasmin äußert,

124 Praxisanleiterin Melanie erklärt im Interview, warum die stationsgebundene Praxisanleiterin während der eher geplanten Anleitungsform der teilnehmenden Beobachtung zugegen ist: *„Also, die ist ja die NICHT freigestellte Praxisanleiterin von Station und ähm, eigentlich handhaben wir es immer so, dass wenn Zeit ist im Stationsalltag, dass die an dieser Übergabe mit teilnehmen, um halt Sachen vielleicht noch zu ergänzen oder ähm, zu sagen ‚Hier, das haste aber ganz vergessen irgendwie zu erwähnen, das wäre noch wichtig für die Pflege'" (Frei_03_Gemeinsames_Interview, Pos. 153-157*).

dass sie *„halt dann auch noch mal kontrollieren (kann), inwiefern ist die Pflegeplanung auch noch mal gut geschrieben. Was passt. Was passt nicht so.“ (Frei_02_PA_Interview_Jasmin, Pos. 198-201).*

Die Kontrolle der Pflegeplanungen[125] wird im Reflexionsgespräch thematisiert, woraus oftmals Handlungsempfehlungen resultieren, die auf die Pflegeplanung bezogen sind (hierzu S. 270), wie nachfolgend exemplarisch empirisch belegt werden kann:

> *Praxisanleiterin Jasmin verdeutlicht zugewandt und wertschätzend, dass es einige Ungenauigkeiten in der Anamnese gegeben habe. So sei nicht ganz klar, woher die linke Beinschwäche käme (die dort anscheinend erwähnt wurde). Ebenso hätten einige Informationen bezüglich des Gangbildes und einige pflegerelevante Aspekte (z. B. Körperpflege) gefehlt. Sie geht auf einige Korrekturen in der Pflegeplanung ein […]. (Frei_02_Beobachtung, Pos. 373-381).*

Neben der für die Anleitungssituationen ausgeprägten Planungsgrades erstellten Pflegeplanungen werden auch die Pflegedokumentation bzw. die auf der Station erstellte Pflegeplanung einer Kontrolle und Korrektur unterzogen. Diese Dokumente verbleiben auf der Station, daher wird hier direkt mit Ergänzungen und Anweisungen seitens der Praxisanleitenden vorgegangen, um vermutlich eine zeitnahe und vollständige Dokumentation zu gewährleisten. So kontrolliert und ergänzt Praxisanleiterin Yvonne unmittelbar während des Planungsprozesses von Schülerin Bettina die zu erstellende Pflegeplanung:

> *Praxisanleiterin Yvonne kommt, um die Pflegeplanung von Schülerin Bettina zu kontrollieren. Sie erkundigt sich noch nach weiteren potenziellen Pflegeproblemen und alternativen Formulierungen. Schülerin Bettina erklärt, dass sie die Schmerzsituation von Herrn Z. aufnehmen würde, die Thrombosegefahr und die Dekubitusgefahr. Praxisanleiterin Yvonne bestätigt dies mit bejahenden „Mhms“ und ergänzt, dass Herr Z. auch noch sturzgefährdet sei – er sei ja schon mal gestürzt. (Stat_03_Beobachtung, Pos. 791-797).*

Praxisanleiterin Melanie merkt ebenfalls direkt an, welche Aspekte innerhalb der Pflegedokumentation fehlen und weist Schüler Marc an, diese zu ergänzen:

> *Praxisanleiterin Melanie kontrolliert die Dokumentation. Dabei fällt ihr scheinbar auf, dass eine genaue Wundbeschreibung von Herrn S. fehlt. Diese solle im Pflegebericht noch nachgetragen werden. Ebenso müsse die „Wundreinigung“ im Bogen für die Pflegehandlungen (A/S Bogen) nachgetragen werden. (Frei_03_Beobachtung, Pos. 440-443).*

---

125 Innerhalb der Anleitungsformen eines ausgeprägten Planungsgrades wie z. B. der benoteten Inszenierung und der teilnehmenden Beobachtung erstellen die Auszubildenden Pflegeplanungen, die sich auf die ausgewählten Patienten für die Anleitungssituation beziehen. Diese Pflegeplanungen verbleiben NICHT auf der Station, sondern werden ausschließlich für die Anleitungssituation genutzt.

Korrekturen sind nur möglich, insofern auch Kontrollen vorgenommen werden. Korrekturen gehen mit einer Einmischung einher, welche unterschiedliche Strategien beinhalten, wie z. B. ein Einmischen durch Fragen oder ein Eingreifen in das Auszubildendenhandeln seitens des Praxisanleitenden. Den Lernenden ist es wichtig, dass sie korrigiert werden, v. a. wenn ihr Handeln eine Patientengefährdung zur Folge haben könnte.

Selbstständiges Handeln ermöglichen

„Dann diese punktuelle Anleitung eben halt, ja entweder als Demonstration vor- zuerst durgeführt wird, dann Erstversuch und dann eben halt als Folgeversuche […] bis hin zur Selbstständigkeit.“ (Frei_01_PA_Interview_Herr Praxisanleiter)

Praxisanleitende versuchen selbstständiges Handeln seitens des Auszubildenden zu ermöglichen. Diese Gestaltungsaktivität bezieht sich vor allem auf das langfristige Anleitungsziel des selbstständigen Pflegehandelns (hierzu Kap. 5.3.1.1).

Auch die Ermöglichung von selbstständigem Handeln kann vor allem durch zwei unterschiedliche Strategien erreicht werden (siehe Abbildung 12).

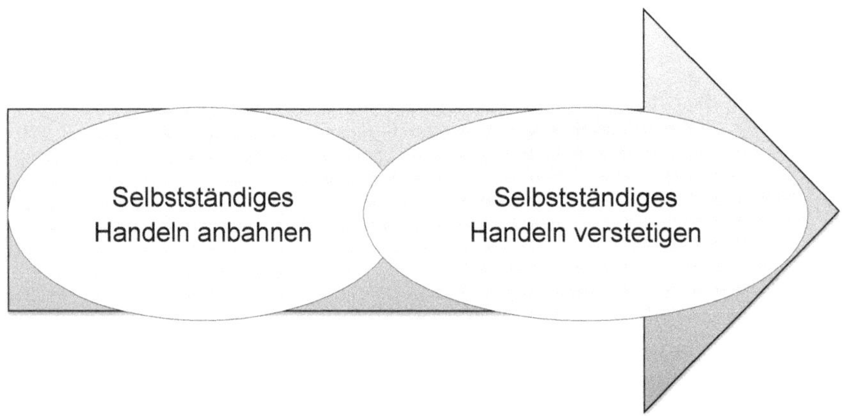

Abbildung 12: Strategien der Gestaltungsaktivität: Selbstständiges Handeln ermöglichen (eigene Darstellung)

Die Strategie: *Selbstständiges Handeln anbahnen* erfolgt dabei durch ein schrittweises Heranführen an durchzuführende Tätigkeiten.[126] Dieses schrittweise Heranführen findet sich v. a. innerhalb des „Zufallsprodukts“ (hierzu Kap. 5.2.5.1) oder der Einzelhandlung im Mittelpunkt (hierzu Kap. 5.2.4.3) wieder, da hier konkrete Handlungsabfolgen als Anleitungsgegenstand fungieren. Das schrittweise Heranführen

126 Hier lässt sich eine Verbindung zur Aktivität des *Eigenen Handelns transparent machen* (siehe S. 269), herstellen, welches neben einem leitenden Charakters auch das selbstständige Handeln des Auszubildenden im Patientenzimmer (nach den Vorstellungen des Praxisanleitenden) impliziert.

schließt Handlungsdemonstrationen durch den Praxisanleitenden sowie selbstständige, demonstrierende Handlungsdurchführungen des Lernenden unter Beobachtung des Praxisanleitenden ein. Dass das Erlernen von Einzelhandlungen vorrangig mit Demonstrationen verbunden ist, erklärt Praxisanleiterin Jasmin:

> *„Also, zum Beispiel Demonstrationen, wenn's um, gerad um spezielle Pflegetätigkeiten geht. Ähm, Subkutaninjektion, DK-Anlage, Wundverband. Da wird das ja schon umgesetzt. Dass die Praxisanleiter das den Schülern zeigen. Aber auch dann sich zeigen lassen. (I: Hmhm) Da vielleicht auch noch mal drüber sprechen." (Frei_02_PA_Interview_Jasmin, Pos. 702-708).*

An manchen Stellen geht die Anbahnung des selbstständigen Handelns auch mit einem Erklären[127] (hierzu S. 261) der durchzuführenden Tätigkeit einher, wie dies exemplarisch von Schülerin Bettina erläutert wird: *„Ja. Einige machen, zum Beispiel, die-, erklären einem das erst mal vorab. Und dann auch, äh, ähm, dann-, dass wir dann halt zusehen." (Stat_03_Interview_Schülerin_Bettina, Pos. 402-403).*

Dabei steht zunächst das *„Zeigen"* sowie das *„Zusammenmachen"* im Mittelpunkt der Anbahnung des selbstständigen Handelns *(Frei_01_Gemeinsames Interview, Pos. 63-65)*. Schülerin Saskia erklärt zusätzlich, dass es nach dem *„Zeigen"* eine selbstständige Handlungsdurchführung – eine Demonstration durch ihre Person gäbe *(Stat_02_Interview_Schülerin_Saskia, Pos. 400-403)*. Manchmal erfolgt zwischen diesen beiden Arten der Demonstrationen (durch den Praxisanleitenden und durch den Lernenden) auch eine selbstständige Handlungsdurchführung des Auszubildenden, bei der der Praxisanleitende als assistierende Fachkraft zur Verfügung steht. Diese Unterstützung wird im folgenden Zitat deutlich:

> *„Dass die Praxisanleiterin, ähm, das vormacht, dabei erklärt. (I: Hm) Und alles. [...]. Sie dann aber auch sagt, so ‚Morgen oder irgendwann die Woche machst du das. Ich guck' zu. Ich unterstütz' dich'. (...) und das dann auch (...) hm. durchgeführt wird. (I: Ja) Zeitnah. Dann. Auch." (Stat_01_Interview_Schülerin_Leila, Pos. 110-115).*

Das Unterstützen vor dem selbstständigen Durchführen wird auch bei Praxisanleiterin Yvonne deutlich, welche vor der selbstständigen Durchführung erst eine *„kleine Übung"* macht und darauf hinweist, dass sie die „Übergabe" auch *„ergänzen"* könne, insofern der Auszubildende hier Schwierigkeiten habe *(Stat_03_Interview_Yvonne, Pos. 319-323)*. Eine Unterstützung des Praxisanleitenden impliziert seine Anwesenheit. Durch diesen Zwischenschritt erfahren einerseits die Lernenden Sicherheit, da der Praxisanleitende als unterstützendes Backup agiert. Andererseits können sich anleitenden Pflegekräfte so einen Eindruck über das Auszubildendenhandeln verschaffen.

---

127 Es sei darauf hingewiesen, dass das schrittweise Heranführen nicht immer mit einem *Erklären* einhergeht, sondern dass Erklärungen auch oftmals Aspekte beinhalten, die nicht unmittelbar mit einer durchzuführenden Pflegehandlung in Verbindung stehen. So erläutern Praxisanleitende häufig Inhalte aus der Krankheitslehre. Aus diesem Grunde wurde das *Erklären* an anderer Stelle als Gestaltungsaktivität angeführt.

Manchmal ist die Anbahnung des selbstständigen Pflegehandelns auch mit einer mehrfachen Durchführung einer ausgewählten Einzelhandlung verbunden, wie Schülerin Bettina berichtet:

> *„Dann schaut man sich das ein, zwei Mal vielleicht an. (I: Hm.) Und dann einmal oder zweimal auch noch mit der Praxisanleitung oder mit einer Schwester zusammen. (I: Hm.) Und wenn die sich dann vergewissert hat, dass man es kann, kann man das auch alleine." (Stat_03_Interview_Schülerin_Bettina, Pos. 326-329).*

Herr Praxisanleiter bestätigt dies. Er spricht von mehreren „*Versuchsreihen*" zwischen der Demonstration und der selbstständigen Durchführung *(Frei_01_PA_Interview_Herr Praxisanleiter, Pos. 502).*

Wenn das selbstständige Handeln angebahnt wurde, so geht es im weiteren Verlauf darum, dieses *selbstständige Handeln zu verstetigen*. Der Praxisanleitende rückt mit seinen Erklärungen in den Hintergrund und agiert als Beobachter/Pflegekraft, die den Lernenden selbstständig arbeiten lässt/unterstützt. Praxisanleiterin Annelie übernimmt zum Beispiel die Kommunikation mit der zu Pflegenden, damit Schülerin Lena das Redon korrekt herausziehen kann: *Schülerin Leila zieht das Redon der Patientin. Die Patienteninformation wird dabei nahezu in Gänze von Praxisanleiterin Annelie durchgeführt. (Stat_01_Beobachtung, Pos. 343-345).* Auf die Frage, warum sie dieses so vollzieht, antwortet Praxisanleiterin Annelie, dass sie dafür sorgen möchte, dass Schülerin Leila „*HANDELN, DENKEN, ÜBERLEGEN*" könne, während sie die Kommunikation mit dem zu Pflegenden sicherstellt, damit dieser „*dann auch nicht wie so 'n (…) so 'n Gegenstand da liegt, [wenn] zwei Menschen miteinander reden über ihn (Pause). Machen etwas mit ihm.*" *(Stat_01_Interview_Annelie, Pos. 311-325).* Ihr ist wichtig, dass Schülerin Leila die Handlung des Redonziehens beherrscht – zunächst unabhängig der dafür notwendigen Patienteninformation.

Zusätzlich kann das selbstständige Handeln verstetigt werden, indem die Praxisanleitenden potenzielle Laufwege übernehmen, um zum Beispiel notwendige Materialien zu beschaffen. Manchmal übernehmen sie auch zuarbeitende Tätigkeiten, während der Auszubildende im Patientenzimmer verbleibt und seine (meist) begonnenen pflegerischen Tätigkeiten selbstständig weiterführen kann: *Schülerin Bettina ist mit Herrn Z. am Waschbecken und Praxisanleiterin Yvonne richtet derweil das Bett von Herrn Z. Sie sagt: „Wenn du was brauchst, sag' Bescheid." (Stat_03_Beobachtung, Pos. 291-293).* Schülerin Bettina kann hier Herrn Z. am Waschbecken unterstützen. Sie muss sich nicht von ihm abwenden und das Bett richten. Eine ähnliche Situation ergibt sich während der Anleitung von Frei_03: *Danach fordert er [Schüler Marc] den Patienten auf, sich hinzustellen, damit er Gesäß und Intimbereich säubern kann. „Ich hole eine Netzhose für sie", sagt Schüler Marc. „Ich mach' das wohl", sagt Praxisanleiterin Melanie. (Frei_03_Beobachtung, Pos. 332-335).*

Überdies erfolgt eine Verstetigung des selbstständigen Handelns über das Zulassen von Fehlern: Der Praxisanleitende lässt Fehler zu und mischt sich nicht ein. Herr Praxisanleiter erläutert bezüglich einer (zunächst vergessenen) Dekubitusversorgung, seine Strategie des „*Geschehen lassen*":

> *„Ich hab' die erst mal so geschehen lassen, weil ja im Prinzip die Haut an sich intakt war. Ja!? Und ähm, andererseits hatte ich gedacht, das Cavilon steht auf dem Nachtschrank. Wenn, also auf dem Ausstellbrett von dem Nachtschrank. Und Schülerin Lena wird wahrscheinlich gleich beim Abräumen merken, dass sie's vergessen hat (entschlossen). Ja? Und dann hat sie ja noch die Möglichkeit eben halt, ähm sich selbst zu korrigieren, ja? Ähm, und ich denke, das ist nun auch elementar wichtiger als zu sagen, jetzt in dem Moment: ‚Du hast es vergessen'. (I: Hmhm) Ja? Ne? Weil dann der Lerneffekt wahrscheinlich auch noch 'n bisschen größer da sein wird und andererseits sieht man ja durch die Vorbereitung, das sie dann eben halt das nicht als Fehler und nicht als vergessen macht, sondern ‚Hups, ich hab's da stehen und muss es noch tun.'" (Frei_01_PA_Interview_Herr Praxisanleiter, Pos. 172-194).*

Vermutlich gehen die Praxisanleitenden beim „*Geschehen lassen*" davon aus, dass die Lernenden ihre Verbesserungspotenziale selbst erkennen und daran arbeiten. Somit würde auf diese Weise das selbstständige Handeln (im Nachgang korrekt) verstetigt werden, nachdem zuvor eine Unzulänglichkeit beobachtet und vom Lernenden erkannt werden konnte.

Dass selbstständiges Handeln ermöglicht werden kann, wird im folgenden Beispiel deutlich. Innerhalb der Beobachtung von Stat_01 spült Schülerin Lena selbstständig eine Wunde, nachdem sie dieses einen Tag zuvor bereits mit ihrer Praxisanleiterin durchgeführt hat *(Stat_01_Interview_Annelie, Pos. 396-401)*. Innerhalb der Beobachtung wurde dieses selbstständige Handeln deutlich: *Es klingelt – Praxisanleiterin Annelie geht zur Klingel. Die Schülerin spült die Wunde und legt ein Wundeinschätzungsinstrument (Lineal) zur Beobachtung an, welches auf dem Foto die Wunde dokumentiert. (Stat_01_Beobachtung, Pos. 480-483).*

Besonders anschaulich wird die erfolgte Verstetigung des selbstständigen Handelns kurz vor der praktischen Abschlussprüfung. Hier dürfen die Lernenden selbstständig die Versorgung zuvor ausgewählter Patienten übernehmen, wie aus der Beobachtung von Stat_03 (*Stat_03_Beobachtung, Pos. 48-50)* ersichtlich wird. Eine Anbahnung selbstständigen Handelns ist hier nicht mehr notwendig – die Verstetigung war erfolgreich (insofern die Prüfung mit bestanden bewertet wird).

Schülerin Annika stellt klar, dass nur durch dieses schrittweise Heranführen ein Lernen bzw. ein selbstständiges Handeln ermöglicht werden kann und dass die Praxisanleitenden, welche dies berücksichtigen „*ideale Praxisanleiter*" sind. Ihr ist das „*selbstständig(e) arbeiten*" lassen, nach erfolgter Anbahnung, sehr wichtig *(Frei_02_Interview_Schülerin_Annika, Pos. 177-182).*

Die Anleitung lenken

Daraufhin entgegnet Praxisanleiterin Melanie, dass sie gerne eine Körperpflege sehen möchte sowie eine subkutane Injektion und einen Verbandwechsel. (Frei_03_Beobachtung)

Anleitungssituationen werden durch Praxisanleitende eher auf indirekte Weise gelenkt – sie entscheiden häufig über Anleitungsgegenstände (hierzu Seite 115) oder entscheiden über zu beobachtende Schwerpunkte, wie Herr Praxisanleiter erzählt: *„Ähm, sodass ich da eben halt für mich auch langsam so Schwerpunktsetzungen mache." (Frei_01_PA_Interview_Herr Praxisanleiter, Pos. 57-58).* Von Schwerpunkten berichtet auch Praxisanleiterin Yvonne, welche hier offensichtlich auch den Ausbildungsstand berücksichtigt: *„Da du ja Oberkurs bist, lege ich da so'n bisschen andere Schwerpunkte, weil du bist ja nächste Woche auch für's Examen dran." (Stat_03_Beobachtung, Pos. 81-82).* Im weiteren Verlauf der Beobachtung wird klar, dass es ihr dabei *für Schülerin Bettina eher darum gehe, wie sie Sachen organisiere und weniger, wie sie die Vitalzeichen kontrolliert (Stat_03_Beobachtung, Pos. 158-160).* Im Gegensatz dazu stellt Praxisanleiterin Annelie klar, dass im Unterkurs das Messen der Vitalzeichen im Vordergrund stehe:

> *„Hm, es gibt ja Schüler. Es gibt Schüler, die sich selbst überschätzen, ne. Die sagen ‚Ich kann es, ich hab' schon gemacht, ich hab' schon gemacht!' Dann guck ich ‚nenenene, stopp.' Im Unterkurs ‚Ich will Spritzen lernen' ‚Nein, erst mal musst du Vitalzeichen lernen, Vitalzeichen zu messen' zum Beispiel." (Stat_01_Interview_Annelie, Pos. 474-479).*

Die Lenkung der Anleitung bzw. der Anleitungsgegenstände hängt also vom Ausbildungsjahr ab. Somit lässt sich hier eine enge Verbindung zu der Aufgabe: Anleitung auf den Lernenden abstimmen (siehe S. 220) feststellen. Besonders anschaulich wird die Lenkung bezüglich der Anleitungsgegenstände (v.a. der zu beobachtenden Einzelhandlungen) im Beobachtungsprotokoll von Frei_03: *Die Stationsleitung fragt Praxisanleiterin Melanie, was sie denn am Donnerstag an pflegerischen Handlungen sehen möchte. Daraufhin entgegnet Praxisanleiterin Melanie, dass sie gerne eine Körperpflege sehen möchte sowie eine subkutane Injektion und einen Verbandwechsel (Frei_03_Beobachtung, Pos. 41-45).* Praxisanleiterin Melanie lenkt im Vorhinein die Anleitung, indem sie deutlich macht, was sie gerne *sehen möchte*. Auch Praxisanleiterin Yvonne lenkt den gemeinsamen Pflegealltag: Sie lenkt zum einen bezugnehmend auf den Ablauf (erst die Versorgung der Patienten, die eine Untersuchung bekommen) und legt zum anderen den Anleitungsgegenstand der Neuaufnahme fest:

> *„Ansonsten, ähm-. Dann gucken wir halt, welche Patienten bekommen an dem Tag eine Untersuchung? Dass man die vorwiegend schon zuerst versorgt, ne? Und dann begleiten die mich eigentlich den ganzen Tag. Ich mache immer ganz gerne, wenn zwischendurch noch einmal eine Neuaufnahme kommt-. Dann sage ich: ‚Ich mache die schon mit der Schülerin.'" (Stat_03_Interview_Yvonne, Pos. 293-297).*

Die Anleitungssituationen werden häufig eher indirekt gelenkt. Praxisanleitende legen die Anleitungsgegenstände im Vorhinein (manchmal mit anderen Personen, wie z. B. das Kollegium der Station) fest oder haben ihre eigenen Schwerpunkte gewählt, welche nicht immer verbalisiert werden. Die zu lernenden Handlungen hängen dabei auch vom Patientenklientel (hierzu Kap. 5.4.6) ab: Dieses muss die ausgewählten Anleitungsgegenstände schließlich implizieren und der Anleitungssituation kooperativ gegenüberstehen.

Sich zurücknehmen

Praxisanleiterin Jasmin schreibt mit und äußert sich mit einigen „Hmms". Sie ist Schülerin Annika zugewandt […]. (Frei_02_Beobachtung)

Ein Zurücknehmen des Praxisanleitenden wird dadurch deutlich, indem die praxisanleitende Pflegekraft den Lernenden handeln bzw. ihm auch in der Kommunikation den Vortritt lässt. Hier steht der Auszubildende im Fokus. Praxisanleiterin Jasmin lässt beispielsweise Schülerin Annika reden. Sie unterbricht nicht und nimmt sich zurück, wie im folgenden Beobachtungsprotokoll ersichtlich wird: *Sie berichtet im Reflexionsgespräch über das erlebte Beratungsgespräch. Praxisanleiterin Jasmin schreibt mit und äußert sich mit einigen „Hmms". Sie ist Schülerin Annika zugewandt […]. (Frei_02_Beobachtung, Pos. 323-326).*

Auch Praxisanleiter Jonas hört während des Reflexionsgespräches mit Schülerin Saskia zu und bestätigt sie lediglich kurz verbal. Er unterbricht sie aber nicht in ihren Ausführungen:

> *„Und, dass man eben auch versucht, dass alle mitmachen und Spaß dabeihaben und (Praxisanleiter Jonas: Mhm.) sozusagen eine Aufgabe haben und, ja, genau. (Praxisanleiter Jonas: Sehr gut.) Genau, so. Also, ich glaube, dabei ist mir in diesem Kontext gut gelungen, dass die wohl Spaß an der Sache hatten (Praxisanleiter Jonas (bestätigend): Ja.) und dass die auch auf jeden Fall gut mitgemacht haben und noch mal-, das Spiel doch noch mal spielen möchten, (Praxisanleiter Jonas: Mhm.) weil das so gut war. (Praxisanleiter Jonas: Mhm.) Ähm, und dass sie sich auch viel getraut haben, also, dass man denen eben auch das Gefühl von diesem geschützten und sicheren Rahmen gegeben hat. (Praxisanleiter Jonas: Mhm.) Und die dann eben aufgrund dessen auch wiehern konnten wie ein Pferd. (Praxisanleiter Jonas: Ja.) Also, dass sie sich das eben auch getraut haben. (Praxisanleiter Jonas: Genau.) Ja. Also, so was-." (Stat_02_Beobachtung, Pos. 676-690).*

Eine weitere Zurücknahme innerhalb von Anleitungssituationen mit Patientenkontakt kann vorrangig bei eher geplanten Anleitungsformen analysiert werden, in denen der Praxisanleitende beobachtend tätig ist. Häufig grenzt der Praxisanleitende sich dann ab und setzt sich hin – er macht deutlich, dass er sich bezüglich der Pflegesituation zurücknimmt und der Lernende im Fokus des pflegerischen Handelns steht: Herr Praxisanleiter *setzt sich im Patientenzimmer auf einen Stuhl und beobachtet, wie Lena arbeitet. (Frei_01_Beobachtung, Pos. 118-119).*

5.5.3.2 Gestaltungsaktivitäten beider Akteure

Bezüglich der Gestaltungsaktivitäten beider Akteure können v. a. zwei Strategien unterschieden werden. Beim erstgenannten: *Als Team reagieren*, handelt es sich um eine Aktivität, die von beiden gemeinsam gestaltet wird – sie zeichnet sich durch gemeinsame Handlungen und Abstimmungsprozesse aus. Die zweite Strategie hingegen wird weniger gemeinsam gestaltet. Vielmehr wird sie von beiden gleichermaßen vollzogen. Es handelt sich um die Auswahl der Patienten.

Als Team agieren

„Das besprechen wir immer, bevor wir überhaupt alles anfangen und dann vor dem Zimmer speziell." (Stat_01_Interview_Annelie)

Praxisanleitende sehen sich als Einheit mit dem Lernenden. Sie berichten häufig mit dem Personalpronomen „Wir" von sich und ihrer gemeinsamen Arbeit. Praxisanleiterin Annelie erzählt z. B. Folgendes: *„Genau. Genau. Und was wir als Erstes vorhaben und (Pause) wie wir es vorhaben. Wen wir als Erster machen, ne. Das besprechen wir immer, bevor wir überhaupt alles anfangen und dann vor dem Zimmer speziell-." (Stat_01_Interview_Annelie, Pos. 282-285).* Aber auch andere Praxisanleitende nutzen oftmals die Wir-Form (*z.B. Frei_02_PA_Interview_Jasmin, Pos. 217-219; Stat_02_Beobachtung, Pos. 391-393; Stat_03_Beobachtung, Pos. 98-100).*

Auch bei den Lernenden kommt dieser Wortlaut vor. Schülerin Saskia nutzt dieses Personalpronomen, als sie über die *„einweisende Position"* von Praxisanleiter Jonas berichtet: *„Also so diese Handlungsabläufe. Jetzt machen wir das. Jetzt machen wir das." (Stat_02_Interview_Schülerin_Saskia, Pos. 107-109).* Auch hier nutzen weitere Lernende dieses Personalpronomen, wenn sie über ihre Arbeit mit dem Anleitenden berichten (*z.B. Stat_01_Interview_Schülerin_Leila, Pos. 226-227; Stat_03_Interview_Schülerin_Bettina, Pos. 217-220; Frei_03_Interview_Schüler_Marc, Pos. 31-33).*

Die gemeinsame Arbeit zeichnet sich weiter durch Abstimmungsprozesse untereinander oder gemeinsames Pflegehandeln aus. Abstimmungsprozesse finden vor oder innerhalb von Pflegehandlungen statt und gehen mit einer gemeinsamen Entscheidungsfindung nach vorheriger Absprache einher. Initiiert werden können diese Abstimmungsprozesse von beiden Akteuren gleichermaßen. So stimmt sich Schülerin Saskia vor Durchführung der Spielsituation über dessen Anbahnung mit Praxisanleiter Jonas ab:

> *„Und habe das mit Jonas dann auch noch mal durchgesprochen. So, und beim Frühstück ähm, wie ich das oder wann ich das ankündige. Ankündige, dass ich mit den beiden gleich zusammen was spiele. Und genau, wie man die da*

sozusagen für motiviert und gewinnt, dass sie da eben auch Lust zu haben." (Stat_02_Gemeinsames_Interview, Pos. 32-35).

Zusätzlich können Abstimmungsprozesse beim Erstellen der Pflegeplanung vorkommen:

> *Praxisanleiterin Yvonne schaut sich nochmals die Pflegeplanung an. Es gibt eine kurze Diskussion über die Bedingungsfaktoren bei Sturz: Wodurch ist der Sturz bedingt, woher kommt dieser. Hierzu wurde im Vorhinein eine Sturzrisikoskala angelegt, deren Punktzahl nun als Bedingungsfaktor in der Pflegeplanung angegeben werden soll. (Stat_03_Beobachtung, Pos. 830-834).*

Gemeinsam handeln bedeutet, dass Praxisanleitende und Lernende gemeinsam am Patienten tätig werden, hier jedoch weniger hierarchische Strukturen erkennbar sind. Vielmehr wird eine gegenseitige Unterstützung deutlich. Folgende Beispiele illustrieren das gemeinsame Handeln: *Während der Dokumentation liest Praxisanleiterin Annelie die Redons ab und Schülerin Leila trägt die Menge aus den Drainagen ein. (Stat_01_Beobachtung, Pos. 268-270).* Praxisanleiterin Annelie liest die Menge der Wundflüssigkeit ab, welche Leila direkt in die Patientendokumentation überträgt. Hier agiert das Tandem als Team. Schülerin Leila weiß, wo sie die Menge der Wundflüssigkeit einzutragen hat, welche ihr Praxisanleiterin Annelie ansagt. Hier wäre auch eine andere, weniger teamorientierte Handlungsdurchführung denkbar: Schülerin Leila liest erst ab und trägt dann ein (oder umgekehrt). Doch das Tandem hat sich für die Zusammenarbeit – für ein Handeln im Team – entschieden.

Innerhalb des Datenmaterials wird deutlich, dass gemeinsame Handlungsaktivitäten vorrangig innerhalb des gemeinsamen Pflegealltags umgesetzt werden. Dies liegt vermutlich daran, dass hier sowohl die Rollen der praxisanleitenden Pflegekraft (Praxisanleitende und Pflegende) als auch die des Auszubildenden (Lernende und Pflegende) kontinuierlich miteinander verschwimmen. Vor allem Pflegehandlungen, die mit sehr viel Kraft verbunden sind (z.B. Mobilisationen), erfordern eine sichere Durchführung von zwei Pflegekräften.

Patienten auswählen

„Und dann habe ich mit dem Karl und mit der Luna zusammen Ball gespielt. Also haben wir so uns zugeworfen und dann meinte Jonas auch schon: ‚Ja, das könnte eine gute Kombination sein.'"
(Stat_02_Gemeinsames_Interview)

Die Auswahl der Patienten ist eine Gestaltungsaktivität, welche allein schon wegen des Bedingungsfaktors des Patientenklientels (Kap. 5.4.6) legitimiert werden kann, müssen doch aus den zur Verfügung stehenden zu Pflegenden genau die Menschen ausgewählt werden, die einer Anleitung positiv gegenüberstehen und zugleich auch ein gewisses Repertoire an Anleitungsgegenständen (hierzu S. 117) anbieten. Die Auswahl kann dabei sowohl von den Praxisanleitenden als auch von den Lernenden vorgenommen werden. Manchmal wird auch eine gemeinsame Auswahl deutlich, wie innerhalb von Stat_02 *(Stat_02_Gemeinsames_Interview, Pos. 126-132)*.

Innerhalb von Frei_02 hat hingegen Schülerin Annika die Patientenauswahl selbstständig vorgenommen: *„Ebenso selbst auswählen dürfen die SchülerInnen den Patienten/die Patientin, der/die beraten wird. Schülerin Annika habe sich für einen männlichen Patienten entschieden, der zur Sturzprophylaxe eine Beratung erhalten soll.“ (Frei_02_Beobachtung, Pos. 23-28).*

Hier fungiert die Patientenauswahl in gewisser Weise als didaktisches Moment, insofern die Auswahl vom Lernenden vorgenommen wird. Die Lernenden entscheiden selbst, welche Person sie pflegerisch versorgen möchten – sie legen also zum Teil selbstständig den Grad der Schwierigkeit fest, insofern sie die Patienten mit ihren Bedürfnissen und ihrer Persönlichkeit im Vorhinein kennenlernen und den entsprechenden Pflegebedarf einschätzen können.

Innerhalb von Frei_03 und Stat_03 wurde eine Auswahl durch die Praxisanleiterinnen vollzogen. Begründet wird diese Auswahl damit, dem Lernenden ein gewisses zu lernendes Handlungsrepertoire (welches oftmals auch mit einem höheren Pflegebedarf von zu Pflegenden verbunden ist) anzubieten. Praxisanleiterin Yvonne betont dabei die Merkmale der Pflegebedürftigkeit und die Bereitschaft der Patienten, an der Anleitungssituation (hier auch die Beobachtungssituation durch mich als Forscherin) teilzunehmen, als Auswahlkriterien.

> *„Erstens waren die bereit. Zweitens habe ich gesagt: ‚Machen wir auf jeden Fall jemanden, der auch pflegebedürftig ist.‘ halt. Und, ähm, mit der Frau K. da auf Zimmernummer, da kannst du auch schön Fußbad und so machen. (I: Hm.) Und deswegen habe ich halt dann ausgewählt.“ (Stat_03_Interview_Yvonne, Pos. 688-692).*

Die Auswahl der Patienten nimmt Einfluss auf die Durchführung der Pflege innerhalb dieser Anleitung. Wenngleich sie auch als Aufgabe (Kap. 5.5) verstanden werden kann, so wurde sich dafür entschieden, sie als Gestaltungsaktivität aufzuführen – ist die Patientenauswahl doch ein immanenter Bestandteil einer Anleitungssituation.

5.5.3.3 Gestaltungsaktivitäten von Auszubildenden

Die Auszubildenden setzen ebenfalls Gestaltungsaktivitäten ein, welche Praxisanleitung beeinflussen können. Dabei können drei konkretisiert werden.

1. Die eigene Weiterentwicklung fördern

Als erste Gestaltungsaktivität ist zu nennen: Die eigene Weiterentwicklung fördern. Dies kann sowohl prospektiv, situativ als auch retrospektiv erfolgen.

Eine *prospektive Weiterentwicklung* findet vor allem darin statt, dass die Auszubildenden sich selbst Ziele für einen Einsatz oder eine Anleitungssituation setzen oder Wünsche diesbezüglich äußern, wie bspw. Schülerin Lena ausführt:

> *„Und mit denen, ähm, setzt, mit denen machen 'wa auch unsere Ziele, zum Beispiel Einführungsgespräch, werden die Ziele schon für den ganzen Einsatz gesetzt und dann können 'wa sagen, Beispiel, wenn die, wenn ich jetzt auf die neurologische Station bin, dann sagt man, ich möchte gerne lernen, mehr über die neurologischen Krankheitsbilder, vielleicht Wundverband, i.m -Spritzen und was noch speziell für die Neurologie so, Bobath-Konzept zum Beispiel." (Frei_01_Interview_Schülerin_Lena, Pos. 253-260).*

Es wird deutlich, dass diese eigens gesetzten Ziele im Rahmen des Erstgesprächs (hier *„Einführungsgespräch"*) verbalisiert werden (siehe auch S. 231). Die stationsgebundene Praxisanleiterin Yvonne verdeutlicht, dass sie diese Ziele auch innerhalb ihrer Anleitung berücksichtigen möchte. Auf diesem Wege könnten die Ziele des Lernenden Auswirkungen auf die Anleitungsgegenstände der entsprechenden Anleitungsformen (z. B. „Zufallsprodukt" oder gemeinsamer Pflegealltag) nehmen. Sie *„versuche […] schon, das umzusetzen, dass die das halt hier auch LERNEN." (Stat_03_Interview_Yvonne, Pos. 189-190).*

Bezogen auf die Anleitungsform der Inszenierung (Kap. 5.2.4.1) erfragt Praxisanleiterin Jasmin die Ziele von Schülerin Annika: *Praxisanleiterin Jasmin erkundigt sich nach den persönlichen Lernzielen der Schülerin. Schülerin Annika antwortet, dass sie unterstützend wirken und nicht belehrend klingen möchte. (Frei_02_Beobachtung, Pos. 144-147).* Inwiefern diese Ziele später erreicht wurden, wird oftmals innerhalb des anschließenden Reflexionsgesprächs in Form einer Selbstreflexion (hierzu S. 265) thematisiert.

Ziele können dabei auf eine konkrete Anleitungssituation fokussiert werden oder auch einen ganzen Einsatz betreffen. Vor allem, wenn es um Ziele für einen Praxiseinsatz geht, möchten die stationsgebundenen Praxisanleitenden entsprechende Anleitungssituationen schaffen, um diese Ziele erreichbar zu machen. Zu berücksichtigen ist jedoch, dass es sich hier weniger um die bereits konstatierten mittelfristigen bzw. langfristigen Anleitungsziele handelt. Vielmehr stehen hier kurzfristige Ziele im Mittelpunkt, wie z. B. das Erlernen oder Vertiefen einer konkreten Einzelhandlung. Dennoch ist das Setzen von Zielen als Strategie der Lernenden zu verstehen, um sich aktiv für die eigene Weiterentwicklung einzusetzen.

Die *situative Förderung der eigenen Weiterentwicklung* erfolgt innerhalb der Anleitungssituation. Hierzu nutzen die Lernenden unterschiedliche Strategien, die jedoch damit einhergehen, ein Mangel an Wissen zugeben zu müssen. Die Lernenden stellen Fragen oder machen ihre Unsicherheit innerhalb einer Situation deutlich. Dies bedeutet auch, dass sie Wissenslücken zugeben müssen (um daraufhin Fragen zu stellen) oder dazu aufgefordert sind, ihre eigene Unsicherheit zu signalisieren, insofern sie bezüglich ihres Handelns an ihre Grenzen geraten. Die situative Förderung der eigenen Weiterentwicklung geht folglich mit einem Moment des Erkennens einher, welcher nachfolgend eine Aktivität, wie Fragen stellen oder Unsicherheiten verdeutlichen, evoziert.

Eine Strategie der situativen Weiterentwicklung ist das Fragenstellen seitens der Auszubildenden. Das Fragenstellen wird u. a. in folgenden Auszügen aus den Beobachtungsprotokollen deutlich:

> *Schülerin Leila erkundigt sich, ob man beim Infusionen richten, Handschuhe tragen darf. (Stat_01_Beobachtung, Pos. 33-34).*

> *Die Schülerin erkundigt sich, wie häufig diese [Dekubitusrisikoskala] auszufüllen ist. Herr Praxisanleiter antwortet, dass dies einmal die Woche oder bei erkennbaren Veränderungen der Fall sei. (Frei_01_Beobachtung, Pos. 346-348).*

Fragen werden häufig dann gestellt, wenn ein Wissensdefizit vorliegt, welches die Lernenden (noch) nicht eigenständig kompensieren können. Dies schildert Schülerin Bettina:

> *„Wenn ich-. Wenn ich für was-, für was ne-, keine Erklärung v-, WEIß. Oder wenn ich das, zum Beispiel auch nicht weiß. Und dann-. Oder zum Beispiel, wenn da jetzt ein Blutverdünner steht. Aber ich weiß jetzt nicht, ob die irgendeine Vorerkrankung mit dem (I: Hm.) Herzen hat. So. Dann frage ich, zum Beispiel. „Warum nimmt die denn das und das?" (Stat_03_Gemeinsames Interview, Pos. 140-144).*

Sie schildert auch, dass das Fragenstellen erst gelernt werden muss und sich der Mut und die Bereitschaft, Fragen zu stellen, mit Verlauf der Ausbildungszeit erhöht *(Stat_03_Interview_Schülerin_Bettina, Pos. 362-365)* (hierzu Kap. 5.3.3 Die Anleitungsziele im Lichte der beruflichen Sozialisation*)*. Fragenstellen bringt die Lernenden weiter und kann einen Beitrag zur Weiterwicklung leisten, insofern diese entsprechend beantwortet werden, wie Schüler Marc ausführt:

> *„Ähm, wie gesagt, auf der Station, die da sind. Ich kann da immer Fragen stellen und diese Fragen, die ich stelle, die bringen mich auch weiter, ne. Und wenn ich lange Zeit da bin und ich immer ähm (...) da wo ich mir nicht sicher bin oder Fragen hab, immer frage. Klar, auf die Zeit-, also [...] ich komm WEITER damit. Also, ähm das bringt mich weiter." (Frei_03_Interview_Schüler_Marc, Pos. 299-304).*

Eine weitere Möglichkeit seine eigene Weiterentwicklung situativ zu fördern, besteht darin, die eigenen *Unsicherheiten zu verdeutlichen*. Dies geht oftmals mit der Anforderung von Hilfe einher. Unsicherheiten werden häufig nonverbal kommuniziert. Die Praxisanleitenden sind dann dazu aufgefordert, die nonverbalen Signale von Unsicherheiten wahrzunehmen, wie Schülerin Leila berichtet: *„Ich glaub', sie sieht mir dann auch an, wenn ich (...) gerad nicht weiter weiß. (I: Hm) Also- (I: Hm. Woran sieht sie das?) (schmunzelt): Ich glaub' an meinem unsicheren Gesichtsausdruck (lacht beim Sprechen). Ja." (Stat_01_Gemeinsames Interview, Pos. 92-96).* Dieses nonverbale Verdeutlichen von Unsicherheit erlebt auch Herr Praxisanleiter: *„Hm, ich hab' eben halt durch die jahrelange Erfahrung festgestellt, dass ich primär eigentlich dann unterstütz', wenn ich hilfesuchende Gesichter seh'." (Frei_01_PA_Interview_Herr Praxisanleiter, Pos. 48-50).*

Zugleich wird die Zugabe von Unsicherheiten als Aktivität vorausgesetzt, wie Schülerin Bettina auf die Frage, was denn ihre Aufgabe sei,[128] klarstellt: „*Dass wir sagen, wenn wir was noch nicht können.*“ *(Stat_03_Interview_Schülerin_Bettina, Pos. 360-361).* Die verbale Äußerung von Unsicherheiten kann zugleich als Aktivität des Hilfeanforderns verstanden werden. Wenn Unsicherheiten verbal kommuniziert werden, so ist der Wunsch nach Hilfe meist immanent. Schülerin Saskia berichtet beispielsweise von „*Konfliktsituationen*“, in denen sie nicht mehr weiterweiß:

> „*Auch irgendwie so in schwierigen Konfliktsituationen, so mit den Kindern vielleicht, dass ich mir dann Hilfe bei ihm suche und sage so okay. Kannst du mir auch mal helfen? Ich weiß sonst nicht, wie ich damit umgehen soll. Oder ob so. Genau. Das ist alles einfach nur gut.*“ *(Stat_02_Interview_Schülerin_Saskia, Pos. 71-74).*

Gleichwohl sei darauf hingewiesen, dass die verbale Kommunikation von Unsicherheiten eher weniger in Anleitungs- und Pflegesituationen mit Patientenbeteiligung vorkommt. Dies liegt womöglich daran, dass wie die Praxisanleitenden (Hierzu auch S. 222), ebenso die Lernenden die Beziehung zum Patienten schützen möchten, indem sie die erlebten Unsicherheiten eher nonverbal kommunizieren.

Die *retrospektive Weiterentwicklung* erfolgt nach der durchgeführten Anleitungssituation, möglicherweise auch im Rahmen von Reflexionsgesprächen. Um sich retrospektiv weiterentwickeln zu können, sind die Auszubildenden dazu aufgefordert, Kritik vom Praxisanleitenden anzunehmen und die eigene Lernbedarfe zu erkennen. Schülerin Lena berichtet hierzu, dass ihr die Kritik vom Praxisanleitenden sehr helfe, um zukünftig auf ausgewählte Aspekte („*wo es mangelt*“) zu achten und diese zu verändern: „*Da weiß, da weiß man, wo es mangelt, wo nicht, um, was muss man noch verbessern. Und so. Das tut auf jeden Fall gut. Das sollte auch sein, finde ich.*“ *(Frei_01_Interview_Schülerin_Lena, Pos. 314-317).*

Dass es Auszubildende gibt, welche die Kritik „*verinnerlichen*“ und „*positiv*“ auffassen, führt Herr Praxisanleiter aus: „*Den Eindruck habe ich dann, wenn ich glaube, dass die Auszubildenden die Aspekte, die ich denen mit auf den Weg genommen haben, verinnerlichen. Ja? Und auch für sich selber als positive Kritik ansehen (...) Ja?*“ *(Frei_01_PA_Interview_Herr Praxisanleiter, Pos. 278-281).*

Häufig erkennen die Auszubildenden ihre eigenen Lernbedarfe jedoch auch selbstständig nach erfolgter Pflegehandlung und sind in der Lage, selbstständig abzuleiten, woran sie arbeiten müssen, wie Schülerin Saskia skizziert, welche Schwierigkeiten sie beim hygienischen Arbeiten bei sich selbst feststellt: „*Ich, ähh, (...) hab' manchmal die, ähm, Händedesinfektion vergessen. Oder allgemein 'n bisschen hygienisch, so. Aber das weiß ich selber. Ich versuch' auch dabei, dran zu arbeiten.*“ *(Stat_01_Interview_Schülerin_Leila, Pos. 54-56).*

Auch Schüler Marc ist es bewusst, an welchen Aspekten er arbeiten möchte. Er empfindet die Übergabe als „*Übungsbedarf*“, zu dem er sich „*Gedanken, viele Ge-*

128 Hier wird ersichtlich, dass das Verdeutlichen von Unsicherheiten auch hätte als Aufgabe deklariert werden können. Da es aber direkt Einfluss auf eine Anleitungssituation nimmt, wurde sich für die Zuordnung zu den Gestaltungsaktivitäten entschieden.

danken" mache, *„was ist da wichtig, was nicht. Was soll ich sagen. Also das, da mach' ich mir schon äh (Pause 8 Sekunden) viel zu viel Gedanken, so. Bei der Übergabe." (Frei_03_Gemeinsames_Interview, Pos. 201-205).*

2. Die eigene Kompetenz zeigen (wollen)

Die Auszubildenden möchten im Rahmen von Anleitungssituationen zeigen, was sie können – sie wollen durch die Performanz ihre Kompetenz darbieten:

Sie erstellen umfangreiche Informationssammlungen über die ausgewählten Patienten, sie nehmen *anleitungsrelevante Vorbereitungen* vor, die auf ein Mitdenken seitens des Lernenden schließen lassen, und sie sind in der Lage, ihre eigenen *Handlungen zu begründen.*

Eine umfangreiche Information über die ausgewählten Patienten nimmt beispielsweise Schüler Marc vor, welcher diese während der Übergabe an Praxisanleiterin Melanie präsentiert. Neben einer ausschließlichen Darlegung der Laborwerte ist er in Lage, diese einzuschätzen, da er die *„Normwerte"* ausführt. Zugleich zeigt ein *„Notizzettel"* auf, dass er sich mit den Daten des Patienten beschäftigt und sich entsprechende Informationen notiert hat – er hat sich vorbereitet *(Frei_03_Beobachtung, Pos. 156-159).* Im Interview berichtet Schüler Marc von diesem Notizzettel: Dieser soll ihm Sicherheit während der Übergabe geben, da er die Schrift des medizinischen Personals *„nicht leserlich"* fände. Er erkundige sich diesbezüglich auch beim Pflegepersonal der Station:

> *„Ich hab' mir die Notizenzettel gemacht, weil äh, zum Beispiel bei den Diagnosen, die Ärzte, die schreiben das so, also für mich ist das nicht leserlich, ne. Und wenn ich das, wenn ich einfach so anhand der Kurve irgendwie ähm, die Übergabe mache, könnte ich ein bisschen da hängen bleiben, weil ich nicht mehr weiß, was da steht. Deswegen frage ich schon im Vorfeld die Schwestern auf der Station, ob die mir das entziffern können. Wenn ja, dann schreibe ich die so auf 'n Zettel und lese dann das, was ich aufgeschrieben hab', dann bei der Übergabe. Ja genau." (Frei_03_Gemeinsames_Interview, Pos. 174-181).*

Im weiteren Verlauf des Interviews stellt sich heraus, dass die *anleitungsvorbereitenden Maßnahmen „zuhause in Ruhe"* weitergeführt wurden und er *„FRÜHER"* zur Arbeit fährt, um für ihn noch fehlende *„Informationen [...] zu ergänzen" (Frei_03_Gemeinsames_Interview, Pos. 41-47).* Dies lässt darauf schließen, dass er sich so wenig Lücken wie möglich innerhalb der Informationssammlung wünscht: Er möchte zeigen, dass er in der Lage ist, eine umfangreiche und (nahezu) lückenlose Patienteninformation zu präsentieren.

Schülerin Annika geht ähnlich vor: Sie erstellt ebenfalls eine umfangreiche Informationssammlung über den ausgewählten zu Pflegenden, welche sie während der Übergabe an Praxisanleiterin Jasmin darbietet. Zugleich berichtet sie von einem Gespräch, welches sie einen Tag zuvor mit dem ausgewählten Patienten geführt habe *(Frei_02_Beobachtung, Pos. 105-123).* Folglich können auch hier anleitungsvorbereitende Maßnahmen eruiert werden.

Anleitungsvorbereitende Maßnahmen sind auch bei Schülerin Saskia erkennbar, welche die Räumlichkeiten für die Spielsituation im Vorhinein *schon mal so ein bisschen vorbereitet*" hat, „*dass das auf jeden Fall schon mal so die Grundstruktur steht.*" *(Stat_02_Gemeinsames_Interview, Pos. 30-32).*

Zugleich ist sie in der Lage, diese vorbereitenden Maßnahmen zu *begründen.* Ihr ist ein „*geschützter Rahmen*" wichtig für die Kinder. Aus diesem Grunde hat sie sich für eine separate Räumlichkeit außerhalb der Gesamtgruppe entschieden, damit „*nicht so viel drumherum ist, was noch ablenkend wirken kann*": Bezüglich der Ablenkung meint sie „*andere Kinder*" sowie „*dieses Spielgeschehen*" *(Stat_02_Beobachtung, Pos. 491-499).*

Eine Begründung seines geplanten Handelns nimmt auch Schüler Marc vor. Er begründet sein pflegerisches Vorgehen, nachdem die Übergabe an Praxisanleiterin Melanie beendet ist (*Frei_03_Beobachtung, Pos. 203-212*).

Es sei darauf hingewiesen, dass die Strategie: *Die eigene Kompetenz zeigen*, vornehmlich innerhalb von Anleitungsformen eines stark ausgeprägten Planungsgrades eruiert werden konnte. Ein Zusammenhang zwischen der vorherigen Planung, verbunden mit der Möglichkeit des Lernenden, durch diese Planung selbst proaktiv (im Sinne von vorbereitenden Maßnahmen) werden zu können, liegt nahe. Zugleich erhalten sie dadurch die Chance, die geplanten Anleitungen mitzugestalten. Ein proaktives Handeln seitens des Lernenden ist innerhalb von Anleitungsformen eines weniger ausgeprägten Planungsgrades nur bedingt möglich. Vielmehr sind sie innerhalb dieser Anleitungsformen dazu aufgefordert, situativ zu reagieren. Dennoch sei an dieser Stelle ein Beispiel aufgeführt, in dem Schülerin Bettina ihr Handeln (in diesem Falle das Nicht-Leeren eines Dauerkatheterbeutels) begründet. Dies geschieht situativ – Schülerin Bettina reagiert hier auf eine Anweisung (hierzu S. 268) der Praxisanleiterin, der sie jedoch (begründet) nicht folgen möchte:

> *Sie dreht sich mit der vollen Waschschüssel um, als Praxisanleiterin Yvonne das Zimmer betritt. Praxisanleiterin Yvonne äußert: „Ich würde immer sagen, wenn du einen DK [Dauerkatheter] hast, dann solltest du den vorher leeren." Schülerin Bettina antwortet: „Ja, da habe ich drauf geguckt." Sinngemäß äußert Praxisanleiterin Yvonne daraufhin, dass sie diesen dann bestimmt nicht geleert habe, weil dort so wenig drin sei. Schülerin Bettina bestätigt dies und äußert ein zweites Mal, dass sie „drauf geguckt" und sich deswegen gegen eine Leerung entschieden habe. (Stat_03_Beobachtung, Pos. 226-233).*

Wenngleich das Zeigen von Kompetenz vornehmlich in Anleitungsformen eines erhöhten Planungsgrades analysiert werden konnte, so illustriert das vorangegangene Beispiel, dass diese Strategie auch im Rahmen von weniger planbaren Anleitungsformen umsetzbar ist. Das Zeigen von Kompetenz scheint innerhalb der Inszenierung und der teilnehmenden Beobachtung primär seine Anwendung zu finden, da die Lernenden hier als aktiv Handelnde zeigen (müssen), was sie können, während der Praxisanleitende sie beobachtet. Dieses Zeigen von Kompetenz scheint jedoch im Pflegealltag eher in den Hintergrund zu geraten, da, wie bereits beschrieben, die

Praxisanleitenden vornehmlich dirigieren, sodass wenig Raum für die Auszubildenden bleibt, die eigene Kompetenz nach außen zu offerieren.

3. Den Arbeitsfluss aufrechterhalten oder Anweisungen annehmen

Als letzte Gestaltungsaktivität seitens der Lernenden ist das *Anweisungen annehmen* zu nennen. Mit dieser Gestaltungsaktivität reagieren die Auszubildenden situativ auf die Aktivität *Anweisungen geben* (siehe S. 268) seitens des Praxisanleitenden und erhalten damit den Arbeitsfluss. Die Anweisungen werden von den Lernenden nicht infrage gestellt. Vielmehr nehmen sie diese als Unterstützung während einer Anleitungssituation wahr. Dies bezieht Schülerin Saskia auf die Anweisung von Praxisanleiter Jonas: *„Nimm mal ein bisschen Tempo raus"* (Originalwortlaut ist zu entnehmen aus: Stat_02_Beobachtung, Pos. 254–257) und begründet:

> *„Also das hat mir auf jeden Fall auch immer noch mal viel gebracht. Oder auch so ganz entspannt jetzt mal ‚Nimm mal ein bisschen Tempo raus. Lass die Kinder das selbst entwickeln so.' Ja. Also, es hat einen eher so ein bisschen gedrosselt, dass man dachte, okay, es ist alles gut. Also und dem ist dann irgendwann". (Stat_02_Gemeinsames_Interview, Pos. 345-349).*

Sie berichtet weiterhin *„dass so dieser Input, den man da bekommt. Das ist schon gut gewesen" (Stat_02_Interview_Schülerin_Saskia, Pos. 566).* Sie empfindet die Anweisungen von Praxisanleiter Jonas als hilfreich. Auch Schülerin Leila nimmt die Anweisung von Praxisanleiterin Annelie an, wie folgender Auszug aus den Beobachtungsprotokollen belegt:

> *Die Schülerin Leila betritt das Zimmer und bekommt von PA Annelie unmittelbar den Auftrag, den Rollator herauszubringen, einen Stuhl zu holen und die Vitalzeichen von Frau C. zu messen. (Stat_01_Beobachtung, Pos. 253-256).*
>
> *[…] Leila bejaht dies ruhig und führt die Aufgaben aus. Sie bringt den Rollator aus dem Zimmer (ist ein stationseigener Rollator) und bringt einen Stuhl in die zimmereigene Waschecke. Danach misst sie bei Frau C. die Vitalzeichen und erkundigt sich nach ihrem Schmerzerleben. Leila führt die Händedesinfektion durch und dokumentiert die Vitalwerte. (Stat_01_Beobachtung, Pos. 260-267).*

Im gemeinsamen[129] Interview erläutert Leila hierzu:

> *„Ähm, (…) also (…) ich find, Praxisanleiterin Annelie leitet super an. Also (…), mündlich. Sie (…) sagt mir, was ich dann machen soll, wenn (…)- . Ich glaub', sie sieht mir dann auch an, wenn ich (…) gerad nicht weiter weiß. (I: Hm) Also-." (Stat_01_Gemeinsames Interview, Pos. 89-93).*

---

129 Gleichwohl ist Schülerin Leila möglicherweise innerhalb des gemeinsamen Interviews (aufgrund möglicher Hierarchien) etwas befangen und äußert sich eventuell nicht wahrheitsgemäß zu der Frage. Auf meine Nachfrage im Einzelinterview hat sie sich jedoch nicht negativ über Praxisanleiterin Annelie geäußert. Lediglich, dass Praxisanleiterin Annelie manchmal etwas zu schnell sei, führte sie kurz an.

Praxisanleiterin Yvonne gibt ebenfalls Anweisungen, die von Schülerin Bettina mit einem „*OK*“ angenommen werden *(Stat_03_Beobachtung, Pos. 499-503)*. Im späteren Interview *(Stat_03_Gemeinsames Interview, Pos. 50-80)* wird im Zuge des „*Einmischens*“, verbunden mit der Aktivität *Anweisungen geben*, nach dem Erleben gefragt. Schülerin Yvonne empfindet diese Anweisungen „*eher jetzt als Unterstützung*“ *(Stat_03_Gemeinsames Interview, Pos. 50)* und ist der Meinung, dass sie „*auch sagen könnte, wenn-, wenn ich jetzt vielleicht irgendwas erst machen möchte*“ *(Stat_03_Gemeinsames Interview, Pos. 80)*. Somit konnte festgestellt werden, dass die Auszubildenden die Anweisungen als hilfreich wahrnehmen. Zusätzlich halten sie damit den Arbeitsfluss aufrecht. Andererseits würde ein Nichtannehmen dieser Anweisung möglicherweise zu Konflikten führen, welche die Lernenden vermeiden möchten.

5.5.4 Zusammenfassung

Innerhalb dieses Kapitels wurden die Aufgaben der Praxisanleitenden und Lernenden sowie die Gestaltungsaktivitäten der an der Praxisanleitung beteiligten Akteure analysiert. Diese Aufgaben und Gestaltungsaktivitäten beeinflussen sowohl die Anleitungsformen als auch die Anleitungsziele. Ohne die entsprechenden Aufgaben hätten die Anleitungsformen keinen Bestand – sie können als notwendige Handlungen definiert werden, welche zielgerichtet auf die Anleitungsformen ausgerichtet sind. Die Aufgaben der Beteiligten nehmen eher mittelbar Einfluss auf eine Anleitungssituation und evozieren eher weniger eine direkte Interaktion zwischen Lernenden und Praxisanleitenden. Die Gestaltungsaktivitäten hingegen sind Bestandteile von Anleitungssituationen und gehen häufig mit Interaktionen zwischen den Beteiligten einher.

Die Aufgaben konnten (im Gegensatz zu den Anleitungsformen) den Praxisanleitenden entsprechend ihrer Rahmenbedingungen zugeordnet werden. So konnten Aufgaben von stationsgebundenen und freigestellten Praxisanleitenden eruiert werden. Die Aufgaben der stationsgebundenen Praxisanleitenden sind eng mit der zugrundeliegenden Rollendiffusität verbunden. Demzufolge bedienen die Aufgaben der praxisanleitenden Pflegekräfte auf der Station zum einen die Praxisanleitung (Den Einsatz gestalten, sich mit Kollegen abstimmen, für mehrere Lernende gleichzeitig verantwortlich sein sowie Anleiten zwischen Kontrolle und Vertrauen, als passives Bindeglied zwischen Schule und Pflegepraxis agieren). Zum anderen führen die stationsgebundenen Praxisanleitenden auch Aufgaben aus, die sie als Pflegekraft betreffen. Das Anleiten zwischen Kontrolle und Vertrauen spiegelt dies sehr anschaulich wider. So soll einerseits das Handeln des Lernenden kontrolliert und andererseits dem Lernenden Vertrauen in sein Handeln entgegengebracht werden, um ihn in seinem Tun zu stärken und selbstständiges Arbeiten zu ermöglichen. Da die praxisanleitenden Pflegekräfte für die Auszubildenen verantwortlich sind, dient die Kontrolle des Lernenden als sicherstellendes Moment der eigenen Arbeit. Auch diese Aufgabe: Das Sicherstellen der eigenen Arbeit betrifft stationsgebundene Praxisanleitende.

Freigestellte Praxisanleitende hingegen fungieren als aktives Bindeglied zwischen Schule und Praxis und verfügen auch über Aufgaben, welche diese Funktion bedienen, wie z. B. die Abnahme von Lernaufgaben oder das Protokollieren von Anleitungssituationen. Innerhalb ihrer Funktion als freigestellte Anleitende sind sie mit Aufgaben konfrontiert, welche Anleitungsformen eines stark ausgeprägten Planungsgrades ermöglichen. Sie planen Anleitungssituationen, stimmen sich mit den Stationen ab oder informieren sich über die Patienten. Neben der Planung von Anleitungssituationen sind die freigestellten Praxisanleitenden oftmals auch der Ansprechpartner für die stationsgebundenen, praxisanleitenden Pflegekräfte und der Stationen.

Zusätzlich konnten Aufgaben eruiert werden, welche von allen Praxisanleitenden zu erledigen sind und die Praxisanleitung beeinflussen. So sind alle Anleitenden dazu angehalten „Up to date" zu sein, Anleitungen zu planen (auch wenn dies teilweise herausfordernd ist), den Lernenden zu unterstützen, den Lernenden einzuschätzen und zu beurteilen, das Wohl der Patienten (während einer Anleitungssituation) im Blick zu haben, konzeptionell (mit)zuarbeiten oder sich selbst zu reflektieren.

Die Lernenden hingegen haben ebenfalls einige Aufgaben zu erledigen. Sie sollen Praxisanleitung einfordern, Interesse zeigen, Einsatzwechsel gestalten, „Schüleraufgaben" erledigen, Lernaufgaben erledigen, Anleitung dokumentieren und mit Beurteilungen umgehen.

Die Gestaltungsaktivitäten lassen sich ebenfalls unterscheiden in Gestaltungsaktivitäten der Praxisanleitenden, der Auszubildenden und beider Akteure. Diese gestalten die Anleitungsformen aus bzw. mit. Die Praxisanleitenden fördern den Wissenszuwachs der Lernenden, sie geben Rückmeldungen oder strukturieren die Reflexionsgespräche, welche wesentlich breiter angelegt sind als die bereits benannten Rückmeldungen. Ferner korrigieren sie den Auszubildenden bei Bedarf, insofern sie zuvor eine Kontrolle vorgenommen haben. Praxisanleitende ermöglichen selbstständiges Arbeiten, indem sie dies erst anbahnen und weiterführend verstetigen. Zugleich lenken sie die Anleitung nach zuvor eigens gesetzten Schwerpunkten.

Die Auszubildenden indes fördern ihre Weiterentwicklung. Dies können sie prospektiv (durch z. B. die Formulierung eigens gesetzter Ziele), situativ (durch die häufig nonverbale Verdeutlichung von Unsicherheit) oder retrospektiv (durch die Formulierung eigener Lernbedarfe innerhalb der Selbstreflexion nach erfolgter Anleitungssituation) tun.

Praxisanleitende und Lernende agieren häufig als Team. Vor allem im stationsgebundenen Setting konnten gemeinsame Handlungsaktivitäten festgestellt werden. Beiden gemein ist die Aufgabe der Patientenauswahl, welche unmittelbar Einfluss auf alle Anleitungsformen nimmt.

5.6 Erlebensprozesse der Akteure

Das letzte Kapitel der Ergebnisdarstellung stellt die Kategorie der Erlebensprozesse der an der Praxisanleitung beteiligten Akteure dar. Dabei konnten Merkmale einer als gelungen erlebten Praxisanleitung aus dem Datenmaterial eruiert werden. Abgerundet wird die Ergebnisdarstellung mit den Folgen einer als gelungen erlebten Praxisanleitung. Hier werden die Auswirkungen der Praxisanleitung konstatiert und Wünsche der Beteiligten für die Zukunft herausgearbeitet. Zu berücksichtigen ist dabei, dass sich die folgenden Ausführungen nicht ausschließlich auf die Anleitungsformen bzw. konkrete Anleitungssituationen beziehen, sondern auch übergeordnete Erlebensprozesse aufgeführt werden, welche sich entsprechend auf eine Anleitungssituation auswirken können. Ein solches Vorgehen ist auch dadurch begründet, dass Praxisanleitung nicht ausschließlich in Anleitungsformen eines ausgeprägten Planungsgrades passiert, sondern oftmals, wie im gemeinsamen Pflegealltag, kontinuierlich stattfindet. Zugleich können so auch Merkmale herausgearbeitet werden, die sich auf einen gesamten Einsatz und nicht auf eine Anleitungssituation beziehen. Abbildung 13 konkretisiert die Erlebensprozesse im Rahmen des entwickelten Modells.

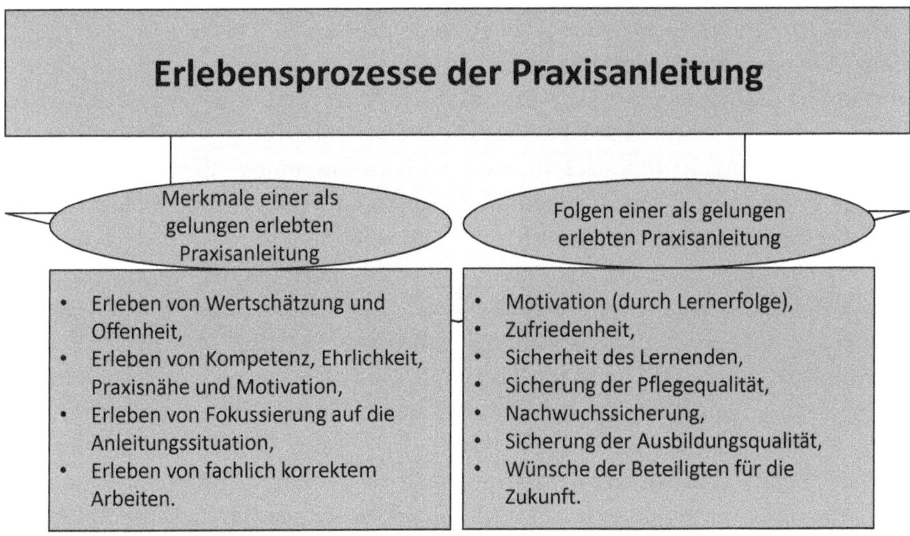

Abbildung 13: Erlebensprozesse der Praxisanleitung (eigene Darstellung)

5.6.1 Merkmale einer als gelungen erlebten Praxisanleitung

Eine als gelungen erlebte Praxisanleitung ist weniger als quantitatives, messbares Moment zu sehen. Vielmehr erläuterten die Lernenden und Praxisanleitenden Merkmale, welche dazu führen, die Praxisanleitung als gelungen zu erleben. Diese werden folgend analysiert und empirisch verankert. Es sei darauf hingewiesen, dass diese Ausführungen einen fragmentarischen Einblick geben, wann Praxisanleitung als gelungen erlebt wird, da hier lediglich auf das Datenmaterial der vorliegenden Studie zurückgegriffen wurde. Eine Weiterführung dieser Merkmale ist wahrscheinlich.

Erleben von Wertschätzung und Offenheit

„Und dann ist für mich einfach 'ne gute Reflexion, wenn's ehrlich ist, wenn realistisch ist, praxisnah und ähm auch menschlich."
(Frei_02_Interview_Schülerin_Annika)

Besonders dicht waren die Ausführungen zu den Merkmalen *Wertschätzung* und *Offenheit. Wertschätzung* zeichnet sich u. a. dadurch aus, dass sich die praxisanleitenden Pflegekräfte in ihrer Funktion ernst genommen fühlen und Erklärungen bzw. Anweisungen seitens der Lernenden *„ernst"* genommen werden. Praxisanleiterin Annelie erfährt Wertschätzung, wenn sie den Eindruck hat, dass das, was sie dem Auszubildenen erklärt oder zeigt *„nicht umsonst ist"* und *„dass die Schüler das übernehmen"*. Sie fühlt sich wertgeschätzt in ihren Erklärungen *(Stat_01_Gemeinsames Interview, Pos. 279-289)*, in ihrer Kompetenz, welche sie den Lernenden offeriert. Praxisanleiterin Jasmin konstatiert, dass sie es gut finde, wenn die Lernenden über sie sagen *„Ey, mir hat das was gebracht, dass die dabei war." (Frei_02_PA_Interview_Jasmin, Pos. 424-425)*. Neben Wertschätzung, bedingt durch die Lernenden, trägt auch wertschätzendes Verhalten der Vorgesetzten oder der Kollegen zum Erleben einer als gelungen erlebten Praxisanleitung bei. Herr Praxisanleiter führt diesbezüglich aus, dass er eng mit der Leitungsebene kooperiere. Diese Kooperation bezeichnet er als *„sehr positive Rahmenbedingung"*. Er fühlt sich durch diese enge Zusammenarbeit in seiner Funktion als Praxisanleiter resp. Ausbildungsbeauftragter wertgeschätzt. Seine Anliegen werden gehört, es gäbe *„fast täglich"* einen Austausch *(Frei_01_PA_Interview_Herr Praxisanleiter, Pos. 286-295)*. Eine kollegiale Wertschätzung erlebt auch Praxisanleiterin Yvonne. Sie hat für ihren Arbeitsbereich eine Mappe angefertigt, die nun im gesamten Krankenhaus ihre Anwendung finden soll. Sie fühlt sich mit ihrer Arbeit als Praxisanleiter ebenfalls wertgeschätzt und *„fände (es) toll, wenn das klappen würde"* mit der Vereinheitlichung und Implementierung ihrer Mappe auf allen Stationen *(Stat_03_Interview_Yvonne, Pos. 354-359)*.

Das Erleben von Wertschätzung innerhalb der Praxisanleitung von stationsgebundenen Praxisanleitenden hängt auch vom Teamgefüge des Arbeitsbereiches ab, in dem die Auszubildenden ihren Einsatz absolvieren. Insofern sie von den dortigen Kollegen ebenfalls Wertschätzung erfahren, trägt dies zum Erleben einer gelungenen Praxisanleitung bei. Insofern der Lernende in das Team des Arbeitsbereiches integriert ist, wird dies als positiv bewertet. Die Lernenden stellen dann Fragen und haben den Eindruck, dass sie sich an die Kollegen (und nicht nur den Praxisanleitenden) wenden können. Schülerin Saskia berichtet mit dem Personalpronomen ‚Wir', sodass davon auszugehen ist, dass sie sich im Team zugehörig fühlt. Weiter berichtet sie, dass *„alle immer präsent"* sind und sie *„alle immer ansprechen"* kann:

> *„Ähm eigentlich-. Also das Team ist ja relativ klein, sage ich mal. Wir sind dadurch, dass man ja diese festen Arbeitszeiten hat, die vier, also Jonas, ähm Marlie. [...] Dann ähm Jennifer Meyer, die ja Ergotherapeutin ist. Und Mirja Schiller. Die ist ähm Heilpraktikerin. (I: Ah, okay) Heilpädagogin (I: Mhm.) Genau. Ähm. Also die kann man eigentlich alle immer ansprechen, wenn man irgendwie was hat. Und die sind ja auch alle immer präsent, eigentlich auch alle immer da. Und da gibt es jetzt niemanden, den ich, quasi mehr oder weniger ansprechen würde. Eigentlich immer so der, der da ist.“ (Stat_02_Interview_Schülerin_Saskia, Pos. 76-90)*

Schülerin Saskia fühlt sich in dem Team wertgeschätzt. Schülerin Lena empfindet regelmäßige Gespräche mit den Kollegen und Praxisanleitenden der Station als vorteilhaft. Sie fühlt sich dadurch vermehrt dem Team zugehörig und hat den Eindruck nicht nur *„zum Waschen oder Pflege“* auf der Station eingesetzt zu sein. Sie fühlt sich *„wahrgenommen“* und *„so wie ein Team“ (Frei_01_Interview_Schülerin_Lena, Pos. 316-320).* Sie fühlt sich zugehörig und wertgeschätzt. Dieses Erleben von Wertschätzung innerhalb eines Einsatzes wirkt sich folglich positiv auf das Erleben einer gelungenen Praxisanleitung aus.

Wertschätzung spiegelt sich auch in der Kommunikation wider und kann u. a. durch das Halten an Absprachen konkretisiert werden, wie z. B. Schülerin Leila klarstellt:

> *„[...] wenn sonst noch irgendwas offen geblieben ist, oder so. Das man das klärt zu dem Thema. Sie dann aber auch sagt, so ‚Morgen oder irgendwann die Woche machst du das. Ich guck' zu. Ich unterstütz' dich'. (...) und das dann auch (...) hm. durchgeführt wird. (I: Ja) Zeitnah. Dann. Auch.“ (Stat_01_Interview_Schülerin_Leila, Pos. 111-115).*

Ihr ist wichtig, dass die Absprache *„Morgen oder irgendwann die Woche“* auch *„durchgeführt wird“* und nicht verebbt. Ferner beschreiben die Akteure eine Kommunikation auf Augenhöhe sowie eine zeitnahe Rückmeldung als Merkmal einer gelungenen Praxisanleitung. Schülerin Annika führt hierzu aus:

> *„Das man nicht von oben herab erzählt. Dass sie sich nicht für wen Besseres oder höher Gestellteres hält, als ich es eben bin. Ähm, das macht die Atmosphäre auf jeden Fall angenehmer. Deswegen kann ich sagen, dass ich mich sehr wohl fühl'. Doch.“ (Frei_02_Gemeinsames_Interview, Pos. 248-252).*

Ein Attribut, welches bezüglich der Kommunikation auf Augenhöhe konstatiert wird, ist die Anrede mit dem Personalpronomen ‚Du‘[130]. Dies erläutert Schülerin Annika: *„Dadurch, dass ich Jasmin jetzt zum Beispiel auch duze, machts die ganze Situation auch 'n bisschen flexibler und angenehmer, weil's 'n ganz anderes Miteinander ist.“ (Frei_02_Gemeinsames_Interview, Pos. 38-41).*

---

130 Tatsächlich konnte in nahezu allen Anleitungssituationen (bis auf in Frei_01) die gegenseitige Anrede mit dem Personalpronomen ‚Du‘ festgestellt werden. Innerhalb von Frei_01 wurde die Schülerin geduzt, während Herr Praxisanleiter von der Lernenden gesiezt wurde.

Wertschätzende Interaktion geht auch damit einher, Kritik so zu äußern, dass sie gut von den Auszubildenden angenommen werden kann, wie hier Schüler Marc skizziert: *„Wenn er (…) zum Beispiel bei der Praxisanleitung dann äh, zum Beispiel Kritik ähm, so ausübt, sodass ich das auch aufnehme (Beide lachen), ne." (Frei_03_Interview_Schüler_Marc, Pos. 243-245).*

Schülerin Annika führt in diesem Zuge auch die Wichtigkeit einer zeitnahen Reflexion an, welche jedoch wertschätzend durchgeführt werden solle. Wie eine wertschätzende Reflexion ihrer Meinung nach aussieht, erklärt sie folgend: *„Wenn sie realistisch ist, praxisnah. […] Und dann ist für mich einfach 'ne gute Reflexion, wenn's ehrlich ist, wenn realistisch ist, praxisnah und ähm auch menschlich" (Frei_02_Interview_Schülerin_Annika, Pos. 800-807).* Besonders das Wort *„menschlich"* lässt darauf schließen, dass Schülerin Annika eine wertschätzende Reflexion als eine gelungene Reflexion erlebt.

Neben dem Merkmal der Wertschätzung konnte *Offenheit* als Beitrag zu einer als gelungen erlebten Praxisanleitung eruiert werden. Schülerin Bettina stellt im nachfolgenden Beleg das Merkmal der Offenheit heraus: *„Ich glaube, so für Fragen, für Schüler offen sein. Und, ähm-. Und einfach auch, wahrscheinlich, darauf antworten können. Das ist natürlich schwierig. Man kann nicht alle Fragen immer beantworten können." (Stat_03_Interview_Schülerin_Bettina, Pos. 347-349).* Offenheit ist dabei nicht nur damit verbunden, dass man *„so für Fragen"* offen ist. Sie beinhaltet auch die Offenheit auf den Lernenden aktiv zuzugehen, für die Person des Lernenden bereit zu sein – sich auf ihn einzulassen. Als Zugehen beschreiben die Lernenden ein aktives Zugehen auf ihre Person, ein Nachfragen nach Lernwünschen, das Machen von Lernangeboten, das Angebot von Handlungsdemonstrationen sowie ein Interesse an der Person des Auszubildenden, wie hier u. a. Schülerin Saskia berichtet.

> *„Ähm, gut Praxisanleitung ist für mich aber auch manchmal. Also es heißt ja immer die Schüler sollen auf die Praxisleitungen zugehen und fragen, fragen, fragen. Aber manchmal finde ich auch, dass die Praxisanleitungen, weil die sich das dann selbst ja auch so zum Beruf gemacht haben, so auf einen zu kommen und sagen: ‚Soll ich dir das mal zeigen?' So weil man das vielleicht gerade auch einfach nicht mitbekommt, dass meinetwegen eine Untersuchung stattfindet. ‚So, du darfst gerne zugucken. Oder komm dazu.' Dass man eben selbst auch mal ein bisschen gefragt wird. Ja. Dass es so ein Geben und Nehmen ist, auf jeden Fall." (Stat_02_Interview_Schülerin_Saskia, Pos. 208-216).*

Praxisanleiterin Yvonne stellt klar, dass dieses auf den Auszubildenden zugehen v. a. bei eher schüchternen Auszubildenden wichtig sei:

> *„Hm. Es kommt darauf an, wie sich jemand gibt. Es gibt ja auch ganz viele, die sehr schüchtern sind. (I: Hm.) Die nehmen wir trotzdem mit und zeigen denen alles, ne? (I: Hm.) Und ich habe noch nie jemanden erlebt, der sagt: ‚Ich will das nicht sehen.' (Stat_03_Interview_Yvonne, Pos. 244-247).*

Schülerin Leila nimmt diese Notwendigkeit ebenfalls wahr. Sie geht davon aus, dass die Praxisanleiter *„drauf geschult sind"* auf die Auszubildenden zuzugehen. Sie findet es *„sehr wichtig"*, dass die Praxisanleitenden auf *„die etwas Ruhigeren und Schüchter-*

nen [...] zukommen" (Stat_01_Gemeinsames Interview, Pos. 183-188). Das Eingehen auf den Lernenden wird mit Empathie gleichgesetzt, verbunden mit einem Verständnis, welches in eine situative Abstimmung der Anleitungssituationen auf den Auszubildenden mündet, wie nachfolgend Praxisanleiter Jonas offeriert:

> *„Gut, der eine ist, wie gesagt, der ist schneller. Der andere kann sich besser irgendwie oder äh ist da offener, sich äh zu integrieren. Die anderen brauchen da vielleicht ein bisschen mehr, vielleicht auch ein bisschen mehr an, an äh Zuspruch und Lenkung und Leitung und ‚jetzt trau Dich doch mal', ne? Und die anderen da initiativer einfach sind. So." (Stat_02_PA_Interview_Jonas, Pos. 236-242).*

Im obigen Belegzitat wird jedoch auch klar, dass nicht nur die Praxisanleitenden zur Offenheit angehalten sind. Praxisanleiter Jonas skizziert, dass es Lernende gibt, die *„da offener"* sind *„sich [...] zu integrieren".* Dies lässt darauf schließen, dass Offenheit seitens des Auszubildenden zu einer zügigeren Integration ins Team beiträgt, welche evtl. weniger *„Zuspruch und Lenkung und Leitung"* benötigen, da sie *„initiativer [...] sind"*, sich vermutlich besser in den Arbeitsbereich einbringen können.

Exkurs: Wenn wenig Wertschätzung erlebt wird

Wenngleich oben der Fokus auf die Merkmale einer als gelungen erlebten Praxisanleitung gelegt wurde, so konnten auch Ergebnisse analysiert werden, welche einen Einblick in das Erleben der Beteiligten bieten, insofern sie keine bzw. wenig Wertschätzung erfahren. Diese Ergebnisse sollen nachfolgend skizziert werden. Es sei zunächst der Fokus auf die Praxisanleitenden gelegt: Insofern Wertschätzung ausbleibt, fühlen sich die Praxisanleitenden in ihrer Arbeit nicht ernst genommen. So erläutert Praxisanleiterin Melanie, dass sie gerne regelmäßige Lerntreffs mit den Auszubildenden machen würde, um gezielt Einzelhandlungen oder Reflexionen mit den Lernenden durchzuführen. Dieses Vorhaben stößt jedoch bei einigen Kollegen auf Unverständnis – ihr Anliegen, ihr Vorschlag wird nicht wertgeschätzt:

> *„Jooaahh, und das man selbst vielleicht (...) ja man stößt da halt auf viel (...) Gegenwind. Gerade mit den Lerntreffs ‚Wie, die haben jetzt schon wieder 'n Lerntreff? Was macht'n ihr da mit denen?' und äh ‚Man merkt aber gar nix?'" (Frei_03_PA_Interview_Melanie, Pos. 737-740).*

Praxisanleiterin Jasmin hat eigens für die stationsgebundenen Praxisanleitenden Praxisaufgaben entwickelt, mit denen die Auszubildenden auf den Stationen gezielt Einzelhandlungen üben sollen. Leider bleibt die Arbeit mit diesen Praxisaufgaben aus, obwohl diese sogar *„eingefordert"* wurden *(Frei_02_PA_Interview_Jasmin, Pos. 163-172).* Das Konzept der Praxisaufgaben stellte Praxisanleiterin Jasmin in einem dafür vorgesehenen Praxisanleitertreffen vor, welches leider nur unzureichend besucht wurde, um dieses Konstrukt flächendeckend zu implementieren *(Frei_02_PA_Interview_Jasmin, Pos. 694-698).* Praxisanleiterin Jasmin fühlt sich in zweierlei Hinsicht wenig wertgeschätzt. Zum einen wurde das von ihr mitgestaltete Praxisanleitertreffen von den stationsgebundenen Anleitenden nur wenig genutzt. Zum anderen sind die von den stationsgebundenen *„eingeforderten"* Praxisaufgaben eher *„untergegangen" (Frei_02_PA_Interview_Jasmin, Pos. 163-172).*

Überdies führt Praxisanleiterin Melanie aus, dass die stationsgebundenen Praxisanleitende*n „von den Leitungen"* und auch vom *„Team" „mehr ANSEHEN"* benötigen, um ihre Aufgabe als Praxisanleiter wahrzunehmen (Frei_03_PA_Interview_Melanie, Pos. 727-729). Vermutlich glaubt sie, dass eine vermehrte Wertschätzung von Kollegen und Leitungspersonal einen Beitrag zu einer als gelungen erlebten Praxisanleitung leisten könne. Sie geht offensichtlich davon aus, dass die stationsgebundenen Praxisanleitenden derzeit zu wenig *„ANSEHEN"* genießen und somit die von ihnen durchgeführte Praxisanleitung als weniger gelungen erleben. Dies bestätigt auch die stationsgebundene Praxisanleiterin Annelie: *„Und ich finde über Praxisanleiter spricht man gar nicht. Also freigestellte Praxisanleiter ohhh, ne. Aber wir einfache Leute auf der Station." (Stat_01_PA_Interview_Annelie, Pos. 626-629).*

Jedoch erleben auch Lernende einen Mangel an Wertschätzung. Dies äußert sich u. a. dann, wenn vor dem Patienten korrigiert wird. In diesen Momenten fühlen sich die Lernenden vorgeführt. Zugleich kann diese Korrektur die Beziehung zwischen Auszubildenden und Patienten negativ beeinflussen. So wurde beispielsweise Schülerin Lena einmalig vor dem Patienten korrigiert, als es um einen Verbandwechsel geht. Als sie die Wunde abtupfen wollte, griff Herr Praxisanleiter korrigierend ein. Sie äußert sich zu dieser Situation folgend:

> *„Vielleicht konnte man ja anders machen können, so vielleicht am Ende machen. Weil ich glaub, ich glaube nicht, ich weiß es nicht, vielleicht würde das auch nicht so ähm, dass es so patientengefährdend arbeiten würde, wenn ich das jetzt abtrocknen würde. Am Ende des Sinne, würde das nur keinen Effekt haben. (I: Hmhm) Ne? Dass ich da die ganze Wunde gemacht. Hm, aber sonst, ja. War okay." (flüsternd). (Frei_01_Interview_Schülerin_Lena, Pos. 86-93).*

Diese Äußerung lässt darauf schließen, dass Schülerin Lena sich ein korrigierendes Eingreifen nur dann wünscht, wenn *„es so patientengefährdend"* ist. Sie hat in diesem Fall die Einmischung nicht verstanden und fragt sich, ob *„man ja anders machen"* könnte. Kurz vorher erläutert sie ihre Emotionen zu dieser Situation folgendermaßen: *„Ja, vielleicht war 'n bisschen so unangenehm, weil wir direkt vor dem Patienten diskutiert haben." (Frei_01_Interview_Schülerin_Lena, Pos. 75–77).* Sie scheint v. a. die Diskussion vor dem Patienten als *„unangenehm"* erlebt zu haben. Innerhalb dieser Situation wurden die Wissenslücken von Schülerin Lena vor dem Patienten offengelegt, sie fühlt sich in ihrer Person nicht wertgeschätzt.

Neben einer Korrektur vor dem Patienten, empfinden die Lernenden unzulängliche oder keine Rückmeldungen als weniger wertschätzend. Schülerin Saskia beschreibt hierzu den Fall einer Mitschülerin, welche ein *„Zeugnis"* zu einem Einsatz bekommen, dazu aber *„keine Rückmeldung"* erhalten habe:

> *„Aber wo ich mir dann denke, so ich kann ja nicht ein Zeugnis ausstellen und dann aber dem Schüler keine Rückmeldung dazu geben, wie ich das meine. Oder welche Situation-. Oder im VORfeld auch NIE Rückmeldung dazu*

> *gegeben haben. So, weil man möchte ja auch-. Dafür gibt es ja extra das Zwischengespräch. Um zu gucken okay. Woran kann man arbeiten? Was ist irgendwie eine Kritik? Ja. So in dem Sinne dann. Ja." (Stat_02_Interview_Schülerin_Saskia, Pos. 490-495).*

Schülerin Saskia ist der Meinung, dass kritische Aspekte während eines Einsatzes im *„Zwischengespräch"* angesprochen werden sollten, um zu schauen *„woran kann man arbeiten"*. Durch unzureichende Rückmeldungen wird die Weiterentwicklung des Lernenden gestört. Er erfährt nicht *„woran kann man arbeiten"*. Er bleibt mit seiner Bewertung allein. Mangelnde Wertschätzung während eines Einsatzes erleben die Auszubildenden auch, wenn sie das Gefühl haben, ausschließlich als ‚Hilfskraft' agieren zu müssen. In einem solchen Fall fühlen sie sich weniger als Auszubildende respektive Lernende wertgeschätzt. Schülerin Saskia führt hierzu aus, dass sie sich manchmal *„ausgenutzt"* fühle, wenn sie den Eindruck habe, dass der Praxisanleitende wenig Lust auf ausgewählte Tätigkeiten habe und diese sodann auf Personen einer unteren Hierarchiestufe übertrage. Sie ist der Meinung, dass dies *„nichts mehr mit Praxisanleitung zu tun"* habe und ist dann *„irgendwie auch ein bisschen verärgert"*. Zugleich sieht sie durch die Übernahme dieser helfenden Tätigkeiten auch wertvolle Praxisanleitungszeit schwinden, wie sie später erläutert. Sie würde diese Zeit gerne anders nutzen, vor allem dann, wenn der Praxisanleitende Zeit hat bzw. so aussähe, als habe er Zeit (wenn er sich mit den Kollegen *„nett unter(hält)" (Stat_02_Interview_Schülerin_Saskia, Pos. 226-236)*. Schülerin Saskia erlebt an dieser Stelle ebenfalls keine Wertschätzung in ihrer Rolle als Lernende. Sie hat den Eindruck, dass der Praxisanleitende zwar Zeit zum Anleiten hat, diese aber nicht entsprechend nutzt. Vielmehr erlebt sie, wie sie Tätigkeiten übernehmen muss, auf die der Praxisanleitende scheinbar keine Lust habe – sie erfährt folglich sogar eher eine Degradierung als Hilfskraft – sie fühlt sich *„ausgenutzt"*.

Abschließend bleibt festzuhalten, dass Wertschätzung sowohl von Praxisanleitenden als auch von den Lernenden als Merkmal einer als gelungen erlebten Praxisanleitung deklariert wird.

Erleben von Kompetenz, Ehrlichkeit, Praxisnähe und Motivation

„Hm, weil ich das Gefühl hab, dass Jasmin erstens ehrlich ist. Dass das, was sie mir an Kritik oder an Lob wiedergibt, auch realitätsnah ist und dem auch entspricht." (Schülerin Annika in Frei_02_Gemeinsames_Interview)

Praxisanleitende und Lernende beschreiben weitere Merkmale, welche eine Praxisanleitung zu einer als gelungen erlebten Praxisanleitung machen. Dabei stellen die folgenden Ausführungen besondere Merkmale an die Person des Praxisanleitenden heraus.[131] Besonders wichtig ist dabei allen Beteiligten die <u>Kompetenz des Praxis-</u>

131 Innerhalb der vorliegenden Studie wurde die Praxisanleitung in den Mittelpunkt gestellt. Demzufolge war die Frage nach: Wann ist ein Praxisanleiter ein ‚guter' Praxisanleiter innerhalb der Interviews immanenter Bestandteil der Forschungsfrage. Sodann ist anzunehmen, dass entsprechende Antworten die Ableitung von Empfehlungen bezugnehmend zur Eignung einer Person als Praxisanleitender (vor dem Weiterbildungsbeginn) ermöglichen. Die Frage

anleitenden, wie Schülerin Lena auf die Frage, was denn ein Praxisanleiter brauche, antwortet: *„Auf jeden Fall diese Fachkompetenz, Sozialkompetenz für mich" (Frei_01_Interview_Schülerin_Lena, Pos. 183-184).* Die Begriffe Fachkompetenz und Sozialkompetenz stellen zwei von drei Kompetenzdimensionen beruflicher Handlungskompetenz der Kultusministerkonferenz (2018, S. 15) dar: „Handlungskompetenz entfaltet sich in den Dimensionen von Fachkompetenz, Selbstkompetenz und Sozialkompetenz." Fachkompetenz ist dabei die „Bereitschaft und Fähigkeit, auf der Grundlage fachlichen Wissens und Könnens Aufgaben und Probleme zielorientiert, sachgerecht, methodengeleitet und selbstständig zu lösen und das Ergebnis zu beurteilen", während Sozialkompetenz die „Bereitschaft und Fähigkeit, soziale Beziehungen zu leben und zu gestalten, Zuwendungen und Spannungen zu erfassen und zu verstehen sowie sich mit anderen [...] auseinanderzusetzen und zu verständigen [...]" darstellt (Kultusministerkonferenz 2018, S. 15). Jedoch lässt sich auf Basis des empirischen Materials nicht erkennen, ob Schülerin Lena dieses Kompetenzverständnis verfolgt.

Schülerin Annika äußert ebenfalls, dass sie es gut finde, dass Praxisanleiterin Jasmin *„immer so PRAXISNAH arbeitet. Sie kommt halt aus der Pflege, sie hat in der Pflege gearbeitet. Man hat das Gefühl, sie WEISS, wovon sie redet. Sie kennt auch SCHWIERIGkeiten, die noch auf einen zukommen könnten." (Frei_02_Interview_Schülerin_Annika, Pos. 273-277).*

Kompetenz wird auch von den Praxisanleitenden als Merkmal erlebt, welches zu einer als gelungen erlebten Praxisanleitung beiträgt. Sie führen an, dass sie sich sehr kompetent fühlen und in der Lage sind, vieles zu erklären bzw. zu zeigen, wie folgend Praxisanleiterin Annelie: *„Ich denke, es gibt auch kaum Fragen, die ich nicht beantworten kann, die Schüler mir stellen, was fachspezifisch angeht. Da denke ich, trete ich schon selbstbewusst auf und äh kompetent." (Stat_01_Interview_Annelie, Pos. 11-14).* Als besonders vorteilhaft empfinden die stationsgebundenen Praxisanleitenden ihre langjährige Tätigkeit in einem Arbeitsbereich, sodass sie auf ein großes Repertoire an Erfahrungswissen zugreifen können, welches Kompetenz vermittelt. So kennen sich die stationsgebundenen Praxisanleitenden mit einer Vielzahl an Krankheitsbildern samt ihrer spezifischen Pflege aus. Dieses spezifische Erfahrungswissen – die Kompetenz durch Erfahrung – erleben die an der Praxisanleitung beteiligten Akteure als Merkmale einer gelungenen Praxisanleitung:

> *„Also, Vorteil ist schon, dass ich natürlich den Stationsalltag und die Patienten, beziehungsweise Krankheitsbilder und so auch kenne, ne? (I: Hm.) [...] Aber deswegen finde ich schon Vorteil, dass ich nur hier vielleicht auf der Station bin." (Stat_03_Interview_Yvonne, Pos. 482-489).*

> *„Ich glaube, die Vorteile sind einfach-. Die-. Die Person kennt die ganze Station einfach besser. Und teilweise, wahrscheinlich auch, die Patienten. (I:*

---

nach Merkmalen eines ‚guten' Lernenden, wurde (aufgrund des Fokus Praxisanleitung) vernachlässigt. Dies liegt auch darin begründet, dass diesbezüglich keine Empfehlungen ausgesprochen werden sollen. Es wurde davon ausgegangen, dass innerhalb der Pflegeausbildung alle Auszubildenden ein Recht auf Praxisanleitung haben (unabhängig ihres Beitrags zur Praxisanleitung).

Hm.) Wenn es wieder so wiederkehrende Patienten sind. Und das ist ja dann-. Die weiß den Schwerpunkt der Station und den Standard der Station." (Stat_03_Interview_Schülerin_Bettina, Pos. 254-257).

Vor allem im letzteren Zitat wird deutlich, dass Schülerin Bettina es als vorteilhaft empfindet, wenn die Praxisanleitenden den *„Schwerpunkt der Station"* und auch die *„wiederkehrenden Patienten"*[132] kennen. So verfügt Praxisanleiterin Yvonne diesbezüglich über einen umfangreichen Erfahrungsschatz, welcher Einfluss auf die Praxisanleitung nehmen kann. Die Lernenden erleben Praxisanleitende positiv, welche, bedingt durch ihre Kompetenz, als Vorbild fungieren, von dem sie etwas lernen können, wie Schülerin Saskia klarstellt:

„Ähm also auf jeden Fall so Vorbildfunktion. Wo man denkt: okay. Das ist für mich ein Vorbild. Also so könnte ich mich auch vorstellen, in ein paar Jahren, sage ich mal. Und-. Aber auch so diese lehrende Funktion. Dass man eben viel mitnehmen kann, viel lernen." (Stat_02_Interview_Schülerin_Saskia, Pos. 266-269).

Schülerin Lena skizziert dabei, wie ein Vorbild für sie sein müsste:

„Hmmm (Pause) Auf jeden Fall ein Praxisanleiter ist Vorbild, äh äh, für mich, wenn ich seh', dass der ähm, so ähm, wie soll ich das sagen, wie ich richtig auf die Patienten eingeht und äh alles merkt, was für die Patienten wichtig ist." (Frei_01_Interview_Schülerin_Lena, Pos. 168-172).

Sie spricht hier vor allem den Aspekt der Sozialkompetenz gegenüber dem zu Pflegenden an. Neben der Kompetenz werden aber noch weitere Attribuierungen vorgenommen, welche eine als gelungen erlebte Praxisanleitung ausmachen, wie z. B. die Ehrlichkeit und Praxisnähe, welche Schülerin Annika als wichtige Eigenschaften erachtet. Sie antwortet auf die Frage, warum sie sich in der Gegenwart von Praxisanleiterin Jasmin wohlfühle Folgendes: *„Hm, weil ich das Gefühl hab, dass Jasmin erstens ehrlich ist. Dass das, was sie mir an Kritik oder an Lob wiedergibt, auch realitätsnah ist und dem auch entspricht." (Frei_02_Gemeinsames_Interview, Pos. 238-241).* Im weiteren Verlauf des Interviews stellt sie klar, dass sie die Praxisanleitung *„bei ihr halt so gut [findet], weil sie immer so PRAXISNAH arbeitet" (Frei_02_Interview_Schülerin_Annika, Pos. 273-274).*

Als weiteres Merkmal einer als gelungen erlebten Praxisanleitung, wird die Motivation von Praxisanleitenden beschrieben. Sie führt dazu, dass diese sich aktiv einbringen. Die freigestellte Praxisanleiterin Melanie erklärt hierzu Folgendes:

„An der Motivation denke ich, an der eigenen ähm, an dem eigenen Maßstab: ‚Was will ich erreichen mit meiner Tätigkeit?' Und da gibts halt super

132 Die Station auf der die Erhebung Stat_02 stattfand beinhaltet auch einen Palliativbereich (welcher jedoch nicht in die Erhebung eingeflossen ist). Innerhalb der palliativen Pflege kommt es oftmals dazu, dass die Patienten mehrmals stationär aufgenommen werden, um z. B. medikamentöse Anpassungen vorzunehmen oder palliative Chemotherapien (im Sinne einer Lebensverlängerung) zu verabreichen. Aus diesem Grunde spricht Schülerin Bettina hier von *„wiederkehrenden Patienten"*.

engagierte Leute, die (...) die auch total fit bekommen und andere, die dann eigentlich, ja (...) das glaube ich mehr oder minder machen, weil einer von Station halt Praxisanleiter sein sollte und dann halt gefragt werden ‚Ja, gehst du in die Weiterbildung?' Dann machen die das halt und (...) ich glaube, dass halt nicht immer so dieser WUNSCH da war (...) Praxisanleiter zu werden, sondern eher so (...) die Verpflichtung oder Verpflichtung-, DER WUNSCH der PDL." (Frei_03_PA_Interview_Melanie, Pos. 756-763).

Motivation und ein freiwilliges Dasein als Praxisanleitender kann somit als wesentliches Merkmal für eine als gelungen erlebte Praxisanleitung beschrieben werden.

Die an der Praxisanleitung beteiligten Akteure berichten eher wenig von Persönlichkeitsmerkmalen, welche sich negativ auf die Praxisanleitung auswirken. Schülerin Annika stellt jedoch eine Situation vor, aus der ein Merkmal einer weniger gelungen Praxisanleitung abgeleitet werden kann. Sie beispielsweise *„kann's überhaupt nicht haben"*, wenn *„negativ über Patienten"* gesprochen wird. Sie hat das Gefühl, dass man die Belange der zu Pflegenden *„irgendwie runterredet"* und folglich nicht ernst nimmt *(Frei_02_Interview_Schülerin_Annika, Pos. 679-690)*. Diese Situation weist darauf hin, dass die Lernenden das *„negativ über Patienten"* reden als einen Aspekt erleben, welcher das Gegenteil einer als gelungen erlebten Praxisanleitung aufzeigt. Sie nehmen wahr, dass die zu Pflegenden mit ihren Bedürfnissen nicht wahrgenommen, nicht wertgeschätzt werden. Dabei fungiert Wertschätzung als Merkmal, welches von allen beteiligten Akteuren zu einer als gelungen erlebten Praxisanleitung beiträgt.

Erleben von Fokussierung auf die Anleitungssituation

„Weil sie einfach in dieser konkreten Situation DABEI ist. Wirklich von vorne bis hinten. Nicht nur mich, sondern auch die Patienten beobachtet, wie ER auf mich reagiert." (Frei_02_Interview_Schülerin_Annika)

Die Auszubildenden und Praxisanleitenden erleben Anleitungssituationen als besonders gelungen, insofern sie die Möglichkeit haben, sich auf diese zu fokussieren. Eine Fokussierung auf die Anleitungssituation setzt zunächst zeitliche Ressourcen für Praxisanleitungssituationen voraus. Der Faktor Zeit wurde bereits in Kapitel 5.4.1 hinreichend konkretisiert. Zeitkontingente ermöglichen dem Praxisanleitenden eine kontinuierliche Anwesenheit während der Anleitungssituation. Die kontinuierliche Präsens des Praxisanleitenden erlaubt ihm sodann, den Lernenden sowie den Patienten in den Fokus seiner Beobachtungen zu nehmen. Dies lässt vermuten, dass vorranging Anleitungsformen als besonders positiv von den Beteiligten erlebt werden, in denen der Auszubildende als aktiv, lernende Pflegekraft agieren kann. Das Merkmal: Sich auf die Anleitungssituation fokussieren können ist v. a. in den Anleitungsformen eines ausgeprägten Planungsgrades sowie innerhalb des „Zufallsprodukts" möglich. Abbildung 14 konkretisiert dabei den Zusammenhang zwischen Zeit, der Anwesenheit des Praxisanleitenden und der damit verbundenen Fokussierung auf den Lernenden und den zu Pflegenden.

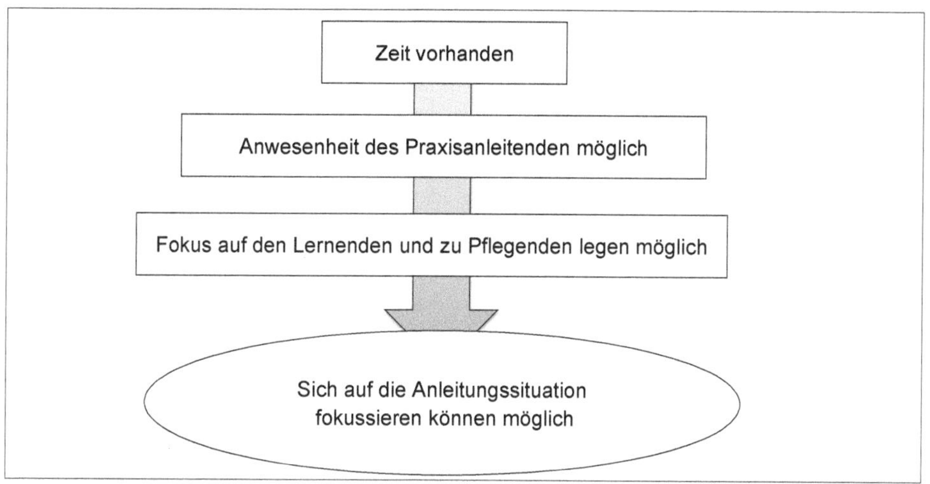

Abbildung 14: Sich auf die Anleitungssituation fokussieren können als Merkmal einer als gelungen, erlebten Praxisanleitung (eigene Darstellung)

Zeit fungiert als Voraussetzung, um sich auf eine Anleitungssituation fokussieren zu können. Sie ermöglicht eine Anwesenheit des Praxisanleitenden beim Lernenden. Diese Anwesenheit des Praxisanleitenden wird sowohl von den anleitenden Pflegekräften als auch von den Lernenden positiv erlebt, wie Schülerin Lena und Praxisanleiterin Annelie berichten. Innerhalb ihres gemeinsame Pflegealltags von Stat_01 konnte das „Zufallsprodukt" des Redonziehens als Anleitungsform beobachtet werden. Während dieser Zeit war Praxisanleiterin Annelie kontinuierlich anwesend:

> *„Ich fand äh, die Situation bei Frau C. auch sehr gut. Äh (...) zumal Praxisanleiterin Annelie halt auch gar nicht raus musste. (Pause) Äh, (...) also so dass wir halt nicht gestört wurden, dass wir das in einem Rutsch durcharbeiten konnten [...]." (Stat_01_Gemeinsames Interview, Pos. 38-42).*

> *„Also ähm (...) die richtige Anleitungssituation war das ja jetzt bei der Frau C. auf Zimmer 4. Das fand ich dann richtig. Ich musste ja kaum rausgehen." (Stat_01_Gemeinsames Interview, Pos. 22-24).*

Auch wenn Praxisanleiterin Annelie hier äußert, dass sie *„ja kaum rausgehen"* musste, so wird im Beobachtungsprotokoll deutlich, dass sie bis zum Ende des Redonziehens permanent im Raum war und somit gar nicht *„rausgehen"* musste. Wie wichtig es ist, dass die Praxisanleitenden im Raum bleiben, skizziert auch ein gegenteiliges Beispiel. So musste Praxisanleiterin Annelie während einer Wundversorgung mit Fotodokumentation den Raum verlassen, sodass Schülerin Lena allein im Zimmer zugegen war und *„warten"* musste, was sie als *„unangenehm"* empfunden hat, da sie allein nicht weiterwusste:

> *„[...] Äh. Ja, zum Beispiel vorhin, als wir im Zimmer 1 waren mit der Wunddokumentation. Da musste Annelie ja raus und (...) ähm. Ich mein, hätte ich das schon mal gemacht, dann hätte ich schon mal angefangen. (I: Mhm) So, aber es war ja 'ne neue Situation für mich. Also musste ich erstmal auf*

> *sie warten und das ist ja auch irgendwie (…) hm, also in der Situation war's kurz unangenehm, weil der Patient wartet, sitzt da. Und ich steh' da doof rum. (I: Hmm) Ja. Aber wofür sie natürlich überhaupt nichts kann. Weil, ging ja nicht anders. (I: Ja) Und ich glaub' schon, dass das 'n großen (…) also schon (…) 'n Einfluss hat." (Stat_01_Interview_Schülerin_Leila, Pos. 203-211).*

Zwischenzeitige Abwesenheiten führen u. a. dazu, dass die Lernenden erneut warten müssen, bis der Praxisanleitende wieder Zeit für sie hat. Die Anleitungssituation wird durch Abwesenheit unterbrochen und folglich nicht mehr fokussiert. Das Lernen des Auszubildenden gerät in den Hintergrund. Schüler Marc äußert dahingehend: *„Bei so'n Anleitung wird dann äh Anleiter auf der Station so und klingelt ein Patient […]. Dann muss der, dann muss derjenige (…) äh kurz weg. […] Dann dauerts dann wieder 'n bisschen." (Frei_03_Interview_Schüler_Marc, Pos. 310-314).* Im gleichen Interview verdeutlicht er, dass die freigestellte Praxisanleiterin indes *„extra […] reinkommt"* und folglich *„Zeit mitgebracht"* hat, um ihn anzuleiten, sich auf ihn zu fokussieren, ihn *„zu beobachten".* Auch hier wird der Zusammenhang zwischen Zeit, der Anwesenheit des Praxisanleitenden und der damit verbundenen Fokussierung auf den Lernenden deutlich *(Frei_03_Interview_Schüler_Marc, Pos. 288-292).* Den Zusammenhang zwischen *„DABEI"* sein und der Fokussierung auf den Lernenden und den zu Pflegenden skizziert auch Schülerin Annika. Innerhalb des folgenden Belegs wird zusätzlich die eher *„beobachtende"* Rolle der Praxisanleiterin formuliert. Zugleich stellt Schülerin Annika heraus, dass solche *„Situationen"* eher weniger zum *„Regelfall auf Station"* gehören:

> *„Weil sie einfach in dieser konkreten Situation DABEI ist. Wirklich von vorne bis hinten. Nicht nur mich, sondern auch die Patienten beobachtet, wie ER auf mich reagiert. Das sind einfach so Situationen, die kommen im Regelfall auf Station selten vor, dass die ähm, Praxisanleiter das auf Station SO akribisch begutachten." (Frei_02_Interview_Schülerin_Annika, Pos. 252-257).*

Schülerin Saskia stellt ebenfalls klar, dass es auf den Stationen *„halt wenig so gezielte Praxisanleitungssituationen" (Stat_02_Interview_Schülerin_Saskia, Pos. 132–135)* gibt, in denen der Praxisanleitende Zeit mitbringt, um sich auf die Anleitungssituation zu konzentrieren.

Erleben von fachlich, korrektem Arbeiten

„Ich will auch als Schülerin auch nach meinem Examen schülerisch arbeiten und deswegen finde ich es ganz toll, dass die auch dabei sind und zeigen, wie es richtig und wie es nicht richtig (ist)".
(Schülerin Lena in Frei_01_Gemeinsames Interview)

Ein weiteres Merkmal, welches zu einer als gelungen erlebten Praxisanleitung beiträgt, stellt die Umsetzung von fachlich korrektem arbeiten innerhalb einer Anleitungssituation dar. Das fachlich korrekte Arbeiten wird jedoch nicht nur als Merkmal der gelungenen Praxisanleitung verstanden – es fungiert auch als langfristiges Anleitungsziel (hierzu Kap. 5.3.1.2). Wenngleich dieses Merkmal zu einer Selbstverständlichkeit innerhalb der pflegerischen Ausbildung, auch unabhängig von praxisanleitenden Situationen gehören sollte, so zeigt es doch auf, dass es innerhalb der Pflegepraxis oft nicht umsetzbar ist (hierzu auch Kap. 5.2.1). Dieses Phänomen haben auch die Auszubildenden erkannt und berichten demzufolge von häufig eher defizitärem Pflegehandeln während des Pflegealltags, wie folgend u. a. Schülerin Leila konstatiert: *„Wir haben nicht so viel Zeit, alles so fachlich und richtig zu machen, weil es ist einfach Druck. Die anderen Patienten sind auch da sozusagen. Und im Alltag kann man das richtig nicht so ganz richtig umsetzen." (Frei_01_Gemeinsames Interview, Pos. 183-186).*

Vor allem die Lernenden erleben das fachlich korrekte Handeln innerhalb von Anleitungssituationen als Merkmal einer gelungenen Praxisanleitung:

> *„Das finde ich ganz toll. Weil dann kann- Ich will auch als Schülerin auch nach meinem Examen schülerisch arbeiten und deswegen finde ich es ganz toll, dass die auch dabei sind und zeigen, wie es richtig und wie es nicht richtig (ist)." (Frei_01_Gemeinsames Interview, Pos. 171-174).*

Schülerin Lena möchte das fachlich korrekte Handeln auch nach ihrer praktischen Prüfung umsetzen und findet *„es ganz toll"*, dass sie das *„schülerisch(e) arbeiten"* innerhalb der teilnehmenden Beobachtung (siehe Kap. 5.2.4.2) umsetzen kann. Schüler Marc bestätigt dies – auch er agierte innerhalb dieser Anleitungsform im Rahmen von Frei_03 und merkt an, dass man hier so handelt, *„wie mans halt in der Schule gelernt hat. Also wie man's (…) schulisch arbeiten muss, […]" (Frei_03_Interview_Schüler_Marc, Pos. 164-166).* Die Umsetzung von fachlich korrektem Handeln, hier oft als *„schülerisches"* Handeln oder als *„schulisches"* Handeln beschrieben, wird sowohl von den Praxisanleitenden als auch von den Lernenden als Merkmal einer als gelungen erlebten Praxisanleitung wahrgenommen.

5.6.2 Folgen einer als gelungen erlebten Praxisanleitung

Am Ende des Ergebnisteils geht es darum, einen Blick auf die Folgen einer als gelungen erlebten Praxisanleitung zu werfen, welche abschließend in Wünsche der Beteiligten für die Praxisanleitung münden. Einen Überblick über die Folgen einer als gelungen erlebten Praxisanleitung bietet Abbildung 13.

Motivation durch Lernerfolge

„Ja, also für MICH war das ein gutes Gefühl. Weil ICH selber gemerkt habe,dass es 'ne Verbesserung gibt".
(Schüler Marc in Frei_03_Gemeinsames_Interview)

Insofern Praxisanleitung Lernerfolge nach sich zieht, so werden sowohl die Lernenden als auch die Praxisanleitenden motiviert. Schülerin Lena und Herr Praxisanleiter äußern sich diesbezüglich im gemeinsamen Interview:

> *I: „Das verstehe ich jetzt richtig, dass man diesen Fortschritt erkennt?*
>
> *Schülerin Lena: Ja genau.*
>
> *Herr Praxisanleiter: Und dann sehe ich auch, dass meine Arbeit nicht umsonst ist. Ne. Und eben halt, ähm, das Feedback, was ich gegeben hab' jemanden auch dazu bringt, ja Fortschritte zu machen." (Frei_01_Gemeinsames Interview, Pos. 129-133).*

Auch Praxisanleiter Jonas unterstützt diese These. Er berichtet, dass es *„eine tolle Sache"* ist, wenn seine Anregungen oder Vorschläge *„Umsetzung finden"*: *„Und dann äh merke so, ähm wenn die Dinge, die ich da äh vorschlage, anrege, Umsetzung finden und die kommen zum Erfolg, ist das schon eine, eine tolle Sache." (Stat_02_PA_Interview_Jonas, Pos. 316-318)*. Er findet es gut, wenn seine Praxisanleitung zum *„Erfolg"* kommt.

Erfolge motivieren auch Schüler Marc. Wenn aus den vermeintlichen Schwächen Stärken werden, fühlt er sich in seinem Handeln bestätigt, er bemerkt eine *„Verbesserung"* seines Handelns, einen Lernerfolg:

> *„Also [...] wie gesagt, wenn ich, wenn ich vergleiche wie früher, früher war das komplett hier für so bis hierhin so voll Unsicherheiten und äh, ne. Und ich merke, es wird immer weniger, also ich finde, das wird immer besser. [...] Ich selber muss wissen, ok, es ist schon 'ne Verbesserung, weil äh, wenn die Sachen nicht mehr, viele Sachen nicht bei Schwächen sind, sondern irgendwie in die Mitte rutschen oder irgendwie bei Stärken auf einmal sind." (Frei_03_Interview_Schüler_Marc, Pos. 358-366).*

Falls diese Erfolge ausbleiben, kann dies demotivieren. Die Praxisanleitenden wissen dann nicht mehr weiter und versuchen diese Demotivation irgendwie zu kompensieren, in dem sie sich bspw. an die Kollegen wende. Sie kommen mit ihrem praxisanleitenden Handeln nicht mehr weiter, wie folgend Herr Praxisanleiter an einem Beispiel illustriert:

> *„[...] ich hatte auch mal 'ne Situation, wo jemand durchs Examen gefallen war und ähm, den hatte ich drei Jahre betreut. Hab' dann nach zwei Monaten gemerkt, irgendwie komm' ich nicht mit dem weiter. Und dann hab' ich auch so für mich entschieden, ähm. Dann muss es an mir liegen und hab ihn dann die Chance gegeben, dann das Haus zu wechseln, also ins Name_eines_anderen_Krankenhaus, in dem Fall zu gehen, zu meiner Kollegin. Und da war das Verhalten ganz anders, wo ich gesagt hab: OK, es liegt wahrscheinlich wirklich daran, wie im Trainingsbereich, wenn man als Trainer mit 'ner Mannschaft nicht weiterkommt, muss man den Trainer auswechseln. Und das habe ich dann auch für mich so gesehen und hat der Schüler hinterher auch gesagt, war eine sehr gute Entscheidung, ne." (Frei_01_PA_Interview_Herr Praxisanleiter, Pos. 26-39).*

Er vergleicht dieses Erlebnis mit einem Trainerwechsel beim Mannschaftssport. Der Erfolg mit ihm als Trainer blieb aus: Er war demotiviert in seinem Handeln für den betreffenden Auszubildenden. Durch den Trainerwechsel an die praxisanleitende „Kollegin" konnte dies jedoch kompensiert werden.

Erfolge resultieren aus Praxisanleitung. Die Fortschritte der Lernenden werden sichtbar und motivieren für die weitere Arbeit sowohl als Praxisanleitender als auch als Lernender.

Zufriedenheit

„Dann habe ich das Ziel erreicht der Anleitung. (I: Hm)
Und die Auszubildenden dann mit einem Strahlen hier gehen."
(Stat_02_PA_Interview_Jonas)

Eine weitere Folge einer als gelungen erlebten Praxisanleitung ist die Zufriedenheit der Beteiligten. Vor allem die Praxisanleitenden erleben es als positiv, wenn die Lernenden den Einsatz oder die Anleitungssituation zufrieden verlassen. Praxisanleiter Jonas ist es wichtig, dass er *„alle Gespräche"* geführt hat und wenn mögliche *„Konflikte [...] gut bearbeitet wurden".* Er berichtet, dass es sein Ziel sei, dass die Lernenden *„mit einem Strahlen hier gehen." (Stat_02_PA_Interview_Jonas, Pos. 1023-1030).* Für ihn stellt das *„Strahlen"* des Lernenden einen zufriedenen Auszubildenden dar, der (auch) aufgrund seiner Anleitungsaktivitäten den Einsatz glücklich beendet.

Praxisanleiterin Jasmin stellt ebenfalls klar, dass sie glaubt, eine gute Anleitung gemacht zu haben, *„WENN der Schüler zufrieden ist" (Frei_02_PA_Interview_Jasmin, Pos. 420).* Auch Praxisanleiterin Yvonne *„will",* dass die Auszubildenden *„richtig viel"* lernen und *„zufrieden"* sind. Ihr ist wichtig, dass die Lernenden bei ihr auf der Station *„richtig viel"* lernen. Diese Zufriedenheit setzt eine entsprechend als gelungen erlebte Praxisanleitung auf der Station voraus *(Stat_03_Interview_Yvonne_Pos. 532-535).*

Inwiefern es zu Unzufriedenheit aufgrund einer weniger gelungenen Praxisanleitung kommt, lässt sich nur vermuten. Diesbezüglich erläutert Praxisanleiterin Yvonne, dass sie das Gefühl gehabt habe, den Lernenden nicht mehr gerecht zu werden, als sie unter *„Zeitdruck"* anleiten sollte und dass nicht mehr *„immer so toll alles hingekriegt"* hat. Sie ist unzufrieden mit ihrer Praxisanleitung und dies tut ihr *„für den Schüler total leid" (Stat_03_Interview_Yvonne, Pos. 404-409).* Sie geht davon aus, dass die für sie eher weniger gelungene Praxisanleitung Auswirkungen für den Lernenden habe, da ihr dieser *„total leid"* tut. Mit welchen Folgen sie *„total leid"* verbindet, bleibt hierunbeantwortet. Möglicherweise geht sie von Gefühlen der Unsicherheit oder des Allein-gelassen-werdens seitens des Lernenden aus, welche am Ende Unzufriedenheit bzgl. ihrer Praxisanleitung aus der Auszubildendenperspektive zur Folge haben kann.

Sicherheit der Lernenden

„Und ich finde, das gibt uns immer noch mal so eine Sicherheit."
(Stat_03_Interview_Schülerin_Bettina)

Dass Praxisanleitung Sicherheit vermittelt, berichtet Schülerin Bettina:

> *„Also, ich finde Anleitungen gut, weil dann das von Schüler ist das sicherer und was wir alles noch machen. Und wir werden ja auch mittendrin meistens auch berichtigt, wenn wir irgendwas falsch machen. Und ich finde, das gibt uns immer noch mal so eine Sicherheit. (I: Hm.) Und jetzt gerade so vor dem Examen, dass wir noch mal alles so durchgehen können und auch so-. Jetzt, was wir, zum Beispiel, noch nicht gemacht haben oder wo wir noch UNSICHER sind." (Stat_03_Interview_Schülerin_Bettina, Pos. 11-17).*

Praxisanleiterin Jasmin erlebt auch eine Sicherheit. Auf die Frage, welche Auswirkungen Praxisanleitung haben kann, antwortet sie: *„Hm, die wären sich SICHERER, indem was sie tun" (Frei_02_PA_Interview_Jasmin, Pos. 856-859).* Schülerin Bettina führt auf die Frage, welche Ziele Praxisanleitung habe, aus: *„Ich glaube, dass wir Schüler sicherer sind in dem, was wir machen. (I: Hm.) Und auch, dass wir neue Sachen dazulernen, die wir, (I: Hm.) zum Beispiel, noch nicht gesehen haben. [...]. Und einfach, dass wir darin sicher sind." (Stat_03_Interview_Schülerin_Bettina, Pos. 335-340).*

Sicherheit zu erlangen ist gleichzusetzen mit Unsicherheiten reduzieren. Schüler Marc berichtet, dass er durch Praxisanleitung dieses Phänomen bei sich selbst erkennen konnte. Es *„war nicht so viel halt"* an Unsicherheiten vorhanden, im Gegensatz dazu wie es *„vorher war".* Er ist der Meinung, er habe sich *„verbessert" (Frei_03_Interview_Schüler_Marc, Pos. 59-63).*

Insofern Praxisanleitung als weniger gelungen empfunden wird, ist davon auszugehen, dass Unsicherheiten seitens der Lernenden bestehen bleiben. Aus diesem Grund wünscht sich Schüler Marc auch *„mehr äh (...) Anleitung"* im stationsgebundenen Setting. Er berichtet, dass es *„immer noch Unsicherheiten" (Frei_03_Interview_Schüler_Marc, Pos. 126–131)* gibt, die er gerne reduzieren würde. Da er bereits im dritten Ausbildungsjahr ist, hat er auch nur noch begrenzt Zeit, diese zu minimieren. Möglicherweise hat er auch Angst mit *„Unsicherheiten"* in die berufliche Praxis einzumünden. Zusätzlich stellt Schülerin Bettina klar, dass sie sich eine Woche vor der praktischen Abschlussprüfung *„noch USICHER"* fühle und wünscht sich bis zum Ende der Ausbildung eine Schwerpunktsetzung auf Aspekte, welche sie *„noch nicht gemacht haben" (Stat_03_Interview_Schülerin_Bettina, Pos. 15-17),* um nach Ausbildungsende sicher in den Pflegealltag einmünden zu können.

Sicherung der Pflegequalität

„Auf jeden Fall mehr Qualität in der Pflege. Das […] würde mehr bringen. Ganze Qualität. Dann würde weniger Fehler passieren, auch." (Frei_01_ Interview_Schülerin_Lena)

Als eine weitere Folge von als gelungen erlebter Praxisanleitung kann die Sicherung der Pflegequalität bezeichnet werden. Schülerin Lena berichtet hierzu: *„Auf jeden Fall mehr Qualität in der Pflege. Das würde, das würde mehr bringen. Ganze Qualität. Dann würde weniger Fehler passieren, auch. (I: okay) Ja. Weil durch ganzen Unwissen, manchmal macht man auch Fehler, ne." (Frei_01_Interview_Schülerin_Lena, Pos. 219-223).* Sie setzt dies in Verbindung zu *„Unwissen"* und geht vermutlich davon aus, dass eine weniger gelungene Praxisanleitung zum Verbleiben in diesem *„Unwissen"* beitrage und folglich *„Fehler"* passieren. Sie vermutet, dass durch Praxisanleitung *„weniger Fehler passieren".*

Herr Praxisanleiter stellt auf die Frage nach den Auswirkungen von Praxisanleitung klar, dass diese zu einem größeren *„Entscheidungsspektrum"*, bezüglich pflegerischer Maßnahmen führe. Die Lernenden seien besser in der Lage, abzuschätzen was *„jetzt vielleicht elementar"* für den zu Pflegenden sei *(Frei_01_PA_Interview_Herr Praxisanleiter, Pos. 521-526).* Damit scheint er das Ziel des fallorientierten Pflegehandelns zu meinen (siehe hierzu Kap. 5.3.1.1).

Praxisanleiterin Jasmin stellt klar, dass Praxisanleitung für sie bedeute *„GUTE Pflegekräfte, ähm im Nachhinein, nach der Ausbildung zu bekommen." (Frei_02_PA_Interview_Jasmin, Pos. 366-367).* Der Begriff *„GUTE Pflegekräfte"* lässt darauf schließen, dass es dabei um die Sicherung der Pflegequalität geht. Gleichwohl führt sie auch an, dass es sich um Nachwuchssicherung (siehe folgende Seite) handelt – sie spricht von Pflegekräfte *„im Nachhinein, nach der Ausbildung".*

Falls Praxisanleitung als weniger gelungen erlebt wird, so führe dies zu einer Pflege in *„abgespeckter Version"*, wie in folgendem Interviewausschnitt mit Herrn Praxisanleiter deutlich wird:

> *„Ähm, und eben halt, das was gerade auch zur Sprache kam, eigentlich wirklich ähm, das fachlich-korrekte im Vordergrund steht. Ja?! Jetzt machen wa nicht mal eben schnell, sondern wir nehmen uns Zeit für. Ja?! Das ist glaub ich, ein ganz entscheidender Punkt. Ne, den ich da anmerken würde. ne. (I: Hmhm. Mal eben schnell heißt auch mal eben 'n bisschen falsch?) Sicherlich auch. Oder in abgespeckter Version." (Frei_01_PA_Interview_Herr Praxisanleiter, Pos. 503-511).*

Was genau eine Pflege in *„abgespeckter Version"* ist, bleibt offen, jedoch lässt der Begriff darauf schließen, dass pflegerische Maßnahmen unvollständig, evtl. mit fachlichen Einbußen durchgeführt werden.

Nachwuchssicherung

„Weil die einfach sagen „Ey, ich will gute Nachfolger haben." (Frei_02_PA_Interview_Jasmin)

Weiterführend wird die Nachwuchssicherung als Folge einer als gelungen erlebten Praxisanleitung dargelegt. Dabei ist zunächst der pflegerische Nachwuchs gemeint, wie Praxisanleiterin Jasmin darstellt, welche *„die Einstellung"* ihrer praxisanleitenden Kollegen folgend widerspiegelt:

> *„Ich glaube, das ist ein bisschen die Einstellung zum Teil der Pfl-, der Praxisanleiter. Weil die einfach sagen ‚Ey, ich will gute Nachfolger haben'. Es ist die Erkenntnis glaub' ich, dass gute Anleitung auch dazu führt, dass man gute Schüler, im Nachhinein auch bekommt beziehungsweise, wenn die dann fertig sind, dass die sich auch vielleicht für meine eigene Station bewerben. (I: Hmhm) Dass die dann auch in der Pflege bleiben." (Frei_02_PA_Interview_Jasmin, Pos. 256-263).*

Sie stellt klar, dass die Aussicht auf *„gute […] Nachfolger"* Praxisanleitende dazu veranlasst *„gute Anleitung"* anzubieten, welche *„dazu führt, dass man gute Schüler, im Nachhinein auch bekommt"*, da diese sich möglicherweise gezielt für einen Arbeitsbereich bewerben. Praxisanleiter Jonas unterstützt dieses Phänomen. Er führt aus, dass *„schon viele Mitarbeiter hier angefangen"* haben, die er *„damals angeleitet habe"* (Stat_02_PA_Interview_Jonas, Pos. 108-110).

Zum anderen stellt Schülerin Saskia aber auch eine Sicherung des praxisanleitenden Nachwuchses in Aussicht, wie sie folgend ausführt:

> *„Also, dass es einen auf jeden Fall dahin bringt, wie man das selbst später weitergibt. Sei es als Praxisanleiter oder eben auch nicht. Oder normaler Teamkollege, der aber trotzdem ja den Schülern sehr, sehr viel beibringen kann, weil man ja das Wissen genauso hat. Wie der Praxisanleiter. (I: Ja.) Der hat vielleicht nur noch andere Methode. Wie er es vermittelt." (Stat_02_Interview_Schülerin_Saskia, Pos. 312-316).*

Sicherung der Ausbildungsqualität

„[…] dass eben [im] Stationsalltag auch eben halt entsprechend Zeitkontingente kriegen, […] damit dann wirklich auch die praktische Ausbildung verbessert werden kann." (Frei_01_PA_Interview_Herr Praxisanleiter)

Eine als gelungen, erlebte Praxisanleitung sichert die praktische Ausbildungsqualität. Insofern nicht nur die freigestellten Praxisanleitenden über Zeitkontingente für Praxisanleitung verfügen, sondern auch die stationsgebundenen Praxisanleitenden zeitliche Ressourcen erhalten *„wo keiner dran rütteln kann"* wäre dies ein Merkmal für die Qualität der Pflegeausbildung:

> *„Da denke ich wirklich so, diese personelle Bindung an die Praxisanleiter wär' eben halt wichtig und eben halt, dass eben Stationsalltag auch eben halt entsprechend Zeitkontingente kriegen, die ganz klar definiert sind, wo keiner dran rütteln kann. Ähm. damit dann wirklich auch die praktische Ausbildung verbessert werden kann." (Frei_01_PA_Interview_Herr Praxisanleiter, Pos. 473-479).*

Praxisanleiterin Jasmin stellt klar, dass *„mehr Zeit für alle"* für die an der Praxisanleitung Beteiligten zu gezielteren Anleitungssituationen führen würde. Dies impliziert auch, dass *„noch mal ganz gezielte Tätigkeiten"* fokussiert werden, wo die Lernenden *„ganz speziell"* zu angeleitet würden. Insofern u. a. diese Faktoren berücksichtigt würden, *„wäre schon ganz viel geschafft. Für die Zufriedenheit der Schüler und auch für die Qualität der Ausbildung."* (Frei_02_PA_Interview_Jasmin, Pos. 843-855). Unterstützend wäre hier auch eine *„Personelle Bindung an die Praxisanleiter"*, welcher im Sinne der Kontinuität (Kap. 5.4.3.1) auf den Stationen agieren können. Neben der Verbesserung der praktischen Ausbildungsqualität durch Praxisanleitung führt Praxisanleiterin Jasmin noch einen wesentlichen Wunsch an: die *„Zeitkontingente"* für stationsgebundene Praxisanleitende. Dieser und weitere Wünsche für die zukünftige Praxisanleitung werden im nächsten Kapitel konkretisiert.

Wünsche der Beteiligten für die Zukunft

Praxisanleitende und Lernende haben verschiedene Wünsche für die Zukunft der Praxisanleitung formuliert, um diese zu verbessern. Hierzu lassen sich zwei Unterkategorien formulieren: Der Wunsch nach mehr Praxisanleitung und die Möglichkeit neue Lernformen (als die bisher bekannten) umzusetzen

Mehr Praxisanleitung

„Dass die vielleicht mehr Zeit haben für uns und ja, […], würde ich mir wünschen, da mehr Praxisanleitung." (Frei_01_Interview_Schülerin_Lena)

Allen voran geht der Wunsch nach mehr Praxisanleitung durch die Schaffung entsprechender Zeitkontingente, oftmals verbunden mit der Etablierung von Anleitungstagen, um gezielte Anleitungen durchzuführen, welche den Merkmalen einer als gelungen erlebten Praxisanleitung entsprechen (hierzu Kap. 5.6.1). So äußern Schüler Marc und Schülerin Lena zunächst das Anliegen, mehr Praxisanleitung erfahren zu dürfen *(Frei_01_Interview_Schülerin_Lena, Pos. 337; Frei_03_Interview_Schüler_Marc, Pos. 379*). Praxisanleiterin Jasmin konkretisiert dies und verdeutlicht das Bedürfnis, dass diese Praxisanleitung dann auch in *„gezielten Anleitungen"* resultieren solle, in denen der Praxisanleitende *„die Schüler viel häufiger wirklich gezielt beobachten kann und denen dann auch in Ruhe Rückmeldungen geben kann, damit die sich einfach-. Es muss nicht jeden Tag sein, aber einfach viel häufiger noch mal was mitnehmen können aus der Praxis." (Frei_02_PA_Interview_Jasmin, Pos. 794-799).*

Sie geht davon aus, dass die Auszubildenden im Rahmen von *„gezielten Anleitungen" „viel häufiger noch mal was mitnehmen können"*, und antizipiert folglich eine

Steigerung der Lernerfolge seitens der Lernenden. Wie solche Anleitungstage für stationsgebundene Anleitende aussehen könnten, skizziert Schülerin Annika *(Frei_02_Interview_Schülerin_Annika, Pos. 782-792)*: Sie wünscht sich, dass die stationsgebundenen Praxisanleitenden Zeitkontingente für eine *„richtige PRAXISanleitung"* erhalten, wobei sie das Wort *„richtig"* konkretisiert mit den Worten *„in denen die sich wirklich dafür ZEIT nehmen, MIR noch mal irgendwas zu erläutern, noch mal zu zeigen oder noch mal irgendwas sich anzuschauen, am Ende zu reflektieren"*. Sie glaubt, dass durch die Schaffung von Zeitkontingenten die Merkmale einer als gelungen erlebten Praxisanleitung (siehe Kap. 5.6.1) nahbarer werden. Praxisanleiterin Annelie stützt die Aussage. Sie ist der Meinung, dass *„wenn man mehr Zeit hat, natürlich kann man besser die Anleitung machen. Man kann besser vorher besprechen und äh vorbereiten und sowas." (Stat_01_Interview_Annelie, Pos. 575-577)*. Die Schaffung von Zeitkontingenten lasse mehr Planungsmöglichkeiten zu (welche sich wiederum auf die beschriebenen Anleitungsformen auswirken würden). Schüler Marc geht davon aus, dass die stationsgebundenen Praxisanleitenden den gleichen Wunsch haben, da diese aufgrund anderer (pflegealltäglicher) Tätigkeiten *„den Kopf voll"* haben und aus diesem Grund keine Praxisanleitung anbieten können (hierzu auch Kap. 5.2.2 Praxisanleitung gestalten zwischen Rollenklarheit und Rollendiffusität):

> *„Dass sie (…) ähm. Ich glaub' schon, dass sie sich wünschen würden, äh irgendwie (…) ähm (…) noch mehr ZEIT zu haben, so. […] Weil (…) vor allem, vor allem wenn ich jetzt die SCHÜLER so nehme, ne und die sagen: ‚OK, ich möchte gerne so 'n Anlei-, Anleitung haben', und sie vielleicht, keine Ahnung, den Kopf voll hat mit irgendwelche Dokumentation, was sie noch machen muss (…) ne. Dann kann ich mir vorstellen, dass sie wünschen: OK (…) vielleicht noch ein Personal mehr, so der das MACHT, ne. Und nicht dann äh mehr diese Arbeit von den Schülern so widme oder (…) ja. Also, ich glaub' so ZEIT so. Mehr Zeit und keine Ahnung, und so Personal oder so." (Frei_03_Interview_Schüler_Marc, Pos. 140-151).*

Er stellt nochmals heraus, dass die intervenierenden Bedingungsfaktoren von Zeit und Personal miteinander in Beziehung stehen (hier auch Kap. 5.4.1) und mehr Personal zu mehr Zeit führe. Die Notwendigkeit, warum die stationsgebundenen Praxisanleitenden ein größeres Zeitkontingent benötigen, um mehr Praxisanleitung anbieten zu können, formuliert Schülerin Lena abschließend:

> *„Nur vielleicht, ähm vielleicht mehr Zeit für die anderen, die Praxisanleitung, Anleiter, äh die auf Station sind. Die, das brauch' ich vielleicht, ähm, mehr. Weil die sind eigentlich äh, da mit uns ganze Zeit. Jeden Tag, sozusagen. Wir arbeiten mit denen zusammen. Dass die vielleicht mehr Zeit haben für uns und ja, ähm (…) das vielleicht, würde ich mir wünschen, da mehr Praxisanleitung. (I: wünschen) Ja genau. Von die, die auf Station sind." (Frei_01_Interview_Schülerin_Lena, Pos. 208-215).*

Neue Lernformen umsetzen können

„Vielleicht so-, 'n AUSTAUSCHforum eben zu haben, wo die sagen können „Hey, ich hab' auf der und der Station, das und das Problem. Wer war da vielleicht schon mal? Wer kann mir da helfen?" (Frei_02_PA_Interview_Jasmin)

Zum Ausprobieren neuer Lernformen, haben sich vornehmlich die Praxisanleitenden geäußert. Mit Hilfe neuer Lernformen bzw. praxisanleitender Instrumente, welche nicht direkt mit dem stationären Setting verbunden sind, möchten die Praxisanleitenden sich aktiv an der Gestaltung der Praxisanleitung innerhalb ihres Trägers beteiligen. Dies bedeutet aber auch, dass diese Lernformen von allen an der Praxisanleitung Beteiligten (nicht nur Lernende und betroffene Praxisanleitende) angenommen und umgesetzt werden. Praxisanleiter Jonas bietet hierzu bereits sogenannte *„Fallseminare" (Stat_02_PA_Interview_Jonas, Pos. 834)* an, bei denen er gemeinsam mit Kollegen den Auszubildenden unterschiedliche Krankheitsbilder vorstellt:[133]

> *„Ähm ich beispielsweise stelle die Interaktionsarbeit der Familientagesklinik vor. Äh, es gibt eine Fallarbeit dazu. Es gibt äh insgesamt äh drei Fälle, die ich-, mit unter-, unterschiedlichen Krankheitsbildern, die ich vorstelle. (I: Hm) [...] das zeige ich anhand von Video, [...] Und habe dazu 90 Minuten Zeit. Und dann auch im Austausch zu sein. Die Schüler mit ins Boot zu holen. Was seht ihr da gerade? Was passiert gerade da in der Interaktion? Wie ist das Miteinander? Wie ist die Stimmung gerade von der Mutter? Wie ist das Kind? Gibt es da ein Miteinander? Seid ihr, seid ihr äh, äh sind die gerade ähm, ja, ich sage mal irgendwie in gutem Kontakt oder wo gibt es da Schwierigkeiten noch? (I: Hm) Ja." (Stat_02_PA_Interview_Jonas, Pos. 877-892).*

Diese *„Fallseminare"* werden von den Lernenden bereits *„sehr gut"* angenommen, wie er im weiteren Verlauf des Interviews klarstellt:

> *„Und, äh die Auszubildenden das sehr gut und auch GERNE annehmen, äh, weil sie sich äh einfach da in ihrem Wissen auch bereichern. Also das sind so Dinge, die auch in der Schule nicht so besprechbar sind. Ne? Man wählt ja sowieso einen Fachbereich. Äh gut, psychiatrische Pflege ist ja sehr knapp und eng besetzt. (I: Hm) Und da einfach noch mal zu-, zu gucken, was gibt es alles? (I: Ja.) Interessen zu wecken." (Stat_02_PA_Interview_Jonas, Pos. 928-936).*

Das *„Fallseminar"* ist offensichtlich als neue Lernform bereits etabliert. Praxisanleiterin Jasmin hingegen würde gerne regelmäßige *„Auszubildendentreffs"* einführen, in denen die Lernenden die Möglichkeit haben, sich untereinander auszutauschen oder sich gegenseitig zu stützen. Sie stellt sich dies folgendermaßen vor:

133 Das Filmen ist elementarer Bestandteil innerhalb psychiatrischer Einrichtungen. Ein schriftliches Einverständnis für die Filmaufnahmen für therapeutische und lehrende Zwecke wird zuvor von den Betreffenden eingeholt.

> *„Dann hätte ich es gerne, eben einmal wöchentlich oder zweimal wöchentlich, so (…) Auszubildendentreffs, wo die Schüler sich einfach, wenn die in der Praxis sind, noch mal austauschen können. Untereinander Probleme angehen können. Vielleicht so-, 'n AUSTAUSCHforum eben zu haben, wo die sagen können ‚Hey, ich hab' auf der und der Station, das und das Problem. Wer war da vielleicht schon mal? Wer kann mir da helfen? Wie kann ich damit umgehen?' Damit die nicht nach 'm Einsatz in die Pr-, in die Theorie kommen und sagen: ‚Boah, das war scheiße und das war doof'. Sondern da einfach schon von vorn- vorhinein, daran arbeiten können und das nicht erst auffällt, wenn die wieder in der Theorie sind. Und gib dann die sechs Wochen, fünf Wochen oder drei Wochen Resteinsatz, die sie vielleicht noch haben, eben mit diesem Problem klar kommen müssen und keiner hilft ihnen." (Frei_02_PA_Interview_Jasmin, Pos. 804-818).*

Der Auszubildendentreff soll als geschütztes „*AUSTAUSCHforum*" für die Lernenden fungieren, in dem sie ‚Dampf ablassen' dürfen und sich gegenseitig helfen können. Hier steht kein konkreter Anleitungsgegenstand im Mittelpunkt. Vielmehr scheint Praxisanleiterin Jasmin auf eine kollegiale Unterstützung zwischen den Auszubildenden zu setzen. Anders ist der Lerntreff, von dem Praxisanleiterin Melanie berichtet. Hier stehen konkrete Anleitungsgegenstände im Mittelpunkt, wie z. B. die „*Pflegeplanung*" (*Frei_03_PA_Interview_Melanie, Pos. 264-265).* Dieses Format wird jedoch nicht von allen Kollegen akzeptiert *(Frei_03_PA_Interview_Melanie, Pos. 737-740).* So lässt vermuten, dass Praxisanleiterin Melanie sich hier mehr Unterstützung und Akzeptanz seitens der Kollegen wünscht, um das Format des „*Lerntreffs*" weiter durchführen und evtl. sogar weiterentwickeln zu können.

Neben konkreten Treffen, welche mit einem analogen Austausch einhergehen, bietet die Praxisaufgabe ein weiteres Lernformat an. Dieses kann jedoch asynchron genutzt werden und bedarf nicht zwingend eines Austausches. Die Lernenden können die Praxisaufgabe auf den Stationen nutzen. Praxisanleiterin Jasmin hat hierzu bereits Vorarbeiten (auf Wunsch der stationsgebundenen Praxisanleitenden) geleistet und würde sich wünschen, dass die von ihr erstellten Praxisaufgaben auch ihre Anwendung in der Pflegepraxis finden, was bisher leider noch nicht geschehen ist, wie sie darlegt:

> *„[…] es gibt noch nicht so viele, weil eben leider der zeitliche Aufwand doch sehr hoch ist, für so 'ne Praxisaufgabe. Die Erste ist jetzt in der Testphase auf Station, wurd' da glaub ich, aber auch noch kein einziges Mal – leider – genutzt." (Frei_02_PA_Interview_Jasmin, Pos. 157-161).*

Neue Lernformen können also nur umgesetzt werden, wenn alle Beteiligten diese annehmen und sich an ihrer Implementierung beteiligen. So wird mit dem Wunsch, neue Lernformen ausprobieren bzw. umsetzen zu können auch der Wunsch nach kollegialer Zusammenarbeit zwischen den Praxisanleitenden deutlich, unabhängig davon, ob sie freigestellt oder stationsgebunden sind.

5.6.3 Zusammenfassung

Innerhalb des vorliegenden Kapitels wurden die Erlebensprozesse der Praxisanleitenden und Lernenden wiedergegeben. Dabei konnten zunächst die Merkmale einer als gelungenen erlebten Praxisanleitung analysiert werden. Besonders Wertschätzung und Offenheit tragen zu einem positiven Erleben von Praxisanleitung bei. Zugleich konnten Kompetenz, Praxisnähe, Ehrlichkeit und Motivation des Praxisanleitenden als Merkmale einer als gelungen erlebten Praxisanleitung herausgearbeitet werden. Als weitere Determinante gelungener Praxisanleitung wird eine erlebte Fokussierung auf die Anleitungssituation deutlich. Eine solche Fokussierung geht mit dem Attribut der Zeit einher. Insofern Zeitressourcen vorhanden sind, können die Praxisanleitenden während einer Anleitungssituation anwesend bleiben und sich folglich auf den Lernenden und den zu Pflegenden konzentrieren. Hinzu kommt, dass durch zeitliche Ressourcen auch ein fachlich korrektes Arbeiten begünstigt wird. Ein solches Arbeiten fungiert ebenfalls als Merkmal einer als gelungen erlebten Praxisanleitung.

Überdies konnten Folgen einer als gelungen erlebten Praxisanleitung identifiziert werden. Insofern die Lernenden und Praxisanleitenden bspw. Erfolge erleben, wirkt sich dies positiv auf ihre Motivation aus. Auch die Zufriedenheit der Lernenden konnte als Folge einer als gelungen erlebten Praxisanleitung analysiert werden. Zusätzlich kann eine gelungene Praxisanleitung als qualitätssicherndes Merkmal für die praktische Ausbildung fungieren. Zugleich sichert sie die Pflegequalität oder auch den pflegerischen Nachwuchs. Eine als weniger gelungen erlebte Praxisanleitung hingegen kann ein unsicheres Pflegehandeln seitens potenzieller Berufsanfänger, verbunden mit nachfolgenden Qualitätseinbußen bezüglich der Pflege, evozieren. Abschließend konnten Wünsche für die Zukunft der Praxisanleitung eruiert werden, wobei das Anliegen nach mehr Praxisanleitung besonders sichtbar wurde. Dieses ist verbunden mit einer Schaffung von Zeitkontingenten v.a. für stationsgebundene Praxisanleitende und der Implementierung von Anleitungstagen, um sich den Merkmalen einer als gelungen erlebten Praxisanleitung (siehe Kap. 5.6.1) zu nähern.

6. Resümee

In den folgenden Ausführungen werden die Erkenntnisse dieser Studie mit bereits vorhandenen Forschungsarbeiten verschränkt und diskutiert. Danach erfolgt die Ableitung möglicher Forschungsdesiderata.

6.1 Zusammenfassung und Diskussion

Die Ergebnisse der hier vorliegenden Forschung stellen die Gestaltung von Praxisanleitung in den Mittelpunkt. Sie ermöglichen einen Einblick in die Lebenswelt der Praxisanleitenden und Lernenden, welche erstmalig in den Blick genommen wurde. Aufgrund des limitierten Samples kann nur ein Ausschnitt dieser Lebenswelt widergespiegelt werden. Es ist darauf hinzuweisen, dass mit einem anderen Sampling bzw. zusätzlichen Erhebungen weitere Phänomene bezüglich der Gestaltung der Praxisanleitung zu erwarten sind.

Der Zugang zur Lebenswelt der an der Praxisanleitung beteiligten Personen erfolgte über teilnehmende Beobachtungen und anschließende Interviews. Die teilnehmende Beobachtung bietet die Möglichkeit, Verhalten situativ festzuhalten. Das anschließende Interview indes, ermöglicht das zuvor Beobachtete zu thematisieren, um entsprechende Begründungszusammenhänge zu eruieren. Dabei folgte die vorliegende Forschungsarbeit den Paradigmen der GTM.

Die Erhebungen wurde zunächst ohne ein theoretisches Vorverständnis begonnen, um sich der Lebenswelt der Beteiligten offen zu nähern. Dieser zunächst offen gestaltete iterative Prozess, wich im späteren Verlauf zugunsten einer Fokussierung bereits erhobener Phänomene. Am Ende dieses Forschungsprozesses lassen die Ergebnisse Bezüge zu ausgewählten Theorien, wie die Rollentheorie (Dahrendorf 2010) und der Selbstdarstellung im Alltag (Goffman 2013) zu, um die eruierten Phänomene (theoretisch) zu erklären und zu abstrahieren. Diese Vorgehensweise eröffnete einen neuen Blick auf die an der Praxisanleitung Beteiligten: Anders als in bisherigen Studien (Bohrer 2013; Fichtmüller & Walter 2007; Lauber 2017) stand weniger das Lehren und Lernen in der Pflegepraxis im Mittelpunkt. Vielmehr wurden die Bemühungen, welche von den Praxisanleitenden und Lernenden angestellt werden, deutlich, um Praxisanleitung (auch vor dem Hintergrund ihrer zum Teil diffusen Rollen) zu gestalten.

Bezugnehmend auf die Forschungsfragen konnten Merkmale einer als gelungen erlebten Praxisanleitung (Kap. 5.6) herausgearbeitet werden. Die Zusammenhänge zur Gestaltung von Praxisanleitung im Kontext der zugrunde liegenden Rahmenbedingungen (Kap. 5.4) finden sich im zentralen Phänomen „Praxisanleitung gestalten" zwischen Rollenklarheit und Rollendiffusität im Spannungsfeld von Pflegeanspruch und Pflegewirklichkeit (Kap. 5.2) wieder. Praxisanleitung findet dabei aufgrund der vorherrschenden Anleitungsziele statt. Zum einen soll sie dazu beitragen, dass die Lernenden die pflegerische Abschlussprüfung bestehen. Zum anderen beabsichtigt sie, die Lernenden zu reflexiv-pflegerischem Handeln zu befähigen – ein Ziel, was über die Ausbildungszeit hinausgeht, jedoch innerhalb der praktischen Abschlussprüfung überprüft werden soll (Kap. 5.3). Um sich diesen Zielen zu nähern, wird Praxisanleitung in unterschiedlichen Formen gestaltet. Diese Formen hängen dabei sowohl vom Planungsgrad der Praxisanleitung als auch von dem Erleben von Rollenklarheit und Rollendiffusität ab und münden in Gestaltungsaktivitäten (Kap. 5.5.3), welche von den Beteiligten zur Zielerreichung angewendet werden. Neben diesen Gestaltungsaktivitäten konnten zu erledigende Aufgaben von Praxisanleitenden und Lernenden festgehalten werden, welche sie im Kontext ihrer Rollen: Praxisanleitender, Lernender und Pflegender auszuführen haben (Kap. 5.5).

In den folgenden Ausführungen werden die Ergebnisse vor dem Hintergrund des empirischen Forschungsstandes konkretisiert und diskutiert. Dabei folgen die Ausführungen den im Ergebnisteil dargestellten Kategorien.

Diskussionen zum zentralen Phänomen: Praxisanleitung gestalten

Belegt werden konnte, dass sowohl Praxisanleitende als auch Lernende innerhalb ihres Alltags permanent vor der Herausforderung stehen, Praxisanleitung zu gestalten. Insofern die Rollen zuvor klar sind und die Beteiligten die Möglichkeit haben, eine Anleitungssituation zu planen und störungsfrei durchzuführen, können sich die Praxisanleitenden und Lernenden auf diese fokussieren – erleben die Anleitungssituation als eine gelungene Praxisanleitung (hierzu Kap. 5.6.1). Den Aspekt der Störungsfreiheit innerhalb von Lern- & Arbeitssituationen konstatiert auch Lauber (2017, S. 108 & 147) als lernförderliche Bedingung.

Demgegenüber stehen die Anleitungssituationen, denen eher eine Rollendiffusität zugrunde liegt. Die Beteiligten agieren in einem permanenten Balanceakt, Anleitung zu gestalten bzw. die Aufgaben des Pflegealltags zu bewältigen. Diese Ergebnisse schließen an die Ausführungen Kerstings an (2016, S. 98–102). So hat sie in ihrer Arbeit konstatiert, dass Praxisanleitende „widersprüchliche Anforderungen" zu bewältigen haben. Zum einen haben sie einen „pädagogischen Anspruch auf Vermittlung und Kompetenzförderung". Zum anderen sind sie dafür verantwortlich, die „funktionalen Arbeitsabläufe" sicherzustellen (Kersting 2016, S. 99), insofern die praxisanleitenden Pflegekräfte stationsgebunden und nicht für ihre Tätigkeit freigestellt werden. Eine Einordnung in die Rollendiffusität stationsgebundener Praxisanleitender erfolgt bei Kersting jedoch nicht. Diesbezüglich bietet die vorliegende Arbeit Aufschluss, stellt sie die vielfältigen Erwartungen stationsgebundener Praxisanleitender (Kap. 5.2.2) und ihre damit verbundenen Aufgaben (Kap. 5.5.1.2) in den Mittelpunkt. Innerhalb des gemeinsamen Pflegealltags wird diese Rollendiffusität besonders deutlich. Wie selbstverständlich schwebt sie über den Akteuren, welche sich ihr (ohne offensichtlich bewusst darüber nachzudenken) annehmen, sie zu bewältigen versuchen. Das heißt, innerhalb dieser Rollendiffusität wird dennoch gelernt – oder vielleicht sogar AUFGRUND dieser Rollendiffusität. So wechseln sowohl Anleitende als auch Lernende scheinbar in einer spielenden Leichtigkeit und ohne größere Übergänge ihre Rolle zwischen pflegendem und lernendem bzw. lehrendem Subjekt. Der Lernende kann quasi während des Lernens (bzw. mit internierenden lernenden Sequenzen) seine zukünftige Rolle als Pflegefachkraft ausprobieren. Die Potenziale dieser Rollendiffusität bieten eine Grundlage für weitere empirische Untersuchungen.

Zusätzlich kann auch der innerhalb dieser Studie eruierte Kontext: Anleitung zwischen Pflegeanspruch und Pflegewirklichkeit mit Kersting belegt werden (2016, S. 100). Sie stellt klar, dass Praxisanleitende einerseits einen „pflegefachlichen Anspruch", also einen Pflegeanspruch an ihre berufliche Aufgabe vertreten, zum anderen dieser aber der „Sicherung der funktionalen Arbeitsabläufe" – der Pflegewirklichkeit, weichen müsse (2016, S. 100). Wie Praxisanleitende jedoch auch konstruktiv mit diesem Widerspruch umgehen, bleibt unberücksichtigt. Kersting verbleibt in der Perspektive, dass es zu Prozessen der moralischen Desensibilisierung komme. Die hier vorliegenden Ergebnisse gehen über diese Erkenntnisse hinaus, zeigen sie doch auf, dass Praxisanleitende eine Vielfalt an Aufgaben erledigen bzw. Gestaltungsaktivitäten ausführen, um Praxisanleitung störungsfrei und wertschätzend zu gestalten, um folglich zum Erleben einer gelungenen Praxisanleitung (Kap. 5.6.1) beizutragen.

Bezüglich der eruierten Anleitungsformen lassen sich ebenfalls bereits vorhandene Studien hinzuzuziehen. So konstatieren Fichtmüller & Walter (2007, S. 206–266), dass das Lernen Pflege zu gestalten u. a. vornehmlich anhand von pflegerischen Einzelhandlungen stattfindet. Dies bestätigen die hier herausgearbeiteten Anleitungsformen des „Zufallsprodukts" im Pflegealltag (siehe Kap. 5.2.5.1) und der Einzelhandlung im Mittelpunkt (siehe Kap. 5.2.4.3). In beiden Fällen steht eine Einzelhandlung im Fokus einer Anleitungssituation, wenngleich das Zufallsprodukt im Rahmen des Pflegealltags von einer Arbeits- in eine Lernsituation überführt wird, wie Lauber (2017, S. 172) ausführt. Auch Bohrer (2013, S. 186–197) macht deutlich, dass zum Selbstständigwerden, das Lernen von Einzelhandlungen dazu gehöre – somit belegen auch diese Erkenntnisse das Zustandekommen der Anleitungsformen, welche eine pflegerische Einzelhandlung fokussieren.

Die vorliegende Studie greift die bisherigen Erkenntnisse auf und führt sie dahingehend weiter, als dass einige Anleitungsformen eine Rollenklarheit zulassen – sie sind Anleitungsformen mit einem ausgeprägten Planungsgrad, welche mit einer Vorbereitung und einer Reflexion des Erlebten einhergehen – sie können auch als geschaffene „Lern-Räume" (Dütthorn 2014, S. 359–367) betitelt werden, welche ein Lernen in der Pflegepraxis – einen Theorie-Praxis-Transfer – formal ermöglichen. Wenngleich Dütthorn (2014, S. 359–367) den Begriff der „Lern-Räume" verwendet, so bleibt doch die damit verbundene Rollenklarheit und die Möglichkeit des Verbleibens in der entsprechenden Rolle (Praxisanleitender und Lernender) unberücksichtigt. Darüber hinaus konnten in dieser Studie weitere Anleitungsformen eines weniger ausgeprägten Planungsgrades, welche mit einer Rollendiffusität verbunden sind, eruiert werden. Solche Anleitungsformen sind Bestandteile des Pflegealltags und finden nicht in einem separat geschaffenen Lern-Raum, einer parallelen »Anleitungsrealität« statt.

Diskussionen zu den Anleitungszielen

Überdies kann mit der Ermittlung des langfristigen Anleitungsziels: Reflexives, pflegerisches Handeln (Kap. 5.3.1) an bereits bestehenden, empirischen Erkenntnissen angeschlossen werden. So fungiert bei Bohrer (2013, S. 219–226) der Wunsch nach Selbstständigkeit seitens der Lernenden als ursächliche Bedingung für informelle Lernprozesse. Zugleich illustriert Bohrer (2013, S. 223), dass das „*Selbstständigwerden* eine Erwartung (ist), die im Praxisfeld an die Lernenden herangetragen wird" (Hervorh. im Original) und stellt klar, dass mit dem Fortschreiten der Ausbildung auch die Unterstützung seitens des pflegerischen Personals nachlasse. Das selbstständige Pflegehandeln kann auch innerhalb dieser Studie als Ziel und ursächliche Bedingung von Praxisanleitung angesehen werden – sie ist ein Bestandteil des reflexiven, pflegerischen Handelns (siehe Kap. 5.3.1.1). Fichtmüller & Walter (2007, S. 205) stellen das selbstständige Handeln ebenfalls heraus – ihren Ausführungen zufolge „nimmt Pflege als berufliches Handeln (in der Ausbildung) Gestalt an und es wird gelernt, Pflege selbst zu gestalten". Am Ende des Lernprozesses, Pflege zu gestalten, steht folglich das selbstständige Pflegehandeln.

Das (gute) Bestehen der praktischen Abschlussprüfung kann hingegen als neue Erkenntnis und mittelfristiges Ziel deklariert werden. Hierzu liegen bislang keine empirischen Erkenntnisse vor. Es wurde deutlich, dass Praxisanleitende sich in ihrer Arbeit bestätigt fühlen, wenn der Auszubildende die Abschlussprüfung (gut) besteht und sie folglich einen Erfolg ihrer Arbeit verzeichnen können. Innerhalb dieser Studie wurde erstmalig das Erleben der Praxisanleitung (und weniger das Lernen von Pflege) auch aus der Perspektive der Praxisanleitenden fokussiert, sodass anzunehmen ist, dass die Praxisanleitenden, das Bestehen der praktischen Abschlussprüfung als Qualitätsmerkmal ihrer Arbeit wahrnehmen. Möglicherweise ist dies der Grund, warum dieses Phänomen – dieses mittelfristige Anleitungsziel – aus dem Datenmaterial herausgearbeitet werden konnte.

Diskussionen zu den intervenierenden Bedingungen

Die Rahmenbedingungen der Pflegepraxis (hierzu Kap. 2 und Kap. 3.2) bzw. auch das Lernen im Kontext dieser Rahmenbedingungen (Kap. 3.5) wurde bereits hinreichend erläutert und soll an dieser Stelle nicht erneut aufgegriffen werden. Die Erkenntnisse dieser Studie bestätigen die Ausführungen von Lauber (2017, S. 115 & 155), Bohrer (2013, S. 236–242), Dütthorn (2014, S. 348–366) und Regitschnig (2003, S. 343), welche darlegen, dass zeitliche Ressourcen als lernförderliches bzw. innerhalb dieser Studie anleitungsförderndes Merkmal fungieren. Busalt (2020, S. 100) stellt zudem heraus, dass zeitliche Ressourcen auch auf das Selbstverständnis von Praxisanleitenden einwirke. So haben Praxisanleitende, welche über ein entsprechendes zeitliches Kontingent verfügen, deutlich mehr Möglichkeiten, sich mit ihrer Aufgabe auseinanderzusetzen, als praxisanleitende Pflegekräfte, welche ihr Tätigkeitsfeld eher in reduzierter Form wahrnehmen können (Kap. 5.4.1).

Auch die Erkenntnis Bohrers, dass räumliche Gegebenheiten auf informelle Lernprozesse einwirken und diese oftmals unter „den turbulenten Bedingungen der Praxis" erfolgen (Bohrer 2013, S. 234), konnte belegt werden. Die Ergebnisse der vorliegenden Studie erweitern den Aspekt der räumlichen Bedingungen dahingehend, als dass Räume zum Zweck der Praxisanleitung umfunktioniert werden (Kap. 5.4.2) – so ziehen sich die Tandems in Aufenthaltsräume für Patienten oder Besucher zurück, mit dem Ziel, ungestört Praxisanleitung zu gestalten (wenngleich dieses Vorhaben nicht immer gelingt).

Ferner wird der intervenierende Bedingungsfaktor der Einsatzlänge als Einflussfaktor auf Praxisanleitung (siehe Kap. 5.4.4) beschrieben, welcher auch die Erkenntnisse von Schweibert & Heil bestätigt. Diese erläutern, dass eine umfangreichere Einsatzlänge eher „strukturierte Anleitungen und Kontinuität durch feste Bezugspersonen" zulassen würde (2020, S. 53). Die feste Bezugsperson konstatiert auch Lauber (2017, S. 148) innerhalb ihrer Forschungsarbeit.

Wenngleich die vorliegende Studie eine Vielzahl an bereits vorhandenen Ergebnissen bestätigt, so lassen sich dennoch weitere Erkenntnisse ableiten. So konnte festgestellt werden, dass vorhandene Tagesstrukturen zur Planung von Praxisanleitung beitragen. Ebenso wird deutlich, dass stationsgebundene Praxisanleitende auf die Zusammenarbeit mit ihren Kollegen angewiesen sind, um Praxisanleitung zu ermöglichen. Überdies unterstreichen Praxisanleitende ihre Aufgabe häufig durch selbst erstellte ‚Artefakte' ihrer Arbeit. Der wohl unberechenbarste Bedingungsfaktor findet sich im Patientenklientel (Kap. 5.4.6) wieder. Wenngleich die Rolle der Patienten innerhalb der Anleitungsformen meist unberücksichtigt bleibt, so gestalten sie doch im Wesentlichen Praxisanleitung mit. Die Rolle des Patienten wurde im Rahmen von Praxisanleitung innerhalb dieser Studie nur skizzenhaft nachgezeichnet – sie bietet sich für weitere Forschungen an.

Diskussionen zu den Aufgaben und Gestaltungsaktivitäten

Die Aufgaben von Praxisanleitenden lassen sich ebenfalls teilweise in anderen Arbeiten finden. So konstatiert Lauber (2017, S. 99–107) unter der Überschrift „Erfolgreiche Lehrende im Praxisfeld" einige innerhalb dieser Studie eruierte Aufgaben von praxisanleitenden Pflegekräften (siehe Kap. 5.5.1.1), wie z.B. das „Up-to-date" sein (nach Lauber (2017, S. 99): „über Fachwissen und Können im eigenen Handlungsbereich verfügen") oder die Berücksichtigung des Patientenwohls (nach Lauber (2017, S. 143) „die Patientenperspektive in Anleitungssituationen berücksichtigen). Zugleich berücksichtigt Lauber aber auch Aspekte, welche einen erfolgreichen Lernenden ausmachen, welche sich in der vorliegenden Studie innerhalb der Aufgaben von Lernenden (Kap. 5.5.2) widerspiegeln. So kann das Zeigen von Interesse oder das Einfordern von Praxisanleitung auch innerhalb Laubers Studie nachgewiesen werden – dort stellt sie klar, dass Lernende eine „lernbereite Grundhaltung besitzen", „eine aktive Lernhaltung einnehmen" und „sich für die eigenen Lerninteressen einsetzen" sollen (Lauber 2017, S. 103–107; S. 143–146). Zusätzlich haben Lernende die Aufgabe, regelmäßig ihre Einsatzwechsel zu gestalten (siehe S. 250). Diese sich wiederholenden Einsatzwechsel fordern eine immer wiederkehrende Anpassung an das vorzufindende Pflegeteam, die räumlichen Gegebenheiten und das Tätigkeitsfeld des Arbeitsbereichs. Bohrer (2005, S. 242–249) verdeutlicht diese Einsatzwechsel als Lernkontext, in welchem die Auszubildenden vornehmlich ihre Anpassungskompetenz erweitern können. Gleichwohl gehen die hier gewonnenen Erkenntnisse über die bereits vorhandenen Ergebnisse hinaus. So konnten weitere Aufgaben ermittelt werden, welche sich explizit auf das Tätigkeitsfeld als freigestellte Praxisanleitende (Kap. 5.5.1.3) bzw. stationsgebundene Praxisanleitende (Kap. 5.5.1.2) beziehen. Vor allem die Aufgaben bezüglich der Anleitungsplanung bei den freigestellten Praxisanleitenden sowie jene, welche stationsgebundene Praxisanleitende innerhalb ihrer Rollendiffusität zu erledigen haben, bieten einen neuen Einblick in die Lebenswelt der Praxisanleitenden.

Die Gestaltungsaktivitäten von Lernenden und Praxisanleitenden innerhalb dieser Arbeit können zusätzlich mit weiteren Erkenntnissen aus anderen Studien bestätigt werden. Bohrer (2013, S. 251–282) unterscheidet bezüglich der „Strategien der Lernenden" „wahrnehmbares Lernhandeln" und „verborgenes Lernhandeln". Sie führt u. a. aus, dass Auszubildende sich eigene Ziele setzen, welches zusätzlich von Körner-Nohe (2020, S. 68) angeführt wird. Es handelt sich in diesem Fall um eine Aktivität, welche prospektiv die eigene Weiterentwicklung fördern soll (siehe S. 284). Zusätzlich hilft ihnen das Stellen von Fragen oder das Ausprobieren im eigenen Lernprozess (Bohrer 2013, S. 255–259; Lauber 2017, S. 73–76) sowie das Verdeutlichen von Unsicherheiten (Körner-Nohe 2020, S. 67). Die genannten Aspekte sprechen dafür, dass die Auszubildenden auch innerhalb von Pflege- bzw. Anleitungssituationen ihre eigene Weiterentwicklung fördern möchten (siehe S. 282). Als eher passive Gestaltungsaktivität kann das Annehmen von Anweisungen bezeichnet werden, welches bei Lauber als „Aufträge ausführen" (2017, S. 62–64) tituliert wird. Das Reflektieren bzw. das Halten einer Rückschau wird als weitere Strategie von Auszubildenden konstatiert (Bohrer 2005, S. 261–265; Körner-Nohe 2020, S. 68) und kann als Aktivität bezeichnet werden, welche retrospektiv die Weiterentwicklung unterstützen kann (siehe S. 285). Wenngleich eine Vielzahl an Strategien in anderen Arbeiten ausgeführt werden konnte, so blieb die Unterteilung in prospektive, situative und retrospektive Förderung der eigenen Weiterentwicklung bisher unberücksichtigt. Zugleich zeigt sie auf, dass Lernende sowohl vor einem Einsatz als auch vor einer (geplanten) Anleitungssituation die Möglichkeit der Mitgestaltung an Praxisanleitung haben.

Ferner lassen sich Zusammenhänge bezüglich der Strategien von Praxisanleitenden eruieren. Praxisanleitende möchten den Wissenszuwachs der Lernenden fördern (siehe S. 261), wie auch bei Bohrer (2005, S. 293) und Lauber (2017, S. 70) festgestellt werden konnte. Häufig nutzen sie dazu das Stellen von Fragen. Überdies leiten sie den Lernenden (siehe S. 268) und „erteilen" Handlungsaufträge, welche von den Auszubildenden übernommen werden sollen (Lauber 2017, S. 62–64). Praxisanleitende kontrollieren und korrigieren die Auszubildenden (siehe S. 271), sie haben den Lernenden im Blick (hierzu auch Bohrer (2013, S. 290)) und mischen sich ggf. ein, indem sie auf „korrektes Handeln hinweisen" oder korrigierend eingreifen, wie auch Lauber (2017, S. 77–80, 82–84) in ihrer Studie beschreibt. Weiterhin lassen sich auch Erkenntnisse bezüglich der Gestaltungsaktivität: selbstständiges Handeln ermöglichen (siehe S. 274) ermitteln. So führen Lauber (2017, S. 79) und Bohrer

(2013, S. 285–292) aus, dass die Auszubildenden in ihrer Selbstständigkeit unterstützt werden, indem die Praxisanleitenden bspw. eine Pflegehandlung demonstrieren oder dem Lernenden assistieren. Folglich gehen diese Arbeiten darauf ein, wie Selbstständigkeit angebahnt wird. Die Erkenntnisse der vorliegenden Arbeit gehen über diese Ergebnisse hinaus – sie machen deutlich, dass selbstständiges Handeln auch verstetigt werden muss, indem sich Praxisanleitende (sukzessive) zurücknehmen und ein Erproben der Lernenden zulassen.

Diskussionen zum Erleben von Praxisanleitung

Die vorliegenden Ergebnisse bezüglich des Erlebens einer gelungenen Praxisanleitung (Kap. 5.6.1) bestätigen teilweise die von Lauber (2017, S. 107–111; S. 146–152) beschriebenen „lernförderlichen Rahmenbedingungen“ bzw. „gelungenen Lehr-/Lernsituationen“ sowie die von Fichtmüller & Walter (2007, S. 612–618) konstatierte Lernatmosphäre. So werden Wertschätzung, Kompetenz und Offenheit als Merkmale einer als gelungenen Praxisanleitung beschrieben. Auch der Begriff der Kompetenz lässt sich in Laubers Ausführungen wiederfinden (Lauber 2017, S. 138). Die vorliegende Studie greift die bereits vorhandenen Erkenntnisse auf und führt sie weiter aus, indem deutlich wird, dass auch das Erleben von fachlich korrektem Arbeiten innerhalb von Anleitungssituationen als ein Merkmal einer als gelungen erlebten Praxisanleitung fungiert.

Auch die von Lauber (2017, S. 109 & 150) beschriebenen „Lernerfolge“ lassen sich durch eine erlebte Zufriedenheit (hierzu Kap. 5.6.2) der Beteiligten erweitern. Diese Zufriedenheit wird auch im Ausbildungsreport von ver.di (2015, S. 17) genannt. Die Erkenntnisse dieser Studien erweitern die erlebten Folgen von Praxisanleitung. So konnte ermittelt werden, dass die Beteiligten davon ausgehen, dass Praxisanleitung zur Nachwuchssicherung sowie zur Sicherung von Pflegequalität und praktischer Ausbildungsqualität beitrage. Jedoch bietet sie den Lernenden auch Sicherheit im beruflichen Handeln. Zusätzlich können Wünsche für die Praxisanleitung aus dem Datenmaterial abgeleitet werden, auf die im Kap. 7 näher eingegangen wird. Zuvor werden weitere, mögliche Forschungsdesiderata in den Blick genommen, welche innerhalb der hier vorliegenden Studie deutlich wurden.

6.2 Rückblick und Ausblick

Im vorliegenden Kapitel wird die angewandte Forschungsmethode, auch vor dem Hintergrund von alternativen Überlegungen, diskutiert. Zugleich werden weitere Forschungsdesiderata herausgearbeitet.

Die GTM bietet durch ihren iterativen Forschungsprozess die Möglichkeit, zunächst offen das Feld zu betrachten, um sich im Verlauf des Forschungsprozesses auf die Darlegung eines zentralen Phänomens zu fokussieren. Dieses zentrale Phänomen wird durch die umliegenden Kategorien konkretisiert, sodass Zusammenhänge verdeutlicht werden können. Vor allem die Entdeckung von Verbindungen und Kausalitäten leitete meine Entscheidung zur Nutzung der GTM.

Im Rahmen meines Forschungsprozesses orientierte ich mich an ihren Prinzipien (Kap. 4.8) und berücksichtigte kontinuierlich die Gütekriterien qualitativer Forschung (Kap. 4.9) sowie die Umsetzung einer forschungsethischen Arbeitsweise (Kap. 4.10). Um einen Einblick in die Gestaltung von Praxisanleitung, auch vor dem Hintergrund der zugrunde liegenden (institutionellen) Rahmenbedingungen zu erhalten, wurden teilnehmende Beobachtungen mit sich anschließenden Interviews der Praxisanleitenden und Lernenden durchgeführt. Dabei lag der Schwerpunkt dieser Erhebung auf das Erleben und der Gestaltung der Praxisanleitung im Setting Krankenhaus bzw. der Ausbildung der Gesundheits- und (Kinder-)Krankenpflege.

Im Vorfeld wurden indes auch andere Zugänge zur Beantwortung meiner Forschungsfragen überprüft. Jedoch erwies sich die Analyse von Zusammenhängen und dem Erleben der an der Praxisanleitung Beteiligten im Kontext ihrer institutionellen Rahmenbedingungen mit anderen qualitativen Erhebungsmethoden als kaum umsetzbar: So ließe eine Dokumentenanalyse keinen Einblick in das Handlungsfeld der Praxisanleitung zu. Auch eine gemeinsame Gruppendiskussion wurde überlegt. Dies ist vor dem Hintergrund möglicher Hierarchien (Praxisanleiter als Beurteiler) und darauffolgender möglicher Befangenheit von Lernenden wenig sinnvoll und ethisch diskussionswürdig. Wenngleich im Rahmen dieser Studie auch gemeinsame Interviews geführt wurden, so lag das Ziel dieser gemeinsamen Befragung neben der Inhaltlichkeit auf dem Agieren der Praxisanleitenden und Lernenden im gemeinsamen Gespräch. Eine ausschließliche Befragung bzw. Gruppendiskussion in getrennter Form (Gruppendiskussion Praxisanleitende und Gruppendiskussion Lernende) ließe tiefere Einblicke über zum Teil unbewusste Verhaltensweisen der Studienteilnehmenden innerhalb des Praxisanleitungsalltags nur unzureichend zu. Überlegungen zu einer Videoaufzeichnung, wie sie u. a. bei Przyborski & Wohlrab-Sahr (2014, S. 147–162) dargestellt werden, kamen aus Datenschutzgründen nicht in Frage. Da Praxisanleitende und Lernende innerhalb ihres Arbeitsalltages neben dem Kontakt zu Patienten auch Interaktionshandlungen mit anderen Berufsgruppen oder Angehörigen vollziehen, wäre eine informierte Zustimmung (Deutsche Gesellschaft für Pflegewissenschaft e.V. 2018) all dieser Personen nicht umsetzbar gewesen (hierzu Kap. 4.10).

Innerhalb meiner Studie stellte sich *Praxisanleitung gestalten* als zentrales Phänomen heraus. Während des Auswertungsprozesses wurde deutlich, dass alle an der Praxisanleitung beteiligten Personen an der Gestaltung von Praxisanleitung beteiligt sind. Wenngleich die Umsetzung von Praxisanleitung von einer Rollenklarheit bzw. Rollendiffusität bedingt wird, so bleibt doch ihre Gestaltung als zentraler Moment erhalten, wird jedoch in unterschiedlichen Formen der Praxisanleitung abgebildet. Durch die empirische Erhebung konnten weiterführend Aufgaben von Praxisanleitenden analysiert werden, die sie im Kontext ihrer Freistellung bzw. Stationsgebundenheit zu erledigen haben. Zusätzlich wurden Gestaltungsaktivitäten der Beteiligten identifiziert, welche das zentrale Phänomen entstehen lassen. Gleichzeitig ließen sich Forschungsdesiderata bezogen auf die Gestaltung von Praxisanleitung ableiten, da viele Fragen unbeantwortet blieben bzw. zu untersuchende Phänomene deutlich wurden.

Zunächst bleibt offen, inwiefern die Gestaltung von Praxisanleitung innerhalb des ambulanten bzw. langzeitpflegerischen Settings stattfindet. Dieser Frage wurde innerhalb der vorliegenden Studie nicht nachgegangen und bildet somit ein weiteres zu fokussierendes Forschungsfeld.

In den hier vorliegenden Daten konnten sechs Formen der Praxisanleitung im Kontext von Rollendiffusität und Rollenklarheit ermittelt werden. Es ist (wie bereits erwähnt) zu erwarten, dass weitere Formen der Praxisanleitung existieren. So fand bspw. die Gestaltung von Praxisanleitung im Rahmen von größer angelegten Projekten keinen Einzug in diese Studie. Wie jedoch Praxisanleitung im Rahmen von Projekten, wie ‚Schüler leiten eine Station', ‚Schüler leiten Schüler an' oder ‚Schulstation' gestaltet und erlebt wird bzw. auch welche Rollen die Beteiligten innerhalb dieser Formen der Anleitung auf die Bühne stellen, bleibt offen und bietet sodann ein weiteres zu beforschendes Feld. Weiterhin zu klären gilt, inwiefern Praxisanleitung auch im geschützten Rahmen, wie z. B. dem Skills lab erlebt und gestaltet wird. Die Formen der Praxisanleitung lassen zudem kaum Rückschlüsse über den zu erreichenden Lernerfolg zu. Dass innerhalb von gemeinsamen Pflegealltagen gelernt wird, haben Lauber (2017), Bohrer (2013) und Fichtmüller & Walter (2007) bereits ausführlich ermittelt. Innerhalb der vorliegenden Studie konnte festgestellt werden, dass vor allem ungestörte Anleitungssituationen mit entsprechenden, zeitlichen Kontingenten und der Möglichkeit, fachlich korrektes Arbeiten umzusetzen, als gelungen erlebt werden. Dies lässt annehmen, dass vornehmlich formalisierte, bewusst wahrgenommene Lernprozesse positiver bewertet werden als informelle Lernprozesse, die nicht als solche erkannt werden.

Die ermittelte Anleitungsform: Anleitung nach Aufforderung konnte aus der Perspektive der Lernenden innerhalb der Interviews ermittelt werden. Hier wird der Praxisanleitende erst aktiv, insofern er von dem Lernenden dazu aufgefordert wird. Folglich bleibt die Frage offen, wann und aus welchem Grund es zu einer derartigen Form der Praxisanleitung kommt und welchen Beitrag hier sowohl die Lernenden als auch Praxisanleitenden leisten.

Die Gestaltung von Praxisanleitung bedeutet auch immer Beziehungsgestaltung. Innerhalb dieser Studie konnte lediglich skizzenhaft nachgezeichnet werden, welchen Beitrag die Praxisanleitenden-Lernenden-Beziehung zu einer als gelungen erlebten Praxisanleitung leistet. So beschreiben sowohl die Lernenden als auch die Praxisanleitenden Offenheit, Wertschätzung und Ehrlichkeit als Merkmale einer als gelungen erlebten Praxisanleitung. Weniger in den Fokus geraten ist jedoch, wie sich diese Beziehung auf Praxisanleitung auswirken kann bzw. welchen Stellenwert sie einnimmt. Welche Auswirkungen haben Sympathie und Antipathie auf die Gestaltung und das Erleben von Praxisanleitung? Dieser Frage ist sich in weiteren Forschungsarbeiten zu widmen.

Neben der Beziehung zwischen Praxisanleitenden und Lernenden gehen die an der Praxisanleitung Beteiligten eine weitere Beziehung ein: die Beziehung zum Patienten. Inwiefern das Patientenklientel Einfluss auf die Gestaltung und das Erleben von Praxisanleitung nimmt, konnte lediglich ansatzweise beschrieben werden. Zusätzlich gab es Hinweise im Datenmaterial, welche auf eine »Verdinglichung« des

Patienten während der Anleitung schließen lassen. So wurde einmalig beobachtet, wie Herr Praxisanleiter (aus Frei_01) der Schülerin Hilfe bei der Mobilisation einer Patientin anbot, dessen Brust entblößt war. Das Mobilisieren ist mit einem engen Körperkontakt verbunden, sodass die Patientin hätte in Vorhinein gefragt werden müssen, ob ihr diese Hilfe überhaupt recht sei (Frei_01_Beobachtung). Dieses fand jedoch nicht statt. Die Rolle bzw. Perspektive des Patienten innerhalb von Praxisanleitung sollte zukünftig stärker in den Blick genommen werden. Möglich wäre beispielsweise die Einbindung der Patientenperspektive mittels qualitativer Interviews nach erfolgter Anleitungssituation.

Das Mitgestalten der zu Pflegenden fordert ein stetes situatives Agieren der an der Praxisanleitung Beteiligten. Innerhalb der vorliegenden Daten gab es Anhaltspunkte dafür, dass die Patienten die Lernenden zum Teil vor herausfordernde Situationen stellen. Das Bewältigen dieser Situationen führt oftmals zu einem informellen Lernprozess, da der Umgang mit herausfordernden Patienten eher weniger als bewusster Anleitungsgegenstand deklariert wird. So wurde innerhalb von Frei_02 deutlich, dass Schülerin Annika sich von Herrn X. belästigt fühlte, dieses jedoch eher informell im Rahmen eines Gespräches mit den Kollegen für sich klärte. Eher weniger findet der Umgang mit solchen oder ähnlichen Situationen formell Einzug in Anleitungssituationen. Es müsste geklärt werden, wie derartige Situationen Einzug in die Praxisanleitung nehmen können.

Die vorliegende Studie ist ohne ein vorherrschendes, theoretisches Vorverständnis angefertigt worden. Erst während der Datenanalyse konnten Erklärungsansätze zu ausgewählten theoretischen Bezügen ermittelt werden. Jedoch ließe sich das Datenmaterial auch vor einem anderen Hintergrund analysieren, wie z. B. in Bezug auf mögliche Typologien von Praxisanleitenden. So agiert dieser im Rahmen der benoteten Inszenierung als Beobachter, während er innerhalb des gemeinsamen Pflegealltags eher dirigierend tätig wird. Inwiefern eine Typologisierung von Praxisanleitenden möglich ist, bleibt weiteren Forschungen vorbehalten.

Mit der vorliegenden Studie konnte eine empirische Grundlage zum Verständnis des Erlebens und Gestaltens von Praxisanleitung geleistet werden. Verbunden ist damit die Anerkennung der Aufgabe, welcher sich die Lernenden und Praxisanleitenden tagtäglich, auch während ihrer Arbeit als Pflegekraft, stellen. Abschließend sollen nun Empfehlungen für die Organisation und Gestaltung von Praxisanleitung konstatiert werden.

7. Empfehlungen für die Praxisanleitung

Die vorliegende Forschungsarbeit schafft eine fundierte Grundlage bezüglich des Erlebens und Gestaltens von Praxisanleitung. Praxisanleitung ist gesetzlich verankert und wird institutionell auf mannigfaltige Weise umgesetzt. Sodann kommt es zu einer Vielfalt an Umsetzungsmöglichkeiten von Praxisanleitung, welche sich in ihren Formen und ihrer Gestaltung widerspiegelt. Ausgehend vom zentralen Phänomen *Praxisanleitung gestalten* sollen zunächst Empfehlungen auf der Mikroebene konstatiert werden. Daran schließen sich Vorschläge zur institutionellen Verankerung an, bevor abschließend Empfehlungen für die Makroebene skizziert werden (Zu den Ebenen: u.a. Gonon 2008).[134]

7.1 Empfehlungen für die Praxisanleitung auf der Mikroebene

Die Forschungsergebnisse bieten einen Einblick in die Lebenswelt der Praxisanleitenden und Lernenden, bezogen auf die Gestaltung von Praxisanleitung. Damit verbunden ist auch eine Bestimmung an die Aufgaben und Gestaltungsaktivitäten der an der Praxisanleitung beteiligten Akteure. Als ein zentraler Moment kann dabei das „Up-to-date bleiben (auch im Sinne der Kompetenz von Praxisanleitenden) betitelt werden. Die Praxisanleitenden sind dazu aufgefordert, sich an den neuesten (fach-) wissenschaftlichen Erkenntnissen zu orientieren, um den Lernenden eine kompetente Praxisanleitung (z.B. beim Erklären oder Fragen beantworten) offerieren zu können. Dies erfordert die Bereitschaft und die Fähigkeit von Praxisanleitenden, sich eigenständig neues Wissen anzueignen.

Stationsgebundene Praxisanleitende und Lernende stehen vor der Herausforderung zeitgleich zwei Rollen (Pflegekraft und Praxisanleitende bzw. Lernende) gerecht zu werden. Um sich von einer erlebten Rollendiffusität einer Rollenklarheit zu nähern, sind vorherige Absprachen, sowohl mit den Kollegen der Station als auch untereinander, notwendig. So sind Praxisanleitende darin zu stärken, sich für zeitliche Ressourcen für ihre Aufgabe einzusetzen bzw. die bereits vorhandenen (auch institutionell verankerten) Zeitkontingente zu nutzen. Dies könnte dazu beitragen, dass sich sowohl die Praxisanleitenden als auch Lernenden für einen zuvor festgelegten Zeitrahmen, einer Rollenklarheit nähern. Diese Rollenklarheit bietet die Möglichkeit, für ein störungsfreies Verbleiben in der Rolle (als Praxisanleitender bzw. Lernender), verbunden mit einer klaren Erwartungshaltung.

134 Zur Umsetzung von Praxisanleitung sind in den letzten Monaten zwei Handreichungen für Praxisanleitende veröffentlicht worden, Bohrer & Walter (2020) nehmen dabei den Anleitungsnachweis, den Umgang mit Arbeits- und Lernaufgaben sowie das kompetenzorientierte Beurteilen in den Blick. Die Autoren des Bundesinstituts für Berufsbildung fassen nochmals die gesetzlichen Grundlagen, die Definitionen beruflicher Handlungskompetenz sowie den Ausbildungsplan (bezogen auf die verschiedenen Einsätze) zusammen, um anschließend Szenarien für geplante und strukturierte Praxisanleitungen vorzunehmen (Jürgensen & Dauer 2021).

Voraussetzung dafür ist jedoch, dass sich das Tandem zuvor über die Erwartungen bzw. Zuständigkeiten der anstehenden Anleitungssituation austauscht. Beispielhaft sei hier die Anleitungsform des gemeinsamen Pflegealltags genannt. Hier agiert die praxisanleitende Pflegekraft oftmals dirigierend und überträgt dem Lernenden nur wenig Verantwortung für den Arbeitsablauf der pflegerischen Versorgung. An dieser Stelle sind die Praxisanleitenden dazu aufgefordert, den Dirigierstab an die Lernenden abzugeben. Vor allem bei Auszubildenden des dritten Ausbildungsjahres könnte dieser „Rollenwechsel" zu einem Lernerfolg führen. Denkbar wäre auch ein zeitlich limitierter Rollenwechsel in zuvor ausgewählten Situationen, in welcher der Praxisanleitende dem Auszubildenden die Führung der Pflege- bzw. Anleitungssituation überlässt.

Lernende erleben Reflexionen als hilfreich – Schülerin Annika berichtet sogar, dass die Reflexion am Ende das Praxisanleitende gewesen sei. Daraus lässt sich ableiten, dass Praxisanleitende dazu aufgefordert sind, regelmäßig Reflexionen zu ermöglichen. Während innerhalb der Anleitungsformen eines ausgeprägten Planungsgrades Reflexionen immanent sind, kann diese Forderung v. a. im Hinblick auf die eher weniger geplanten Anleitungsformen ausgesprochen werden. Reflexionen – auch im pflegerischen Alltag – ermöglichen eine Rückschau auf das Erlebte, auf gemeinsame Pflege- und Anleitungssituationen sowie deren gemeinsame Bewältigung und sollte zu einem immanenten Bestandteil des Pflege- und Praxisanleitungsalltags werden. Um dieser Forderung realitätsnah nachkommen zu können, wäre ein wöchentliches Reflexionsgespräch zwischen Praxisanleitenden und Lernenden möglich. So gerät das Erlebte nicht in Vergessenheit. Eine weitere Option wäre die vorherige verbindliche Terminierung von Zwischengesprächen.

Freigestellte Praxisanleitende bieten Anleitungssituationen an, welche mit der Schaffung einer zweiten »Anleitungsrealität« einhergehen und den Pflegeanspruch widerspiegeln sollen. Verbunden mit derartigen Anleitungsformen sind meist umfangreiche, vorherige Vorbereitungen seitens des Auszubildenden sowie die Absicht des Lernenden die Kompetenz präsentieren zu wollen. Gleichwohl konnte hinreichend festgestellt werden, dass die Erschaffung der zweiten »Anleitungsrealität« eher weniger der pflegealltäglichen Realität entspricht. Doch wie können diese mit einer ausgeprägten Planung verbundenen Anleitungsformen realitätsnäher gestaltet werden? Eine Möglichkeit könne darin liegen, die umfangreiche Planung des Lernenden zu umgehen, um das situative Handeln in den Fokus zu stellen sowie die Fähigkeit spontan Handlungsabläufe entwickeln zu können. Auf diese Weise könnte z. B. die teilnehmende Beobachtung oder auch die benotete Inszenierung realitätsnaher gestaltet werden. Die Informationsbeschaffung und Arbeitsablaufplanung würde entfallen. Eine teilnehmende Beobachtung ohne umfangreiche Planung des Lernenden nähert sich somit dem pflegerischen Alltag, da innerhalb dieses Alltags eine solche umfangreiche Vorplanung der Pflege weniger möglich ist.

Dabei ist darauf hinzuweisen, dass eine solche Anleitungsform als Ergänzung und nicht als Ersatz der bereits bekannten Formen mit ausgeprägter Planung fungieren könnte. Die benotete Inszenierung und die teilnehmende Beobachtung implizieren viele Merkmale einer als gelungen erlebten Praxisanleitung. Zusätzlich muss sich der Lernende einen dezidierten Zugang zum Patienten, seiner Geschichte und seiner pflegerischen Versorgung verschaffen. Die Informationsbeschaffung und Arbeitsablaufplanung sollten weiterhin geübt werden.

Lernende hingegen haben die Aufgabe Praxisanleitung einzufordern. Von ihnen wird also erwartet, dass sie sich aktiv in den Prozess und die Gestaltung von Praxisanleitung einbringen. Innerhalb dieser Studie konnten Gestaltungsaktivitäten der Lernenden eruiert werden, welche darauf schließen lassen, dass die Lernenden ihre Beteiligung wahrnehmen. Es bleibt zu berücksichtigen, dass im Rahmen dieser Studie vermutlich vornehmlich Lernende teilgenommen haben, welche sich in ihrer Rolle sicher fühlen. Doch welche Möglichkeiten haben Lernende, welche nicht über eine solche Ausgangsposition verfügen? Praxisanleitende sind folglich dazu aufgefordert, den Lernenden darin zu bestärken, sich aktiv am Anleitungsprozess zu beteiligen. Ermöglicht werden könnte dies u. a. mit Simulationstrainings[135]. Hier könnten Szenarien eingeübt werden, in denen Lernende dazu aufgefordert sind, sich selbst in den Anleitungsprozess einzubringen – ein Simulationsbeispiel konnte bereits aus dem vorhandenen Datenmaterial ermittelt werden. So konstatiert Schülerin Saskia, dass ihre praxisanleitende Pflegekraft sich „nett unterhält“, während sie „Schüleraufgaben“ erledigt. Ein solches Szenario böte sich als Lernsituation an, um das Einfordern von Praxisanleitung zu üben.

Als weitere Aufgabe von Lernenden ist die Gestaltung von sich wiederholenden Einsatzwechseln zu nennen. Diese erfordern immer wieder neue Anpassungsprozesse an das entsprechende Team, die dortigen Räumlichkeiten sowie Arbeitsabläufe. Doch wie können Lernende sich aktiv in diese Gestaltung einbringen bzw. zu einem für sie gelungenen Einsatzbeginn beitragen? Mithilfe von Lernsituationen, welche sich diesem Thema widmen, könnten zunächst Marginalien für einen gelungenen Einsatzwechsel/Einsatzbeginn erarbeitet werden, um darauf aufbauend Strategien für die Auszubildenden abzuleiten, um sich diesen Merkmalen zu nähern. Sodann könnten Kompetenzen angebahnt werden, welche die Gestaltung von Einsatzwechseln/Einsatzbeginnen vereinfachen. Ein solches Lehr-/Lernarrangement könnte curricular innerhalb der CE 01 des Rahmenlehrplans für den theoretischen und praktischen Unterricht (Fachkommission nach § 53 PflBG 2019, S. 35–39) verankert werden.

7.2 Empfehlungen für die Praxisanleitung auf der Mesoebene

Die bereits o.g. Verankerung des Lehr- /Lernarrangements im Curriculum der Pflegeausbildung einer Schule stellt bereits eine Empfehlung auf der Mesoebene dar. Eine weitere curriculare Verankerung, jedoch innerhalb der Weiterbildung zur Praxisanleiterin/zum Praxisanleiter, bieten die Gesprächsführung sowie das erfahrungs-

135 „Simulation ist als methodischer Ansatz, als Lehr-Lernmethode, in der Aus-, Fort- und Weiterbildung international etabliert. Es werden Bedingungen geschaffen, um authentische, realitätsnahe Situationen darzustellen, die im realen Leben auftreten können und die […] Praxis widerspiegeln“ (SimNAT Pflege 2020, S. 3).

orientierte Lernen. Dabei geht es zum einen um die Gesprächsführung mit dem Lernenden, v. a. in schwierigen Beurteilungsgesprächen, zum anderen aber auch um die Gesprächsführung mit den Kollegen bzw. dem Vorgesetzten, um Praxisanleitung gestalten, verändern und dauerhaft etablieren zu können. Innerhalb des Datenmaterials wurde deutlich, dass Praxisanleitung ohne kollegiale Unterstützung schwer umsetzbar ist. Eine Verankerung des Inhalts auf curricularer Ebene scheint unumgänglich, um eine wertschätzende und praxisanleitungsfördernde Kommunikationsstruktur, sowohl kollegial als auch mit der Leitungsebene zu entwickeln.[136] Jedoch sind auch die Kollegen und Leitungskräfte dazu aufgefordert, entsprechende Gespräche zuzulassen – sich für die Praxisanleitung einzusetzen. Verbunden ist damit ein Perspektivwechsel, weg von der Praxisanleitung als zeitfressendes, personalaufwendiges Konstrukt hin zu einem qualitäts- und nachwuchssichernden Moment der Pflegeausbildung.

Als weitere notwendige Verankerung sei das erfahrungsorientierte Lernen genannt. So unterstützen die Praxisanleitenden den Lernenden in ihrer Rolle, verbunden mit der Abstimmung von Praxisanleitung auf den individuellen Lernprozess des Auszubildenden. Um eine solche Abstimmung (didaktisch) zu ermöglichen, sind Inhalte des erfahrungsorientierten Lernens (hierzu Scheller (1987)) hilfreich. Dieses Konzept erlaubt ein Anschlusslernen an bereits vorhandene Erfahrungen, um diese für den weiteren (praktischen) Lernprozess nutzbar zu machen.

Weiterführend konstatierten Praxisanleiterin Jasmin und Praxisanleiterin Melanie u. a. innovative Möglichkeiten, um Praxisanleitung zu gestalten. Während Jasmin von regelmäßigen Auszubildendentreffs berichtet, welche sie als Austauschforum für die Auszubildenden etablieren möchte, legt Melanie dar, dass sie Lerntreffs verankern möchte. Um solche (und evtl. auch weitere[137]) innovative Konzepte zu etablieren, ist deren institutionelle Verankerung erforderlich. Es ist anzunehmen, dass dadurch sowohl die Akzeptanz der Kollegen[138] (für diese innovativen Konzepte) erhöht wird, als auch die Lernenden einen verbindlichen weiteren Ort des Austausches und Lernens wahrnehmen können.

Abschließend sollen die institutionellen Rahmenbedingungen in den Blick genommen werden. So wurden Anhaltspunkte aus den Interviews deutlich, die darauf schließen lassen, dass bereits zeitliche Kontingente für Praxisanleitung vorgehalten, diese jedoch von den Praxisanleitenden nicht genutzt werden. Insofern zeitliche Kontingente zur Verfügung stehen, ist die praxisanleitende Pflegekraft darin zu unterstützen, diese auch für sich und den Lernenden zum Zwecke der Praxisanleitung zu verwenden. Zusätzlich besteht die Möglichkeit, sich für eine institutionelle, zeitliche Verankerung (mit praxisanleitenden Kollegen) einzusetzen, um die aktuell gesetzlich, geforderten 10 % Anleitungszeit (§ 6 Abs. 3 PflBG) (welche von den Aus-

136 Innerhalb des Curriculums der Neksa-Arbeitsgruppe wird bereit eine curriculare Verankerung dieses Inhalts (innerhalb von Modul 2) (Neksa-Arbeitsgruppe 2020, S. 43) deutlich.

137 Weitere innovative Konzepte zur Gestaltung von Praxisanleitung finden sich u. a. in Roes (2004, S. 141–164) oder (Fischer 2013, S. 289).

138 Innerhalb des Datenmaterials gab es Hinweise darauf, dass solche noch nicht institutionell verankerten Konzepte von den Kollegen der Station nicht wertgeschätzt werden bzw. die Akzeptanz demgegenüber eher weniger vorhanden ist.

zubildenden nachzuweisen ist) sicherzustellen. Ansonsten sind die Auszubildenden versucht, Anleitungszeiten zu notieren, welche nicht als solche erlebt werden (wie Schülerin Annika bereits konstatiert hat).

Neben der Errichtung von zeitlichen Kontingenten ist die Schaffung von Räumlichkeiten für praxisanleitende Zwecke notwendig. Diese ermöglichen eine störungsfreie Gesprächsumgebung, welche u.a. sowohl für Erst-, Zwischen- und Abschlussgespräche sowie auch für Reflexionsgespräche genutzt werden kann. Zugleich können hier Lern- und Arbeitsaufgaben besprochen werden. Dabei geht es weniger darum, auf jeder Station einen separaten Raum für Praxisanleitung zur Verfügung zu stellen. Vielmehr bieten sich Räumlichkeiten an, welche von den Beteiligten schnell und unkompliziert reserviert und erreicht werden können. Diese Räumlichkeiten sollten mit einem Tisch und Stühlen sowie einem Schreibtisch und ggf. einem PC ausgestattet und ruhig gelegen sein und könnten von mehreren Praxisanleitenden (Lernenden) nach vorheriger Reservierung genutzt werden. Eine Reservierung trägt zu einer störungsfreien Umgebung bei und sollte von außen erkenntlich sein (damit niemand unvorhergesehen den Raum betritt).

7.3 Empfehlungen für die Praxisanleitung auf der Makroebene

Mit der Reformierung der Pflegeberufe ist eine 24-stündige, jährliche berufspädagogische Weiterbildungszeit für Praxisanleitende festgeschrieben (§ 4 Abs. 3 PflAPrV). Jedoch liegt der Schwerpunkt dieser Weiterbildung auf der Vermittlung von pädagogischen Inhalten. Wie bereits in Kap. 7.1 erwähnt, haben Praxisanleitende die Aufgabe, sich stets auf dem aktuellen Wissensstand zu halten, sodass Überlegungen anzustellen sind, ob neben erforderlichen, berufspädagogischen Inhalten auch Weiterbildungszeiten zu etablieren sind, welche fachwissenschaftliche Bezüge aufweisen, um das „Up-to-date" bleiben zu unterstützen.

Ebenso bleibt eine Aussage, wie viele Lernende ein Praxisanleitender gleichzeitig zu betreuen hat, unberücksichtigt. So konnte innerhalb von Stat_03 festgestellt werden, dass Praxisanleiterin Yvonne drei Lernende anzuleiten hat, welche kurz vor der Absolvierung ihrer praktischen Ausbildung stehen. Inwiefern sie allen drei gleichermaßen gerecht werden kann, blieb unbeantwortet. Es stellt sich jedoch die Frage, inwiefern eine individuell auf den Lernenden abgestimmte Praxisanleitung in einem solchen Falle ermöglicht werden kann. Eine Verankerung eines festgelegten Praxisanleitenden-Auszubildenden-Verhältnis innerhalb landesspezifischer Empfehlungen oder Verordnungen könnte hilfreich sein.[139] So könnte bspw. empfohlen bzw. verordnet werden, dass ein stationsgebundener Praxisanleiter höchstens zwei Auszubildende gleichzeitig anleiten darf. Zusätzlich müsste diese Empfehlung explizit für die stationsgebundenen Praxisanleitenden ausgesprochen werden. Die freigestellten Praxisanleitenden sind von der gleichzeitigen Anleitung mehrerer Lernender weniger

139 An dieser Stelle sei ein Beispiel erwähnt: In der Durchführungsverordnung – Pflegeberufegesetz (2019b) wird ein Lehrer-Schüler-Verhältnis festgelegt. Eine solche Vorgabe wäre für stationsgebundene Praxisanleitende erstrebenswert.

betroffen, da sie nicht mehr im stationären Setting verankert sind und sich innerhalb ihrer geplanten Anleitungssituationen auf einen Lernenden fokussieren können. In einer derartigen landesspezifischen Verordnung könnte ebenso festgehalten werden, dass die Träger der praktischen Ausbildung über Räume verfügen müssen, welche zum Zwecke der Praxisanleitung genutzt werden können.

Abschließend sei nochmals auf den Umfang der Weiterbildung für die Praxisanleitung eingegangen. Neben den bereits konstatierten Inhalten des erfahrungsorientierten Lernens sind Inhalte zum problemorientierten Lernen notwendig. So konnte festgestellt werden, dass Lernende auch vor pflegerischen Herausforderungen stehen, wie dies bspw. bei Schülerin Annika im Umgang mit Herrn X. deutlich wurde (sie fühlte sich sexuell belästigt). Weitere herausfordernde Situationen innerhalb der pflegerischen Praxis sind erwartbar (z.B. auch Gewalt in der Pflege). Ein problemorientierter Zugang ermöglicht eine gemeinsame Bewältigung solcher Situationen, erfordert jedoch das didaktische Know-how seitens des Praxisanleitenden. Vor diesem Hintergrund scheint eine Erhöhung der Weiterbildungsstunden sinnvoll, um diese didaktischen Konzepte zu lernen, in der Praxis anzuwenden und zu reflektieren. Demzufolge sollte die Weiterbildung zum Praxisanleitenden neben theoretischen Sequenzen auch praktisches Anleitungshandeln in der Pflegepraxis beinhalten, welches am Lernort Weiterbildungsstätte erneut aufgegriffen wird. Eine Anlehnung an andere weiterbildende Abschlüsse, verbunden mit einer Verankerung in allen landesspezifischen Weiterbildungs(ver)ordnungen, ist auch vor dem Hintergrund einer Attraktivitätssteigerung dieser wichtigen (nachwuchs- und qualitätssichernden) Tätigkeit notwendig. So sind Praxisanleitende „neben der Ausbildung und Anleitung in Bezug auf berufliche Fähig- und Fertigkeiten“ mit der Aufgabe betraut, „bei der Begleitung und Beratung der Schüler/innen/Studierenden im Rahmen eines Lernprozessmanagements, bei der Moderation reflexiver Prozesse und innerhalb der beruflichen Sozialisation“ mitzuwirken (Deutscher Bildungsrat für Pflegeberufe 2010, 20 & 21). Dies erfordert eine mit Vergleichbarkeit einhergehende, länderübergreifende Weiterbildungsstruktur, welche als Grundlage für die Einbettung in entsprechende Tarifsysteme fungieren kann.

Literatur

Abels, H. (2019). *Einführung in die Soziologie. Band 2: Die Individuen in ihrer Gesellschaft.* Wiesbaden: Springer.

Abels, H. (2009). Ethnomethodologie. In G. Kneer & M. Schroer (Hrsg.), *Handbuch Soziologische Theorien,* 87–110. Wiesbaden: VS Verlag für Sozialwissenschaften.

Albrecht-Ross, B., Leitner, S., Putz-Erath, L., Rego, K., Rohde, K. & Weydmann, N. (2016). „Falls meine Kleine weint, muss ich mal kurz weg". Möglichkeiten und Herausforderungen einer Online-Arbeitsgruppe mit Grounded Theory Projekten. In C. Equit & C. Hohage (Hrsg.), *Handbuch Grounded Theory. Von der Methodologie zur Forschungspraxis,* S. 409–426. Weinheim: Beltz Juventa.

Althans, Y. & Paridon, H. (2018). Problematische Doppelrolle. *Die Schwester Der Pfleger* 57 (9): S. 94–97.

Amann, K. & Hirschauer, S. (1997). Die Befremdung der eigenen Kultur. Ein Programm. In S. Hirschauer & K. Amann (Hrsg.), *Die Befremdung der eigenen Kultur. Zur ethnographischen Herausforderung soziologischer Empirie,* S. 7–52. Frankfurt am Main: Suhrkamp.

Arbeitgeberverband Pflege. (2018). *Stellungnahme des Arbeitgeberverbandes Pflege e.V. zum Referentenentwurf Ausbildungs- und Prüfungsverordnung für die Pflegeberufe (PflAPrV) des Bundesministeriums für Gesundheit und des Bundesministeriums für Familie, Senioren, Frauen und Jugend.* Verfügbar unter: https://arbeitgeberverband-pflege.de/wp-content/uploads/2018/05/2018.04.19_Stellungnahme-AGVP.pdf. [26.08.2020].

Arbeitsgemeinschaft christlicher Schwesternverbände und Pflegeorganisationen in Deutschland e.V. (2018). *Stellungnahme der ADS zum Referentenentwurf des Bundesministeriums für Gesundheit und des Bundesministeriums für Familie, Senioren, Frauen und Jugend. Ausbildungs- und Prüfungsverordnung für die Pflegeberufe.* Verfügbar unter: https://www.bundesgesundheitsministerium.de/fileadmin/Dateien/3_Downloads/Gesetze_und_Verordnungen/Stellungnahmen_WP19/PflAPrV/ADS_PflBG_APrVO_Stellungnahme_2018-04-17.pdf. [26.08.2020].

Arbeitsgemeinschaft Privater Heime und Ambulanter Dienste Bundesverband e.V. (2018). *Entwurf einer Ausbildungs- und Prüfungsverordnung für die Pflegeberufe.* Verfügbar unter: https://www.bundesgesundheitsministerium.de/fileadmin/Dateien/3_Downloads/Gesetze_und_Verordnungen/Stellungnahmen_WP19/PflAPrV/APH-Bundesverband_Stellungnahme_30.04.2018.pdf. [26.08.2020].

Arbeitskreis Ausbildungsstätten für Altenpflege in der BRD. (2018). *Stellungnahme zum Entwurf Ausbildungs- und Prüfungsverordnung für die Pflegeberufe (03-2018).* Verfügbar unter: https://www.bundesgesundheitsministerium.de/fileadmin/Dateien/3_Downloads/Gesetze_und_Verordnungen/Stellungnahmen_WP19/PflAPrV/Arbeitskreis_Ausbildungsstaetten_Altenpflege_PflBG_APrVO_Stellungnahme_2018-04-17.pdf. [26.08.2020].

Arbeitskreis Deutscher Qualifikationsrahmen. (2011). *Deutscher Qualifikationsrahmen für lebenslanges Lernen.* Verfügbar unter: https://www.dqr.de/media/content/Der_Deutsche_Qualifikationsrahmen_fue_lebenslanges_Lernen.pdf.

Ausbilder-Eignungsverordnung. *AusbEignV – AEVO. (BGBl. I S. 88).*

Ausbildungs- und Prüfungsverordnung für den Beruf der Altenpflegerin und des Altenpflegers. *Altenpflege-Ausbildungs- und Prüfungsverordnung – AltPflAPrV. (BGBl I S. 4418).*

Ausbildungs- und Prüfungsverordnung für die Berufe in der Krankenpflege. *KrPflAPrV. (BGBl. I S. 2263).*

Ausbildungs- und Prüfungsverordnung für die Pflegeberufe. *Pflegeberufe-Ausbildungs- und -Prüfungsverordnung – PflAPrV. (BGBl. I S. 1572).*

Balzer, S. (2009). (Aus-)Bildung in der Gesundheits- und Krankenpflege – Reflexion auf der Grundlage des fachdidaktischen Strukturgitters von Greb. In S. Balzer & B. Kühme (Hrsg.), *Anpassung und Selbstbestimmung in der Pflege. Studien zum (Aus-)Bildungserleben von PflegeschülerInnen, S.* 39–149. Frankfurt am Main: Mabuse Verlag.

Balzer, S. & Kühme, B. (Hrsg.). (2009). *Anpassung und Selbstbestimmung in der Pflege. Studien zum (Aus-)Bildungserleben von PflegeschülerInnen.* Frankfurt am Main: Mabuse Verlag.

Bartholomeyczik, S., Ewers, M., Friesacher, H. & Hokenbecker-Belke, E. (2009). Organisation, Management und Recht. In S. Schewior-Popp, F. Sitzmann & L. Ullrich (Hrsg.), *Thiemes Pflege. Das Lehrbuch für Pflegende in Ausbildung, S.* 86–155. Stuttgart: Thieme.

Baumann, T. & Lehmann, Y. (2014). Zentrale Praxisanleiter(innen). Ergebnisse einer schriftlichen Befragung zu den Aufgaben und den Rahmenbedingungen der Tätigkeit zentraler Praxisanleiter(innen) in den Krankenhäusern Sachsen-Anhalts. *PADUA* 9 (4): S. 237–243.

Beer, R. & Bittlingmayer, U. H. (2008). Die normative Verwobenheit der Sozialisationsforschung. In K. Hurrelmann, M. Grundmann & S. Walper (Hrsg.), *Handbuch Sozialisationsforschung, S.* 56–69. Weinheim und Basel: Beltz.

Benner, P. (1984). *From Novice to Expert. Excellence and Power in Clinical Nursing Practice.* Massachusetts: Addison-Wesley Publishing Company.

Berg, C. & Milmeister, M. (2011). Im Dialog mit den Daten das eigene Erzählen der Geschichte finden: Über die Kodierverfahren der Grounded-Theory-Methodologie. In G. Mey & K. Mruck (Hrsg.), *Grounded Theory Reader, S.* 303–332. Wiesbaden: VS Verlag für Sozialwissenschaften.

Bergmann, J. R. (2015). Harold Garfinkel und Harvey Sacks. In U. Flick, E. von Kardorff & I. Steinke (Hrsg.), *Qualitative Forschung. Ein Handbuch, S.* 51–62. Reinbek bei Hamburg: Rowohlt Taschenbuch Verlag.

Blum, K., Isfort, M., Schilz, P. & Weidner, F. (2006). *Pflegeausbildung im Umbruch. Pflegeausbildungsstudie Deutschland (PABiS).* Düsseldorf: Deutsche Krankenhaus Verlagsgesellschaft mbH.

Blumer, H. (1973). Der methodologische Standort des symbolischen Interaktionismus. In Arbeitsgruppe Bielefelder Soziologen (Hrsg.), *Alltagswissen, Interaktion und gesellschaftliche Wirklichkeit, S.* 80–146. Reinbek bei Hamburg: Rowohlt Taschenbuch Verlag.

Bobath Gesellschaft Deutschland. (ohne Datum). *Bobath-Konzept Deutschland.* Verfügbar unter: https://www.bobath-konzept-deutschland.de/bobath-konzept.html. [17.11.2020].

Böggemann, M., Kühme, B. & Schöniger, U. (2019). Das Praxiscurriculum im Studiengang Pflege dual – Das Osnabrücker Modell: Spagat zwischen Anspruch und Alltag. *PADUA* 14 (1): S. 21–27.

Böhm, A. (2015). Theoretisches Codieren: Textanalyse in der Grounded Theory. In U. Flick, E. von Kardorff & I. Steinke (Hrsg.), *Qualitative Forschung. Ein Handbuch, S.* 475–485. Reinbek bei Hamburg: Rowohlt Taschenbuch Verlag.

Bohrer, A. (2005). *Lernort Praxis. kompetent begleiten und anleiten.* Brake: Prodos.

Bohrer, A. (2013). *Selbstständigwerden in der Pflegepraxis. Eine empirische Studie zum informellen Lernen in der praktischen Pflegeausbildung.* Berlin: Wissenschaftlicher Verlag Berlin.

Bohrer, A. & Walter, A. (2020). *DIE NEUE PFLEGEAUSBILDUNG GESTALTEN. Eine Handreichung für Praxisanleiterinnen und Praxisanleiter.* Verfügbar unter: https://www.eh-berlin.de/fileadmin/Redaktion/2_PDF/FORSCHUNG/Projekt_CurAP/Handreichung_fuer_Praxisanleitende__barriefreies_PDF_.pdf. [24.08.2020].

Bohrer, A. & Walter, A. (2015). Entwicklung beruflicher Identität – empirische Erkenntnisse zum Lernen in der Berufspraxis. *Pädagogik der Gesundheitsberufe* 2 (3): S. 23–31.

Breidenstein, G., Hirschauer, S. Kalthoff, H. & Nieswand, B. (2020). *Ethnografie. Die Praxis der Feldforschung.* Stuttgart: UTB.

Breuer, F. (2010). *Reflexive Grounded Theory. Eine Einführung für die Forschungspraxis.* Wiesbaden: VS Verlag für Sozialwissenschaften.

Breuer, F., Muckel, P. & Dieris, B. (2018). *Reflexive Grounded Theory. Eine Einführung für die Forschungspraxis.* Wien: Springer.

Breuer, F., Mey, G. & Mruck, K. (2011). Subjektivität und Selbst-/Reflexivität in der Grounded-Theory-Methodologie. In G. Mey & K. Mruck (Hrsg.), *Grounded Theory Reader,* S. 427–448. Wiesbaden: VS Verlag für Sozialwissenschaften.

Brock, D., Junge, M., Diefenbach, H., Keller, R. & Villányi., D. (2009). *Soziologische Paradigmen nach Talcott Parsons. Eine Einführung.* Wiesbaden: VS Verlag für Sozialwissenschaften.

Brock, D., Junge, M. & Krähnke, U. (2012). *Soziologische Theorien von Auguste Comte bis Talcott Parsons.* München: Oldenbourg Wissenschaftsverlag.

Buchhofer, B. (2011a). Rollenerfüllung. In W. Fuchs-Heinritz, D. Klimke, R. Lautmann, O. Rammstedt, U. Stäheli, C. Weischer & H. Wienold (Hrsg.), *Lexikon zur Soziologie,* S. 582. Wiesbaden: VS Verlag für Sozialwissenschaften.

Buchhofer, B. (2011b). Rollenklarheit. In W. Fuchs-Heinritz, D. Klimke, R. Lautmann, O. Rammstedt, U. Stäheli, C. Weischer & H. Wienold (Hrsg.), *Lexikon zur Soziologie,* S. 583. Wiesbaden: VS Verlag für Sozialwissenschaften.

Bundeministerium für Familie, Senioren, Frauen und Jugend und das Bundesministerium für Gesundheit. (2018). *Ausbildungs- und Prüfungsverordnung für die Pflegeberufe. (PflAPrV).*

Bundeministerium für Gesundheit. (2020). *Stellungnahmen zum Referentenentwurf PflAPrV.* Verfügbar unter: https://www.bundesgesundheitsministerium.de/service/gesetze-und-verordnungen/guv-19-lp/stellungnahmen-refe/pflaprv.html. [26.08.2020].

Bundesinstitut für Berufsbildung. (2019). *Musterentwurf zum Ausbildungsnachweis.* Verfügbar unter: https://www.bibb.de/dokumente/pdf/Musterentwurf-Ausbildungsnachweis.pdf. [20.04.2021].

Bundesministerium für Bildung und Forschung. (2020). *Der DQR.* Verfügbar unter: https://www.dqr.de/content/60.php. [24.08.2020].

Bundesverband Lehrende Gesundheits- und Sozialberufe. (2019). *Positionen zur Neuordnung der Gesundheitsfachberufe.* Verfügbar unter: https://www.blgsev.de/media/files/20190704_BLGS-Stellungnahme_Neuordnung_Gesundheitsberufe-02.pdf. [25.08.2020].

Bundesverband Lehrende Gesundheits- und Sozialberufe e.V. (2018). *Stellungnahme zum Entwurf der Ausbildungs- und Prüfungsverordnung für die Pflegeberufe (PflAPrV).* Verfügbar unter: https://www.bundesgesundheitsministerium.de/fileadmin/Dateien/3_Downloads/Gesetze_und_Verordnungen/Stellungnahmen_WP19/PflAPrV/BLGS_Stellungnahme_zur_PflAPrV_2018-04-18.pdf. [26.08.2020].

Bundesverband privater Anbieter sozialer Dienste e.v. (2018). *Stellungnahme zum Referentenentwurf des Bundesministeriums für Familie, Senioren, Frauen und Jugend für eine Ausbildungs- und Prüfungsverordnung für die Pflegeberufe.* Verfügbar unter: https://www.bundesgesundheitsministerium.de/fileadmin/Dateien/3_Downloads/Gesetze_und_Verordnungen/Stellungnahmen_WP19/PflAPrV/bpa_Stellungnahme_PflAPrV_-_2018-04-18.pdf. [26.08.2020].

Bund-Länder-Arbeitsgruppe Weiterentwicklung der Pflegeberufe. (2012). *Eckpunkte zur Vorbereitung des Entwurfs eines neuen Pflegeberufegesetzes.*

Busalt, S. (2020). Das Selbstverständnis von Praxisanleiter/-innen. In K.-H. Sahmel (Hrsg.), *Die praktische Pflegeausbildung auf dem Prüfstand. Herausforderungen und Perspektiven, S.* 89–105. Stuttgart: Kohlhammer.

Cambio-Störzel, U. Estermann, L. Fiertz-Baumann, I. & Räz, D. (1998). *Pflegeausbildung im Krankenhaus. Eine empirische Studie.* Bern, Göttingen, Toronto, Seattle: Hans Huber.

Charmaz, K. C. (2011). Den Standpunkt verändern: Methoden der konstruktivistischen Grounded theory. In G. Mey & K. Mruck (Hrsg.), *Grounded Theory Reader, S.* 181–205. Wiesbaden: VS Verlag für Sozialwissenschaften.

Clement, U. (2020). Berufliche Sozialisation und berufliches Lernen. In R. Arnold, A. Lipsmeier & M. Rohs (Hrsg.), *Handbuch Berufsbildung, S.* 53–64. Wiesbaden, Germany: Springer VS.

Corbin, J. & Strauss, A. (2015). *Basic of qualitative Reseach. Techniques and Procedures for Developing Grounded Theory.* Thousand Oaks, London, New Delhi, Singapore: Sage Publications.

Crotty, M. (2015). *The Foundations of Social Research. Meaning and perspectives in the research process.* London, Thousand Oaks, New Delhi, Singapore: Sage Publications.

Dahrendorf, R. (2010). *Homo Sociologicus.* Wiesbaden: VS Verlag für Sozialwissenschaften.

Demal, B., Knigge-Demal, B., Kluwe, S. & Schürmann, M. (2013). *Evaluationsbericht zur Befragung der Schüler/-innen und Lehrenden sowie der Praxisanleiter/-innen in der Altenpflegeausbildung im Rahmen des Projektes „Modell einer gestuften und modularisierten Altenpflegeausbildung“.* Bielefeld, Köln: Fachhochschule Bielefeld und Deutsches Institut für angewandte Pflegeforschung (dip) e.V., Köln.

Denzel, S. (2007). *Praxisanleitung für Pflegeberufe. Beim Lernen begleiten.* Stuttgart: Thieme.

Der Hessische Sozialminister. (2010). *Hessische Weiterbildungs- und Prüfungsordnung für die Pflege und Entbindungspflege (WPO-Pflege).*

Deutsche Gesellschaft für Pflegewissenschaft e.V. (2018). *Fragen zur ethischen Reflexion.* Verfügbar unter: https://dg-pflegewissenschaft.de/wp-content/uploads/2017/05/FragenEthReflexion.pdf. [18.05.2020].

Deutsche Krankenhausgesellschaft. (2006). *DKG-Positionspapier zur Praxisanleitung und Praxisbegleitung auf der Grundlage des Krankenpflegegesetzes vom 16. Juli 2003. Beschluss des Vorstandes der DKG vom 30. März 2006.*

Deutsche Krankenhausgesellschaft. (2015). *DKG-Empfehlung für die Weiterbildung zur Praxisanleitung vom 29.09.2015.* Verfügbar unter: www.dkgev.de/media/file/23631.DKG-Empfehlung_Praxisanleitung.pdf. [13.10.2017].

Deutsche Krankenhausgesellschaft. (2018). *Stellungnahme der Deutschen Krankenhausgesellschaft zum Referentenentwurf der Ausbildungs- und Prüfungsverordnung für die Pflegeberufe.* Verfügbar unter: https://www.bundesgesundheitsministerium.de/fileadmin/Dateien/3_Downloads/Gesetze_und_Verordnungen/Stellungnahmen_WP19/PflAPrV/DKG_Stellungnahme_2018_04_19.pdf. [26.08.2020].

Deutsche Krankenhausgesellschaft. (2019). *DKG-Empfehlung für die Weiterbildung zur Praxisanleitung vom 18.06.2019.* Verfügbar unter: https://www.dkgev.de/fileadmin/default/Mediapool/2_Themen/2.5._Personal_und_Weiterbildung/2.5.11._Aus-_und_Weiterbildung_von_Pflegeberufen/DKG-Empfehlung_fuer_die_Weiterbildung_zur_Praxisanleitung_vom_29.09.2015/Neu_ab_1.5/DKG_Empfehlung_Praxisanleitung_2019_06_18.pdf. [19.05.2020].

Deutscher Berufsverband für Pflegeberufe e.V. (2018). *Stellungnahme des Deutschen Berufsverbands für Pflegeberufe e.V. zum Referentenentwurf des Bundesministeriums für Gesundheit und des Bundesministeriums für Familie, Senioren, Frauen und Jugend zur Ausbildungs- und Prüfungsverordnung für die Pflegeberufe.* Verfügbar unter: https://www.bundesgesundheitsministerium.de/fileadmin/Dateien/3_Downloads/Gesetze_und_Verordnungen/Stellungnahmen_WP19/PflAPrV/DBfK-Stellungnahme_2018-04-18.pdf. [26.08.2020].

Deutscher Berufsverband für Pflegeberufe e.V. (2019). *Situation in der Praxisanleitung in den Ausbildungen der Pflegeberufe.* Verfügbar unter: https://www.dbfk.de/media/docs/download/DBfK-Positionen/DBfK_Junge-Pflege-Positionspapier_Pflegeausbildung-2019.pdf. [25.08.2020].

Deutscher Bildungsrat für Pflegeberufe. (2004). *Vernetzung von theoretischer und praktischer Pflegeausbildung.* Berlin.

Deutscher Bildungsrat für Pflegeberufe. (2010). *Pflegebildung offensiv. Handlungsleitende Perspektiven zur Gestaltung der beruflichen Qualifizierung in der Pflege.* Berlin.

Deutscher Bildungsrat für Pflegeberufe. (2017). *Pflegeausbildung vernetzend gestalten – ein Garant für Versorgungsqualität.* Verfügbar unter: http://bildungsrat-pflege.de/wp-content/uploads/2014/10/broschuere-Pflegeausbildung-vernetzend-gestalten.pdf. [25.08.2020].

Deutscher Bildungsrat für Pflegeberufe. (2018). *Stellungnahme. Deutscher Bildungsrat für Pflegeberufe zum Referentenentwurf des Bundesministeriums für Gesundheit und des Bundesministeriums für Familien, Senioren, Frauen und Jugend zur Ausbildungs- und Prüfungsverordnung für die Pflegeberufe.* Verfügbar unter: http://bildungsrat-pflege.de/wp-content/uploads/2014/10/Stellungnahme-Ausbildungs-und-Pr%C3%BCfungs-verordnung.pdf. [26.08.2020].

Deutscher Bildungsrat für Pflegeberufe. (2020). *Empfehlungen zur Musterweiterbildungsordnung für Pflegeberufe (MWBO PflB). Strategien für die pflegeberufliche Weiterbildung.* Verfügbar unter: http://bildungsrat-pflege.de/wp-content/uploads/2014/10/mwbo_pflb_27-01-2020.pdf. [25.08.2020].

Deutscher Bundestag. (2016). *Drucksache 18/7823: Entwurf eines Gesetzes zur Reform der Pflegeberufe. (Pflegeberufereformgesetz – PflBRefG).*

Deutscher Bundestag. (2018). *Drucksache 19/2707: Verordnung des Bundesministeriums für Familie, Senioren, Frauen und Jugend und des Bundesministeriums für Gesundheit Ausbildungs- und Prüfungsverordnung für die Pflegeberufe (Pflegeberufe-Ausbildungs- und -Prüfungsverordnung – PflAPrV).*

Deutscher Gewerkschaftsbund. (2018). *Stellungnahme des Deutschen Gewerkschaftsbundes zum Referentenentwurf Ausbildungs- und Prüfungsverordnung für die Pflegeberufe (PflAPrV).* Verfügbar unter: https://www.bundesgesundheitsministerium.de/fileadmin/Dateien/3_Downloads/Gesetze_und_Verordnungen/Stellungnahmen_WP19/PflAPrV/DGB-Stellungnahme_PflAPrV_2018_04_19_und_Anmeldung_zur_Anhoerung.pdf. [26.08.2020].

Deutscher Pflegerat e.V. (2018). *Stellungnahme des Deutschen Pflegerates e.V. (DPR) zum Referentenentwurf des Bundesministeriums für Gesundheit und des Bundesministeriums für Familie, Senioren, Frauen und Jugend. Ausbildungs- und Prüfungsverordnung für die Pflegeberufe.* Verfügbar unter: https://www.bundesgesundheitsministerium.de/fileadmin/Dateien/3_Downloads/Gesetze_und_Verordnungen/Stellungnahmen_WP19/PflAPrV/DPR_Stellungnahme_zu_Pflegeberufe-Ausbildungs-_und_Pruefungsverordnung__PflAPrV_2018-04-18.pdf. [26.08.2020].

Döring, M. & Bortz, J. (2016). *Forschungsmethoden und Evaluation in den Sozial- und Humanwissenschaften.* Berlin, Heidelberg: Springer.

Dudenredaktion. (2020). *Duden.* https://www.duden.de/. [30.04.2021].

Dütthorn, N. (2014). *Pflegespezifische Kompetenzen im europäischen Bildungsraum.* Göttingen: V & R unipress GmbH.

Dütthorn, N., Walter, A. & Arens, F. (2013). Was bietet die Pflegedidaktik? *PADUA* (3/2013): S. 168–175.

Endreß, M. & Renn, J. (2004). Einleitung der Herausgeber. In M. Endreß & J. Renn (Hrsg.), *Der sinnhafte Aufbau der sozialen Welt. Eine Einleitung in die verstehende Soziologie,* S. 8–68. Konstanz: UVK.

Enzelberger, S. (2007). Wandel der Lehrerrolle. Sozialgeschichtliche Überlegungen zum Lehrerbild. In N. Ricken (Hrsg.), *Über die Verachtung der Pädagogik. Analysen-Materialien-Perspektiven,* S. 249–273. Wiesbaden: VS Verlag für Sozialwissenschaften.

Fachkommission nach § 53 PflBG. (2019). *Rahmenlehrpläne für den theoretischen und praktischen Unterricht. Rahmenausbildungspläne für die praktische Ausbildung.* Verfügbar unter: https://www.bundesgesundheitsministerium.de/fileadmin/Dateien/3_Downloads/P/Pflegeberufegesetz/2019_pflgb_rahmenplaene-der-fachkommission.pdf. [25.08.2020].

Fichtmüller, F. & Walter, A. (2007). *Pflege lernen. Empirische Begriffs- und Theoriebildung zum Wirkgefüge von Lernen und Lehren beruflichen Pflegehandelns.* Göttingen: V & R unipress.

Fischer, R. (2013). *Berufliche Identität als Dimension beruflicher Kompetenz: Entwicklungsverlauf und Einflussfaktoren in der Gesundheits- und Krankenpflege.* Bielefeld: Bertelsmann.

Flick, U. (2007). *Qualitative Sozialforschung. Eine Einführung.* Reinbek bei Hamburg: Rowohlt Taschenbuch Verlag.

Flick, U. (2009). *Qualitative Sozialforschung. Eine Einführung.* Reinbek bei Hamburg: Rowohlt Taschenbuch Verlag.

Flick, U., Kardorff, E. von, Steinke, I. (Hrsg.). (2015). *Qualitative Forschung. Ein Handbuch.* Reinbek bei Hamburg: Rowohlt Taschenbuch Verlag.

Fuchs-Heinritz, W. (2011a). Berufsjargon. In W. Fuchs-Heinritz, D. Klimke, R. Lautmann, O. Rammstedt, U. Stäheli, C. Weischer & H. Wienold (Hrsg.), *Lexikon zur Soziologie,* S. 85. Wiesbaden: VS Verlag für Sozialwissenschaften.

Fuchs-Heinritz, W. (2011b). Reflexion. In W. Fuchs-Heinritz, D. Klimke, R. Lautmann, O. Rammstedt, U. Stäheli, C. Weischer & H. Wienold (Hrsg.), *Lexikon zur Soziologie,* S. 561. Wiesbaden: VS Verlag für Sozialwissenschaften.

Fuchs-Heinritz, W., Klimke, D., Lautmann, R., Rammstedt, O., Stäheli, U., Weischer, C., Wienold, H. (Hrsg.). (2011). *Lexikon zur Soziologie.* Wiesbaden: VS Verlag für Sozialwissenschaften.

Garfinkel, H. (2020). *Studien zur Ethnomethodologie.* Frankfurt, New York: Campus Verlag.

Gesetz über die Berufe in der Altenpflege. (2000). *Altenpflegegesetz – AltPflG. (BGBl. I S. 1690).*

Gesetz über die Berufe in der Krankenpflege und zur Änderung anderer Gesetze. *Krankenpflegegesetz – KrPflG. (BGBl. I S. 1442).*

Gesetz über die Pflegeberufe. *Pflegeberufegesetz – PflBG. (BGBl. I S. 2581).*

Gesetz zur Reform der Pflegeberufe. *(Pflegeberufereformgesetz – PflBrefG). (BGBl I S. 2581).*

Gesetz zur wirtschaftlichen Sicherung der Krankenhäuser und zur Regelung der Krankenhauspflegesätze. *Krankenhausfinanzierungsgesetz – KHG. (BGBl. I S. 886).*

Girtler, R. (2009). *10 Gebote der Feldforschung.* Münster: LIT.

Glaser, B. (1992). *Emergence vs forcing. Basics of grounded theory analysis.* Mill Valley, CA: Sociology Press.

Glaser, B. & Strauss, A. (1967). *The Discovery of Grounded Theory. Strategies for Qualitative Research.* Chicago: Aldine Publishing Company.

Glaser, B. & Strauss, A. (2010). *Grounded theory. Strategien qualitativer Forschung.* Bern: Verlag Hans Huber.

Glaser, B. (2011). Der Umbau der Grounded-Theory-Methodologie. In G. Mey & K. Mruck (Hrsg.), *Grounded Theory Reader, S.* 134–162. Wiesbaden: VS Verlag für Sozialwissenschaften.

Goffman, E. (2013). *Wir alle spielen Theater. Die Selbstdarstellung im Alltag.* München: Piper.

Gonon, P. (2008). Qualitätssicherung in der beruflichen Bildung. Zeitschrift für Pädagogik. *Beiheft; 53:* S. 96–107.

Görres, S. (2006). *Bundesweite Erhebung der Ausbildungsstrukturen an Altenpflegeschulen (BEA).* Verfügbar unter: http://www.bmfsfj.de/RedaktionBMFSFJ/Abteilung3/Pdf-Anlagen/bea-studie-zusammenfassung,property=pdf,bereich=bmfsfj,sprache=de,rwb=true.pdf. [31.07.2015].

Greb, U. (2003). *Identitätskritik und Lehrerbildung. Ein hochschuldidaktisches Konzept für die Fachdidaktik Pflege.* Frankfurt am Main: Mabuse.

Greb, U. (2008). *Lernfelder fachdidaktisch interpretieren. Werkstattberichte zur Gestaltung von Gesundheits- und Krankheitsthemen im schulischen Bereich:* Frankfurt am Main.

Griese, H. M. (2002). Rolle. In G. Endruweit & G. Trommsdorf (Hrsg.), *Wörterbuch der Soziologie, S.* 458–462. Stuttgart: Lucius & Lucius.

Gruschka, A. (1994). *Bürgerliche Kälte und Pädagogik. Moral in Gesellschaft und Erziehung.* Wetzlar: Büchse der Pandora.

Gügel, M., Maile, H. Mayer, H. & Schirsching, W. (2019). *DKG-UAG Weiterbildung zur Praxisanleitung. Modulübersicht Praxisanleitung.* Verfügbar unter: https://www.dkgev.de/fileadmin/default/Mediapool/2_Themen/2.5._Personal_und_Weiterbildung/2.5.11._Aus-_und_Weiterbildung_von_Pflegeberufen/DKG-Empfehlung_fuer_die_Weiterbildung_zur_Praxisanleitung_vom_29.09.2015/Neu_ab_1.5/01_PA_Anlage_I_Moduluebersicht_Module_ME.pdf. [19.05.2020].

Hammersley, M. & Atkinson, P. (1995). *Ethnographie. principles in practice.* New York, London: Routledge.

Hardaland, H. (2014). *Lerncoaching und Lernberatung. Lernende in ihrem Lernprozess wirksam begleiten und unterstützen.* Baltmannsweiler: Schneider Verlag Hohengehren.

Hauser, T. (2019). *Ralf Dahrendorf. Eine Einführung in sein politisches Denken.* Stuttgart: Kohlhammer.

Heinemann, L. & Rauner, F. (2008). *Identität und Engagement: Konstruktion eines Instruments zur Beschreibung der Entwicklung beruflichen Engagements und beruflicher Identität.* Verfügbar unter: https://www.ibb.uni-bremen.de/files/upload/documents/publications/AB_01.pdf.

Heinz, W. R. (1995). *Arbeit, Beruf und Lebenslauf. Eine Einführung in die berufliche Sozialisation.* Weinheim und München: Juventa.

Hirschauer, S. (2001). Ethnografisches Schreiben und die Schweigsamkeit des Sozialen. Zu einer Methodologie der Beschreibung. *Zeitschrift für Soziologie* 30 (6): S. 429–451.

Hitzler, R. & Eisewicht, P. (2016). *Lebensweltanalytische Ethnographie. -im Anschluss an Anne Honer.* Weinheim und Basel: Beltz Juventa.

Hitzler, R. & Eberle, T. S. (2015). Phänomenologische Lebensweltanalyse. In U. Flick, E. von Kardorff & I. Steinke (Hrsg.), *Qualitative Forschung. Ein Handbuch, S.* 109–118. Reinbek bei Hamburg: Rowohlt Taschenbuch Verlag.

Hitzler, R. & Honer, A. (1995). Qualitative Verfahren zur Lebensweltanalyse. In U. Flick, E. v. Kardorff, H. Keupp, L. v. Rosenstiel & S. Wolff (Hrsg.), *Handbuch Qualitative Sozialforschung. Grundlagen, Konzepte, Methoden und Anwendungen, S.* 382–388. Weinheim: Beltz.

Honer, A. (2015). Lebensweltanalyse in der Ethnographie. In U. Flick, E. von Kardorff & I. Steinke (Hrsg.), *Qualitative Forschung. Ein Handbuch, S.* 194–204. Reinbek bei Hamburg: Rowohlt Taschenbuch Verlag.

Hurrelmann, K., Grundmann, M., Walper, S. (Hrsg.). (2008). *Handbuch Sozialisationsforschung.* Weinheim und Basel: Beltz.

Hurrelmann, K., Grundmann, M. & Walper, S. (2008). Zum Stand der Sozialisationsforschung. In K. Hurrelmann, M. Grundmann & S. Walper (Hrsg.), *Handbuch Sozialisationsforschung,* S. 4–31. Weinheim und Basel: Beltz.

Husserl, E. (2012). *Die Krisis der europäischen Wissenschaften und die transzendentale Phänomenologie.* Hamburg: Felix Meiner.

Igl. G. (2019). *Gesetz über die Pflegeberufe (Pflegeberufegesetz – PflBG). Pflegeberufe-Ausbildungs- und Prüfungsverordnung (PflAPrV) Pflegeberufe-Ausbildungsfinanzierungsverordnung (PflAFinV) Praxiskommentar.* Heidelberg: medhochzwei.

Jakob, N., Kaiser, A. & Schnell, H. (2019). Praxislernen im Pflegestudium. *PADUA* 14 (1): S. 29–34.

Joas, H. (2012). George Herbert Mead (1863–1931). In D. Kaessler (Hrsg.), *Klassiker der Soziologie 1. Von Auguste Comte bis Alfred Schütz, S.* 187–205. München: Beck.

Johns, C. (2017). *Becoming a Reflective Practitioner.* Hoboken: John Wiley & Sons.

Jürgensen, A. & Dauer, B. (2021). *Handreichung für die Pflegeausbildung am Lernort Praxis.* Verfügbar unter: https://bibb-dspace.bibb.de/rest/bitstreams/a5b20494-464f-4603-85c1-47daa0a7402f/retrieve. [23.04.2021].

Kelle, U. & Kluge, S. (2010). *Vom Einzelfall zum Typus. Fallvergleich und Fallkontrastierung in der qualitativen Sozialforschung.* Wiesbaden: VS Verlag für Sozialwissenschaften.

Kersting, K. (2002). *Berufsbildung zwischen Anspruch und Wirklichkeit. Eine Studie zur moralischen Desensibilisierung.* Bern: Hans Huber.

Kersting, K. (2016). *Die Theorie des Coolout und ihre Bedeutung für die Pflegeausbildung.* Frankfurt am Main: Mabuse Verlag.

Klima, R. & Wienold, H. (2011). Desirabilität, soziale. In W. Fuchs-Heinritz, D. Klimke, R. Lautmann, O. Rammstedt, U. Stäheli, C. Weischer & H. Wienold (Hrsg.), *Lexikon zur Soziologie, S.* 133. Wiesbaden: VS Verlag für Sozialwissenschaften.

Knoch, T. (2020). So gelingt die Umsetzung. *Altenheim* 59 (3): S. 72–76.

Koch-Straube, U. (1997). *Fremde Welt Pflegeheim. Eine ethnologische Studie.* Bern, Göttingen, Toronto, Seattle: Hans Huber.

Körner-Nohe, D. (2020). >>Heute aber schulisch<<: Strategien von Auszubildenden der Gesundheits- und Krankenpflege, um in ihrem praktischen Handeln den schulischen Anforderungen gerecht zu werden. In K.-H. Sahmel (Hrsg.), *Die praktische Pflegeausbildung auf dem Prüfstand. Herausforderungen und Perspektiven,* S. 58–74. Stuttgart: Kohlhammer.

Korthagen, F. (2002). *Schulwirklichkeit und Lehrerbildung. Reflexion der Lehrertätigkeit.* Hamburg: EB-Verlag.

Kostorz, P. (2019a). *Ausbildungsrecht in der Pflege. Einführung in das Pflegeberufegesetz und die Ausbildungs- und Prüfungsverordnung.* Stuttgart: Kohlhammer.

Kostorz, P. (2018). „Lehrjahre sind keine Herrenjahre!“ – Rechte und Pflichten in der Berufsausbildung nach dem Pflegeberufegesetz. (Teil 1: Rechte und Pflichten der Ausbildungsträger). *Gesundheit und Pflege* (4): S. 141–148.

Kostorz, P. (Hrsg.). (2019b). *Pflegeberufegesetz mit Rechtsverordnungen und Landesrecht NRW.* Münster: Fachhochschule Münster.

Kostorz, P. & Hatziliadis, M. (2016). Ausbildungsziele der generalistischen Pflegeausbildung. *Unterricht Pflege* 21 (3/2016): S. 32–35.

Kraft, C. & Lehmann, Y. (2015). Kinder- /Krankenpflegeschulen im Blickpunkt. Ergebnisse einer Strukturbefragung in Rheinland-Pfalz als Beitrag zur Pflegebildungsberichterstattung. *PADUA* 10 (2): S. 118–124.

Krappmann, L. (2016). *Soziologische Dimensionen der Identität. Strukturelle Bedingungen für die Teilnahme an Interaktionsprozessen.* Stuttgart: Klett-Cotta.

Kruse, J. (2011). *Einführung in die Qualitative Interviewforschung.* Freiburg: Institut für Soziologie.

Kruse, J. (2015). *Qualitative Interviewforschung. Ein integrativer Ansatz.* Weinheim und Basel: Beltz Juventa.

Kühme, B. (2019). *Identitätsbildung in der Pflege. Pflegepraxis und Bildungsmuster im Prozess beruflicher Sozialisation.* Frankfurt am Main: Mabuse Verlag.

Kühme, B. (2009). Selbstbestimmung und Fremdbestimmung – Eine Diskussion der Pflegewirklichkeit von Pflegeschülerinnen zwischen Teamarbeit und Konkurrenz. In S. Balzer & B. Kühme (Hrsg.), *Anpassung und Selbstbestimmung in der Pflege. Studien zum (Aus-)Bildungserleben von PflegeschülerInnen,* S. 151–261. Frankfurt am Main: Mabuse Verlag.

Kultusministerkonferenz. (2018). *Handreichung für die Erarbeitung von Rahmenlehrplänen der Kultusministerkonferenz für den berufsbezogenen Unterricht in der Berufsschule und ihre Abstimmung mit Ausbildungsordnungen des Bundes für anerkannte Ausbildungsberufe.* https://www.kmk.org/fileadmin/Dateien/veroeffentlichungen_beschluesse/2011/2011_09_23-GEP-Handreichung.pdf. [21.04.2021].

Lamnek, S. (2010). *Qualitative Sozialforschung.* Weinheim und Basel: Beltz.

Lamnek, S. & Krell, C. (2016). *Qualitative Sozialforschung.* Weinheim und Basel: Beltz.

Landespflegekammer Rheinland-Pfalz. (2019). *Weiterbildungsordnung der Landespflegekammer Rheinland-Pfalz.* Verfügbar unter: https://www.pflegekammer-rlp.de/index.php/pflege-als-beruf.html#weiterbildung. [24.08.2020].

Lange, E. (2011). Artefakt. In W. Fuchs-Heinritz, D. Klimke, R. Lautmann, O. Rammstedt, U. Stäheli, C. Weischer & H. Wienold (Hrsg.), *Lexikon zur Soziologie,* S. 60. Wiesbaden: VS Verlag für Sozialwissenschaften.

Lauber, A. (2017). *Von Könnern lernen. Lehr-/Lernprozesse im Praxisfeld Pflege aus der Perspektive von Lehrenden und Lernenden.* Münster: Waxmann.

Lautenschläger, S. & Behrens, J. (2012). Qualität zwischen Anspruch und Realität. Evaluation der praktischen Ausbildung im Fachbereich Chirurgie in Anlehnung an sequenzanalytische Verfahren interpretativ-hermeneutischer Pflegeforschung. *PADUA* 7 (7): S. 94–98.

Leibig, A. & Sahmel, K.-H. (2019). Methodische Kompetenzen von PraxisanleiterInnen für die hochschulische Ausbildung. *PADUA* 14 (1): S. 7–12.

Lempert, W. (2009). *Berufliche Sozialisation. Persönlichkeitsentwicklung in der betrieblichen Ausbildung und Arbeit.* Baltmannsweiler: Schneider Verlag Hohengehren.

Lempert, W. (2007). Theorien der beruflichen Sozialisation: Kausalmodell, Entwicklungstrends und Datenbasis, Definitionen, Konstellationen und Hypothesen, Desiderate und Perspektiven. *Zeitschrift für Berufs- und Wirtschaftspädagogik* 103 (1): S. 12–40.

London, F. (2010). *Informieren, Schulen, Beraten. Praxishandbuch zur pflegebezogenen Patientenedukation.* Bern: Hans Huber.

Lüders, C. (2015). Beobachten im Feld und Ethnographie. In U. Flick, E. von Kardorff & I. Steinke (Hrsg.), *Qualitative Forschung. Ein Handbuch, S.* 384–401. Reinbek bei Hamburg: Rowohlt Taschenbuch Verlag.

Mamerow, R. (2013). *Praxisanleitung in der Pflege.* Berlin, Heidelberg: Springer.

Mamerow, R. (2018). *Praxisanleitung in der Pflege.* Berlin, Heidelberg: Springer Berlin Heidelberg.

Marotzki, W. (1984). *Subjektivität und Negativität als Bildungsproblem.* Frankfurt am Main: Lang.

Massmünster, M. (2014). Sich selbst in Text schreiben. In C. Bischoff, K. Oehme-Jüngling & W. Leimgruber (Hrsg.), *Methoden der Kulturanthropologie, S.* 522–538. Bern: Haupt.

Mayring, P. (2002). *Einführung in die qualitative Sozialforschung. Eine Anleitung zu qualitativem Denken.* Weinheim, Basel: Beltz Verlag.

Mead, G. H. (2020). *Geist, Identität und Gesellschaft.* Frankfurt am Main: Suhrkamp.

Mensdorf, B. (2014). *Schüleranleitung in der Pflegepraxis. Hintergründe, Konzepte, Probleme, Lösungen.* Stuttgart: Kohlhammer.

Mey, G. & Mruck, K. (2009). Methodologie und Methodik der Grounded theory. *Forschungsmethoden der Psychologie. Zwischen naturwissenschaftlichem Experiment und sozialwissenschaftlicher Hermeneutik* (3): S. 100–152.

Mey, G. & Mruck, K. (Hrsg.). (2011). *Grounded Theory Reader.* Wiesbaden: VS Verlag für Sozialwissenschaften.

Mey, G. & Mruck, K. (2011). Grounded-Theory-Methodologie: Entwicklung, Stand, Perspektiven. In G. Mey & K. Mruck (Hrsg.), *Grounded Theory Reader, S.* 11–48. Wiesbaden: VS Verlag für Sozialwissenschaften.

Meyer, I. (2011). Inszenierung. In W. Fuchs-Heinritz, D. Klimke, R. Lautmann, O. Rammstedt, U. Stäheli, C. Weischer & H. Wienold (Hrsg.), *Lexikon zur Soziologie, S.* 310. Wiesbaden: VS Verlag für Sozialwissenschaften.

Ministerium für Arbeit, Gesundheit und Soziales NW. (2006). *Verordnung zur Durchführung des Krankenpflegegesetzes (DVO-KrPflG NRW).*

Ministerium für Arbeit, Gesundheit und Soziales NW. (2019a). *Verordnung zur Durchführung des Pflegeberufegesetzes in Nordrhein-Westfalen (Durchführungsverordnung Pflegeberufegesetz – DVO-PflBG NRW).*

Ministerium für Arbeit, Gesundheit und Soziales NW. (2019b). *Verordnung zur Durchführung des Pflegeberufegesetzes in Nordrhein-Westfalen. Durchführungsverordnung – Pflegeberufegesetz. (DVO-PflBG NRW).*

Ministerium für Arbeit, Soziales und Gesundheit RLP. (1998). *Landesverordnung zur Durchführung des Landesgesetzes über die Weiterbildung in den Gesundheitsfachberufen (GFBWBGDVO).*

Ministerium für Soziales, Familie und Gesundheit des Landes Thüringen. (2010). *Thüringer Verordnung zur Durchführung der Weiterbildungen in den Pflegefachberufen (Thüringer Pflegefachberufe-Weiterbildungsverordnung).*

Mischke, C., Makowsky, K., Ahrend, S., Berger, P., Haas, M., Knorr, E., Kugelmann, A., Machleit, U., Nürnberger, W.G., Schäfer, A. & Wienbeck, S. (2006). *Standard zur berufspädagogischen Weiterbildung zur Praxisanleitung in der Altenpflege in Nordrhein-Westfalen.* Verfügbar unter: https://www.mhkbg.nrw/mediapool/pdf/pflege/pflege_und_gesundheitsberufe/altenpflegeausbildung/NRW-Standard_Praxisanleitung-02-2007.pdf. [13.10.2017].

Mruck, K. & Mey, G. (1999). Selbstreflexivität und Subjektivität im Auswertungsprozess biographischer Materialien. Zum Konzept einer „Projektwerkstatt qualitativen Arbeitens“ zwischen Colloquium, Supervision und Interpretationsgemeinschaft. In G. Jüttemann & H. Thomae (Hrsg.), *Biographische Methoden in den Humanwissenschaften,* S. 284–306. Weinheim, Basel: Beltz Taschenbuch.

Müller, K. (2010). Pflegeausbildung braucht Reformen. *Die Schwester Der Pfleger* 49 (01/10): S. 82–85.

Münch, R. (2007). Talcott Parsons (1902–1979). In D. Kaessler (Hrsg.), *Klassiker der Soziologie 2. Von Talcott Parsons bis Anthony Giddens, S.* 24–50. München: Beck.

myKoWi.net – Mein Netzwerk für Kommunikation und Wissen der Universität Duisburg-Essen. (2009). *Prof. Dr. Ronald Hitzler – Lebenswelt.* https://www.youtube.com/watch?v=9fzof0Z1UrA. [18.08.2020].

Neksa-Arbeitsgruppe. (2020). *Ein Modellcurriculum für die berufspädagogische Zusatzqualifikation zur Praxisanleiterin / zum Praxisanleiter und ein Konzept für die berufspädagogischen Fortbildungen für Praxisanleiterinnen und Praxisanleiter in der Pflegeausbildung im Land Brandenburg.* Verfügbar unter: https://www.yammer.com/pflegeausbildung/#/files/685388013568. [24.08.2020].

Neuweg, G. H. (2001). *Könnerschaft und implizites Wissen. Zur lehr-lerntheoretischen Bedeutung der Erkenntnis- und Wissenstheorie Michal Polanyis.* Münster: Waxmann.

Neuweg, G. H. (2015). *Das Schweigen der Könner. Gesammelte Schriften zum impliziten Wissen.* Münster: Waxmann.

Niedersächsische Landesschulbehörde. (2019). *Empfehlungen für Maßnahmen einer berufspädagogischen Qualifikation zur Praxisanleitung.* Verfügbar unter: https://docplayer.org/189690452-Niedersaechsische-landesschulbehoerde-empfehlungen-fuer-massnahmen-einer-berufspaedagogischen-qualifikation-zur-praxisanleitung.html [13.05.2021].

Niedersächsischer Landtag. (2017). *Niedersächsische Verordnung über Anforderungen an Schulen für Gesundheitsfachberufe und an Einrichtungen für die praktische Ausbildung (NSchGesVO).*

Norddeutsches Zentrum zur Weiterentwicklung der Pflege. (2004). *Handreichung zum Gesetz über die Berufe in der Krankenpflege (KrPflG) und der Ausbildungs- und Prüfungsverordnung.*

Norddeutsches Zentrum zur Weiterentwicklung der Pflege. (2017). *Impressum.* https://www.pflege-ndz.de/impressum.html. [28.09.2017].

Olbrich. C. (1999). *Pflegekompetenz.* Bern: Hans Huber.

Overwien, B. (2014). Informelles Lernen. In M. Göhlich, C. Wulf & J. Zirfas (Hrsg.), *Pädagogische Theorien des Lernens,* S. 119–130. Weinheim, Basel: Beltz Juventa.

Parsons. T. (1991). *The social system.* London: Routledge.

Pohlmann, M. (2005). *Beziehung pflegen. Eine phänomenologische Untersuchung der Beziehung zwischen Patienten und beruflich Pflegenden im Krankenhaus.* Bern: Hans Huber.

Przyborski, A. & Wohlrab-Sahr, M. (2014). *Qualitative Sozialforschung. Ein Arbeitsbuch.* München: Oldenbourg.

Quernheim, G. (2017). *Spielend anleiten und beraten. Hilfen zur praktischen Pflegeausbildung.* München: Elsevier.

Quernheim, G. (2019). „Ist doch eh alles das Gleiche, oder?!". Praxisanleitung für Schüler_innen und Studierende. *PADUA* 14 (1): S. 35–41.

Quernheim, G. (2020). Praxisanleitung in den 2020-Jahren: Brechen goldene Zeiten an? *Die Schwester Der Pfleger* (3): S. 60–65.

Quernheim, G. & Keller, C. (2013). Praxisanleitung. Zur Situation der praktischen Pflegeausbildung – Teil 1. *PADUA* 8 (5): S. 293–295.

Regierungspräsidium Darmstadt. (2007). *Umsetzung des Krankenpflegegesetzes vom 16. Juli 2003 und Ausbildungs- und Prüfungsverordnung für die Berufe in der Krankenpflege vom 10. November 2003. hier: Praxisanleitung und Praxisbegleitung in der Gesundheits- und Krankenpflege und Gesundheits- und Kinderkrankenpflege.* Darmstadt.

Regitschnig, A. (2003). Die Praxis ist dann ganz anders… Motivationsreduzierende Faktoren während der Ausbildung – ein Längsschnittstudie aus Österreich. *Die Schwester Der Pfleger* 42 (5/03): S. 342–344.

Remmers, H. (2000). *Pflegerisches Handeln. Wissenschafts- und Ethikdiskurse zur Konturierung der Pflegewissenschaft.* Bern: Hans Huber.

Roes, M. (2004). *Wissenstransfer in der Pflege. Neues Lernen in der Pflegepraxis.* Bern: Hans Huber.

Sacks, H. (1984). Notes on methodology. In J. Maxwell Atkinson & J. Heritage (Hrsg.), *Structures of social action. Studies in conversation analysis,* S. 21–27. Cambridge: Cambridge Univ. Press.

Sahmel, K.-H. (Hrsg.). (2020). *Die praktische Pflegeausbildung auf dem Prüfstand. Herausforderungen und Perspektiven.* Stuttgart: Kohlhammer.

Sahmel, K.-H. (2020). Praktische Pflegeausbildung – Anspruch und Wirklichkeit. In K.-H. Sahmel (Hrsg.), *Die praktische Pflegeausbildung auf dem Prüfstand. Herausforderungen und Perspektiven,* S. 13–30. Stuttgart: Kohlhammer.

Salis, B. (2017). Eine Hamburger Spezialität: hauptamtliche Praxisanleitung für Wehen. *Hebammenforum* 17 (05): S. 498–503.

Scheller. I. (1987). *Erfahrungsbezogener Unterricht. Praxis, Planung, Theorie.* Frankfurt am Main: Scriptor-Verl.

Schewior-Popp, S. & Lauber, A. (2005). *Rahmenlehrplan und Ausbildungsrahmenplan für die Ausbildung in der Gesundheits- und Krankenpflege und Gesundheits- und Kinderkrankenpflege des Landes Rheinland – Pfalz. Nr. 1 aktualisiert – September 2013.* Verfügbar unter: https://msagd.rlp.de/fileadmin/msagd/Gesundheit_und_Pflege/GP_Dokumente/Berichte_aus_der_Pflege_1.pdf. [06.10.2017].

Schiemann, G. (2005). *Natur, Technik, Geist. Kontexte der Natur nach Aristoteles und Descartes in lebensweltlicher und subjektiver Erfahrung.* Berlin: de Gruyter.

Schnell, M. & Dunger, C. (2018). *Forschungsethik. Informieren – reflektieren – anwenden.* Bern: Hogrefe.

Schnell, M. & Heinritz, C. (2006). *Forschungsethik. Ein Grundlagen- und Arbeitsbuch für die Gesundheits- und Pflegewissenschaft.* Bern: Hans Huber.

Schoppmann, S. & Pohlmann, M. (2000). Erkenntnistheoretische Überlegungen zur phänomenologischen Pflegeforschung. *Pflege 13 (6)*: S. 361–2000.

Schulze-Kruschke, C. & Paschko, F. (2011). *Praxisanleitung in der Pflegeausbildung für die Aus-, Fort- und Weiterbildung.* Berlin: Cornelsen.

Schumann, I. Schroeder, I. Enders, C., Lortz, A. Fischer, P. Dux, J., Akal, S. Vamberg, C. Leitsch, C. & Schmitt, S. (2019). *Positionspapier. Brennpunkt Praxisanleitung in der Pflege. Ein Positionspapier der Praxisanleiter*innen im BLGS LV Hessen.* Verfügbar unter: https://www.blgsev.de/media/files/20191111_PA-Positionspapier_LV_Hessen-02.pdf. [24.08.2020].

Schütz, A. & Luckmann, T. (2003). *Strukturen der Lebenswelt.* Konstanz: UVK.

Schweibert, A. & Heil, D. (2020). Pflegeauszubildende in der Praxis – Belastung oder Entlastung. In K.-H. Sahmel (Hrsg.), *Die praktische Pflegeausbildung auf dem Prüfstand. Herausforderungen und Perspektiven, S.* 31–57. Stuttgart: Kohlhammer.

Segmüller, T. (Hrsg.). (2017). *Beraten, Informieren und Schulen in der Pflege. Rückblick auf 20 Jahre Entwicklung.* Frankfurt am Main: Mabuse.

SimNAT Pflege. (2020). *Leitlinie Simulation als Lehr-Lernmethode.* Verfügbar unter: https://www.simnat-pflege.net/download-file?file_id=110&file_code=2437e8102a. [16.04.2021].

Sozialgesetzbuch (SGB) – *Elftes Buch (XI) – Soziale Pflegeversicherung.* (1994). (*BGBl. I S. 1014).*

Steinhoff, T. (2007). Zum ich-Gebrauch in Wissenschaftstexten. *Zeitschrift für germanistische Linguistik* 35 (1–2): S. 1–26.

Steinke, I. (2015). Gütekriterien qualitativer Forschung. In U. Flick, E. von Kardorff & I. Steinke (Hrsg.), *Qualitative Forschung. Ein Handbuch, S.* 319–331. Reinbek bei Hamburg: Rowohlt Taschenbuch Verlag.

Strauss. A. (1998). *Grundlagen qualitativer Sozialforschung. Datenanalyse und Theoriebildung in der empirischen soziologischen Forschung.* Paderborn: Wilhelm Fink Verlag.

Strauss A. & Corbin, J. (1996). *Grounded Theory. Grundlagen qualitativer Sozialforschung.* Weinheim: Beltz.

Strübing, J. (2011). Zwei Varianten von Grounded Theory? Zu den methodologischen und methodischen Differenzen zwischen Barney Glaser und Anselm Strauss. In G. Mey & K. Mruck (Hrsg.), *Grounded Theory Reader, S.* 261–278. Wiesbaden: VS Verlag für Sozialwissenschaften.

Thüringer Kultusministerium. (2007). *Lehrplan Gesundheits- und Krankenpflege Ausbildung. Schulform: 3-jährige höhere Berufsfachschule Theoretischer und praktischer Unterricht Praktische Ausbildung.* Verfügbar unter: https://www.schulportal-thueringen.de/tip/resources/medien/8500?dateiname=hbfs_lp_gesundhkrankpfl.pdf. [06.10.2017].

Unger, A. (2015). Praxisanleitung (Teil 2). Anleiter in der Zwickmühle. *Heilberufe* 67 (7–8): S. 58.

Uzarewicz, C. & Uzarewicz, M. (2005). *Das Weite suchen. Einführung in eine phänomenologische Anthropologie für Pflege.* Stuttgart: Lucius & Lucius Verlagsgesellschaft mbH.

Veith, H. (2008). Die historische Entwicklung der Sozialisationstheorie. In K. Hurrelmann, M. Grundmann & S. Walper (Hrsg.), *Handbuch Sozialisationsforschung, S.* 32–55. Weinheim und Basel: Beltz.

ver.di. (2012). *Ausbildungsreport Pflegeberufe 2012.* Verfügbar unter: https://www.ver-di.de/++file++512f26b36f6844094a000028/download/pflegereport2012final.pdf. [26.08.2020].

ver.di. (2015). *Ausbildungsreport Pflegeberufe 2015.* Verfügbar unter: http://jugend.dgb.de/++co++25e23860-f717-11e5-a09b-525400808b5c/Ausbildungsreport-Pflegeberufe-2015-der-verdi-Jugend.pdf. [14.04.2017].

ver.di. (2018). *Stellungnahme der Vereinten Dienstleistungsgewerkschaft – ver.di zum Referentenentwurf Ausbildungs- und Prüfungsverordnung für die Pflegeberufe.* Verfügbar unter: https://gesundheit-soziales.verdi.de/++file++5ada13edf1b4cd7d3276ad14/download/ver.di-stn-RefE-PflAPrV.pdf. [26.08.2020].

Verordnung über die Finanzierung der beruflichen Ausbildung nach dem Pflegeberufegesetz sowie zur Durchführung statistischer Erhebungen. (2018). *Pflegeberufe-Ausbildungsfinanzierungsverordnung – PflAFinV. (BGBl. I S. 1622).*

Waldenfels, B. (1992). *Einführung in die Phänomenologie.* München: Wilhelm Fink Verlag.

Walter, A. (2015). Der phänomenologische Zugang zu authentischen Handlungssituationen – ein Beitrag zur empirischen Fundierung von Curriculumentwicklungen. *bwp@ Spezial 10 – Berufsbildungsforschung im Gesundheitsbereich:* S. 1–22.

Weingarten, E. & Sack, F. (1976). Ethnomethodologie. Die methodische Konstruktion der Realität. In E. Weingarten, F. Sack & J. Schenkein (Hrsg.), *Ethnomethodologie. Beiträge zu einer Soziologie des Alltagshandelns, S.* 7–26. Frankfurt am Main: Suhrkamp.

Weingarten, E., Sack, F., Schenkein, J. (Hrsg.). (1976). *Ethnomethodologie. Beiträge zu einer Soziologie des Alltagshandelns.* Frankfurt am Main: Suhrkamp.

Witzel, A. (2000). *Das problemzentrierte Interview.* Verfügbar unter: http://www.qualitative-research.net/index.php/fqs/article/view/1132/2520. [16.12.2016].

Zimmermann, D. H. & Pollner, M. (1976). Die Alltagswelt als Phänomen. In E. Weingarten, F. Sack & J. Schenkein (Hrsg.), *Ethnomethodologie. Beiträge zu einer Soziologie des Alltagshandelns, S.* 64–104. Frankfurt am Main: Suhrkamp.

Zimmermann, V. & Lehmann, Y. (2014). Praxisanleiter(innen) zwischen Anspruch und Wirklichkeit. Ergebnisse einer schriftlichen Befragung von Praxisanleiter(innen) im Krankenhaus zu Aspekten ihrer Arbeit und Motivation. *PADUA* 9 (5): S. 292–298.

Abbildungsverzeichnis

Tabellenverzeichnis

Abkürzungsverzeichnis

ADS	Arbeitsgemeinschaft christlicher Schwesternverbände und Pflegeorganisationen in Deutschland e.V.
APH	Arbeitsgemeinschaft Privater Heime und Ambulanter Dienste Bundesverband e.V.
BLGS	Bundesverband Lehrende Gesundheits- und Sozialberufe e.V.
BMG	Bundesministerium für Gesundheit
BPA	Bundesverband privater Anbieter sozialer Dienste e.V.
DBFK	Deutscher Berufsverband für Pflegeberufe e.V.
DBR	Deutscher Bildungsrat für Pflegeberufe
DGP	Deutsche Gesellschaft für Pflegewissenschaft e.V.
DKG	Deutsche Krankenhausgesellschaft
DQR	Deutscher Qualifikationsrahmen für lebenslanges Lernen
DRK	Deutsches Rotes Kreuz
EQR	Europäischer Qualifikationsrahmen
GTM	Grounded-Theory-Methodologie
NDZ	Norddeutsches Zentrum zur Weiterentwicklung der Pflegeberufe
PA	PraxisanleiterIn
RGTM	Reflexive Grounded-Theory-Methodologie
SCQF	Scottish Credit and Qualifications Framework

Anhang

Anhang A Material zur Datenerhebung

A1 Informationsschreiben für die Teilnehmenden der Studie

Kontaktdaten der Forscherin

Informationsschreiben

für die Teilnehmenden an der pflegebildungswissenschaftlichen Studie „Das Erleben der Praxisanleitung in der Pflege aus Sicht der Lernenden und Praxisanleitenden – Eine explorative Studie der unterschiedlichen Arbeitssituationen der Praxisanleitung“

Mit der anstehenden Untersuchung möchte ich einen Einblick in die Situation der heutigen Praxisanleitung erhalten. Hierzu liegen bisher nur wenige Erkenntnisse vor. Diese Forschungslücke möchte ich gerne schließen. Wie Praxisanleiter ihre Aufgabe erleben und inwiefern dieses Erleben mit den Rahmenbedingungen ihrer Arbeitssituation zusammenhängt, sind führende Gedanken meiner Untersuchung. Gleichzeitig soll geschaut werden, wie Schüler die Praxisanleitung erfahren und welche Zusammenhänge sie zwischen ihrer Anleitung und der Arbeitssituation des Praxisanleiters beschreiben können.

Zum Erleben von Praxisanleitung aus der Perspektive der beteiligten Schüler und Anleiter, liegen nur wenige Ergebnisse vor (Zimmermann & Lehmann 2014, S. 292), (Blum et al. 2006; ver.di 2012, 2015), die meistens Häufigkeiten und prozentuale Werte darstellen. Konkrete Erlebnisse, Gefühle oder Erfahrungen werden meist nicht berücksichtigt und sollen in der anstehenden Arbeit ihren Schwerpunkt finden.

Zur Datenerhebung sollen Beobachtungen stattfinden, zu denen ich Sie beide (Praxisanleiter und Schüler) zu einem zuvor vereinbarten Termin in Ihrer Einrichtung (Krankenhaus oder Schule, je nachdem, wo der Anleiter tätig ist) für ein bis zwei Tage besuchen werde. Die Beobachtungen werden ca. 3–5 Stunden dauern. Die Uhrzeit der Beobachtung ist dabei nicht relevant. Wichtig ist, dass sowohl der Anleiter als auch der Schüler alles so macht, wie er es im Alltag auch macht.

Insofern Sie als Anleiter freigestellt sind, besuche ich Sie im Rahmen ihrer Arbeit, die auch Anleitung als Gegenstand haben sollte. Insofern Sie die Anleitung auf der Station „nebenbei“ übernehmen, möchte ich Sie dabei begleiten, wie Anleitung „nebenbei“ aussieht. Danach möchte ich gerne sowohl mit Ihnen beiden als auch mit Ihnen einzeln, ein Interview durchführen. Dieses soll dazu dienen, dass Sie mir über Ihren Anleitungsalltag und ihre Anleitungserfahrungen berichten und eventuell Rückfragen zur vorherigen Beobachtung beantworten. Das Interview wird mit einem Diktiergerät aufgezeichnet und voraussichtlich zwischen 30 und 60 Minuten dauern.

Selbstverständlich werden alle Daten vertraulich behandelt. Alles, was später in der Arbeit veröffentlicht wird, unterziehe ich zuvor der Anonymisierung, sodass Orte und Personen nicht mehr nachvollziehbar sind. Sie können gerne einen Einblick in die Arbeit nehmen. Nehmen Sie hierzu Kontakt mit mir auf.

Sie können jederzeit aus der Forschung aussteigen. Auch ein Abbruch der Beobachtung ist möglich – Nachteile haben Sie dadurch nicht. Bitte melden Sie sich in diesem Fall frühestmöglich bei mir.

Unterbrechungen während der Beobachtung (z. B. bei vereinzelt vorkommenden, sensiblen Patientengruppen, wie sterbende Menschen oder Säuglinge oder in Notfallsituationen) können jederzeit im Beobachtungsprozess angezeigt werden. In diesem Fall pausiert die Erhebung und wird am gleichen Tag aber zu einem späteren Zeitpunkt fortgeführt.

Wenn Sie Interesse an einer Mitwirkung dieser Studie haben, so kommen Sie gerne auf mich zu. In diesem Falle können wir weitere Details besprechen. Voraussetzung für die Mitwirkung ist, dass ich beide Beteiligte (Anleiter und Schüler als Tandem) im Anleitungsalltag beobachte und interviewe. Dabei müssen mir beide Ihr Einverständnis (beiliegende Einverständniserklärung) geben. Der Anleiter sollte seine Praxisanleitertätigkeit seit mindestens zwei Jahren ausüben. Der Schüler sollte im zweiten oder dritten Ausbildungsjahr sein. So stelle ich sicher, dass Sie beide mir auch über Ihre Anleitungserfahrungen berichten können.

Sie müssen sich nicht sofort entscheiden. Ich würde Sie ca. eine Woche nach Erhalt dieses Schreibens kontaktieren, um Ihre Entscheidung einzuholen. Möglicherweise können wir dann auch einen Termin zur Beobachtung und zum Interview vereinbaren.

Für die Anleiter: Falls sich gerade kein entsprechender Schüler auf Ihrer Station befindet, …

Für die Schüler: Falls Sie gerade keinen Kontakt zu den Stationen/Praxisanleitern haben, …

… so kann die Beobachtung/das Interview evtl. zu einem späteren Zeitpunkt durchgeführt werden. In diesem Fall erkundigen Sie sich erst bei dem potenziellen Tandempartner nach dem Interesse und melden sich dann bei mir.

Ich würde mich sehr freuen, wenn ich Sie (Praxisanleiter und Schüler) beobachten und interviewen darf, um einen Einblick in das Erleben der Praxisanleitung zu erhalten.

Möglicherweise lassen sich hierdurch auch Forderungen für die Praxisanleitung ableiten. Ich würde mir wünschen, die Praxisanleitung wieder mehr in den Fokus der Pflegebildungsforschung zu bringen, um im weiteren Sinne auch hier Veränderungen anzustoßen. Dafür bin ich auf Ihre Mithilfe angewiesen.

Ich freue mich auf Ihr Interesse und Ihre Rückmeldungen,
Mit freundlichen Grüßen,
Daniela Schlosser

____________________ ____________________

Ort, Datum Unterschrift der/des Mitwirkende

A2 Informationsschreiben für Patientinnen und Patienten

Kontaktdaten der Forscherin

Informationsschreiben

für die Patientinnen und Patienten im Rahmen der Studie „Das Erleben der Praxisanleitung in der Pflege aus Sicht der Lernenden und Praxisanleitenden – Eine explorative Studie der unterschiedlichen Arbeitssituationen der Praxisanleitung"

Ziel der Untersuchung

Mit der anstehenden Forschung möchte ich einen Einblick in die Situation der heutigen Praxisanleitung (praktische Ausbildung für Auszubildende in der Pflege) erhalten. Wie Praxisanleiter (oder auch Ausbilder) ihre Aufgabe erleben und gestalten und inwiefern dieses mit den Rahmenbedingungen ihrer Arbeit zusammenhängt, sind führende Fragen meiner Untersuchung. Gleichzeitig soll geschaut werden, wie Auszubildende die Praxisanleitung erfahren und welche Zusammenhänge sie zwischen ihrer Anleitung und der Arbeitssituation des Anleiters beschreiben. Ziel ist es, mögliche Vorschläge und Ideen für die Praxisanleitung abzuleiten, um sie zu verbessern. Dabei gehe ich davon aus, dass eine Verbesserung der Praxisanleitung, zum einen die praktische Ausbildungsqualität positiv beeinflusst und zum anderen die Versorgungsqualität der Patienten unterstützt.

Zum Erleben von Praxisanleitung aus der Perspektive der beteiligten Auszubildenden und Anleiter, liegen nur wenige Ergebnisse vor (Blum et al. 2006; Zimmermann & Lehmann 2014), die meistens Häufigkeiten und prozentuale Werte darstellen. Die Gestaltung der Anleitung, die Gefühle und Erfahrungen des Anleiters und des Auszubildenden, werden meist nicht berücksichtigt und sollen in dieser Arbeit ihren Schwerpunkt finden.

Datenerhebung

Um Antworten auf meine Fragen zu finden, werde ich Situationen beobachten, zu denen ich den Praxisanleiter und den Auszubildenden im auszubildenden Krankenhaus besuche. Bevor ich jedoch beginne, benötige ich Ihr Einverständnis. Gerne möchte ich den Anleiter und Auszubildenden bei ihrer Arbeit zusehen.

Einige dieser Handlungen werden mit Patientenbeteiligung (also auch mit Ihrer Beteiligung) stattfinden. Ich würde mich sehr freuen, wenn Sie dieser Beobachtungssituation zustimmen. Dabei wird sich meine Beobachtung vorrangig auf den Anleiter und den Auszubildenden konzentrieren.

Ausstieg aus der Teilnahme und Datenschutz

Sie können die Beobachtung jederzeit unterbrechen oder auch abbrechen. Ein Abbruch während der Beobachtungssituation hat keine Nachteile für Sie. In beiden Fällen verlasse ich das Patientenzimmer oder ziehe mich ggf. abseits zurück (falls Mitpatienten weiterhin an der Untersuchung teilnehmen). Im Falle der Unterbrechung sehen wir uns möglicherweise zu einem späteren Zeitpunkt nochmals wieder. Ein Rückzug aus der Studienteilnahme ist jederzeit möglich. Sobald die Studie veröffentlicht ist, werden alle Daten gelöscht.

Selbstverständlich werden Ihre Daten vertraulich behandelt. Alles, was später in der Arbeit veröffentlicht wird, unterziehe ich zuvor der Pseudonymisierung, sodass Orte und Personen nicht mehr nachvollziehbar sind. Sie können gerne einen Einblick in die Arbeit nehmen. Nehmen Sie hierzu Kontakt mit mir auf.

Ich würde mich sehr freuen, wenn Sie meine Arbeit unterstützen, um einen Einblick in die praktische Pflegeausbildung zu erhalten.

Mit freundlichen Grüßen,
Daniela Schlosser

A3 Einverständniserklärung für Praxisanleitende und Lernende

Kontaktdaten der Forscherin

Einverständniserklärung
Praxisanleitende und Lernende

zur Mitwirkung an der pflegebildungswissenschaftlichen Studie „Das Erleben der Praxisanleitung in der Pflege aus Sicht der Lernenden und Praxisanleitenden – Eine explorative Studie der unterschiedlichen Arbeitssituationen der Praxisanleitung“

Ich wurde von Daniela Schlosser für die oben genannte Studie vollständig über Wesen, Bedeutung und Tragweite der Studie aufgeklärt. Ich habe das Informationsschreiben gelesen und verstanden. Ich hatte die Möglichkeit, Fragen zu stellen. Ich habe die Antworten verstanden und akzeptiere sie. Ich bin über die mit der Teilnahme an der Studie verbundenen Risiken und auch über den möglichen Nutzen informiert.

Ich hatte ausreichend Zeit, mich zur Teilnahme an der Studie zu entscheiden und weiß, dass die Teilnahme freiwillig ist. Ich wurde darüber informiert, dass ich jederzeit und ohne Angabe von Gründen diese Zustimmung widerrufen kann, ohne dass dadurch Nachteile für mich entstehen.

Mir ist bekannt, dass meine Daten anonym gespeichert und ausschließlich für wissenschaftliche Zwecke verwendet werden.

Ich habe eine Kopie des Informationsschreibens und dieser Einverständniserklärung erhalten. Ich erkläre hiermit meine freiwillige Teilnahme an dieser Studie.

________________________ ________________________

Ort, Datum Unterschrift des Teilnehmenden

\- -

Unterschrift Daniela Schlosser

A4 Einverständniserklärung für Patientinnen und Patienten

Kontaktdaten der Forscherin

Einverständniserklärung für Patientinnen und Patienten

zur Mitwirkung an der pflegebildungswissenschaftlichen Studie „Das Erleben der Praxisanleitung in der Pflege aus Sicht der Lernenden und Praxisanleitenden – Eine explorative Studie der unterschiedlichen Arbeitssituationen der Praxisanleitung“

Ich wurde von Daniela Schlosser für die oben genannte Studie vollständig über Wesen, Bedeutung und Tragweite der Studie aufgeklärt. Mir ist klar, dass nicht ich, sondern der Pflegeschüler und die Pflegefachkraft, hauptsächlicher Gegenstand der Untersuchung sind. Ich hatte die Möglichkeit, Fragen zu stellen. Ich habe die Antworten verstanden und akzeptiere sie. Ich bin über die mit der Teilnahme an der Studie verbundenen Risiken und auch über den möglichen Nutzen informiert.

Ich weiß, dass die Teilnahme freiwillig ist. Ich wurde darüber informiert, dass ich jederzeit und ohne Angabe von Gründen diese Zustimmung widerrufen kann, ohne dass dadurch Nachteile für mich entstehen.

Mir ist bekannt, dass meine Daten anonym gespeichert und ausschließlich für wissenschaftliche Zwecke verwendet werden.

Ich habe eine Kopie dieser Einverständniserklärung erhalten. Ich erkläre hiermit meine freiwillige Teilnahme an dieser Studie.

________________________ ________________________

Ort, Datum Unterschrift des Patienten

\- -

Unterschrift Daniela Schlosser

A5 Muster des Beobachtungsbogens mit Beobachtungsleitfragen

Datum der Beobachtung: Beobachtungsprotokollkode: Beginn der Beobachtung: Ende der Beobachtung:

Beteiligten Personen: Arbeitsbereich:

Freistellung des Praxisanleiters vorhanden? O ja O nein, Praxisanleiter ist stationsgebunden.

Beobachtungsleitfragen:

- Was fällt auf? Was irritiert? (in Bezug auf die Praxisanleitung)
- Welche Emotionen werden bei den Beteiligten deutlich (in Bezug auf die Praxisanleitung)?
- Welche Rollen werden bei den Beteiligten deutlich (in Bezug auf die Praxisanleitung)?

Zeit & Personen	Beobachtete Handlungen und Interaktion (Kardinalsätze)	Beobachtete Körpersprache, Mimik, Gestik der Beteiligten	Gedanken, Fragen, Auffälligkeiten (… auch für das folgende Interview)

Eigene Emotionen, Fragen, Auffälligkeiten:

A6 Interviewleitfaden der ersten Erhebung (hierzu Kruse (2015, S. 213))

Innerhalb des gemeinsamen Interviewteils werden Fragen zur vorherigen Anleitungssituation gestellt, welche erst nach der Beobachtung festgelegt wurden. Innerhalb jedes gemeinsamen Interviews werden eingangs folgende Leitfragen gestellt: Wie haben Sie die Situation heute Morgen erlebt? Was war für Sie ein wichtiger Moment? Daran knüpfte sich der Blick auf ausgewählte Situationen der Beobachtung an. Die folgenden Interviewleitfäden sind den Studienteilnehmenden (Praxisanleitende und Lernende) entsprechend angepasst.

Interviewleitfaden für Praxisanleitende

1. Frage: Wie haben Sie sich heute Morgen selbst erlebt? **2. Frage: Wie würden Sie sich als Praxisanleitender beschreiben?** **3. Frage: Wann ist Praxisanleitung für Sie eine gute Praxisanleitung?** **4. Frage: Wie sieht Ihr Arbeitsalltag aus?** **5. Frage: Was sind Ihre Aufgaben als Praxisanleiter?** (Vgl. Deutsche Krankenhausgesellschaft (DKG) (2015, S. 13 & 14))		
Inhaltliche Aspekte	**Aufrechterhaltungsfragen**	**Nachfragen**
– Sichtweise der Praxisanleitenden auf die eigene Rolle als Praxisanleitende – Sichtweise der Praxisanleitenden auf den eigenen Arbeitsalltag und die damit verbundenen Aufgaben als Praxisanleitender	– Und weiter? – Gibt es sonst noch etwas? – Und dann? – Haben Sie dafür ein Beispiel? – Was meinen Sie damit? – Können Sie das konkretisieren?	– Was ist für Sie das Praxisanleitende? – Was sind Merkmale einer guten Praxisanleitung? – Wie beschreiben Sie Ihre Rolle als Praxisanleiter?

<table>
<tr><td colspan="3">6. Frage: Wann haben Sie den Eindruck, haben Sie eine gute Praxisanleitung gemacht?
7. Frage: Wie organisieren Sie Ihre Anleitungstätigkeit?
8. Frage: Nutzen Sie zur Umsetzung einen Prozess? Wenn ja welchen?
9. Richten Sie Ihre Praxisanleitung auf den Lernenden aus? Wenn ja, wie?
10. Welche Anleitungsmethoden nutzen Sie?
11. Wie wird Praxisanleitung reflektiert?
(Vgl. Deutsche Krankenhausgesellschaft (DKG) (2015, S. 8 & 9))</td></tr>
<tr><td>Inhaltliche Aspekte</td><td>Aufrechterhaltungsfragen</td><td>Nachfragen</td></tr>
<tr><td>– Sichtweise der Praxisanleitenden auf die eigene Umsetzung der Praxisanleitung und ihrer Organisation
– Erleben von guter Praxisanleitung
– Ausrichten der Praxisanleitung auf den Lernenden
– Anbahnung von Reflexionsprozessen</td><td>– Und weiter?
– Gibt es sonst noch etwas?
– Und dann?
– Haben Sie dafür ein Beispiel?
– Was meinen Sie damit?
– Können Sie das konkretisieren?
– Und sonst?</td><td>– Sie setzen Sie Praxisanleitung innerhalb ihres Arbeitsalltags um?
– Wie lässt sich Praxisanleitung innerhalb ihres Arbeitsalltags organisieren?
– Welche Möglichkeiten nutzen Sie, um Praxisanleitung an den Lernenden auszurichten?
– Welche Hilfsmittel nutzen Sie, um Praxisanleitung zu reflektieren?</td></tr>
<tr><td colspan="3">12. Frage: Haben die institutionellen Rahmenbedingungen Einfluss auf die Umsetzung ihrer Praxisanleitung? Wenn ja, welche?
13. Frage: Auf welche Ressourcen können Sie zur Umsetzung von Praxisanleitung zurückgreifen?
14. Frage: Haben Sie Wünsche/Ideen für die Zukunft der Praxisanleitung?
(vgl. Deutsche Krankenhausgesellschaft (DKG) 2015, S. 10 & 11)</td></tr>
<tr><td>Inhaltliche Aspekte</td><td>Aufrechterhaltungsfragen</td><td>Nachfragen</td></tr>
<tr><td>– Praxisanleitung im Kontext von institutionellen Rahmenbedingungen
– Ressourcen für Praxisanleitung
– (Innovative) Ideen und Wünsche für die Zukunft der Praxisanleitung</td><td>– Und weiter?
– Gibt es sonst noch etwas?
– Und dann?
– Haben Sie dafür ein Beispiel?
– Was meinen Sie damit?
– Können Sie das konkretisieren?
– Und sonst?</td><td>– Welchen Einfluss haben die institutionellen Rahmenbedingungen für Ihre Praxisanleitung?
– Wenn Sie sich für die Praxisanleitung etwas wünschen könnten, was wäre das?</td></tr>
</table>

15. Frage: Wie gehen Sie mit Fehlen von Auszubildenden um? **16. Frage: Wie gehen Sie mit Ihren eigenen Fehlern um?** **17. Frage: Beurteilen Sie Ihre Auszubildenden?** **18. Frage: Sie stehen Sie zum Thema Objektivität von Beurteilung? Ist das möglich?** (Vgl. Deutsche Krankenhausgesellschaft (DKG) (2015, S. 13 & 14))		
Inhaltliche Aspekte	**Aufrechterhaltungs-fragen**	**Nachfragen**
- Sichtweise der Praxisanleitenden auf die eigene Fehler- und Bewertungskultur - Sichtweise der Praxisanleitenden bezüglich der Umsetzung einer objektiven Bewertung	- Und weiter? - Gibt es sonst noch etwas? - Und dann? - Haben Sie dafür ein Beispiel? - Was meinen Sie damit? - Können Sie das konkretisieren?	- Warum und wann beurteilen Sie die Auszubildenden? - Welche Möglichkeiten gibt, um sich einer objektiven Beurteilung zu nähern?

Abschlussfrage: Möchten Sie mir noch etwas mitteilen, was bisher nicht gefragt wurde?

A7 Interviewleitfaden für Lernende

1. Frage: Wie haben Sie sich heute Morgen selbst erlebt? **2. Frage: Wie würden Sie den Praxisanleitenden beschreiben?** **3. Frage: Was bedeutet Ihnen Praxisanleitung?** **4. Frage: Was sind Ihrer Meinung nach Aufgaben eines Praxisanleiters?** (Vgl. Deutsche Krankenhausgesellschaft (DKG) (2015, S. 13 & 14))		
Inhaltliche Aspekte	**Aufrechterhaltungsfragen**	**Nachfragen**
– Sichtweise der Lernenden auf sich selbst (und auf die Situation) – Sichtweise der Lernenden auf die Bedeutung von Praxisanleitung – Sichtweise der Lernenden auf die Aufgaben eines Praxisanleiters	– Und weiter? – Gibt es sonst noch etwas? – Und dann? – Haben Sie dafür ein Beispiel? – Was meinen Sie damit? – Können Sie das konkretisieren?	– Welche Rollen hatte Ihr Praxisanleiter Ihrer Meinung nach, während der Anleitungssituation? – Was glauben Sie, hat ein Praxisanleitender für Aufgaben innerhalb seines beruflichen Alltags? – Warum ist Ihnen Praxisanleitung wichtig?

5. Frage: Wann haben Sie den Eindruck, haben Sie eine gute Praxisanleitung erlebt? **6. Wann ist ein Praxisanleiter aus Ihrer Sich ein guter Praxisanleiter?** **7. Wie wird Praxisanleitung organisiert?** **8. Welche Anleitungsmethoden haben Sie in den letzten Jahren Ihrer Ausbildung kennengelernt?** **9. Haben Sie den Eindruck, dass Praxisanleitung auf Sie als Person ausgerichtet wird? Wenn ja wie?** **10. Wie wird Praxisanleitung reflektiert?** (Vgl. Deutsche Krankenhausgesellschaft (DKG) (2015, S. 8 & 9))		
Inhaltliche Aspekte	**Aufrechterhaltungsfragen**	**Nachfragen**
– Sichtweise der Lernenden auf die Umsetzung der Praxisanleitung – Sichtweise der Lernenden auf ihre eigene Organisation von Praxisanleitung – Erleben von guter Praxisanleitung – Ausrichten der Praxisanleitung auf den Lernenden – Anbahnung von Reflexionsprozessen	– Und weiter? – Gibt es sonst noch etwas? – Und dann? – Haben Sie dafür ein Beispiel? – Was meinen Sie damit? – Können Sie das konkretisieren? – Und sonst?	– Beschreiben Sie Merkmale einer für Sie guten Praxisanleitung. – Wie wird Praxisanleitung umgesetzt? – Welche Möglichkeiten werden genutzt, um Praxisanleitung an Ihre Person auszurichten? – Wie nehmen Sie die Reflexion von Praxisanleitung wahr?

11. Frage: Haben die institutionellen Rahmenbedingungen Einfluss auf die Umsetzung von Praxisanleitung? Wenn ja, welche? **12. Frage: Auf welche Ressourcen kann zurückgegriffen werden, um Praxisanleitung zu gestalten?** **13. Frage: Haben Sie Wünsche/Ideen für die Zukunft der Praxisanleitung?** (Vgl. Deutsche Krankenhausgesellschaft (DKG) 2015, S. 10 & 11)		
Inhaltliche Aspekte	**Aufrechterhaltungsfragen**	**Nachfragen**
– Praxisanleitung im Kontext von institutionellen Rahmenbedingungen – Ressourcen für Praxisanleitung – (Innovative) Ideen und Wünsche für die Zukunft der Praxisanleitung	– Und weiter? – Gibt es sonst noch etwas? – Und dann? – Haben Sie dafür ein Beispiel? – Was meinen Sie damit? – Können Sie das konkretisieren? – Und sonst?	– Welchen Einfluss haben die institutionellen Rahmenbedingungen für die von Ihnen erlebte Praxisanleitung? – Wenn Sie sich für die Praxisanleitung etwas wünschen könnten, was wäre das?

14. Frage: Wie wird mit Fehlern ihrerseits umgegangen? **15. Frage: Welche Fehler machen Praxisanleitende?** **16. Frage: Wie gehen Sie mit Beurteilungen um, die Sie von Praxisanleitenden erhalten?** **17. Frage: Haben Sie den Eindruck, dass die Beurteilungen immer wahrheitsgemäß vorgenommen werden?** (Vgl. Deutsche Krankenhausgesellschaft (DKG) (2015, S. 13 & 14))		
Inhaltliche Aspekte	**Aufrechterhaltungsfragen**	**Nachfragen**
– Sichtweise der Lernenden auf die Fehler- und Beurteilungskultur – Sichtweise der Lernenden bezüglich der Umsetzung einer objektiven Bewertung	– Und weiter? – Gibt es sonst noch etwas? – Und dann? – Haben Sie dafür ein Beispiel? – Was meinen Sie damit? – Können Sie das konkretisieren?	– Warum und wann werden Sie als Auszubildender beurteilt? – Wie gehen Sie mit für Sie eher negativen Beurteilungen um? – Was können, Ihrer Meinung nach, Praxisanleitende machen, um Beurteilungen objektiver werden zu lassen?

Abschlussfrage: Möchten Sie mir noch etwas mitteilen, was bisher nicht gefragt wurde?

A8 Überarbeiteter Interviewleitfaden nach der Hälfte der Datenerhebungen

Innerhalb des gemeinsamen Interviewteils werden Fragen zur vorherigen Anleitungssituation gestellt, welche erst nach der Beobachtung festgelegt wurden. Innerhalb jedes gemeinsamen Interviews werden eingangs folgende Leitfragen gestellt: **Wie haben Sie die Situation heute Morgen erlebt? Was war für Sie ein wichtiger Moment?** Daran knüpfte sich der Blick auf ausgewählte Situationen der Beobachtung an. Der folgende Interviewleitfaden betrifft sowohl die Praxisanleitenden als auch die Lernenden. Insofern es Spezifizierungen gibt, ist dies entsprechend hinterlegt.

<table>
<tr><td colspan="3">1. Frage: Wenn Sie sich die Praxisanleitung nun genauer anschauen – Was meinen Sie, was ist eigentlich das Ziel der Praxisanleitung?
2. Gibt's auch konkrete Inhalte, zu denen Ihrer Meinung nach, angeleitet werden MUSS?</td></tr>
<tr><td>Inhaltliche Aspekte</td><td>Aufrechterhaltungsfragen</td><td>Nachfragen</td></tr>
<tr><td>– Warum wird eigentlich angeleitet?
– Sichtweise der Lernenden und Praxisanleitenden, warum Anleitung wichtig ist
– Was soll am Ende der Ausbildung herauskommen?
– Inhalte der Anleitung</td><td>– Und weiter?
– Gibt es sonst noch etwas?
– Und dann?
– Haben Sie dafür ein Beispiel?
– Was meinen Sie damit?
– Können Sie das konkretisieren?
– Und sonst?</td><td>– Warum wird angeleitet?
– Was ist ihr Ziel, wenn Sie Anleitung betreiben?
– Gibt's Inhalte, zu denen Sie häufig anleiten/häufig angeleitet werden?
– Gibt's Ihrer Meinung nach, Inhalte, zu denen eine Anleitung unabdingbar ist?
– Wie legen Sie den Anleitungsgegenstand fest bzw. wie wird der Anleitungsgegenstand festgelegt) (situativ oder vorherbestimmt?) und nach welchen Kriterien?</td></tr>
</table>

3. Leitfrage: Wie gestalten Sie Ihre Anleitung bzw. Wie wird Anleitung gestaltet?		
Inhaltliche Aspekte	**Aufrechterhaltungsfragen**	**Nachfragen**
– Methoden der Anleitung – Methoden des Anleiters – Rahmenbedingungen der Anleitung unter denen Anleitung gestaltet wird	– Und weiter? – Gibt es sonst noch etwas? – Und dann? – Haben Sie dafür ein Beispiel? – Was meinen Sie damit? – Können Sie das konkretisieren? – Und sonst?	– Mit welchen Methoden leiten Sie an/werden Sie häufig angeleitet? – Mit welchen Rahmenbedingungen sind Sie dabei konfrontiert? – Wie aktiv oder passiv ist dabei der Praxisanleiter/sind Sie?

4. Welche Aufgaben hat Ihrer Meinung nach, ein Praxisanleiter?		
Inhaltliche Aspekte	**Aufrechterhaltungsfragen**	**Nachfragen**
– Netzwerk des Praxisanleitenden – Aufgaben des Anleitenden, die den Lernenden betreffen – Aufgaben innerhalb von Anleitungssituationen	– Und weiter? – Gibt es sonst noch etwas? – Und dann? – Haben Sie dafür ein Beispiel? – Was meinen Sie damit? – Können Sie das konkretisieren?	– Wie sieht der Alltag als Praxisanleiter aus? – Was müssen stationsgebundene Praxisanleitende alles tun, wenn ein Lernender einen Einsatz bei ihnen hat? – Was sind die Aufgaben eines Praxisanleitenden? – Wer sind Ihre Ansprechpartner?

5. Was wirkt sich positiv bzw. negativ auf die Anleitung aus?		
Inhaltliche Aspekte	**Aufrechterhaltungsfragen**	**Nachfragen**
– Einflussfaktoren der Anleitung – Störfaktoren der Anleitung – Rahmenbedingungen, welche Einfluss auf die Anleitung haben	– Und weiter? – Gibt es sonst noch etwas? – Und dann? – Haben Sie dafür ein Beispiel? – Was meinen Sie damit? – Können Sie das konkretisieren? – Und sonst?	– Wie wird Anleitung gestört bzw. was beeinflusst Anleitung negativ? – Wann ist eine Anleitung eine gute Anleitung? – Gibt es Rahmenbedingen, die einen Einfluss auf die Praxisanleitung haben?

6. **Welche Rollen hat ein Praxisanleitender/Lernender innerhalb der Anleitung?** 7. **Welche Rolle spielt der Patient innerhalb der Praxisanleitung?**		
Inhaltliche Aspekte	**Aufrechterhaltungsfragen**	**Nachfragen**
– Vielfalt der Rollen des Anleitenden/Lernenden – Rollenkonflikte der Beteiligten – Rollen des Patienten (aktiver und passiver Patient) – Partizipation des Patienten in die Anleitung (möglich?) – Patient als Objekt der Pflege(?)	– Und weiter? – Gibt es sonst noch etwas? – Und dann? – Haben Sie dafür ein Beispiel? – Was meinen Sie damit? – Können Sie das konkretisieren? – Und sonst?	– Welche Rollen haben Sie inne? – Mit welchen Rollen sind sie während eines Einsatzes konfrontiert? – Was glauben Sie, wie fühlt sich ein Patient, wenn eine Praxisanleitung bei ihm durchgeführt wird? – Haben Sie den Eindruck, dass der Patient jederzeit ein Mitspracherecht hat?

8. **Was ist das Besondere an (nicht) freigestellter Praxisanleitung (auf der Station)**		
Inhaltliche Aspekte	**Aufrechterhaltungsfragen**	**Nachfragen**
– Chancen und Grenzen der freigestellten Praxisanleitung bzw. der nicht freigestellten Praxisanleitung – Stärken und Schwächen der freigestellten Praxisanleitung bzw. der nicht freigestellten Praxisanleitung	– Und weiter? – Gibt es sonst noch etwas? – Und dann? – Haben Sie dafür ein Beispiel? – Was meinen Sie damit? – Können Sie das konkretisieren? – Und sonst?	– Was ist das Gute an der freigestellten Praxisanleitung bzw. der nicht freigestellten Praxisanleitung? – Was empfinden Sie eher als Nachteil an der freigestellten Praxisanleitung bzw. der nicht freigestellten Praxisanleitung?

9. **Mit welchen Anforderungen ist ein Lernender während eines Einsatzes (der Praxisanleitung) konfrontiert? (Frage an Lernende)**		
Inhaltliche Aspekte	**Aufrechterhaltungsfragen**	**Nachfragen**
– Herausforderungen für den Lernenden – Aufgaben des Lernenden während eines Einsatzes	– Und weiter? – Gibt es sonst noch etwas? – Und dann? – Haben Sie dafür ein Beispiel? – Was meinen Sie damit? – Können Sie das konkretisieren?	– Mit welchen Schwierigkeiten werden Sie während eines Einsatzes konfrontiert? – Was sind Ihre Aufgaben innerhalb der Praxisanleitung/innerhalb Ihres Einsatzes

Abschlussfrage: Möchten Sie mir noch etwas mitteilen, was bisher nicht gefragt wurde?

A9 Kurzfragebogen zur Person

Erhebung von personenbezogenen Daten innerhalb der pflegebildungswissenschaftlichen Studie

Daten des/der PraxisanleiterIn

1. Wie heißen Sie? ______________________________
2. Wie alt sind Sie (in Jahren?) ______________________
3. Welchen Pflegeberuf haben Sie erlernt?

   O Gesundheits- und Krankenpflege

   O Gesundheits- und (Kinder-)Krankenpflege

   Bemerkungen: ______________________________
4. In welchem Jahr haben Sie Ihren Berufsabschluss gemacht? __________
5. Seit wann sind Sie PraxisanleiterIn? Seit ____________
6. Sind sie freigestellt O Ja O Nein
7. Wenn eine Freistellung vorliegt, zu wieviel Prozent? Zu ________%
8. Arbeiten Sie noch in der Pflegepraxis auf einer Station? O Ja O Nein

Daten des Lernenden

1. Wie heißen Sie? ______________________________
2. Wie alt sind Sie (in Jahren?) ______________________
3. Welchen Beruf lernen Sie?

   O Gesundheits- und Krankenpflege

   O Gesundheits- und (Kinder-)Krankenpflege
4. In welchem Ausbildungsjahr sind Sie?

   O 2. Ausbildungsjahr

   O 3. Ausbildungsjahr

   Bemerkungen: ______________________________
5. In welchem Jahr haben Sie Ihren Schulabschluss gemacht? __________
6. Seit wann sind Sie auf der Station eingesetzt (Einsatzwoche)? _________

Allgemeine Daten:
Arbeitsbereich: ____________ Patientenanzahl: ____________

A10 Erläuterungen und Legender zur Transkription

Alle Interviews wurden wortwörtlich mit Hilfe von Max Q DA und einem Fußpedal transkribiert. Dabei wurden Pause, Intonationen und nonverbales Kommunikationsverhalten berücksichtigt. Die in der Dissertation genutzten Beispiele wurde teilweise sprachlich geändert, sodass eine bessere Lesbarkeit gewährleistet werden kann. Die folgende Tabelle erläutert die Legende zur Interviewtranskription. Das Vorgehen orientiert sich vorranging an den Vorschlägen von Kruse (2011, S. 148–152)

BeSONders	betonte Worte und Silben werden unterstrichen
(lacht)	außersprachliche Handlungen, Ereignisse werden kursiv in Klammern gesetzt
(...)	Kurze Pause (1 bis 2 Sekunden)
(Pause)	Längere Pause (Länger als 3 Sekunden)
(Pause mit Sekundenangaben)	Längere Pausen (länger als 5 Sekunden)
gem-	Wort- bzw. Satzabbruch
(unverständlich)	Unverständliches wird kursiv in Klammern gesetzt
[ ]	gleichzeitige Rede
[Wort oder Satz]	Erläuternde Einfügungen der Forscherin / Verfasserin